Praxis Aromatherapie
アロマ療法大全
ドイツ発アロマセラピー実践ガイド

実践アロマセラピーのための基礎から治療応用まで。
精油の基本／データ／適応性。
145のイラストと事実に基づいたシート。

モニカ・ヴェルナー／ルート・フォン・ブラウンシュヴァイク 著

バンヘギ 裕美子 翻訳

序　文 ──からだと心に直接影響を与えるアロマの効力──

　たとえ鼻がきかなくなったとしても、わたしたちは知らないうちに香りに大きく支配されています。匂いは人の生活に大きく関わっており、無意識のうちに不思議な作用を与えるほか、人のからだや精神のさまざまな機能にも直接影響しています。こうした匂いや香りの作用が働きかけるのが脳の中でも最古の部分に属する大脳辺縁系などです。大脳辺縁系は、鼻に直結しており、感情、欲求のほか、自律的なからだの機能が、ここで調整されます。

　この匂いの作用は、アロマセラピーのベースにもなっています。アロマセラピーでは、こうした作用を持つ精油を使うことによって、血圧、心拍、皮膚抵抗力、筋肉の緊張など生理的パラメータに直接影響を与えるとともに、人の精神状態、気分、情緒、さらにはホルモンのバランスまで変えてしまいます。

　わたしたちは、呼吸をしている限り匂いも嗅いでいます。そしてこれは死ぬまで続きます。わたしたちの嗅覚は、24時間働き、睡眠中も休んでいません。ただし、匂い分子がいかに認識されるかといった分子の基本プロセスが知られるようになったのは最近のことです。なぜ嗅覚についてはこれまでよく知られていなかったのでしょうか。それは、匂いの世界が複雑であることが一番の原因です。

　何千もの芳香物質は特定され、識別できるようになりました。わたしたちの鼻は極めて独特で、非常に高い感受性があり、鼻は芳香物質の濃度がほとんどゼロに近くても香りを認識できます。しかし、わたしたちはよくこの能力を忘れて香りを使いすぎてしまうため、望んでいたような快適さが得られるどころか、頭痛やアレルギー反応が出てしまうこともあります。

　2004年にノーベル医学賞を受賞した米国人科学者リンダ・バックとリチャード・アクセルの貢献のおかげで、科学界では分子プロセスが明らかとなり、バラとオレンジの香りの違いが分かるようになりました。さらに、世界中の人がほぼ同じ匂いセンサーを持ち、それによって約350種の匂いを

嗅ぎわけられるということもわかりました。このセンサーによって、誰もが多数の芳香物質を認知できます。ただし、嗅ぐ力は個人によって異なります。この違いは、若いときにどのくらい匂いを嗅いできたかによります。青少年期に訓練すれば、高齢になってもわずかな香りも認知できるようになります。調香師が生涯訓練し続けるのと同じですね。そのほか、早い時期に訓練して、合成された悪質な偽の香りではなく、ラベンダー、バニラ、バラなど天然の香りを本物の自然の香りとして記憶しておくのもいいでしょう。

香りの作用を熟知するモニカ・ヴェルナーとルート・フォン・ブラウンシュヴァイクは、人に対する精油の作用の最新知識を本書で紹介したいと考えています。同時に、読者にさまざまな精油の成分の持つからだと精神への作用だけでなく、その副作用を知っていただくことも重要だと考えました。本書ではこうしたテーマを最新の自然科学の水準で扱い、その上で、両著者の長い経験から得た実践で役立つ多数の使用例を挙げています。本書は、アロマセラピーを始めてみようかと考えている人を対象にしていますが、すでにアロマセラピーを実践している人にも参考にしていただけるはずです。こうした図書は、これまでドイツ語では出版されたことがなく、ようやく、この素晴しい分野の参考資料が完璧になったといえるでしょう。

ハンス・ハット
医学博士・大学教授
ボーフム市ルール大学 細胞生理学講座

序　文 ——医療分野で精油を活用したアロマケアへの道——

　今回、面白くてためになる本書の序文を書かせていただけることになり、たいへん光栄に思っております。著者のおふたりは、自然療法分野での長年の経験と知識、さらに科学研究の結果を本書にまとめられ、特に医療分野での精油の使い方に言及されています。

　今こそ、業務に精油を使う価値を明確にし、治療とケア部門で精油が一般的に使われるようにする時期がきたといえるでしょう。わたしは、約20年間病院で精油を使ってきました。その経験から、精油は西洋医学の治療を補う理想的な療法であるとはっきりと言えます。ミュンヘンのアウグスティヌム財団病院での看護作業の中心としてアロマケアを導入したのが10年ほど前ですが、その間、アロマケアは日常のケアに一般的に使われるようになり、患者、家族、看護者から支持され続けており、多くの好意的なフィードバックが寄せられています。

　年月とともに、アロマケアの標準も確立されました。当施設でも、患者のケア歴を作成して、それに合わせてボディケア用オイルや床ずれ防止オイルなどアロマケア製品を使って患者を看護したり、オイルを使って手や足などに短時間のマッサージを施しています。こうしたマッサージは、自己治癒力を促したり、充実感を高める作用や、リラックス効果もあり、快復に大いに役立つことが実証されています。

　アロマケアは総合的な作用を持ち、そのコンセプトは、当施設でもからだと心の総体的な充実感を得るための有効な看護手段とされています。

　精油を使った作業は、医師、管理部ならびにアロマケア用のブレンドを作る当施設の薬局と常時連絡しあって行なわれます。こうしたブレンドは、必ず厳しい衛生基準の下で使用されます。ただ、アロマケアは医師や治療師による治療の代わりにはなれないことを、ここではっきりと申し上げておかなければなりません。治療にア

ロマケアを利用するときには、必ず医師に相談する必要があります。とりわけ創傷の管理では、非常に優れた治療コンセプトがあります。

アロマケアでは、使用者がフィトセラピーの基礎知識をある程度有すること、精油とキャリアオイルの作用機序に通じていることが前提条件です。

本書は、あらゆる医療分野で精油を導入する際に参照できるとともに、非常に役に立つ包括的な著作です。薫り高いエッセンシャルオイルを使って作業するのに知っておくべき要件が網羅されています。この本を読めば、医療従事者たちは、精油のよさを専門的に紹介し、精油の使用者を説得できるようになるでしょう。本書に掲載されているブレンドや使用例は、実際に何度も試されて、その有効性が実証されたものばかりです。

特に、すでにアロマセラピーの分野で最初の一歩を踏み出し、続けようと考えている人にとって実践的な手引書となるでしょう。本書は完成度の高い参考書で、読めば誰もが健康上の利益を得ることができると思います。

本書に掲載されている情報が、読者がエッセンシャルオイルを独自の方法で利用する際に役立ち、看護部門をはじめ医療の各分野で患者の快復をうまく支援できることを祈ります。

芳香植物がわたしたち人間に与えてくれる貴重な自然の賜物によって、読者の皆さんのからだと心が充実しますように。

マリア・ホッホ
アウグスティヌム財団病院、看護部部長

本書を活用するために

「妙薬口に苦し」といわれていたのは過去のことで、今は苦くない良薬もたくさんあります。しかし、治癒力に優れた上、香りもよい薬があるのをご存知でしょうか。それがエッセンシャルオイル（精油）です。

植物の香りは一体どのようにして気分を高揚させ、同時に胃腸障害や風邪をもうまく治してしまうのでしょう。この興味深い疑問の答えを見つけるために、私たちは何年も前に精油の研究を始めました。その間、精油を用いてからだだけでなく心の障害をも治療しながら、幅広く確かな経験を積んできました。

その際にはっきりとわかったことは、使用経験を積むことと精油の作用機序に関する知識を持つことが同じくらい重要であるということです。こうしたことから、精油の成分とその化学についての研究もわたしたちにとって重要なテーマとなったわけです。

わたしたちは数年前から国内外で講演会やセミナーを開き、臨床経験と理論的な知識を提供していますが、そうしたセミナーに参加した多くの方々から、わたしたちのコースの内容を専門書という形で手元に残したいとの要望がありました。その要望に応えるべく出版プロジェクトを立ち上げ、ドイツのカール・F・ハウク出版社の協力を得て、本書の刊行に至りました。

本書の目的は、精油に関する専門知識と臨床経験を、実践に基づく専門書という形で提供することにあります。対象読者として想定したのは、まず医療や看護従事者と薬剤師ですが、大学生や初心者の方々にも役立てていただけると思います。本書はわたしたちの持つ最新の知識とこれまでの経験をすべて反映させてありますが、情報を網羅しているわけではないことをご了承ください。

入門部門では、重要な基礎知識に加えて精油とその化学組成に関する最新の学術的見識も提供し、総体的な作用機序についても触れています。このような理論的な知識がなければ、精油を深く理解し、

香りの持つ治癒力を自由自在に扱うことは無理でしょう。

本書の中心は各オイルのデータであり、わたしたちはこれらのデータを臨床で非常に重要だと考えています。データには、作用、毒性、実証済み適応症などの情報とともに、植物データ、オイルの抽出法、成分なども記載してあります。

実践の部では、からだと精神の障害を軽減、治癒、看護するのに役立つアドバイスと処方を豊富に掲載しました。わたしたちの処方は、精油の用量が低いことを特徴としていますが、これは、治療と看護に従事している人たちの長年の臨床経験によって、低用量でも非常に高い効果が得られること、過去に何度も報告されてきた副作用が起こらないことが確認されているためです。まれに高用量の場合もありますが、これは患者の基礎にある病歴とともに、精油の成分と成分の作用機序の詳細な情報に基づいて処方されています。

もちろん精油であらゆる疾患が治るわけではありません。特にセルフケアで使用するには限界があります。しかし多くの疾患や障害では、精油をうまく使えば治療の助けとなり、それにも増して、香りが知覚に作用することで、喜びと充実感がもたらされます。

モニカ・ヴェルナー
ルート・フォン・ブラウンシュヴァイク

本書をお読みになる前に

　他の学術分野と同じように、医学も日々進歩しています。中でも、研究と臨床経験によって、治療と薬剤療法に関する知識は増え続けています。著者は、本書に記載された用量と使用法が、**本書の完成時点での知識水準に相応するよう最善を尽くし、読者の方々に信頼していただける内容になるよう**つとめました。

　ただし、出版社は本書に記された用量や使用法の説明内容を保証するものではありません。したがって、読者は、使用するブレンドの添付書を慎重に検討し、場合によっては専門家の指導に基づいて、そこで推奨される用量または禁忌事項が本書の内容と相違しないかどうかを確認してください。このことは特に、あまり使用されないブレンドや市場で初めて販売されるブレンドを使う際には非常に重要です。**読者は、個人の責任の下で、ブレンドを調合し使用してください。**

　登録商標は**特記していません**。したがって、登録商標であることを謳っていなくとも、登録されている場合もあります。

　本書は、どのページも完全に著作権で保護されています。出版社の許可なく著作権の枠を超えて本書を利用することは法違反であり、罰せられます。複写、翻訳、マイクロフィルム化、電子システムへの保存または処理などは禁じられています。

著者の連絡先

Monika Werner

Le Village

F-11330 Montloi／フランス

Ruth von Braunschweig

Gehrenweg 13

D-34292 Almtal／ドイツ

目 次

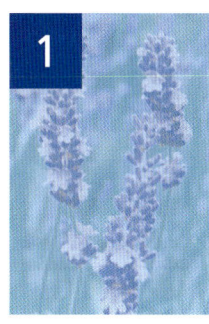

1 香りの世界へようこそ

魔術と呼ばれた時代からフィトセラピーの時代まで ... 2
アロマセラピーが注目されつづける理由 ... 2
香りの歴史 ... 3
フィトアロマセラピーによるホリスティック（心とからだの）ケア ... 6
肉体、魂、精神に対する治療／アロマセラピーとアロマケアの4つの柱

2つの経路――2つの作用機序 ... 7
皮膚を介した作用 ... 7
細胞膜に対する作用／皮膚と粘膜を介した作用／皮膚を介して精神障害も治す／
皮膚のケアと治療―免疫系の強化／リンパ系を介した解毒／
病原体に対する幅広い作用／消炎、鎮痛、解熱作用／分泌分解、分泌促進作用／
溶血促進作用／消化促進作用／駆風作用、鎮痙作用

嗅覚を介した作用 ... 12
感情を癒す／大脳辺縁系／メッセンジャーを介した作用／
いつも鼻をたよりに――嗅細胞のメカニズム／
フェロモン―匂いを介したコミュニケーション

精油（エッセンシャルオイル）とは何か ... 19
植物の芳香物質 ... 19
暖かな場所で広がる誘惑物質と保護物質／化学的な特徴

精油の抽出法 ... 20
純粋な精油の抽出方法

純粋で本物の精油 ... 21
自然の中に見られる多様性／ネイチャーアイデンティカルオイルと合成オイル

魅惑の世界――成分 ... 24
多彩な成分 ... 24
全体は部分の集まり以上／一貫性のない含有量の記載法／
1つの植物―複数のケモタイプ

注意事項がもたらす混乱 ... 25
危険物質規制／精油の評価を落とす間違った注意事項／本当に注意すべき事項

成分の分類 ... 28
テルペン類／芳香族化合物――ベンゼン化合物

「楕円形の」作用分布図 ... 43
精油の作用を習得し記憶するのに役立つ「記憶のための分布図」／
分布図を正しく「読む」方法

化学専門用語の解説 ... 48

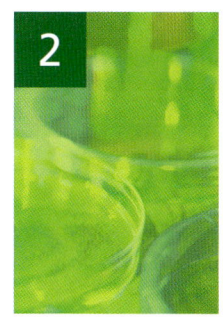

2 アロマセラピー実践のための基礎知識

治療の可能性と限界 ... 50
アロマケア――アロマセラピー ... 50
アロマケアとは：ウェルネス、日常の健康管理、手入れ／
アロマセラピーとは：セラピストによる治療・処理

病院と救急のフィトアロマケア ... 51
病室の匂い／治療目的で精油を使用する際の責任と安全保証

適切なオイルの選び方 ... 53
病歴を知っておく ... 53
セラピーを施すときの重要事項

精油の選択 ... 55
名は体を表す／成分と作用機序について／香りのテスト／忍容性テスト／
ブレンドの調整／アロマトグラム―ひとりひとりの目的に合った治療のための基盤

ix

用量 58
生理的用量／単位
オイルの品質 59
精油を正しく購入するために／正しい保管方法／熟成過程と使用期限
ブレンドという技巧 61
ブレンドの手引き 61
精油の相乗効果を利用する／トップノート、ミドルノート、ベースノート／調香

3 精油の使い方

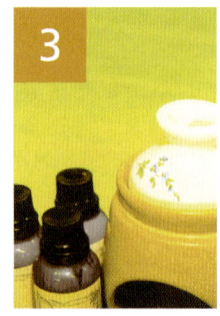

実践ガイド 64
どのように使うかを決める 64
使う目的を知る
アロマランプ、パック、etc. 65
手軽ですぐに実践できる利用法／内用／アロマランプ／吸引とフェイシャルサウナ／座浴／全身浴／ボディオイル／点鼻用オイル／スキンケアクリーム／洗浄／冷罨法と冷湿布／パック
アロママッサージ 69
マッサージの作用／さまざまな用途と作用／マッサージの基本／マッサージ法の概略

自分のからだと心のために 73
精油を使ったウェルネス 73
からだと心を甘やかす

4 精油とキャリアオイルのすべて

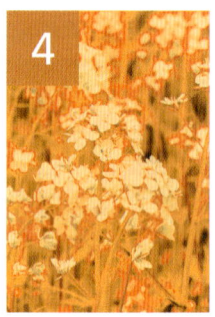

精油とキャリアオイルのすべて 76
精油別解説 76
データ、成分、作用、実証済みの適応(症)、副作用、備考
※五十音順はp.288の精油の一覧表をご参照ください。

シトラスフルーツオイル（シトラスオイル）／アミリス／アンジェリカルート／アニスシード／バジル／ベイ／ベンゾイン・シャム／ベルガモット／ベルガモットミント／カユプテ／カシア／チャンパカ／シストローズ／バーベナ／エレミ／タラゴン／ユーカリシトリオドラ／ユーカリグロブルス／ユーカリラジアータ／スイートフェンネル／シベリアモミ／フランジュパニ／ブルームスパニッシュ／グレープフルーツ／イモーテル／ジンジャー／アイリス／ジャスミン／ジャーマンカモミール／ローマンカモミール／カルダモン／キャロットシード／パイン／コリアンダー／クミン／モンタナマツ／ラバンジン・スーパー／真正ラベンダー／フレンチラベンダー／スパイクラベンダー／レモングラス／ライム／リナロールウッド／リツェアクベバ／ローレル／マジョラム／マンダリン／マヌカ／メリッサ／ミモザ／クラリセージ／ミルラ／マートル／アンデス・マートル／モロッコ・マートル／トルコ・マートル／ナナミント／ナルデ／クローブ／ネロリ／ニアウリ／オレンジ／キンモクセイ／パルマローザ／パチュリー／プチグレン・ビターオレンジ／プチグレン・マンダリン／ブラックペッパー／ペパーミント／ラバンサラ／シャクナゲ／グランドファー／ローズ（バラ）［ローズ・オットー（ダマスクローズ）／ローズ・アブソリュート］／ゼラニウム・ブルボン／ローズウッド／ローズマリー［ローズマリー・シネオール／ローズマリー・カンファー／ローズマリー・ベルベノン］／セージ／サンダルウッド／ヤロウ／スチラックス／ティートリー／タイム［タイム・リナロール／タイム・ツヤノール／タイム・チモール／タイム・マストキナ／トンカビーンズ／チュベローズ／トゥルシー（ホーリーバジル）／バニラ／ベチバー／ジュニパー／バージニア・ジュニパー／フランキンセンス・アラビア［フランキンセンス、アデン／イエメン／フランキンセンス・エリトリア／エチオピア］／ホワイトファー／ウィンターグリーン／イランイラン／ヒソップ匍匐性／シダーウッド／シナモンリーフ／シナモンバーク／レモン／サイプレス

キャリアオイル：アロマセラピーとアロマケアの強力な助っ人 224
キャリアオイル（植物油と植物性脂肪）の化学特性 224
植物油の特徴を決定する脂肪酸／脂肪酸の「飽和度」／乾性、半乾性、非乾性／
少量でも大活躍——脂肪微量成分

スキンケアと健康 227
鉱油を含んだスキンケア製品／植物油を使って自然に則したケアを実践／
品質を重視しましょう

キャリアオイル（油脂）別解説 228
主成分、作用、使用法
※五十音順はp.304からのキャリアオイルの一覧表をご参照ください。

アロエベラオイル／アルニカオイル／アボカドオイル／カレンデュラオイル／
カロフィラムオイル／センテラオイル／ローズヒップオイル／
ヘンプシードオイル（麻実油）／セントジョンズワートオイル／ホホバオイル／
ココナッツオイル（ココナッツ油脂）／マカダミアナッツオイル／スイートアーモンドオイル／
月見草油／オリーブオイル／菜種油／ヒッポファエオイル／セサミオイル／
シアバター／グレープシードオイル／バニラオイル

芳香蒸留水——美と健康を与える水 237
蒸留水の長い歴史 237
抽出法／芳香蒸留水と精油の違い／経験療法

実践のためのヒント 238
使用期限／使用法

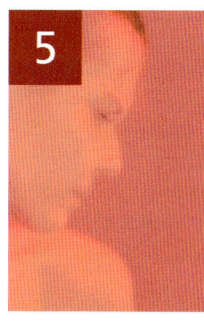

5 精油を使った症状別治療法

疾患や障害の軽減と治療 240
からだと心を総合的に治療する 240
治療ステップ／発熱

気　道 242
風　邪 242
インフルエンザの季節にできる予防法／インフルエンザの治療／
咽喉痛（喉の痛み）・扁桃炎／鼻炎（鼻風邪）／前頭洞炎と副鼻腔炎／
咳嗽（咳）と気管支炎／中耳炎

アレルギー性疾患 245
アレルギー性鼻炎／喘息

神経系 246
頭痛／耳鳴／神経炎（神経痛）

冠循環系 248
循環系疾患 248
低血圧／高血圧／神経性の心臓障害

静脈疾患 249
静脈瘤／クモ状静脈／下腿潰瘍／痔

動脈疾患 251
間欠性跛行

リンパ系 252
脚が疲れて重たく感じるとき／乳房切除後のリンパうっ滞

消化器系 253
口腔歯科疾患 253
口内ケア／歯痛

胃腸障害 254
腸内ガス（鼓腸）／神経性の腹痛と胃痛／吐き気／肝臓負担、胆嚢疾患

皮膚 256
皮膚の過敏症と炎症 256
皮膚炎とその応急処置／結膜刺激（炎症）／皮膚の痒み／虫刺され／にきび／乾癬／頭皮湿疹／間擦疹／床ずれ／X腺照射からの保護（放射線療法時）／ストマーケア（人工肛門）

手と足のケア（手入れ） 260
手や足の皮膚がひび割れたり裂けたとき／爪床の炎症（爪囲炎）／足の真菌症（水虫など）／足の異常発汗／糖尿病性足病変

ヘルペス感染症 262
唇にできる熱性疱疹（口唇ヘルペス）／帯状疱疹／陰部疱疹

カンジダアルビカンス真菌症 263
口内粘膜に発生する口腔カンジダ症／オムツかぶれ／女性器の真菌性

創傷（外傷） 264
火傷と熱湯傷／日焼け／創傷／内出血／瘢痕ケア

運動器官 267
筋肉痛と肉離れ／腰背痛／スポーツによる外傷／リウマチ性疾患／痛風

女性特有の健康障害 269
婦人科疾患 269
月経困難／セルライト／陰部の感染症／膀胱炎／更年期症候群

妊娠と出産 272
妊娠中の吐き気（つわり）／脚部の体液うっ滞／妊娠線／出産準備／出産／悪露／うっ乳と乳腺炎／産褥期の抑うつ症

小児特有の健康障害 275
子供は大人とはちがいます 275
小児のからだの病気 276
風邪とインフルエンザ／咽喉痛／百日咳／アタマジラミ（頭虱）／頭痛／中耳炎／神経皮膚炎／オムツかぶれ／水疱瘡／創傷

小児の心の問題 279
「泣き叫ぶ赤ん坊」／腹痛／精神問題が原因の「腹痛」／小児の睡眠障害／思春期危機

心身障害と精神障害 281
心身障害とストレス 281
燃え尽き症候群の予防／疲労と気力低下／集中困難／神経性筋肉緊張／睡眠障害／朝寝坊（朝が弱い人）

精神障害 283
異常な感受性と自信不足／抗うつ性の不機嫌、冬のうつ病／不安／依存症（中毒症）

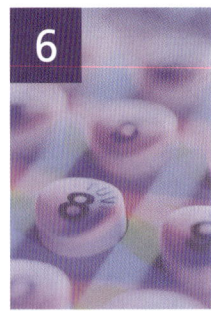

6 付録：役に立つ情報

精油の一覧表 288
キャリアオイルの一覧表 304
患者データ票（サンプル） 306
病院でのアロマケア計画書（サンプル） 307
参考文献 308
索引 311

香りの世界へようこそ

- 香りの歴史：魔術と呼ばれた時代から
  フィトセラピーの時代まで
- 皮膚、粘膜、嗅覚を介した作用
- 「嗅ぐ」という行為の生理学
- 精油の化学的性質、抽出法、純度、規格化
- 成分の化学的構造と作用

魔術と呼ばれた時代からフィトセラピーの時代まで

アロマセラピーが注目されつづける理由

医療や技術がこれだけ進歩したにも関わらず、私たちのからだ（と心）の健康は最高の状態にあるとはいえません。何かが失われてしまったように思えます。太古の時代、人間は肉体、精神そして魂が一つにまとまった総合体であると考えられていました。そしてこの総合体のバランスが崩れると病気になり、バランスが保たれ調和していると健康だと思われていたわけです。

人を一つの総合体として治療する

多くの伝承療法は、この総合体という考えを基本としています。アロマセラピーもその1つで、精油を使って健康障害や疾患を総合的に治療します。

自然には、多くの健康障害を効果的に、それも私たちが一般的に知っているどんな薬剤よりももっと心地よい方法で緩和したり治癒する驚くべき薬剤が蓄えられています。それが精油です。精油の持つすばらしい香りが、治療そのものを快適にするだけでなく、常に精神や魂にも働きかけて、健康回復を促します。

そして薬効のあるこうした香りによって、患者だけではなく、セラピストも癒されます。

アロマセラピーとフィトセラピー

アロマセラピーはフィトセラピーの一環で、フィトセラピーと同じように、世界中で長年にわたり蓄積された経験だけでなく、科学的な研究に基づいて実践されます。

精油は植物材料から抽出され、ネイチャーアイデンティカル物質や合成物質は一切使用されません。これはフィトセラピーの定義に準拠しています（p.3の囲み欄「フィトセラピー」参照）。したがって、アロマセラピーは正確にいうと**フィト-アロマセラピー**ということになります。

アロマセラピーは、単独で治療に使うものではありません。軽い健康障害であれば、精油だけで治療できますが、多くの場合、薬物療法、運動療法または心理療法を補充する治療法として非常に適しています。

室内の芳香のためにアロマランプを置いたり、心地よい香りのするボディオイルを調合するのは、まだアロマセラピーとは呼べません。セラピーとはもっと奥の深いもので、完全に病気を把握して診断し、原因を正確に知り、それに照準を合わせて精油を選択し、用量と使用法を設定することをいいます。この条件を満たしてはじめて、アロマセラピーは実際に有益で治癒効果があるといえるのです。

看護とアロマセラピー

近年、フィトセラピーの一環として精油を使ったセラピーを支持する人が増えてきました。特に看護分野で人気が高まっています。アロマセラピーを利用した看護のコンセプトは、患者の総合的な病状と個性に基づいています。精油を使った看護でもほかの補完療法と同じように、まず第一に患者の自己治癒力が高められます。医療分野では、看護者の役割が新しく定義され、自己責任で治療を施すことのできる専門家への需要がますます高くなっていることがはっきりと感じられます。こうした責任重大な

看護作業の中で、精油の取り扱いは欠かせない分野になってきました。

そのため本書では、看護職につく人々をはじめ、医師、自然療法医、薬剤師など医療分野に携わる人々を対象にしています。もちろん医療に従事していない人にも、セルフトリートメントのために本書が役に立つでしょう。

わたしたちは、精油とキャリアオイルを有効に使っていただくために、実用的な治療経験と科学知識をできるだけ多く読者に伝えたいと考えています。

香りの歴史

有史以来、香りは、香り付けのため、ケア用そして治療薬として人々を魅了し求められてきました。人々は数千年の昔から、手で掴むことも目で見ることもできないこの物質を捉えて維持しようとしてきたのです。

「香りの文化」は、わたしたちが歴史を編集しはじめるずっと前から存在していたと考えられています。神話、伝説、象徴などに残る大昔からの言い伝えにこうした記録が残っており、5000年以上もさかのぼるものも少なくありません (Ohloff 1992)。

お香と聖油

太古の昔、人々は樹脂や木材そして香草を燃やし、神々への崇拝の気持ちを表現していました。さらに、献香による神聖な儀式は、健康な者をより強くし、病人を治し、死者を守るといわれていました。

4000年前のアッカド語 (アッシリア語とバビロニア語) の記録には、当時の人々がすでに香膏、香油 (聖油)、香水を精製する技術を持っていたと記されています。こうした精製物は、清浄と治療を目的に宗教儀式で用いられました (Deininger 1998)。

旧約聖書にも、聖油やお香について多く語られています。

古代エジプト人は、保存効果のある油や香辛料を用いて死者を防腐処理したり、香り高いスパイスを用いて食材に香りをつけたり長期保存できるようにしていました。これは当時ほかの民族には見られなかったことです。

また中国、インドそしてペルシアの人々も、すでに2000年以上前から精油を使った美容術や治療法についての豊富な知識を有し、その上、かなり早い時期から蒸留技術もマスターしていました。

芳香物質や香辛料は、貿易でたいへんもて

フィトセラピー

「フィトセラピー」という言葉は、フランス人医師H.ルクレール (1870-1955) によって医学界にもたらされました。1943年にはドイツで、医学博士R.F.ヴァイス教授が教書『フィトセラピー』の初版を発表し、現代フィトセラピーを紹介しました。公式には、ドイツ国内でも欧州連合でもフィトセラピーは次のように定義されています。「フィトセラピーとは、薬用植物および薬用植物の一部 (花、根など) または成分 (精油など) さらに加工物 (チンキ剤、エキス、絞り汁) を用いて、疾患から気分障害に至るまでの健康障害を治療、緩和、予防する療法をいう」(Schilcher u. Kammerer 2000)。

ドイツの立法機関は、フィトセラピーを「特殊療法分野」に分類し承認しました (ドイツ薬事法25条7章、1976)。

フィトセラピーは特殊療法分野の中でも、いわゆる自然療法に属します。自然療法の医師は、資格認定制度に則した資格を必ず持たなければいけません。したがって、フィトセラピーは代替療法ではなく、現代の自然科学に則った医療に属するということになります (Wagner u. Wiesenauer 2003)。

はやされました。たとえばエジプト人やインド人は、お香や香り製品を作るのに必要なあらゆる種類の原料を売り、繁盛したといわれています。

ギリシャでは、とりわけ医師や哲学者が、香りと人間に対するその効果を詳細に研究しました。

古代ローマ人は、安楽な暮らしを非常に好みましたが、ここでも芳香物質が重要な役割を果たしました。あらゆる生活のシーンに豊かな香りが漂い、香りは風呂、クリーム、オイル、香水に欠かせないものでした。こうしてラテン語の「*per fumum*（煙を介して）」から、香水Parfumという言葉も生まれたわけです。

ローマ帝国が崩壊し、民族大移動による混乱の結果、古くから伝わるオイルの治癒力に関する知識のほとんどが消失してしまいました。特に残念なことは、狂信的なアラブ人が貴重な書物を処分したことです。

ただし、水蒸気蒸留法を正確に記録した2人のアラブ人には感謝すべきでしょう。1人は文筆家アブルカシスで、もう1人は著明な医師アヴィケンナ（アラビア語名アリ・イブン=シーナ、980-1037）です。アヴィケンナの著書『Canon medicinae（医学典範）』は西洋医学の基本で、アヴィケンナ自身も特に精油を使った治療法を教えていました。このアラビア人の知識は、十字軍によってスペインを越えてヨーロッパにもたらされました。

魔女狩りと昔の知恵

中世の時代、薬用植物、香辛料植物、芳香植物、精油、香水などを「公に」使用してもよいのは、教会に限られていました。そして学識のある修道僧や修道女らは、修道院の膨大な図書室で科学文献を研究し、庭で植物を育てて薬剤を作っていました。

教会は、この間ずっと、植物の治癒力に関する知識を十分に備えた民間の療法師らを魔女や魔術師であると考えて火刑に処していました。

それにも関わらず、医師や学者たちは植物療法の分野の研究を続けました。特に「第五元素（Quinta essentia）」である生命の泉を求めていた錬金術師たちは、油の蒸留実験に取り組み、最終的にアルコール度の高い「火酒」の製造に成功して、その多面な治癒力を謳いました。その結果、薬用植物を蒸留して作られた蒸留酒は、生命の水（aqua vitae）と呼ばれる万能薬となり、さらにローズマリーを蒸留した「ハンガリー水」や、「カルメルの精」、「ケルン水（オーデコロン）」も生まれました。こうした蒸留製品はどれも、療養水として治療のためだけに長く外用や内用されました。

16世紀に入ると、医師パラケルスス（1493-1541）がはじめて、精油や植物の効能と特定の成分との関係を解明しました（Meyer 1906）。これと時を同じくして、ストラスブールの医師ヒエロニムス・ブルンシュヴィヒが蒸留法に関する重要な書物を残しています（Brunschwig 1507）。

「香水時代」への移行

イタリアとフランスでは人々が香りに多大な興味を示し、香水や香油の知識がどんどん広まり、治療や美容のために使われるようになりました。18世紀になり「香水時代」が始まると、ドイツにもイタリアとフランスから心地よい香りの油や気品ある香りがもたらされました。当時は、洗浄と入浴は非常に不健康であると考えられていたため、時に気になる体臭をカバーするのにこうした香りがどうしても必要でした。こうした理由から、香油や香水の需要は非常に大きかったわけです。

精製方法が改良されて、産業的に香水が作られるようになり、調香師という非常に高貴な職業が生まれました。ヴェニスは、世界中から運ばれてくる芳香物質のヨーロッパ最大の積み替え地となり、フランスのプロヴァンスの1都

市グラースは、香油取引きと香水製造の中心となりました。18世紀末、中でもフランスとドイツの化学者らが精油の成分に関して詳しく研究しはじめました。そして最初の合成芳香物質、シナモンとバニラが生まれたのです。

香水が充満する現代

こうした経緯を背景に、私たちは気づかないうちに（合成）芳香物質に囲まれるようになりました。産業界では、香りの持つ詳細な効能を熟知し、こうした効能が人々に与える影響に目標を定めて香りを利用しています。こうしてスーパーの製品の多くに香料が施されるようになり、芳香物質の作用で、たとえば本物の革の匂いのする合皮や、ペパーミント風味の練り歯磨き、本物のソーセージの匂いのするソーセージもどきができあがりました。中古車販売用の「新車スプレー」を使えば、顧客が錯覚するため、中古車が売れやすくなるそうです。世界中で、利益を上げるために、目的に応じて販売空間が香りづけられています。さらに従業員の労働意欲を高めるために、芳香物質が空調を通して気づかれない程度に発散されてもいるそうです。航空会社では、乗客の飛行恐怖を抑えるために、これと同じような効果を利用しています。

法で許されているとはいえ、こうしてあらゆるものに合成芳香剤を用いることに対しては、好ましい効果とともにアレルギーも急増するのではないかと賛否両論があります(p.22)。

アロマセラピーのはじまり

20世紀はじめ、フランス人化学者ルネ＝モーリス・ガットフォセ(1881-1950)は、近代医学に使える精油の治癒力を「再発見」し、同時にアロマセラピーという概念を創りました。ガットフォセは、第一次世界大戦中、野戦病院に運ばれてきた負傷者の治療に精油を用いました。すると、創傷壊疽が起こりにくくなり、創傷が治癒し、傷口の瘢痕化が進み、熱が冷め、痛みを緩和できた上、精油の持つ精神への作用のおかげで、病人は生きる意欲を得て、早く快復したのです。これが、アロマセラピーのはじまりです。

アロマセラピーという新しい知識は、化学的に作られた医薬品の開発によって一時的に影を潜めたものの、1937年にガットフォセの著書『アロマセラピー』が現れたことで、精油は第二次世界大戦でもフランス人医師Dr.ジャン・ヴァルネによって負傷者の治療にうまく用いられました(Valnet 1991)。

ヴァルネの徒弟であったマルグリート・モリーとミッシェール・アーシェは、アロマセラピーに関する知識をイギリスにもたらし、短期間で多くの支持者を得ました。

イタリアでは、1920年-1930年に科学者Dr.レナート・カヨーラとジョヴァンニ・ガッティによって精油の作用機序が研究されました。彼らが特に注目したのは、精油の持つ精神や神経系への作用と殺菌作用でした(Garti u. Cayola 1922)。またミラノ大学の教授パオロ・ロヴェスティによって、最初のアロマセラピー講座が設けられました。

最新のアロマセラピー

第二次世界大戦以降、アロマセラピーはどんどん重要視されるようになり、からだに優しく総合的な自然療法に興味を持つ人が増えてきました。現在アロマセラピーは、フランスとイタリアでは医師が、イギリスではさらに進み免状を取得した療法者が実践しています。フランスのアロマセラピーは、主に学校で習得する伝統的な医学に指向し、内用が主流です。イギリスでは、マッサージや入浴という形での使用が中心で、ほぼ30年前から病院やセラピーセンターなどでは、特にマッサージに多用されています。米国とアジアでは、近年アロマセラピー

への関心が急速に高まっていますが、どちらの国でも外用が主です。ドイツ、オーストリア、スイス（州によってはアロマセラピストは免状の必要な職業）の各国では、アロマセラピーは内用も含めて医師と自然療法医のみが実践を許されているもの、アロマケアは医師の指導の下で看護者が実践できるものとして両者を区別しています。

フィトアロマセラピーによるホリスティック（心とからだの）ケア

アロマセラピーは、人を肉体、精神、魂の一体として総合的に見ることを基礎においた療法です。たとえば、アロマセラピーでは、心の内面や精神面は、ほとんどの急性疾患や慢性疾患で重要な役割を担うだけでなく、多くの場合、患う臓器を「決定して」いるということを考慮に入れて、病気を本当に治すためには、肉体、魂そして精神に対して均等に治療を施す必要があると考えています。この点でアロマセラピーの治療法は、現れている病像のみを見て主に症状に応じて疾患を治療する学校医学とは完全に異なります。

肉体、魂、精神に対する治療

たとえば鼻炎と胃酸過多が同時に見られる患者に、アンジェリカオイルとバジルオイル（p.243）のブレンドを用いると、たいていはどちらの健康障害も改善します。これは精油の総合的な効能を示す好例です。

しかし、どうして鼻と胃の両方に効くのでしょう。その答えは簡単です。鼻と胃は、精神的な問題が現れる臓器であるといわれています。

アンジェリカオイルとバジルオイルはどちらも、肉体に対する炎症抑制、血行促進、抗痙攣を持つほか、アンジェリカオイルは「不安と力の精油」と呼ばれるとおり、神経系を強くして、毎日を生きる活力を与え、バジルオイルは「魂を癒す」精油と呼ばれるとおり、自信や、落ち着いて物事に対処したり問題を解決できる力を与えて、精神に対しても作用します。そのため、この2つの精油が効果的だということです。

ドイツでは「気分が重い」ことを「Das liegt mir im Magen」と胃を意味するMagenを使って表現するほか、「うんざりしている」ことも「Ich hab es satt」と満腹を意味するsattを使ったり、「Ich hab die Nase voll」と鼻を意味するNaseを使って表現しますが、これはまったく的を射ていますね。

精油は主に、肉体の病気が原因で起こる心の中の不均衡を再び正常にすることで健康障害を治癒します。つまり症状を治すだけではありません。精油には、疾患の現われである症状だけを「抑える」のではなく、人の全体的なバランスを整えて調和させる働きがあります。

アロマセラピーとアロマケアの4つの柱

精油／油脂／キャリア物質（キャリアオイル）	基礎知識	病歴	セラピー／ケア
品 質 成分に関する知識 植物学データ 作用機序に関する知識	解剖学 生理学 病理学 薬理学	体質のタイプ 年 齢 現在の精神状態 社会的環境 アロマトグラム ↓ 病歴曲線	目的に応じた精油とキャリア物質の選択 使用法の選択： マッサージ、塗擦、パック、吸引、入浴、坐薬、経口 記 録

精油をケアおよびセラピーで使用する際の基本事項（p.49）も参照のこと。

2つの経路──
2つの作用機序

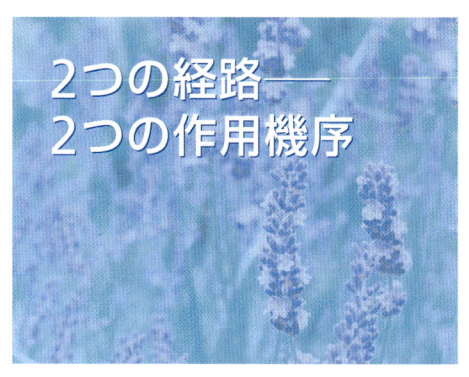

精油は、皮膚と粘膜を介して肉体に作用し、嗅覚を介して植物神経系と中枢神経系に作用することによって、人に総合的な影響を与えます。

皮膚、粘膜、嗅覚を介した作用

精油は脂溶性であるため、皮膚と粘膜を通して体内にうまく吸収され、作用が生体の隅々までまんべんなく広がります。

入浴、オイルマッサージ、塗擦などで精油を外用すると、人体の中で最大の器官であると共にさまざまな機能を有する**皮膚**にまず作用します（詳細は後述）。皮膚から浸透した精油の作用物質は、リンパ系と血管系（循環系）に到達し、からだ全体に影響を与えます（p.8-10）。

精油は**粘膜**を通して体内に吸収されると、より迅速で高い効果が得られます。たとえば精油を吸引すると、気道の粘膜を通して作用物質が吸収されますし、服用すると消化管や毛細気管支の粘膜を通して吸収されます。同じように、作用物質は血液を介して循環器に到達します。吸引、座浴、すすぎ、うがい、止血栓（タンポン）などの方法を利用すると、室内芳香などで精油を拡散させるよりも目的に即した効果が得られます。

またその香りそのものが脳に働きかけて、肉体のさまざまな機能や精神的な変化に影響を与えます。これは、精油の匂い分子が神経と循環系を介して脳を刺激し、言わば管理センターである大脳辺縁系で効果を発揮するためです（p.12）。また鼻は大脳辺縁系に直結しており、匂い物質が嗅覚を通して吸収されると、脳に直接働きかけます。

皮膚を介した作用

細胞膜に対する作用

細胞は1つ1つが膜に覆われています。この膜は、細胞を周りの環境から守るバリアの役割を担っており、この細胞膜が、細胞への物質の出入りを決定しています。細胞膜の浸透性と関連するイオンの流れ、担体媒体輸送、酵素活性、排出プロセスなどは、ある種の物質に特定の影響を受けています。こうした物質は細胞内外の物質の組成を変えて、細胞の特性を変化させます。その1つが精油です（Teuscher 1999）。

精油には担体機能、すなわち別の物質を「背負って」一緒に運ぶ機能があります。しかし時には不都合な分子を細胞内に輸送してしまうこともあり、その結果、アレルギー拒絶反応が現れることもあります。そのため、精油を使用するときは、細胞内に入ってはならない物質と一緒に使ってはいけません。その代表的な例は、スキンケア製品と鉱油ベースの薬用軟膏です（p.227）。

🌀 皮膚と粘膜を介した作用

　精油は皮膚の中に入ると、まずそこで作用します。皮膚は、重要かつ最大の器官で、非常に多大な役割を担っており、単に私たちの体表を覆っているだけではありません。

　皮膚は生体の表面を形成し、体外と体内の環境を隔てることで、機械的、化学的、物理的な障害から組織を守り、微生物の侵入を防いでいます。また体表が乾き過ぎないようにする一方で、生理的に適度に水分を吸収したり蒸発させたりしています。皮膚は、皮膚血管を収縮拡大したり、発汗を促して温度調節器の役割を果たしています。また発汗を促進することで、腎臓の機能も助けています。受容体を数多く持つ皮膚はさらに、感覚器官として圧迫、温度、痛み、感覚などの刺激を伝達します。

　皮膚は、太陽、化学物質、アレルゲン性物質などに過剰にさらされると、その経験をよく記憶して反応がどんどん敏感になっていきます。これを、「細胞の記憶力」と呼んでいます。

　精油は脂溶性であり、また成分分子が小さく細胞のリン脂質層を通過できるため、皮膚と粘膜にうまく吸収されます。

濃度と作用

- **低濃度の精油（全身への使用）:**
  細胞膜の特定の領域に沈着し、そこにある酵素、担体、イオンチャネル、受容体に影響を与えます。
- **中程度の濃度の精油:**
  局所麻酔にも似た細胞膜を安定させる効果があります。
- **高濃度の精油（局部的に使用）:**
  刺激によってさまざまな効果をもたらします。

(Teuscher 1990)

皮膚を介した刺激作用と吸収

　精油の用量と種類をかえれば、刺激作用を適切な強さに調整できます。精油の種類、用量、使用法、皮膚のタイプなどで多少違いますが、この刺激作用によって血行が促進され、皮膚の赤みが増したり、治療目的に見合った軽度の刺激（p.31の「反対刺激作用」）が得られるほか、反射経路（p.64の「ヘッド帯、皮膚内臓反射または反射帯」）にも作用が現れます。反射とは、特定の皮膚の領域が、特定の器官に働きかけて血行を改善するという意味です。

　大半の精油は、皮膚を介して（経皮的に）使用するとすばやく吸収されます。

- 塗擦後数分で、血中に精油が確認されます。
- 使用後50分から2時間もすれば、呼気に精油が認められます。

　浸透速度は、主として分子の重さに左右されます。皮膚に体毛があれば、体毛によって精油が皮膚内に誘導されて速く吸収されます。したがって、頭髪に精油を使用すれば、脂腺の皮脂過剰分泌を抑えることも可能です。また精油を肘の内側の窪みや手首の内側に塗れば、血液中にすばやく吸収されることもわかっています。

粘膜を介した刺激作用と吸収

- 精油を内服（経口使用）すると、口内と消化管の粘膜が局部的に刺激されます。このとき三叉神経と自律神経系が刺激されて（p.12）、突然鋭く燃えるような感じになり、反射的に胃から温かくなっていきます。また同時に精油の香りを嗅ぐことで、唾液、胃液、胆汁、膵液などの分泌が増します。内用した精油は、口内の粘膜、胃、腸から吸収されます。

　腸から吸収された精油は、門脈を通って肝臓に達し代謝されますが、一部は代謝されないまま体循環し、最終的に目的器官に到達します。代謝された精油は、尿として腎臓から排出されたり、腸、肺、皮膚から体外に出ていきま

す（Hänsel 1999）。
- 吸引された精油は、気道の粘膜に刺激作用をもたらします。作用は用量に応じて異なりますが、気管と気管支からの分泌物の量が増えて、痰が水様になり気管から剥離し、喀出しやすくなります。
- 膣坐剤や陰部ケアオイルを用いれば、女性の陰部の粘膜に直接作用をもたらすことができます。
- 坐剤として精油を直腸に投与すると、精油は肝臓を経由せずに（直接代謝されないため、肝臓に負担をかけずに）循環系に到達します。
- 用量が多いときや粘膜を傷つけたくないときには、小腸で吸収されないカプセル入りの精油がよいでしょう。

皮膚を介して精神障害も治す

からだの中と外を隔てる境界面である皮膚は、外部環境とわたしたちの「精神生活」を仲介しています。皮膚は、数多くの神経末端と感覚球を備えた非常に感受性の高い感覚器官で、外部の信号や刺激をキャッチして脳に伝達します。

皮膚と脳、さらに脳に関連して精神もが、神経系とメッセンジャーを介して常に連動しています（p.13）。こうして密接に関連する神経系と皮膚は、外胚葉という同じ胚葉から発生しており、このことから胚発育時に形成されると考えられています（Moore 1980）。皮膚は、極端に言えば、「外に向いた脳の一部」であり、「心の鏡」と称されることもあります。これは皮膚に感情や精神状態が現れるためです。顔に冷や汗が出たり、怒りや恥ずかしさで赤面したり、驚きで青ざめたり、心配が重なるとシワができたり、ストレスでにきびが「開花」したり、「神経過敏」で痒くなったりしますね。

この関係は反対方向にも機能し、たとえば皮膚をケアすれば精神をケアしたり、エネルギーを蓄えることができます。ここで役に立つのが

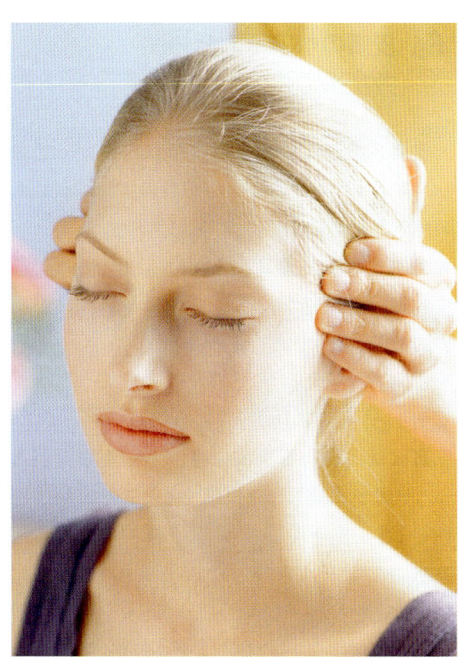

皮膚と脳は、神経系とメッセンジャーを介して常に連係しています。精油はこの関係に穏やかに働きかけて、脳と皮膚の伝達システムを介して精神に作用します。

精油です。精油は、たとえばセロトニン（p.13）など幸せホルモンと呼ばれるホルモンの生成を活発にするため、心が悠然としてにこやかになり、力が湧き出て生きる喜びが増します。

皮膚のケアと治療——免疫系の強化

　皮膚と精神は免疫系に密接につながっており、病原体に対するからだ独自の抵抗力は、人の感情と皮膚の「機能」に左右されます。

● 精油を使って薫り高く優しいマッサージをすれば、満足感が得られて免疫システムが総体的に強くなります。

● 皮膚は、それ自体が第一線の免疫システムであり、からだの防御系のスペシャリストです。皮膚には防御物質生成を専門とする細胞があり、皮膚が感染したり損傷するとこの細胞が稼動します。皮膚疾患の多くは、精神の不均衡と抵抗力の低下が重なった結果現れる症状で、精油は、からだ、精神そして免疫系を均等に強化します。つまり症状ではなくこうした原因に働きかけるのです。こうした特性を備えた物質は、免疫刺激物質、免疫調整因子と呼ばれ、からだ独自の防御機構を活発にしたり調整します。

● 精油の多くには、皮膚細胞の修復機能を活発化させる作用があります。また抗酸化性である（ラジカル捕捉能を持つ）ため、肌の健康と美しさが維持されて、うまく機能しつづけます。

免疫調節作用

　精油を使えば、からだの自己治癒力を高めることができます。たとえば、精油は大脳辺縁系（p.12）を介して自律神経系に影響を与えて、気分、呼吸、血液循環、消化など無意識に稼動している機能に働きかけます。そのほか、下垂体（人体の最上部にある内分泌腺管理センター）に対してある種の刺激を与えて免疫を調節します。これが、アロマセラピーと、免疫調節作用を持たず症状を改善させるだけの化学薬品との大きな違いです。

　皮膚疾患を効果的に治療し、皮膚と健康を総合的にケアするというコンセプトは、精油の持つこうした総合的な作用に基づいて成り立っています。

リンパ系を介した解毒

　からだの下水システムであるリンパ管系（p.70）は、精油マッサージによって活発化し、リンパ液の排出速度が向上するため、組織のうっ滞が解消されるほか、体内の毒素も排出されます。さらに、リンパ節での抗体生成が活発化されるため、一般的に抵抗力が高まります。精油を使ってマッサージをすると、マッサージの効果が向上したり補われます。

病原体に対する幅広い作用

　精油が、細菌、ウイルス、真菌、微生物に対して有効であることは、科学的試験によって認められています（Teuscher 1990）。精油は、皮膚や粘膜を介して循環系に至り、からだの各器官に送られます。そこで細胞の表面にある特定の受容体蛋白質に働きかけて、病原体からの影響を防ぎます（細胞膜安定作用）（Teuscher 1999）。

● 精油の**滅菌作用**は、通常は微生物を殺す力はありませんが、その成長や発育を十分に抑えることはできます。

● 精油の**抗菌作用**は、生理学的法則に基づいており、抗生剤の作用法則とは異なります。抗生剤は、代謝など微生物の生体機能に作用して細菌を退治します。一方、精油の多くにも同じ作用があり、微生物の生態学的環境を壊滅させますが、それと同時に患者の免疫系も強化します。また抗生剤とは異なり、病原体となる細菌だけではなく、大半の真菌やウイルスにも効果があります。多くの物質が混ざった精油は、細菌が耐性を持ちにくいという事実もあります。微生物の耐性が増強し、これによって生

じる院内感染という問題に悪戦苦闘する現代の病院やケアセンターなどでは、このような特徴を持つ精油に特に高い関心が集まり、重宝されています（p.57）。

- 精油には**抗ウイルス作用**もあり、その作用機序は、次のように考えられています。精油はまず、細胞の表面や受容体を遮断しているウイルスの表面に吸着して、ウイルスが細胞に付着するのを防ぎます。その結果、ウイルスは細胞内に侵入できなくなるというわけです。これが細胞代謝の変化とウイルスの増殖が阻止される基本原理です。
- 精油には、**抗真菌作用、殺真菌作用**があり、真菌やその胞子を殺し、糸状菌類や酵母菌の発育を抑えることができます。
- 肥満細胞の細胞膜は、血管などの組織に存在し、特定の刺激に対して大量のヒスタミンを放出して反応しますが、精油はこの肥満細胞に働きかけてヒスタミンの放出を妨げます。これが数種の精油の持つ**抗ヒスタミン（抗アレルギー）作用**です。精油の成分の中には（たとえばセスキテルペン類など、p.31）、肥満細胞の細胞膜を安定させて、ヒスタミンの放出を減退させるものもあります。この作用によって、花粉症に悩む人はずいぶんと助かっています（p.245）。

用語がもたらす混乱

抗ウイルス、抗菌、殺ウイルス、殺細菌、滅菌、抗微生物、抗感染、静菌、抗真菌、殺真菌……。こうした用語はどれも医薬文献で使われていますが、その説明は統一されていません。本書では意味をはっきり区別するために、次の定義で用語を使います。

- 滅菌（微生物の殺滅、消毒）
- 抗菌（細菌に対抗）
- 抗ウイルス（ウイルスに対抗）
- 抗真菌（真菌に対抗）

消炎、鎮痛、解熱作用

何種類かの精油には炎症抑制作用、鎮痛作用、解熱作用がありますが、これは主にプロスタグランジン合成酵素を抑制することによって現れます。プロスタグランジンは、損傷した組織に遊離され、痛み、炎症、熱などを生じさせて疼痛を伝達するたいへん重大な物質の1つです。そのほか、ホルモンや免疫による反応機序も、こうした疼痛伝達に役割を担っています。同じような効果は、皮膚内臓反射を介して得られます。これは、皮膚神経が刺激されると、この刺激が自律神経や内臓を通りからだの別の部分や器官に伝達されるということを意味します（Wagner u. Wiesenauer 2003）。

分泌分解、分泌促進作用

ウイルス性気管支炎になると分泌物がうっ滞するとともに、粘液の粘性が変わるためほとんどの場合、細菌が定着してしまいます。精油の成分の中には（たとえばp.37のシネオールなど）、これを防いだり、気管支系の機能を正常に戻す作用を持つものがあります。

- **分泌分解作用**のある精油は、粘度の低い気管支粘膜の生成を促し、喀出しやすくします。
- **分泌促進作用**のある精油は、気管支粘膜の繊毛打数を増やし、喀出を促します。

溶血促進作用

未だにいつも驚かされるのですが、ヘリクリサム（Helichrysum italicum）とマヌカ（Leptospermum scoparium）の精油には、血腫をすばやく効果的に吸収する作用、つまり内出血を解消して分解された赤血球の分解生成物を排出する作用があります。精油を使って治療すると、はっきりとした効果がみられ、内出血部は濃い青色から急速に薄い黄色となり、組織は収縮します。数種の精油には溶血促進作用がありますが、これはジケトン類とトリケトン類が豊富に含まれるためです（p.36）。

消化促進作用

精油の中には、その香りと味で、迷走神経に働きかけて、胃液の分泌と消化を促進させる反射を誘発するものがあります。胃液は長く大量に分泌され、摂食への意欲が増します（食欲増進作用）。

駆風作用、鎮痙作用

エステル、ケトン、エーテルを含む精油は、塗擦したり内用すると、腸の平滑筋の緊張を解き、傷みを和らげて、腸を落ち着かせ、腸内のガスを放出させることで、鼓腸や痙攣を抑えます。

嗅覚を介した作用

精油には、皮膚だけでなく、同時に嗅覚を介して精神と心に作用するという大きな利点があります。

たとえば大怪我をしたときなど、からだが傷を負うほか、多くの場合（不安やショックなどで）精神的にも傷ついています。精油を使えば、からだの傷を直接治療できるとともに、香りを吸い込むことで精神状態も改善します。

感情を癒す

嗅覚は最も古い感覚で、大脳辺縁系という脳内の感情を生じさせる部分に直接つながっています。

香りと結びついた経験や感情は、聞いたり見たりしただけのものよりも明らかに深く記憶に留まっているものです。

わたしたちは、たとえば「大気中になんとなく漂う」迫り来る危険や、各人の持つ「雰囲気」、また香水では隠しきれない人それぞれの匂いなど、ほかの感覚器ではわからないものを鼻で本能的に認知します。鼻はごまかせません。見た目は穏やかな人も、「鼻が耐えられない」こともあります。

大脳辺縁系

大脳辺縁系は、感情の起伏、性欲、記憶などのほか、視床下部、骨端、下垂体、自律神経系の働きもコントロールしています。視床下部は、「管理センター」であり、複数の自律機能を調節する脳内の中枢です。骨端は、メッセンジャーとホルモンの連係を管理し、下垂体は各腺の分泌液生成を調節します。自律神経系は、呼吸、睡眠、循環、排泄などからだの機能を司っています。

こうした大脳のプロセスは、精油によってよりスムーズに機能するようになります。香りが

もたらす刺激に応じて、大脳では一定の物質（神経伝達物質）が遊離され、からだに障害や疾患のある時に疼痛感覚がコントロールされるとともに、感情にも影響がもたらされます（嗅覚についての詳細はp.14以降参照）。

メッセンジャーを介した作用

肉体、精神、魂を結ぶネットワーク

神経系、免疫系、ホルモン系は互いに伝達しあっており、それぞれ単独で機能しているわけではありません。人は肉体と精神と魂が連結したネットワークです。精油はこの伝達網に働きかけます（Miketta 1992）。

肉体と精神との関係に始めて光を当てたのは、70年代半ばに生まれた精神所見と身体の健康状態との関係を診る学問分野、精神神経免疫学（PNI）です。PNIでは、精神と免疫系とホルモン系（内分泌機能）とのあらゆる関係に着目します。したがって、PNIは本来「精神神経内分泌免疫学」と呼ばれるべきかもしれません。ホルモンは、生体の中で信号伝達物質やメッセンジャーとして重要な役割を担い、情報交換を促しますが、「内分泌学」は、このホルモンを研究する学問です。

人の「腹脳」

新しい学問としてもう1つ神経消化器病学があります。この長い名前の付けられた学問では、腸神経系（ENS：enteric nerv systemの略、ギリシャ語でenteronは腸を意味する）、一般的に「腹脳」と称される腹腔内の「脳」に着目します。

消化管は約1億もの神経細胞で覆われています。この神経細胞はそれぞれ完全に独立しており、わたしたちの感情、思考、記憶に影響を与えるとともに、脳にもつながっています。脳では、中枢神経系（ZNS）と同じくオピエート、ドーパミン、セロトニン、ベンゾジアゼピンといった神経伝達物質が生成されます。これまで40種類のメッセンジャーが特定されていますが、このメッセンジャーがわたしたちの満足、創造、怒り、不安、憤激、抑うつ性の不機嫌などといった感情を決定します。消化器系が入っている腹部は、わたしたちの精神、つまり大脳辺縁系と密接につながっているということになります。腹脳が頭脳に送る信号、情報そして決定は、頭脳が腹脳に送るものよりもはるかに大量です。したがって、精神状態の変化と消化器系は、これまで考えられていたよりも密接につながっているといえます。

特に注目したいのが、セロトニンという一種のメッセンジャーです。セロトニンは、神経伝達物質であり、また調和、安定、平穏、快活などを司る「幸せホルモン」であり、その最大90％が、腸内で作られることが確認されています。したがって、腸は快感という感情とともに、心配、不安、抑うつ性の不機嫌といった感情の開始点でもあるわけです。

ホルモン調整作用

多様な成分を有する精油は、嗅覚を介して直接的に、皮膚と粘膜を介して間接的に、数多くのメッセンジャーを穏やかに調整します。精油は、情報ネットワークに穏やかに働きかけて、特定のメッセンジャーの生成を促したり、過剰生成を抑制します。また各メッセンジャーの連係にも影響を与えて、間接的に精神、ホルモン系、免疫系のそれぞれに作用します。また各メッセンジャーが協調しながら、腸神経系と中枢神経系との関係に影響を与えます。以上のことから、精油はわたしたちの「小さな脳」である腹脳と、大きな思考中枢である頭脳とがうまく対話するためにこの上なく有用であるといえます。

いつも鼻をたよりに——嗅細胞のメカニズム

医学博士ハンス・ハット

生物は、視覚や聴覚を得る前に、すでに匂いを嗅ぐ能力がありました。嗅ぐという行為は、人や動物が化学物質の刺激があふれる世界の中で、自分の居所を見失わないための力です。5億万年という長い進化の歴史の中で、脳に対して門戸を広く開放し、たとえば食べられるものと有毒なもの、好ましい性交相手、位置、警告、社会に適した行動といった情報を提供してきたのは、ほかでもなく嗅覚です。

脳は、鼻の中の受容体に結びついて、受容体が伝達する刺激を分析し、重要な芳香物質を特定して信号として認識し、その濃度の変化を追跡して発生源を突き止める能力を得るようになりました。原始的な脊椎動物では、嗅脳が大脳全体の中で最大であり、徐々に発達したニューロンの信号処理機序がモデルとなって、視覚や聴覚などほかの感覚が発達しました。人の大脳は非常に複雑ですぐれた能力を備えていますが、それにもかかわらず未だに嗅覚系に頼っています。

人は呼吸をしている限り、匂いも嗅いでいます。そのときに吸引した匂いは、わたしたちの生活に大きな影響を与えています。たとえば匂いによって共感や嫌悪といった感情が沸いたり、気分が変動したり、社会的な行動や性行為が変わるほか、匂いは化学的なコミュニケーション手段という役割も果たします。したがって、精神や魂を魅了したければ、その前にわたしたちの鼻を魅了する必要があるといえます。

最新の研究データでは、こうした原始的な感覚系が、一般的な考えとは対照的に、人類全体にとって未だに重要であるということが認められています。わたしたちは、聴覚と視覚の方がはるかに重要であると考えており、これに従って研究が進められてきました。この2つの感覚は、どちらかと言えば意識と認識過程に関与しています。しかし生活の質や安楽、情緒、愛情、生殖などは、たとえ意識していなくても、決定的に嗅覚に支配されています。匂いを嗅ぐという行為は、大脳の中でも最も古い部分である大脳辺縁系と視床下部につながる嗅覚系の出入り口で行なわれます。嗅覚系は、感情、情緒、欲求などの重要な中枢ですが、同時にホルモンも管理しています。情報はしばらくしてから新皮質に伝えられ、私たちの意識に到達します。芳香は潜在意識に対してのみ作用するのではなく、からだの機能（たとえば血圧、呼吸数、皮膚抵抗力など）にも直接影響を与えます。このことは睡眠研究所の実験で認められています。

嗅覚に関する研究は、まだ発展途上にあり、数年前にようやく芳香認識の重要性と分子プロセスが研究されるようになったところです。

人の鼻の構造

人の鼻は上下に重なった3つの層に分かれており、それぞれが粘膜で覆われています。最上部は嗅上皮で、文字通り嗅細胞と、支持細胞ならびに基底細胞から成り立っています。基底細胞は成熟幹細胞で、人が生きている間中ずっと、4週間周期で嗅細胞と支持細胞を新しく作っています。嗅細胞は、一方の端に鼻粘液に突出する繊細な感覚繊毛（嗅繊毛）を有し、この繊毛で外界と接触して芳香物質を吸収します。嗅細胞のもう一方の端には、長い神経突起があり、この突起が頭蓋骨の小穴を通り嗅脳（嗅球）に達して、

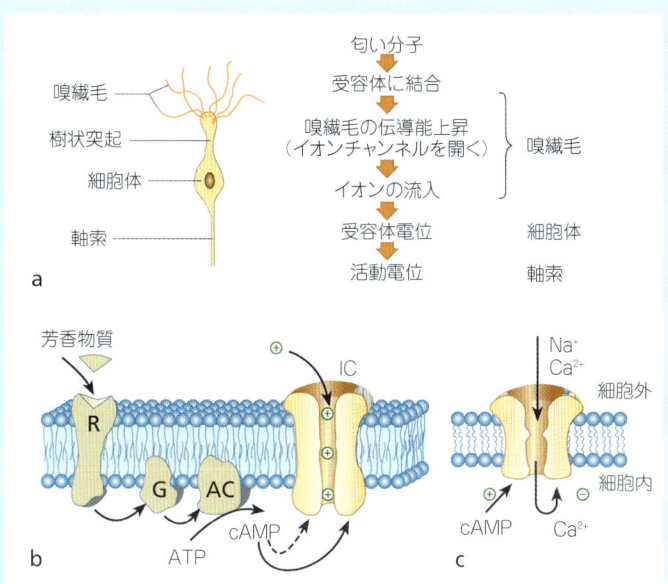

図1：匂い刺激に対する嗅細胞の反応

a 細胞内のプロセス
b 芳香物質によって生化学的なシグナルカスケードが開始。セカンドメッセンジャーcAMPが産生される。
c メッセンジャーcAMPによって嗅細胞の静止膜電位が変化する。

嗅細胞を活発にする情報を大脳に送ります。嗅細胞の神経は、糸球体と呼ばれる小球形をした細胞の集まりで終わっています。そこで神経が受信専門の細胞（僧帽状細胞）と接触すると、僧帽状細胞は大脳領域の奥深くに芳香信号を伝達します。

嗅細胞のしくみ

匂いを持つものはすべて、蒸気圧によって常に特定の分子を微量ずつ周辺の空気に放出しています。この分子は、呼吸によってわたしたちの鼻の中に入り、嗅上皮に到達すると、結合タンパク質の働きで粘液を介して嗅細胞の繊細な感覚繊毛に送られます。感覚繊毛の膜には受容体と呼ばれる特殊な蛋白質が存在し、これが適合する匂い分子の1つと合致して相互作用が生じるということがこれまでにわかっています。これは、弱い電気化学作用と機械的な組み合せが一緒になって起こる現象です。匂い分子によって嗅覚受容体が活性化されると、生化学的なシグナルカスケードが開始し、その最後に「セカンドメッセンジャー」であるcAMP（環アデノシンリン酸）が生成されます。このメッセンジャーはそのあと細胞膜のチャンネルを開き、鼻粘液からの正に電荷された粒子である陽イオン、ナトリウム、カルシウムを通って細胞内になだれ込みます。すると感覚細胞の静止膜電位が変化します（図1）。静止膜電位は、ある境界に達するといわゆる活動電位に変わり、嗅細胞の神経突起を伝わって大脳に到達します。こうして信号はカスケード（段状の滝）のように連続して伝わり、その過程で強くなっていきます。その機序のおかげで、わたしたちは、芳香物質の濃度がいくら低くても敏感に反応できるわけです。

嗅覚受容体-ビッグファミリー

人のゲノムには350種の嗅覚受容体があるといわれています。嗅覚受容体は、人のゲノムの中で最大の遺伝子ファミリーです。嗅覚は「退化した感覚」と称されてあまり重要視されていませんが、嗅覚受容体の数を見れば、匂いを嗅ぐという行為が人にとって重要であることは明らかです。

受容体蛋白質は、分子の中から特定の化学構造部を1つだけ認識するという極めて特異的な能力を有し、その分子構造を持つ匂い分子にのみ反応します。人では、多種多様な受容体の遺伝子がほぼすべての染色体に分配されています。しかし、1つの嗅細胞はこの多数の遺伝子の中の1つだけを活性化させて、たった1種類の受容体蛋白質しか産生しません。それがたいへん特異であるといわれる所以です。別の方法で説明しましょう。人には約3,000万の嗅細胞があり、350種の受容体があります。従って、嗅粘膜には各タイプの細胞が約10万個分配されているということになります。そして、細胞は両方の鼻腔に対称的に分配されています。

精子は卵細胞を嗅ぐことができるか

分子生物学的な実験と電気生理学な実験を実施した結果、人の精子にもcAMP活性チャンネルが存在すること、また精子中にも嗅覚受容体があることが示されました。これらの結果から、精子は嗅細胞を持つと同時に、匂いを認識するのに必要なあらゆる分子構造を持つと考えられます。生物学的に見た場合、この事実は機能上きわめて重要です。精子は、卵管という闇の中でも卵細胞を見つけます。これは、卵細胞が精子を「惹きつける匂い」を発散させて、道案内をしているほかありません。

匂いの認知と分別

普段の生活でわたしたちが嗅ぐ匂いは、化学的に見ると1つの成分でできた物質ではなく、多くの化学成分が混ざり合ったものです。たとえば、花の香りはたいてい数100種の単一成分からできています。また最近の香水や食品にもほぼ同じ数だけ成分が含まれています。それでは人はどうやってオレンジと素敵な香りのするバラを区別するのでしょうか。すでに述べたように、人は約350種の嗅細胞を持っており、その1つ1つが化学的に類似した物質からなる1つの小さなグループだけに対応しています。ある1種類の細胞が残らず（約2万個）、糸球体と呼ばれる1つの特定の球体組織に神経突起を伸ばしています。

たとえば、きわめて低濃度（ほとんど匂いがわからない程度）の化学的に純粋なバニラを嗅いだとしましょう。すると、そのバニラを認識するのにぴったりの受容体蛋白質を有する嗅細胞、この場合はいわゆるバニラ細胞だけが活性化されます。このバニラ細胞は、その神経突起を1つの特定の糸球体、ここでは「バニラ糸球体」に伸ばしています。また、複数の化学成分が混ざった物質を嗅ぐと、それに応じて複数の種類の受容体細胞と、それに続いて嗅脳内にある複数の糸球体が活性化されます。この複数の糸球体に、混合された匂いの情報が含まれています。

バラの香りを認識するには、バラ特有の糸球体の組み合わせがあり、オレンジの香りであれば、他の組み合わせの糸球体が活性化されます。ただし、この2つの組み合わせは部分的に同じです（図2）。これは、心理学では、もっぱら「形状認識」と呼ばれています。形状認識とは、香りはそれぞれ特有の形状を有し、特定の糸球体を特有に活性化させるという考えです。人はある香りを1度嗅いて

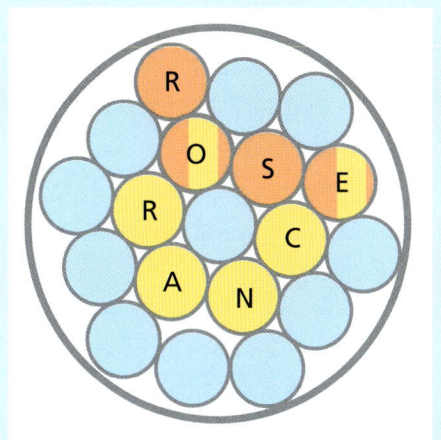

図2：バラ（Rose）とオレンジ（Orange）のスペルによる糸球体の結合模様で示した匂い認識モデル。

覚えてしまうと、情報（匂い分子）の一部がなくても、問題なくその香りをまた認識することができます。

したがって、こうして混ざり合った匂いの化学成分数を極端に抑えても、その匂いをもう一度特定できるようになります。重要なバラの成分である炭酸フェニルエチルメチルエチルを嗅ぐと、「なんだかバラの香りがする」と思います。しかし、バラの全成分が含まれているわけではないので、もちろん香りは完全ではありません。

フェロモン——匂いを介したコミュニケーション

フェロモンは匂いのある化学物質で、人、動物、植物が放出するコミュニケーション手段の1つです。ただしその匂いは認識できるほど強くないため、発されるメッセージはたいてい無意識のうちに作用しています。

フェロモンは、匂いを使った優れたコミュニケーション術であり、代謝やほかの人たちの態度に効率よく働きかけます。たとえば、警報、集合、道標、結束などを知らせる信号物質として働くフェロモンも存在します。もっともよく知られているのは、異性を惹きつける性フェロモンで、生化学者アドルフ・ブテナント(1903-1995)によって初めてフェロモンと名づけられ、個人間の好感や反感という傾向をコントロールします。

鋤鼻器を介した匂いの認識

ここで、人が発散するフェロモンというからだの匂いは、嗅覚器で認識されるのか、特殊な鋤鼻器を介して認識されるのかということが問題になります。動物では鋤鼻器は非常に重要な器官で、動物から鋤鼻器を取り除くと、性交相手の放つ特別な匂いを認識できなくなるため、性欲が完全に失なわれてしまいます。

欧米の研究者グループによる試験の結果、人の90％がこの器官を持っていることが認められました(Maiworm 1993)。鋤鼻器は約1cmの長さの管状組織で、鼻中隔に沿って鼻底に至り、開口部はわずか1mmほどです。ただし、人でも実際に機能しているかどうかという点は、これまで科学的に証明されていません。

匂いと生命

フェロモンの作用は、今に始まったことではありません。匂いがなければ地上には1つとして生命は存在しないでしょう。植物、動物、人間を問わず、芳香物質がなければ生殖は不可能です。単細胞動物でさえも、走化性（化学物質に反応した細胞や動物の運動）によって互いに惹きつけられるのです。人の精子は、匂いの跡だけを頼りに卵管という暗がりを通ってようやく卵細胞にたどり着きます。卵細胞は魅惑的なスズランの香りを発散して、精子を挑発して引き寄せます(Hatt、口頭による報告、2003)。

精油-植物から得られるフェロモン

植物界の芳香物質である精油は、数多くの成分を含んでいます。これらはフェロモンと同じ特徴を有し、人のからだにも信号物質として働きかけ、人同士の相互関係に影響を与えます。これまでの経験から、精油には母子関係、パートナーと関係、恋愛関係からビジネスパートナーとの交渉環境まで、社会での接触を円滑にする作用があることがわかっています。

人や動物の匂いに類似する精油の香り

植物性の芳香物質の多くは、とても人間臭かったり動物臭かったりします。ジャスミンオイルの成分の1つであるインドールは、糞便に似た臭いがしますが、このインドールがあるからこそ素敵な香りがするのです。キャロットシードオイルにいたっては、汗の臭いがします。クミンから抽出される精油は、女性の汗の臭いを思い起こさせ、性欲促進オイルであると称されています。サンダルウッドもまたわずかに汗と尿の臭いがする上、すぐに男性の汗を思い起こさせますし、人間の陰部の臭いにも似ています。バーベリーの花や栗の花には、スペルミジン(Spermidin)という実際に人の精子(Sperma)に似た匂いのする芳香物質が含まれています。

また、精油は「動物的な」匂いがすることもあります。バニラエキスに含まれるバニリンは、雄のナンキンムシ(Eurygaster integriceps)の性フェロモンでもあります。ラベンダーオイルやガルバヌムオイルに含まれるガルバノーレン(Galbanolen)は、単細胞の海草の性フェロモンです。ジャスミンオイルにはジャスモンとともにメチルジャスモン酸が含まれていますが、いずれも性フェロモンで、前者は蝶の一種のもの、後者は東洋区のショウジョウバエのものです。アンジェリカルートからは、驚くべきことに動物性のムスク(ジャコウ)に似た穏やかな匂い物質が得られます。ムスクは鹿の一種であるジャコウジカの雄が発情期に分泌する液体で、重要な香水成分の1つとされています(p.21)。

精神を豊かにする作用

精油という薫り高い愛のメッセンジャーは、植物に由来するフェロモンで、人の精神に極めて良好な影響を与えると考えられます。これまで明らかになっているのは、植物性フェロモンによって、精神の弱った人が、その実際の原因を知らなくても、気分がはっきりと向上するということです。それに加えて、精油は雰囲気を効果的に変えることができます。人は皆、指紋と同じようにそれぞれが自分だけの「独特の匂い」を持っています。ストレス、不安、憤激などがあると、この匂いが激しく混乱して、不快な匂いに変わります。近くにいる人は、攻撃、ストレス、不安などで変化した匂いを無意識のうちに嗅ぎ、たとえば拒絶という形で本能的に反応します。フェロモンの特徴を備えた精油を使えば、情緒を調整して、再び調和のとれた匂いが放出されるようになるでしょう。

匂いの発生源と方向を確認する三叉神経

怪我をしないためにとても重要で、匂いを嗅ぐこととはあまり関係がないように思われている知覚神経に、三叉神経(第V脳神経)があります。三叉神経は3つの枝に分かれています。一番上の枝は頭部に伸び、下の2つの枝は鼻咽頭部に伸びて、鼻からの冷たい、刺すような腐敗した刺激に反応します。こうした刺激を受けると、涙液や粘液が作られるほか、空咳が出ることもあります。またこの神経のおかげで、わたしたちは匂いの発生源を知ることができます。たとえば物の焦げる臭いなど、どこから危険が迫っているのかがわかります。

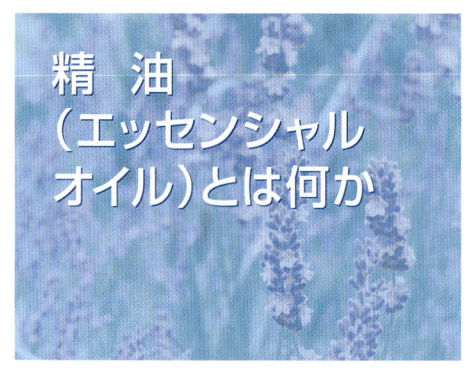

精油（エッセンシャルオイル）とは何か

「エッセンシャル」という言葉は、ギリシャ語で「天空」を意味するエーテルに由来します。エーテルは、元々神々の居所を指していましたが、現代ではあらゆるものに浸透する非常に細かな物質を意味するようになりました。錬金術師らは、エーテルを「Quinta essentia」(「第5元素」を意味するラテン語。宇宙を構成する気、火、地、水の4要素に加えて、エーテルを5つ目の要素であると考えた)と呼び、ひとつの物質の精(エキス)、本質、真髄であると考えました。フランス人とイギリス人は、精油を「オイルの真髄」という意味で、**エッセンス**または**エッセンシャルオイル**と呼びますが、これは、精油は植物の本質、生きる力、精髄であるという昔の人たちの考えに通じるものです。

植物の芳香物質

精油は有機的に産生される代謝産物で、植物組織の内部または表面で光合成や生合成が起こった結果、油腺内にできる小さな油滴です。精油は、花、種、外果皮、葉、根、樹脂、樹皮、木質部に含まれており、匂いがあります。

暖かな場所で広がる誘惑物質と保護物質

植物はその匂いで虫をおびき寄せたり、寄せ付けないようにします。精油は、病気、極寒、極暑、乾燥から植物を守ります。

精油は可燃性、揮発性です。また、できあがるまでに多くの光と熱を必要とすることから、太陽熱は、精油の基本要素であるといえます。そのため、精油の採れる植物の大半は、温暖な地域に繁茂します。

急激に温度を上げれば、精油の香りはたいていは拡散しますが、精油が含まれる部分を触ったりこすったりするだけで、香りが広がるものも少なくありません。また、根や木質部にできる精油は、磨り潰したり粉砕して機械的に細胞を壊すと気化して香ります。柑橘類の精油は外皮部分にあり、香りを発散させるには圧搾する必要があります。

化学的な特徴

精油は、無色、薄黄色、オレンジ色、やや茶色またはやや緑色の液体で、完全に気化します。精油は油脂ではありません。吸い取り紙に落としても、たいていは透明なシミが残る程度で、油脂とは違い徐々に気化していきます。粘度の高い油や色の濃い油は、色が残りしみになります。

精油の特徴は、強い匂いと味です。たとえばペパーミントオイルは、400万倍に薄めてもまだ匂いがします。

精油は水よりも密度が低く、水溶性ではありませんが、油脂(オリーブオイルなど)や乳脂、シアバター、蜂蜜、アルコール、蜂蝋、ソルボール(Solubol：精油用分散剤)、また有機性溶剤(石油エーテル、エーテル、クロロフォルムなど)にはたいへんよく溶けます。

それぞれの精油の香りの特徴や作用機序は、その成分や成分どうしの相互作用などで決まります。精油は、成分の少ないものもありますが、100種以上もの異なる成分からなるものもあります(化学組成の詳細についてはp.24以降参照)。

> **植物性油脂**
>
> 精油は通常そのまま使うことはなく、植物性油脂で乳化させてから使います。両方のオイルの相乗作用が利用できれば、理想的です。油脂についての有益な情報と「各種油脂の特徴」についてはp.224以降を参照してください。

精油の抽出法

純粋な精油の抽出方法

現在、精油は世界中の各地で、その土地に育つ芳香植物から得られています。植物の処理作業は、主に小中規模の工場が担い、世界の年間生産量の大半がここから出荷されています。栽培では、喜ばしいことに、管理された有機栽培法を促進する傾向が高まっています。その結果、種に適した方法で栽培される上、除草剤（農薬）の使用による土地への負担が軽減されて、精油の質が向上してきました。

精油用に処理されるのは、花、茎、葉、果実、種、外果皮、根、ハーブや草の全草、木質部、樹皮、枝、針葉、樹脂、苔などです。

植物の中には複数種のオイルを産出するものもあります。たとえばダイダイ（ビターオレンジ）の木では、花からネロリオイルが、葉と子実体からはプチグレンオイルが、外果皮からはビターオレンジオイルが採れます。

水蒸気蒸留法

水蒸気蒸留法は、最も一般的な精油抽出法です。この方法では、まず植物組織を熱湯か水蒸気の中で煮沸します。すると精油は遊離し、蒸気とともに気化して上昇します。これを冷却すると、精油を含んだ水蒸気が蒸留器の冷却槽にたまります。精油はたいてい水よりも軽く水には溶けないため、水の表面に集まります。こうして集まった精油が最終的に採集されます。

わずかな精油と、揮発性の植物成分が溶けて残った水は、芳香蒸留水と呼ばれます（p.237）。

蒸留法は、正真正銘の技能であり、一人前の技師になるためには、長年の経験が必要です。蒸留の難易度は植物の種類によってさまざまであり、たとえばラベンダーでは400kgを蒸留するのに約30分を要する一方、同じ量のサンダルウッドでは80-100時間を要します。またローズオイルを1kg蒸留するためには、5,000kgものバラの花が必要ですが、レモンオイルでは1kgを蒸留するのに必要な外果皮はわずか200kgです。

抽出法

アンフルラージュ（冷浸法） は古い精油抽出法で、主としてたいへん繊細な花を扱うときに利用される方法です。抽出には動物性油脂を使います。ただし製造コストが高いため、現在ではほとんど一般的に利用されていません。

現在ではフラワーオイルの80％が、ヘキサン

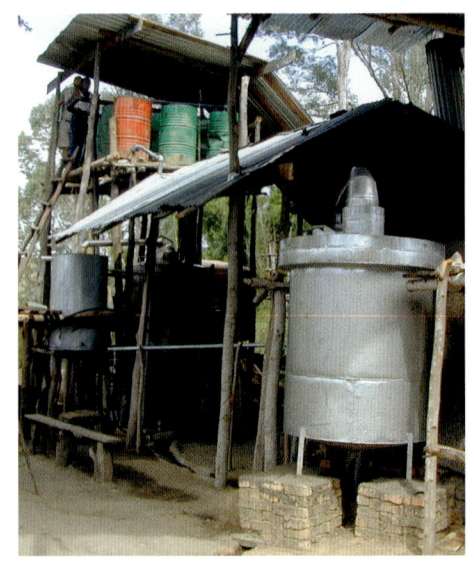

このように屋外に設置した簡易な蒸留装置でも、上質の精油が製造されます。

などの**揮発性溶剤抽出法**によって製造されています。揮発性溶剤を用いれば、花から精油だけでなく、色素やワックスも分離されます。この方法では、まず溶剤を真空で分留します。するとワックス状の柔らかな固体が残ります。これが**固形エッセンス**（Essence concrete）です。次にアルコール（最終的には気化されます）でワックスを抽出します。これが**アブソリュート**（Absolue）です。樹脂から抽出したものは、**レジノイド**と呼ばれます。

最近では、二酸化炭素（CO_2）を抽出に利用することもありますが、この方法は技術的に難しいことと高価であることから、まだあまり普及していません。

コールドプレス法（冷圧法）

柑橘油（シトラスオイル）は、外皮に高濃度の精油が含まれるため、外皮を丁寧に圧搾して精油を抽出します。外皮の表面を機械的に破れば、精油が出てきます。

コールドプレス法ではいくつかの作業段階を経る必要があります。まず洗い、その後、水を流しながら円筒皮むき機で皮を剥がします。すると精油、水、固形分を含む乳濁液ができます。その後で遠心分離器にかけてからろ過すると、純粋な精油が得られます。

圧搾後に残った外皮を水蒸気で蒸留すると、まだ残っていた精油を得ることができます。ただし柑橘類は、外皮をコールドプレス法で圧搾して得られた精油の方が、蒸留したものよりも上質です。

純粋で本物の精油

アロマセラピーに使用する精油は、最高の品質でなければなりません。純粋で本物の精油だけが使用されます。

動物由来の精油

何千年もの間、人間は動物の分泌物や腺、臓器など特別で強烈な匂いに魅了されてきました。そして魔法の力があるとして、宗教や祭礼に用いました。また古代より薬物や芳香物質としても知られており、現代でも香水製造の上で貴重な香りの1つに数えられています。1930年代以降は、種の保存という理由から、竜延香、麝香（シカ）、麝香（ネコ）、海狸香などは合成されるようにもなりました。

アロマセラピーとアロマケアでは、動物由来の製品や合成されたオイルは、基本的に使用しません。

! 治療には必ず、まったく手を加えておらず（純粋の）、選ばれた（保証された）種類の植物から抽出したオイルを使います。

自然の中に見られる多様性

自然の中には、規格化されたもの、つまり同一の製品はありません。したがって、純粋で本物の精油には、上質のワインと同じように2つとして同じ物はありません。

自然の中の植物は、さまざまな成長条件（乾燥/降雨、極暑期間/寒冷期間、病気など）のもとに置かれ、こうした条件に応じて代謝が変わるため、精油の成分の割合も変わります。ただし、基本構造や作用範囲は同じです。

精油を採取する際には、丁寧かつ慎重に実施するのが基本です。そうすれば、数多くの揮発性の高い成分や、植物材料中わずかしか含まれない成分が精油から失われることはありません。精油には多数の成分が含まれています。そのためこうして採取した精油は世界に1つしかないと言えるでしょう。

いくつかの成分を単独で見た場合、互いに相反する作用（興奮作用と鎮静作用、皮膚を刺

激する作用とスキンケア作用など）があったり、アレルギー反応を誘発することがあっても、組み合わせることによってバランスのよい効果が得られますことがあります。天然成分は、互いに補助、強化、緩和しあいます。特定の成分を加えて（たとえばメントールをペパーミントオイルに加えて）成分の含有率を人為的に変えると、オイルの作用特徴が変わります。

! したがって、純度が高いオイルほど、忍容性に優れ、効果が高いといえます。

唯一の問題は、オイルの品質を認定するのは残念ながら非常に難しいことで、そのため信頼できるルートから購入するほか手立てはありません。

上質なオイルを抽出するための条件
- **植物の品質**：無農薬栽培、認定された植物種（p.55）、最適成熟期に収穫、確認済みケモタイプ（p.25）
- **蒸留法**：全成分を抽出するのに十分な水蒸気蒸留時間、抽出補助剤を添加せず低圧で蒸留。
- **精油の品質**：合成材料の分子によって変質させていないこと、二次蒸留や分離などによって各成分の割合を減らしていないこと、脱テルペンしていないこと、過酸化処理していないこと。
p.59に製造者による上質ピュアオイルの表示を掲載してあります。

薬局で販売できる品質

「薬局で販売できる品質」は、はっきりと定義されていません。通常は、規格化したり精留して、薬局方の基準に合わせて変性させた精油のことをいいます。

したがって、たとえば薬局方に規定されているユーカリオイルの組成は、純粋なユーカリオイルの組成ではありません。規定ではシネオールの含有率は85％とされています。これは、医薬品製造者が効果を保証できると考える割合です。純粋オイルに、シネオールがこれだけ高い割合で含まれることはありません。

製造者が、天然の精油を薬局方の規定に適合させるためには、通常、天然または人工の成分を添加しなければなりません。

リスクを伴う規格化

一般的に、精油に対する不耐性反応が増えているといわれています。

よく知られている例は、ペルーバルサムです。これは有用な自然製品ですが、強いアレルギー反応が出ることがあるため、ドイツ国内ではあまり好まれていません。ただし、原産地ではアレルギー反応は知られていません。ドイツでは規定で、ペルーバルサム製品は、成分が一定の割合で配合されるように規格化することとされています。そのためには、純粋なオイルに、天然ゲラニオール、合成エステル、アルコール、ベンズアルデヒド、テルペンチン、コロフォニウム、ベンゼンなど分離した天然成分か合成成分（p.23）を添加する以外に方法はありません。

「規格化」には、添加物がつきものといえるでしょう。ただし、そのために不耐性を起こすこともあります。

さらにもう1つの疑問は、アルコールを添加したり、ネイチャーアイデンティカル成分を混合したオイルが、健康問題を引き起こさないかという点です。今後の研究が重要な課題であるとともに、わたしたちにとっては純粋オイルの普及を要求する大きなチャンスでもあります。

! 多くのセラピストのあいだでは、正しい用量を守って使用する限り、純粋オイルでアレルギー反応が生じたという問題はこれまでほとんど知られていません。さらにアレルギー患者の経験から、正当な純粋オイルを使用するとアレルギー反応は治まるのに対し、合成の芳香物質や香水を使用するとひどくなることが知られています。

ネイチャーアイデンティカルオイルと合成オイル

　人工の香料と香味料はすでに100年前に製造されており、現在でも1,800種が使用されています。最新技術設備を利用すれば、最高99.5%の純度で合成物質を製造することも可能です。ただし、天然精油の成分の中には、まだ十分に分析されておらず、模倣できないものもあります。

　香りには、抽出の手間が見合わないためや、抽出の際にどうしても植物の香りが損なわれてしまうために、自然の方法で作られないものもあります。たとえば、**スイカズラ、青リンゴ、リンゴの花、モモ、スミレの花、ライラック、スズラン、フリージア、アーモンドの花、ユリ**などがその代表で、小瓶に詰められているのはどれも合成です。

　もちろん、素人にとっては天然の香りと人工の香りを嗅ぎ分けることは、無理とはいわなくとも決して容易ではありません。十分にトレーニングされた鼻を持ってしても、精油が完璧に模倣されていれば、天然であると騙されてしまいます。フランスでは、年間のラベンダーオイル販売量は、「本物の」ラベンダーオイルが実際に現地で製造される合成ラベンダーオイルの約7倍に上っています。ここでいう本物のラベンダーオイルは、ネイチャーアイデンティカルオイルが混合されているものだと考えるのが自然でしょう。ただし、フランスはブルガリア、ロシア、中国、オーストラリアからの天然ラベンダーオイルの最大輸入国であるため、こうした国々から真性ラベンダー（Lavandula angustifolia）が過剰に提供されていることも考えられます。その上、非常に多くの精油にはネイチャーアイデンティカル物質が混ざっているのも事実です。合成物質は比較的早く分析できて、混合してもすぐにわかってしまうため利用できません。

　合成添加物を特定するには、ガスクロマトグラフィーか質量分析計が必要です。どちらかの装置があれば、精油の各成分を分離して、それぞれの含有濃度を知ることができます。

天然、ネイチャーアイデンティカル、合成

- **純粋で本物の精油**、つまり**天然の精油**は、化学的に変性していない物質で、植物材料から丁寧に抽出されたものを指します。セラピーに使えるのは、こうした天然精油だけです。

- **精留されたり規格化されたオイル**は、規格化のために各成分が完全または部分的に除かれたり加えられているため、本物とは呼びません。こうしたオイルは、たとえば精油の主成分の含有量がドイツ薬局方（DAB）の規定する規格に合っていないため、その成分を加減して規定に合うようにされています。

- **ネイチャーアイデンティカルオイル**とは、自然に存在するものの、研究室で人為的に構成した物質（分子）から作られたものを指します。天然または合成原料を利用して天然分子とまったく同じ分子が作られます。ネイチャーアイデンティカルオイルでは、それぞれの成分を組み合わせた後の作用を選ぶことができます（特に香料の場合）。ただしその場合、純粋な精油の各成分間や、これまで特定されたり研究されていない物質間の相乗作用はありません。

- **合成オイル**は、研究室で作り上げたもので、天然に存在しないまったく新しい分子でできていることが多く、芳香物質製造業で利用されます。

魅惑の世界──成分

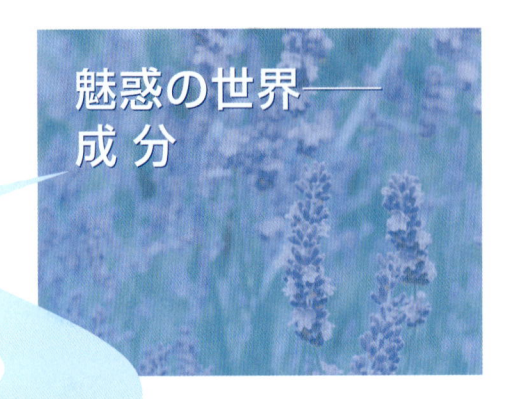

精油の持つ幅広い作用は、オーケストラのように多数の成分がかもし出す相乗作用によるものです。「全体は部分の集まり以上である」という諺は、薬草の多くに見られる典型的な特徴ですが、精油にも、この諺がぴったり当てはまります。

多彩な成分

全体は部分の集まり以上

精油は、どれも多数の有機化合物、すなわち成分からなり、これらの成分が香りと作用を決定しています。成分にはそれぞれ独自の作用があり、こうした作用のほとんどが化学的に証明されています。ただし、精油の持つ特性と総体的な薬効は、1つ1つの成分によって決まるのではなく、精油に含まれる全成分の相互作用で決まることもわかっています。したがって、成分が組み合わされてはじめて、精油の特徴が決まるということになります。そう考えると、ラベンダーオイルのように多彩な適応を持つオイルがあることも納得できます。

重要な化学専門用語の解説はp.48を参照ください。

香りと効果の方向性を決定する成分の含有率

精油中に含まれる成分は、大半は含有率が高く、残りはたいてい微量しか含まれません。

精油の芳香性は、たった1つの成分で決まることが多く、たとえばローズオイルでは主成分であるゲラニオールがなければバラの香りがしません。

精油の基本的な特徴、すなわち特定の作用機序は、それぞれの成分によって決まります。また精油中のある1つの成分が大量に含まれていると、この成分が精油の作用機序に優先的に影響を与えます。たとえばケモタイプがチモールのタイムオイルには、モノテルペンフェノール類の1種である植物性フェノールが非常に多く含まれているため、特に抗感染作用があります。レモンオイルにも同じように抗感染作用がありますが、レモンオイルにはモノテルペンフェノール類ではなく、モノテルペン類が高率で含まれています。シナモンオイルでは最も重要な成分がアルデヒドであるため、特に炎症抑制効果があります。オキサイドが含まれるユーカリオイルには、喀痰溶解（去痰）作用があります。真正ラベンダー、ローマンカモミール、クラリセージなどのオイルにはエステル類が多く含まれているため、鎮静、抗痙攣、炎症抑制効果があります。

一貫性のない含有率の記載法

文献に記載されている精油中の成分とその含有率は統一されていないため、よく混乱を招きます。理由は次のようにさまざまです。
● 1つの植物でも、種の異なるものが化学分析されたため。たとえばユーカリの場合、精油を抽出できる種が複数あるにもかかわらず、どれもが同じオイル名で販売されています。したがって、植物の正確な種を特定するラテン語名を確認する必要があります（p.55）。

- さらに原産国、気候条件、栽培条件などの違いも記載内用が統一されない要因として挙げられます。収穫時が違えば、成分の含有率も変わってきます。

❗ 本書に記載してある成分の含有率は概数で、多数の分析結果とさまざまな文献の数字を「総合して算出」したものです。もちろん、よく知られた成分のみを記載してありますが、まだ研究されていない物質が多いため、「精油とキャリアオイルのすべて」(p.75以降) に挙げた成分含有率の合計は100%になりません。

1つの植物——複数のケモタイプ

タイムはいつもタイムであるとは限りません。母株であるタイム属ブルガリス種 (Thymus vulgaris) は、変わることはありませんが、生育地 (地理上の場所、高度、土など場所的条件) や日射によってさまざまな変種が生まれます。その変種から作られる精油の香りと作用は、互いに大きく異なることがあります。こうした違いが起こるのは、成分の濃度の差が原因です。

含有率が最も高い成分の名前をケモタイプ (CTまたはC.T) といいます。たとえばタイムの場合は、タイム属ブルガリス種 (Thymus vulgaris) CTチモール、タイム属ブルガリス種 (Thymus vulgaris) CTツヤノール、タイム属ブルガリス種 (Thymus vulgaris) リナロールに区別されます。主成分によって、選ぶタイムオイルの治療効果が変わります。したがって、簡単に「タイムオイル」を使っているとは言わず、それにケモタイプを加えて呼ぶべきでしょう。

製造元による精油の詳細情報

製造元情報が表示される理由は2つあります。1つには、製造元による正確な表示が重要であるため、もう1つには、使用者に正確な知識を伝えることが重要であるためです。たとえばタイムの場合、使うのがタイムチモール (p.195)、タイムツヤノール (p.194)、タイムリナロール (p.193) のどれであるかによって大きな違いが出てきます。製造業者が、精油に含まれる非常に重要な成分について詳細情報を表示すれば、あらゆる点で役立ちます。

注意事項がもたらす混乱

文献や精油の小瓶には、ありとあらゆる注意事項が記載されています。そのために評価を落とした成分も少なくありません。注意事項は、安全性に対する配慮の表れであり、基本的に重要です。しかし、時には度を越したものがあるのも事実です。ロケット操縦の注意事項は、必ずしも自動車運転に通用するわけではありません。

危険物質規制

2000年7月1日以降、特定の炭化水素化合物を含む液体と混合物 (p.26) には、危険物質法に従い、「刺激性/健康に有害」であることを示す聖アンドレ十字 (斜め十字) を表示することになりました。

これは欧州連合表示ガイドライン98/98/EGに基づいています。このような物質には、危険物質規制に従った表示 (Xn [有害]、危険警句R65) を付けなければなりません。この表示には、「健康に有害、誤飲すると肺障害の起こる可能性あり」という意味が含まれています。これに対する安全警告 (S62) は、「誤飲したときは無理に吐かせず、すぐに医師に外箱かラベルを見せて相談すること」となっています。

大量に誤飲すると、炭化水素が気体状で肺に達することがあります。するとこれが溶媒のように作用して気管と毛細気管支の表面の粘膜を溶かし、溶けた粘液が細かく分岐した気管支である細気管支にゆっくりと入り塞いでしまい、化学性肺炎を引き起こします。

このような表示義務は、小児の死亡事故が発生したために導入されたわけですが、死亡し

た小児らが誤飲したのは鉱油ベースのランプオイルであって、精油ではありません。精油の多くにも炭化水素化合物が含まれているという理由で、精油も危険物質規制の対象となったわけです。

注意事項は、主としてバルク容器などで大量に精油を取り扱う作業をする人の安全を守るためにあります。たとえば、100ℓ容器に「刺激性/強い毒性」と記載されていれば、輸送中または保管中の事故に際して発生しうる危険とその対応法をすぐに知ることができます。

ただし危険物質規制では、小容器が適応外であるなど特記した条項はありません。したがって、5mℓの精油小瓶でも、脂肪族、脂環族または芳香族の炭化水素の含有率が10%を超えていれば、危険警告を表示する義務があります。さらに販売に際しては、小瓶上に聖アンドレ十字の他にも安全上の注意を表示しなければなりません（たいていはロール式ラベルに記載）。小瓶に詰められた精油は、処方箋が必要でなく自由販売されているため、小児の安全のために特別な安全キャップを付ける必要があります。また目の不自由な人のために、点字での表示も求められます。

用法と用量は必ず守ること

● 用量の小さい小瓶に付いた聖アンドレ十字は通常大げさですし、使用者を必要以上に驚かせてしまいます。しかし、そのおかげで規定に基づいて貼付された非常に有用な使用上の注意にも気を付けるようになるという好ましい効果もあります。いずれにせよ、多くの精油の小瓶には、聖アンドレ十字と規定表示(p.25)のほかにも、次の情報が記載される必要があります。「使用時は必ず希釈すること。目および粘膜との接触を避けること。小児の手の届かないところに保管すること」。以上は、たとえばフレンチラベンダーオイル、ペパーミントオイル、レモングラスオイル、カシアオイルを使用する際に、特に気を付けるべきことです。

● たとえば、モノテルペンケトン類の含有率の高い精油を大量に使用すると、神経毒性作用が起こりうることがよく知られています。またアルデヒド類の含有率が高い精油は、皮膚を刺激することもあります。同じようにフェノール類も皮膚を刺激することがある上、大量に服用すると肝毒性作用が生じたり、肝臓を損傷することもあります。このような精油は、かならず用法を守らなければなりません。

精油を使用する際には、必ず**用量**が問題となります。次の2つの例で説明しましょう。

フレンチラベンダー（Lavandula stoechas）の場合、1mℓが小児の致死量です。しかし瘢痕治療用としてブレンドに1滴混ぜると、皮膚再生作用があるため非常に有効です。

ペパーミントオイル（Mentha piperita）を3歳未満の幼児の顔周辺にそのまま使用すると、声帯痙攣を起こす可能性があることはよく知られています。しかしブレンドに1滴混ぜてアロマランプで使用すると、風邪のときにたいへん有効です。

以上の例のように、精油の不適切な使用に対する注意事項はまったく正当ですが、次のような科学的根拠がなく、精油を正しく評価していない注意事項が多くあるのも事実です。

精油の評価を落とす間違った注意事項

● 非常によく見られるのは、植物の特徴と精油とを「直結」させているケースです。たとえば**クラリセージオイル**には、てんかん発作を誘発する可能性あり、とよく書かれていますが、精油そのものだけでなく、その主成分であるエステル類、モノテルペン類、セスキテルペン類にてんかん誘発作用があると記した科学文献はまったくありません。

● **シダーウッド**（Cedrus atlantica）の精油には、「妊婦とてんかん患者には使用しないことと」という注意書きが見られます。これはシダーウッドオイルにケトン類が含まれているためでし

ょう。しかし、ケトン類が常にケトン類であるとは限らず、シダーウッドオイルに含まれているのは、ほんのわずかなアトラントンで、これは忍容性に優れたセスキテルペンケトン類の一種です。この誤解の原因は、英語にあります。英語では、常緑の針葉樹や針葉樹に似た植物をまとめて「シダーcedar」と記載します。そしてシダーと呼ばれるものの1つに**ニオイヒバ**があり、この精油には高い割合でツヨン（モノテルペンケトン類の一種）が含まれており、実際に流産誘発作用があるため、小児と妊婦には使用すべきではないとされています。「名前にcedarが付くものはどれもcedarである」という考えから、シダーオイルにもこの一般的な注意事項が適用されました。もっとひどいのは、フランスの例です。同国では、これが理由でシダーウッドオイルは自由販売されなくなりました。これは残念な措置です。というのも、シダーウッドからとれる精油はアロマセラピー用としてもアロマケア用としても非常に有用で、副作用がないためです。

● こうした誤解をなくし、間違った注意事項を増やさないために、ラテン語名（学名）とケモタイプを確認することが勧められます。典型的な例は、「**スペインマジョラム**」です。この植物は決してマジョラムではなく、それどころかタイムの1種で（Thymus mastichina）、作用もマジョラム（Origanum majorana）とまったく違います。

● 多くの注意事項は、1つの成分を大量投与する動物実験の結果生まれたものです。しかし精油は多数の成分の混合であり、悪評高い成分もほんのわずかしか含まれていません。こうして突然、メチルオイゲノールに**発癌性**があるという警告が出ました。警告の原因は、ラットとマウスに長期にわたりこの成分だけを高用量で投与した動物実験です。この実験がもとで、1000年という長い伝統を持つ**ローズオイル**さえもが、メチルオイゲノールをわずか2-3%含有するという理由で評価を下げてしまいました。いずれにせよ、病気を引き起こすほどの量のローズオイルを飲み込むとすると、量が多すぎて誰も飲み下すことはできないでしょうし、ましてや高価すぎて誰も手が出ないでしょう。

● 「**皮膚を刺激するおそれあり**」という注意事項も、別の観点から見るべきです。期待された作用（反対刺激、p.30）であるか、皮膚の状態（敏感肌、既に皮膚に傷があるなど）、使用量（そのまま、希釈したもの、ブレンド）、使用期間、使用法（外用、内用、入浴用）などについても一考してみましょう。皮膚に反応が見られても、それが常にアレルギー反応であるというわけではありません。こうした反応は、普通は偽アレルギーであり、薬用軟膏（p.7）を使用するとよく現れますが、いつのまにか消えるものです。

● 「**肝毒性あり**」という注意事項は、フェノール類含有率の高い（50%以上）精油を長期にわたり高用量で内用したときに限り該当し重要です。生理的用量（p.28）で外用する際には、懸念する必要はありません。

本当に注意すべき事項

● モノテルペンケトン類の1種であるプレゴンを主成分とするペニローヤルオイルなどの精油は、高用量で使用すると**神経毒性**があり、麻痺や過剰興奮を引き起こしたり、**流産を誘発**することがあります。プレゴンとツヨンはいずれもケトン類に属します（モノテルペンケトン類、p.35）。

モノテルペンケトン類含有率の高い（30%以上）精油は、成分の知識が豊富なセラピストだけが使用できます。その際にも生理的に適量である低用量（p.28）で、短期間のみ使用します。外用でも必ず注意事項を守らなければいけません。ケトン類を含むオイルは、希釈度が高くても非常に作用が強く、多くの場合、ほんの微量で十分です。ケトン類を含まず作用が類似する1%ブレンドに1-2滴混ぜて使用するのであれば、まったく問題ありません。

● 「**流産誘発性**」とラベルに書かれている精

油には、モノテルペンケトン類とモノテルペンフェノール類が多く含まれています。この2つの成分は油脂によく溶け、局部に強い刺激作用をもたらします。内用すると消化管に刺激症状が現れることがあり、これに伴い子宮の血行が促進されます。適切に使用しないと（高用量で長期的に内用すると）、確かに子宮収縮が起こり、流産となるおそれがあります。ただし、代謝障害と血管損傷も流産の原因である可能性も無視できません。妊娠中に子宮緊縮作用のある精油を使用するときは、必ず低用量にします。ボディオイルに1-2滴ブレンドする程度であれば問題ないでしょう。

● ベルガモットオイルは、ほかのシトラスオイルと同じように微量ですがフロクマリン類を含んでいます。これは光に対する皮膚の異常な感受性である日光過敏性を高くする成分です。間違った用法で使用して、極度の日光に当たったり、ソラリウム（紫外線ランプつきベッド）を使うと、色素が沈着したり皮膚が炎症することもあります。セントジョーンズワートオイルの主成分はヒペリシンで、これも日光過敏性を高めます。ただし、どちらにも神経を落ち着かせて気分を改善する作用もあり、有用な成分です。

! 基本的には、「用量によって毒素も妙薬に変わる（パラケルスス、p.58）」ということです。基本知識があれば、誤用することはありません。

「生理的用量」

生理的用量とは、0.5-1％の精油ブレンドをさします。これは、ブレンド中の精油の含有率が0.5-1％ということで、基本は次の通りです。
● **1％のブレンド：**
　精油20滴（約1mℓ）
　キャリアオイル（油脂）100mℓ

成分の分類

精油はどれも多数の成分の混合物であり、すなわち多数（最大500個）の有機化合物からできているということになります。精油の作用機序はなかなか興味深いのですが、これについて述べる前に、主な成分グループを簡単に説明しておきます。多くの成分は、生化学的構造と作用が類似していることが証明されており、これを基に各成分を分類できます。成分と分類は、化学組成に応じて挙げてあります。

作用は、各成分の研究結果と経験による評価に基づいて説明してあります。

! 成分について学ぶ際には、天然の精油の特徴は、各成分に由来しているだけではなく、各オイルの強い相乗作用が独自の特徴を作り上げているということを忘れてはいけません。

2大グループ

成分は次の2つのグループに大別されます。
● **テルペン類**とその誘導体。成分全体の約90％がこれに属します（p.29）。
● **芳香族化合物**（p.38）。それぞれがベンゼン環を1つ持つことを特徴としています。芳香族化合物は、さまざまな形で植物の中に含まれています。その代表はフェニルプロパン化合物です。

基本的に成分グループはどれも、官能基で分類されます。テルペン類ではテルペン体で、芳香族化合物ではベンゼン環で、1つ以上のH原子（水素原子）がアルコール、アルデヒド、ケトン、酸、酸素などのほかの原子類や原子群と入れ替わっています。こうした官能基と基本構造の両方で、各成分の特性（特徴、色、香り、作用）が決まります。

成分グループは、このほかにもまだ多くあります。しかし精油中には微量しか含まれず、精油の特性にはほとんど反映されません。したがって、こうした特殊成分については、本項で

は詳述していませんが、p.75以降の「精油とキャリアオイルのすべて」の章に記載してありますので参照してください。

テルペン類

テルペン類は、植物界と動物界に広く存在します。植物界では、特に花、葉、果実、樹皮、根に含まれており、精油の主成分です。さらにバルサム、樹脂、ステロイド、フェロモン、植物ホルモン、植物色素などもテルペン類に属します。

世界中で、針葉樹林から放出されるテルペン類の量は膨大で、年間10億トン以上であると推量されています（Römpp 1995）。したがって、わたしたちは文字通りテルペン類とその酸化生成物を吸って生きていると言えます。ですから、精油の酸化生成物が懸念の対象になっていますが、それほど気にする必要はありません。それとも、全世界の森周辺に停止標識を立てましょうか。

テルペン類の化学構造

テルペン類は、イソプレン単位で構成されています。イソプレンは、自然に存在し、特定の生化学式に基づいて構成された不飽和炭化水素の重合体のことをいいます。

テルペン類の基本体は、5個の炭素原子（C原子）と8個の水素原子（H原子）でできたイソプレンで、官能基はついていません。

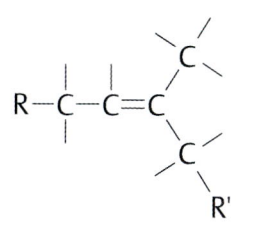

イソプレンの分子 RとR'はほかのイソプレン分子と結合できる。

テルペン類は2つ以上のイソプレン単位で構成されています（イソプレンの法則）。

2つのイソプレン単位が結合したものがモノテルペン類（C原子10個）、3つのイソプレン単位が結合したものがセスキテルペン類（C原子15個）、4つのイソプレン単位が結合したものがジテルペン類（C原子20個）です。ジテルペン類は分子が大きく低揮発性で、精油中に含まれる量はほんのわずかです。C原子を20個以上含むテルペン類は揮発しないため、精油の蒸留液に混入しません（下表を参照）。

自然の中には、イソプレンの法則に従わない構造を持ったテルペン類も存在します。これがいわゆる変性テルペン類です。ただし、変性テルペン類も2個のイソプレン単位で生合成されています。

主なテルペン類とテルペン類を含む物質

モノテルペン類	イソプレン単位（5個のC原子）が2個	精油の大部分、フェロモン
セスキテルペン類	イソプレン単位が3個	精油、苦味素、バルサム
ジテルペン類	イソプレン単位が4個	精油、バルサム、樹脂、フィトール、ビタミンA、植物の成長ホルモン、フェロモン
トリテルペン類	イソプレン単位が6個	樹脂、ステロール、ステロイド、植物ホルモン
テトラテルペン類	イソプレン単位が8個	カロチノイドなど植物色素
ポリテルペン類	イソプレン単位が9個以上	植物のラテックス、弾性ゴム

精油を構成する重要要素

精油は主に、モノテルペン類とセスキテルペン類そしてその誘導体で構成されています。イソプレノイドの生合成プロセスでは、ほかの要素である酸素、窒素、硫黄などいわゆる官能基が、テルペン類の炭素基質上のさまざまな位置に付着して結合します。非常に重要な誘導体は酸素含有化合物（酸化生成物）で、その化学的性質によって、テルペンアルコール類、テルペンアルデヒド類、テルペンケトン類、テルペンオキサイド類、テルペンフェノール類、テルペンエステル類などに区別されます。それぞれ典型的な特徴と作用範囲を有し、純粋な炭化水素化合物（テルペン類）とは異なります。

テルペン類には非環式（鎖形）、単環式（ひとつの環による環結合）、二環式（ふたつの環による環結合）、三環式（3つの環による環結合）があります。このように環状構造が異なるために、多様な匂い物質が存在するというわけです。

下の表に、重要なテルペン類とテルペン誘導体を示しています。簡単にするために、ほとんどの場合、官能基の名称だけを使っています。「モノテルペン類」、「セスキテルペン類」と書かれていれば、これはたいてい誘導体を含むそれぞれのグループ全体を指します。

純粋な炭化水素化合物：モノテルペンル類とセスキテルペン類

このグループは、10個のC原子を持つモノテルペン類（モノテルペン炭化水素）と、15個のC原子を持つセスキテルペン類（セスキテルペン炭化水素）からなります。どちらにも官能基はありません。

- **モノテルペン類**（リモネン、ピネン）
- **セスキテルペン類**（カマズレン、ジンギベレン）
アルファベット表記で最後に**en**がつく。

モノテルペン類

モノテルペン類は、強い脂質親和体（脂溶性）で、粘性がきわめて低く、揮発性も高くありません。小さな分子は、すばやく皮膚の中に浸透します。（光、高温、酸素を避けて）適切に保管しないとすぐに酸化し、その分解産物によって皮膚が刺激を受けたりアレルギー反応が現れることがあります。

- **からだに対する作用**：モノテルペン類含有率の高い精油には、からだに活力を与え温める作用があるとともに、鎮静、炎症抑制作用もあります。そのため、リウマチ疾患や急性疼痛の治療に適しています。

皮膚を少し刺激すると、炎症を抑制し傷みを和らげる独自の物質（伝達物質）が間接的に産生されはじめます。皮膚への刺激で起こるこの極めて好ましい作用は、**反対刺激作用**と呼ばれ

テルペン類とその誘導体（酸化生成物）

官能基		テルペン類 C原子が10個	C原子が15個
純粋な炭化水素化合物		モノテルペン類	セスキテルペン類
誘導体 （酸化 生成物）	アルコール類	モノテルペノール類	セスキテルペノール類
	エステル類	モノテルペンエステル類	セスキテルペンエステル類
	アルデヒド類	モノテルペンアルデヒド類	セスキテルペンアルデヒド類
	ケトン類	モノテルペンケトン類	セスキテルペンケトン類
	オキサイド類	モノテルペンオキサイド類	セスキテルペンオキサイド類
	フェノール類	モノテルペンフェノール類	

ています。「皮膚の表面に使用すると、皮膚を刺激し炎症を起こす化合物（皮膚刺激物質）が、生体内では一般的に筋肉、神経、関節に対して消炎効果があるとは、なんと矛盾したことでしょう。こうした事実は昔から伝わっており、いく度もの実験で証明されています」（Wagner u Wiesenauer 2003）。

さらにα-ピネンとβ-ピネンをはじめとするモノテルペン類にはコルチゾンに似た作用があり、副腎皮質の働きを調節したり、自律神経系に好ましい作用をもたらします。最終的には腎臓や消化管など複数の臓器の平滑筋に到達します。

モノテルペン類含有率の高いオイルには、抗ウイルス作用と抗菌作用があります。また免疫を刺激して、からだの抵抗力を高めます。

● **精神に対する作用**：モノテルペン類には一般的に、強壮作用、集中力向上作用、また精神を刺激し精神構造を健全にする作用などがあります。さらに軽い不安解消作用もあり、心の抵抗力を高めて、論理的思考力を強化します。

代表的な植物と成分

● （+）-リモネン（シトラスオイル）──滅菌、抗ウイルス、抗菌作用が強い。迅速で集中的な免疫刺激作用：
グレープフルーツ、ライム、マンダリン、オレンジ、レモン：90-95％（主に（+）-リモネンが65-95％）

● α-ピネンとβ-ピネン（針葉樹オイル）──コルチゾンに似た作用、消炎、鎮痛作用：

パイン：	75-85％（主にα-ピネン）
モンタナマツ：	75-85％（主に両ピネン35％未満、(-)-リモネン25％未満）
グランドファー：	60-70％（主に両ピネン）
ジュニパー：	75-80％（主にα-ピネン）
ホワイトファー：	80-90％（主に(-)-リモネン54％未満、α-ピネン20％未満）
サイプレス：	65-85％（主にα-ピネン）

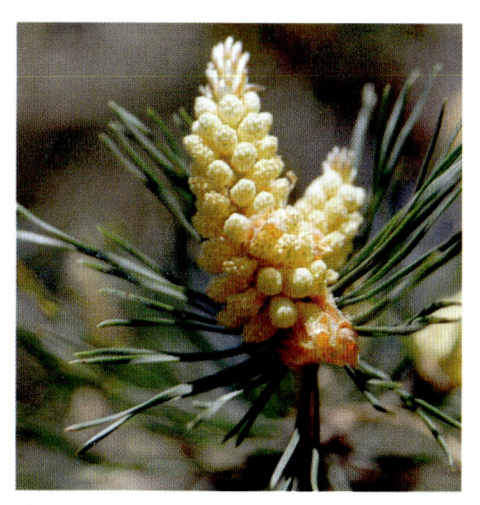

パイン（マツ）の開花──ただし蒸留されるのは、針葉と小枝のみ。

セスキテルペン類

モノテルペン類とは異なりセスキテルペン類は、15個のC原子を持ち、分子が大きく、ゆっくりと反応します。

● **からだに対する作用**：モノテルペン類とは異なりセスキテルペン類は非常に肌に優しく忍容性に優れ、軽い消炎作用と鎮痛作用があります。またアレルギー反応に対しても有効です。皮膚の痒み、粘膜の刺激、鼻炎などは、特にストレスなどによる非特異的なヒスタミンの放出が原因であることが多く、セスキテルペン類の中には、肥満細胞の細胞膜を安定させてヒスタミンの放出を調整する作用を持つものがあり、その作用によって、皮膚や粘膜の刺激や神経過敏を抑えます。さらに再生作用があるため、細胞の修復機能を補助します。

● **精神に対する作用**：セスキテルペン類含有率の高いオイルは、「自分の内部に魂を導く」作用があり、パワー、強さ、自信などを与えて、からだの内部から輝くようにします。これは特にセスキテルペン類の持つフェロモンに似た特徴からきています（p.17）。セスキテルペン類は総体的に不安を解消する作用を持ち、過剰な興奮やイライラを落ち着かせますが、完全に解消するわけではありま

せん。セスキテルペン類は、脳のファーストメッセンジャーであるGABA（γアミノ酪酸、英語表記gamma-amino-butyric-acidの略）の産生を再開させることができると考えられています。GABAは、ストレス、神経消耗、刺激過剰があると減少し、その結果、不安、興奮、神経過敏などが生じます。さらにセスキテルペン類はさまざまなメッセンジャーの相互作用を促進したり調整して、使用時の気分に応じて、鎮静、刺激、強壮などの作用をもたらします。以上のことからセスキテルペン類を含むオイルは、心身障害のスペシャリストと言えるでしょう。

代表的な植物と成分
ジンジャー：　　　60-65％（主にジンギベレン）
ジャーマンカモミール：45-70％
　　（主にカマズレン、ファルネセン）
マヌカ：　　　　　65-68％（主にカジネン）
メリッサ：　　　　40-60％（主にβ-カリオフィレン）
ナルデ：　　　　　60-66％（主にパチュレン）
ベチバー：　　　　45-50％（主にベチベン）
バージニアジュニパー：50-65％（主にセドレン）
イランイラン：　　55-70％（主にゲルマクレン）
シダーウッド：　　75-80％（主にヒマカレン）

アルコール類

テルペンアルコール類には次のものがあります。
- **モノテルペンアルコール類、別名モノテルペノール**（リナロール、ゲラニオール、チトロネロールなど）
- **セスキテルペンアルコール類、別名セスキテルペノール**（サンタロール、ビサボロール）
- **ジテルペンアルコール類、別名ジテルペノール**（フィトール、スクラレオール）

アルファベット表記で最後にolが付く。

アルコール類は特に忍容性の優れた成分グループに属し、皮膚をケアするとともに、高用量でもアレルギー反応を誘発することがまずありません。

モノテルペノール類

- **からだに対する作用**：モノテルペノール類は強い免疫調節因子で、非特異的な作用で迅速にさまざまなストレス因子から免疫系を守ります。こうしてホルモン系、循環系、神経系を調和する作用があります。また皮膚細胞の修復機能を促進して、皮膚をケアし、細胞の再生を促します。さらに抗菌、抗ウイルス、抗真菌作用に優れる一方、皮膚や元々あった皮膚の細菌叢を損ないません。
- **精神に対する作用**：特に非環式（両端が閉じていない鎖状の）結合を持つリナロール、ゲラニオール、シトロネロールなどのモノテルペノール類は、ローズとゼラニウムの主要成分で、強壮作用があるといわれています。強壮剤とは、毒性を持たず、生体が環境条件の変化に適応するのを助ける作用を持つ薬用物質のことです（Wagner u Wiesenauer 2003）。強壮剤はストレスホルモンの産生を非常にうまく調整して、ひどく興奮しているときは心を落ち着かせ、反対に気力のないときや嗜眠状態（とても眠たい状態）のときなどは精神を刺激します。また気分を爽快にする強い作用を持ち、外部環境を認識する力を高め、物事に注意したり同情するという感情をもたらします。

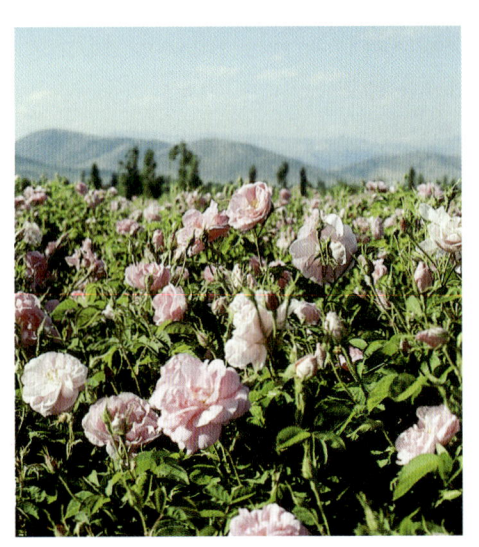

トルコのトロス山脈で広く栽培されているダマスクローズ。このバラから採れる精油の主成分はモノテルペノール類です。

代表的な植物と成分

コリアンダー：　　60-80％（主にリナロール）
真正ラベンダー：　30-40％（主にリナロール）
リナロールウッド：80-90％（主にリナロール）
パルマローザ：　　80-85％（主にゲラニオール）
ローズ：　　　　　65-75％
　（主にシトロネロール、ゲラニオール）
ゼラニウム・ブルボン：50-65％
　（主にシトロネロール、ゲラニオール）
ローズウッド：　　85-95％
　（主にリナロール、90％以下）
ティートリー：　　35-50％（主にテルピネン-4-ol）
タイムリナロール：75％（主にリナロール）

セスキテルペノール類

● **からだに対する作用**：セスキテルペノール類は、ゆっくりですが作用が持続する免疫調整因子で、非特異的にからだ独自の抵抗力を強くして、ホルモンのバランスを調整し、静脈を強化するほか、皮膚の再生も促し、特に皮膚のケア作用に優れています。また慢性の皮膚疾患でも効果があることが実証されています。

● **精神に対する作用**：セスキテルペノール類には非常に多種多様なグループがあります。しかしどのグループにも、下垂体とその下部組織であるホルモン系に対する強力な調整作用が共通して見られます。セスキテルペノール類は自律神経系を調整します。言い替えると、自律神経系の中心部の機能が促進される、つまり交感神経と副交感神経の協同作用が改善します。また精神的なストレスに対する抵抗力を高めて、情緒を安定させ、過剰な興奮や神経過敏、攻撃性を抑えます。わずかですが心のバランスを整えて、性ホルモンを調節する作用もあります。これは主にフェロモンと類似する特性によるものです。

代表的な植物と成分

アミリス：　　　　60-70％（主にユーデスモール）
ジャーマンカモミール：5-30％（ビサボロール）
キャロットシード：50-60％
　（主にカロトール、ダウコール）
パチュリー：　　　30-60％（主にパチュロール）
サンダルウッド：　85-95％（主にサンタロール）
バージニアジュニパー：25-40％（主にセドロール）

ジテルペノール類

ジテルペノール（C原子が20個）類は、分子が大きいため、蒸留法で抽出される量はほんのわずかです。アブソリュートには、多量に含まれます。ジテルペノール類の特徴は、セスキテルペノール類と似ています（前出参照）。ストレス解消作用があり、特に性ホルモンの調和に対して非常に好ましい影響を与えます。

代表的な植物と成分

ジャスミン・アブソリュート：
　　　　　　　　　15-45％（主にフィトール）
クラリセージ：　1％以下（スクラレオール）
フランキンセンス・エリトリア：
　　　　　　　　2.5％以下（主にインセンソール）
サイプレス：　　0.5％以下（主にアビエノール）

アルデヒド類

第一級テルペンアルコール類は、酸化するとテルペンアルデヒド類になります。
このグループには、モノテルペンアルデヒド類（C原子が10個）とセスキテルペンアルデヒド類（C原子が15個）が属します。この2つは特徴が異なるため、別の物質として見る必要があります。

● **モノテルペンアルデヒド類**（シトラール［ゲラニアールとネラール］、シトロネラール）

● **セスキテルペンアルデヒド類**（シネンサール、サンタラール、バレレナールなど）

アルファベット表記で最後にalが付く。

モノテルペンアルデヒド類

　モノテルペンアルデヒド類は、レモンに似た香りを特徴とします。分子の結合はあまり安定しておらず、酸、光、空気に弱いため、皮膚と粘膜上でも強い反応を示します。高用量で用いると、特に敏感肌では、皮膚と粘膜を刺激します。

　量的に重要なモノテルペンアルデヒド類であるシトラールは、ゲラニアールとネラールという2つの異性体からできています。異性体とは、分子式は同じでも原子の並び方が異なる化合物のことです。ネラールとゲラニアールの両化合物が一緒になると、典型的なシトラス系の香りを作ることから、一般的には2つをまとめてシトラールと呼んでいます。

● **からだに対する作用**：モノテルペンアルデヒド類の含有率が高いオイルは、主にプロスタグランジン（組織ホルモン）に直接影響を与えて作用し、痛みと炎症の伝達物質が増大するのを部分的に阻止します。分子が反応しやすく、抗菌、抗真菌、抗ウイルスなどの作用から、からだ独自の抵抗力強化まで広範に作用します。また血行を増進し、からだを温めるほか、高用量で用いると血圧を軽く上昇させます。消化促進、食欲増進作用もあります。

● **精神に対する作用**：モノテルペンアルデヒド類を多く含むオイルは、非常にわずかな量でも鎮静作用があり、「心が落ち着いた覚醒状態」をもたらします。標準量であれば、活力や活気を与えます。ただし量が多すぎると、イライラしたり神経過敏となることもあります（p.58の用量の項参照）。

　生理的用量で用いれば、レモンオイルと同じように活気や活力が得られたり、爽やかな気分になれます。心の緊張がほぐれて、わだかまりがなくなり、新しいアイデアや創造力がわいてきます。精神的な疲れを癒し、気持ちを非常に明るくします。このようにモノテルペンアルデヒド類には、ドーパミン放出調節作用があると考えられています（神経伝達物質であるドーパミンは「創造力活性化ホルモン」で、ストレスに対して敏感に反応します。ドーパミンの量が少なくなると、幻想力喪失、狭窄感、感情鈍麻や、ひどいときには漠然とした不安状態や抑うつ性の不機嫌になります）。

　よくモノテルペンアルデヒド類の鎮静作用が強調されますが、それが原因でモノテルペンアルデヒド類の含有率の高いオイルで問題が起こっています。繊細で感受性の強い子供など、まさに神経質で「敏感な人」に限って、アロマランプ、マッサージ、水浴などでこの種のオイルを使い、過剰に反応することがあります。このような反応には、神経過敏、イライラ、過剰な興奮やアレルギー反応があります。用量はオイルに対する忍容性を考慮に入れて決めましょう。

> ⚠ モノテルペンアルデヒド類の含有率の高い精油は、そのまま皮膚につけてはいけません。皮膚が刺激されたり、アレルギー反応が起こることがあります。

代表的な植物と成分

レモンバーベナ：　35-40％（主にシトラール）
レモンユーカリ：　65-90％（シトロネラール）
レモングラス：　　70-85％（シトラール）
リツェアクベバ：　70-80％（主にシトラール）
メリッサ：　　　　25-55％（主にシトラール）

セスキテルペンアルデヒド類

　セスキテルペンアルデヒド類は分子が大きく、穏やかに作用します。めったにない成分で、精油中にもわずかしか含まれませんが、非常に強い匂いを持っています。

● **からだに対する作用**：微量しか含まれないため、からだに対する作用は分類できません。

● **精神に対する作用**：穏やかに不安を解消し、心のバランスを整えます。微量でもよく効きます。

代表的な植物と成分

レモングラス：　　3％（ファルネサール）
ナルデ：　　　　微量（バレレナール）
オレンジ：　　　0.1％（主にシネンサール）

ケトン類

第2級テルペンアルコール類が酸化すると、テルペンケトン類ができます。

テルペンケトン類には、モノテルペンケトン類（C原子が10個）とセスキテルペンケトン類（C原子が15個）があります。どちらの化合物も、それぞれ官能基としてケトン基とカルボニル基を持ちます。

- **モノテルペンケトン類**（ボルネ**オン**＝カンファー、ツ**ヨン**）
- **セスキテルペンケトン類**（アトラン**トン**、アイ**ロン**、バレラ**ノン**）

アルファベット表記で最後に**on**が付く。

一般的に、モノテルペンケトン類もセスキテルペンケトン類もまとめて「ケトン類」と呼ばれます。どちらもかなり安定した化合物で、ほとんど皮膚を刺激しません。ただし、どちらのケトンであるかしっかりと区別する必要があります。

分子の小さなモノテルペンケトン類は、すばやく脳代謝に働きかけて、非常によく反応します。用量が多すぎると、神経系に害を与えることがあります（神経毒性、p.27）。

反対に分子の大きなセスキテルペンケトン類は、高用量でも忍容性にきわめて優れています。

❗ 注意：「ケトン類」について語るときは、どのグループのケトン類を意味するのかを確認しましょう。

モノテルペンケトン類

- **からだに対する作用**：モノテルペンケトン類は、神経系だけでなく皮膚と粘膜にも高い親和性があり、上皮形成作用と肉芽形成促進作用があります。また瘢痕形成を進めて傷が治りやすいようにします。呼吸器官に対して、強い粘膜溶解作用があります。

また消化管に対する鎮痙作用があることから、膨満感や鼓腸のときに穏やかに駆風（ガスを排出）します。胆汁流を調整して、肝臓の負担を軽くします。さらに抗菌、抗ウイルス作用もあります。

- **精神に対する作用**：フレンチラベンダー、セージ、ヒソップなどモノテルペンケトン類含有率の高い芳香植物は、典型的な巫女のお香でした。このお香を嗅ぐと、夢幻状態に導かれ、瞑想によって自然と人間に対する理解を深めて、病人を総合的に援助します。しかしこの作用に起因して、この作用とは関係のない精油についてもかなりの数の注意事項が生まれています。

モノテルペンケトン類は向精神性（精神に対して作用する）物質で、脳代謝に大きく作用します。微量であれば、精神と魂を浄化し開放して、刺激を与え、さらに緊張をほぐします。これは脳代謝が刺激を受けて、活発になるためです。

モノテルペンケトン類を含むオイルは、特に脳がうまく機能するために必要な神経伝達物質であるアセチルコリンと、「腹脳」を穏やかにして気分を改善するセロトニンにうまく働きかけます。微量で用いると、中枢神経系と腸壁神経系との連携を促進します（p.13）。

❗ **副作用**：モノテルペンケトン類については、いろいろな副作用が取りざたされていますが、アロマセラピーで使用する際に本当に適用すべきものはわずかで、ここではそのうちの1つを掲げておきましょう。モノテルペンケトン類を多く含むオイルには、高用量で使用したり、特に定期的に内用すると、神経毒性があります（p.27）。ただし、内服する場合と皮膚を介して摂取する場合では事情がまったく違い、高用量で精油を内服すると問題ですが、皮膚を介して摂取する場合は、皮膚と粘膜に対して長期的に高用量で使用しない限り問題ありません。

モノテルペンケトン類を多く含む精油は、小児には使用できません。また高用量で使用すると流産を誘発することがあるため、妊婦にも禁忌です（p.27）。

代表的な植物と成分

キャラウェイ： 60%（主に(+)-カルボン）
ナナミント： 50-60%（主に(-)-カルボン）
ペパーミント： 25%（主にメントン）
ローズマリーCTカンファー：30%
　（主にカンファー＝ボルネオン）
セージ： 30-60%（主にツヨン）
フレンチラベンダー：70-80%（主にフェンコン）
ヒソップ匍匐性： 40-60%
　（主にイソピノカンフォン）

セスキテルペンケトン類

● **からだに対する作用**：セスキテルペンケトン類は、皮膚、粘膜、神経系と大きく関連する成分で、皮膚、組織、細胞を再生し、傷を治すほか、痰を溶解する作用（去痰作用）もあります。特徴はモノテルペンケトン類と似ていますが、モノテルペンケトン類に見られる副作用はありません。

● **精神に対する作用**：一般的に、セスキテルペンケトン類を含むオイルには、微量でも穏やかに不安を解消する作用があります。GABA受容体に対する高い親和性があり(p.32)、脳代謝に影響を与えて伝達物質を留め、神経細胞の興奮を抑えます。セスキテルペンケトン類は鎮静剤と同じ作用を持ちますが、副作用はありません。セスキテルペンケトン類を含むオイルは、心を平穏にして落ち着かせ、セスキテルペン類と同じように精神のバランスを整えます。またフェロモンに似た特性もあります(p.17)。

代表的な植物と成分

アイリス： 55-75%（主にアイロン）
ナルデ： 8-15%（主にバレラノン）
キンモクセイ： 25%（主にヨノン）
ベチバー： 15%（主にベチベロン）
シダーウッド： 3-12%（主にアトラントン）

ジケトン類とトリケトン類

　セスキテルペンケトン類は、一般的にケトン基を1つ持っています。ただし例外もあり、官

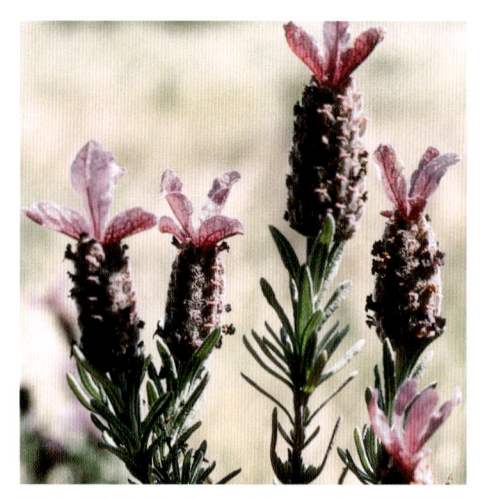

フレンチラベンダー(Lavandula stoechas)から抽出される精油には、ほかのラベンダー種とは異なり、モノテルペンケトン類が非常に多く含まれています。

能基であるケトン基を2-3個持つものがあることがわかっています。これをそれぞれジケトン類、トリケトン類と呼びます。からだと精神に対する作用の特徴は、どちらもセスキテルペンケトン類に似ています。ただし、傷と皮膚の再生作用は特に優れており、いわば血腫（内出血）をすばやく解消するスペシャリストといえます。リンパの流れを活発にして、腫れをはやくひかせ、特に痛みを緩和します。

代表的な植物と成分

ヘリクリサム： 10-15%
　（ジケトン、主にイタリジオン）
マヌカ： 25%
　（トリケトン、主にレプトスペルモン）

オキサイド類

　一般的にオキサイド類といえば、「極めて異質な」テルペンオキシド類のことを意味します。オキサイド類は環状炭素化合物の中に酸素原子がひとつ含まれたもので、比較的安定した化合物であるため、ほとんど皮膚を刺激しません。このグループにはモノテルペンオキサイド

類（C原子が10個）と、セスキテルペンオキサイド類（C原子が15個）が属します。

- **モノテルペンオキサイド**または**オキサイド**（1,8-シネオールなど）
- **セスキテルペンオキサイド**（ビサボロールオキシドなど）

モノテルペンオキサイド類

　モノテルペンオキサイド類の中でも、非常に重要で代表的な成分は1,8-シネオールです。モノテルペンオキサイド類を含む精油は、治療効果もあるユーカリに似た新鮮な香りがしますが、これは1,8-シネオールによるものです。そのために、1,8-シネオールは過去にユーカリプトールとも呼ばれていました。ほかのオキサイドには、これほど重要な作用はありません。

- **からだに対する作用**：1,8-シネオールを30％以上含む精油は、重要な薬理作用のあるオイルで、去痰、粘液溶解、粘液除去、分泌促進作用に優れていることが検査によって実証されています。そのほか1,8-シネオールには、界面活性物質（サーファクタント：英語のsurface activ agentの略。肺胞換気量を安定化させる肺胞表面上の単分子層を形成する表面活性物質）に似た作用もあり、繊毛上皮のない肺胞領域に粘膜斑が付着するのを防ぎます（Wagner u. Wiesenauer 2003）。こうしたオイルには、清浄作用と除去作用があります。粘膜や毛細気管支の炎症をよく抑えるので、コルチゾンが不要になることもよくあります。1,8-シネオールは、副交感神経に好ましい影響を与えます。また毛細気管支と腸の平滑筋の痙攣を除くほか、1,8-シネオールの含有率の高いオイルには、血行促進、加温、スキンケア、皮膚の代謝促進といった作用もあります。
- **精神に対する作用**：この成分を含む精油には、生命力を呼び覚まして、忍耐力と精神的な抵抗力を高める作用があります。脳代謝を活性化したり、脳を刺激するメッセンジャーの放出を促進するため、精神的に元気になり、論理的思考力や集中力と認識力が向上します。また1,8-シネオールは、論理的思考と理性を高める神経伝達物質であるアセチルコリンを調節して、知的能力、判断力、理解力などを向上させると考えられています。

代表的な植物と成分
カヤプト：　　　　　　50-65％（主に1,8-シネオール）
ユーカリグロブルス：65-75％
　（主に1,8-シネオール）
ユーカリラジアタ：　65-80％（主に1,8-シネオール）
マートル：　　　　　　40-50％（主に1,8-シネオール）
ニアウリ：　　　　　　40-60％（主に1,8-シネオール）
ラバンサラ：　　　　　55-65％（主に1,8-シネオール）
ローレル：　　　　　　35-50％（主に1,8-シネオール）
ローズマリーシネオール：45-50％
　（主に1,8-シネオール）
スパイクラベンダー：25-35％（主に1,8-シネオール）

セスキテルペンオキサイド類

　セスキテルペンオキサイド類は、精油中にほとんど見られず、その作用機序もよく知られていません。ほかのセスキテルペン誘導体と同じように、皮膚に優しく、穏やかに作用します。

- **からだに対する作用**：抗炎症、スキンケア、皮膚再生。
- **精神に対する作用**：軽度に不安解消、精神のバランス調整。

代表的な植物と成分
ジャーマンカモミール：16-45％
　（ビサボロールオキシド）
ミルラ：60％（主にフラノセスキテルペン）

エステル類

　アルコールと酸が脱水縮合するとエステルになります（**アルコール＋酸→エステル＋水**）。ラベンダーオイルの主要成分である酢酸リナリルの場合は、**リナロール＋酢酸→酢酸リナリル＋水**となります。

一言でエステル類といっても、その中には多種多様なテルペンエステル類が含まれます。**モノテルペンエステル類とセスキテルペンエステル類**の特徴はほとんど同じであることから、本書ではふたつをまとめて説明します。どちらも、一般的に心地よい花やフルーツに似た香りがします。

　アルファベット表記で最後に**at**が付く（酢酸リナリル［Linalylace**at**］、酢酸ゲラニル［Geranylace**at**］など）。

モノテルペンエステル類とセスキテルペンエステル類

● **からだに対する作用**：テルペンエステル類はかなり安定した化合物で、肌にとても優しく、忍容性に非常に優れています。エステル類含有率の高いオイルは、特に初期の皮膚疾患の炎症や真菌感染に対してよく効きます。からだと心の緊張を緩和し、セロトニンの放出を調整するため、眠りやすくしたり、特に慢性の痛みを和らげます。そのほか、カテコールアミン（ストレスホルモン）を軽く抑えて、心臓の痙攣を抑制し、冠循環系を調整するため、病因のない一時性心悸症、胸部刺痛、血圧動揺など神経性の心臓障害に効果があります。ほかの成分と調和して、ホルモンを調整したり調節する特徴もあります。

　エステル類含有率の高いオイルは、アロマセラピーとアロマケアに欠かせません。バランス調整、痙攣抑制、炎症抑制、抗真菌などの作用があるともに、忍容性にもすぐれていることから幅広く使用できます。

● **精神に対する作用**：エステル類には、常にほかの成分と調和して、中枢神経系と関連臓器を総合的に鎮静する作用や、緊張を緩和する作用があります。脳内のセロトニン放出量をうまく調整するため、内面的な充実感を高めます。神経伝達物質であるセロトニンには、抗うつ作用があり、セロトニンがうまく放出されれば「悠然とにこやかに」なることができます。他人との会話を楽しんだり、一緒にいる人や環境に対して何らかの感情を持てるようになります。

代表的な植物と成分
ベルガモット：　　　30-45％（主に酢酸リナリル）
シベリアモミ：　　　32-44％（主に酢酸ボルニル）
ローマンカモミール：70-80％（主にイソブチルアンゲレートとイソアミルアンゲレート）
カルダモン：　　　　32-40％（主に酢酸テルピニル）
真正ラベンダー：　　40-50％（主に酢酸リナリル）
クラリセージ：　　　65-80％（主に酢酸リナリル）
ビターオレンジ・プチグレン：60％
　（主に酢酸リナリル）

芳香族化合物—ベンゼン化合物

　強い芳香を持つ化合物の多くは、ベンゼン環が核になっており、このグループに属するものはどれも構造式が独特です。ベンゼン環の発見以降、さまざまな名称で呼ばれるようになり、その結果、意味が混乱するケースも出ており、1つの化合物に対して、ベンゼン化合物、ベンジル化合物、フェニル化合物、芳香族化合物など複数の名称が使われることもありますが、どれも同じものを指します。

ベンゼン環

　ベンゼン環（分子式C6-H6）は、6個のC原子（炭素原子）が環状に結合し、各炭素原子にH原子（水素原子）が1つずつ、計6個結合されたもので、『芳香族環』と呼ばれることもあります。

　芳香族環の構造式は独特であるため、典型的な構造式では表わせません。この環状分子を安定させるために、電子の一部が非局在化されて、環状分子に同等に分配されています。構造式ではたいてい、内側に円を描くことで、この部分を表わしています。

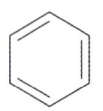

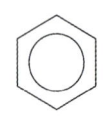

ベンゼン環と芳香族環——一般的な2種類の表記法

　1つのH原子がほかの原子や分子と入れ替わ

るとベンジル化合物、2つ以上が入れ替わるとフェニル化合物と呼ばれるか、どちらも芳香族化合物と呼ばれるようになります。

芳香族化合物の構造式例：左はモノテルペンフェノールの1種であるチモールで、右はフェニルプロパン誘導体の1種であるオイゲノール。

成分グループの分類

芳香族化合物類は、多様に合成されて植物中に存在します。

以下に各成分をグループ別に示しますが、発生や合成の違いだけではなく、からだと精神に対する作用機序も分類基準としているため、複数の成分をまとめて説明したものもあります。

モノテルペンフェノール類

モノテルペンフェノール類は植物性フェノールで、間違って「芳香族アルコール類」と呼ばれることもあります。この成分ではOH基（ヒドロキシル基）が芳香族環（ベンゼン環またはフェニル環）に直接結合されており、やや酸性の特性を持ちます。同じように、チモールはかつてチミン酸とも呼ばれていました。

モノテルペンフェノール類はテルペン化合物の1つですが、ベンゼン環があるために、ほかのテルペン化合物とは作用が明らかに異なります。

アルファベット表記で最後にolが付く（カルバクロール、チモールなど）。

! チモールは、皮膚刺激性が強く有毒な無機質フェノール（石炭酸）のほぼ20倍の消毒力があります。ただし、植物由来のモノテルペンフェノールは、環上に炭素鎖が結合しているため、ほぼ無毒で皮膚にダメージを与えません。

● **からだに対する作用**：モノテルペンフェノール類を含むオイルには、肺、腸、尿生殖路に対する特に強力な抗感染作用があるほか、強い去痰作用もあります。同時に免疫系も強くします（ガンマグロブリンの調節）(Franchomme u. Penoel 2001)。カルバクロールはチモールほど作用は強くありません。これらのオイルは、特に鎮痛、加温、血行促進作用に優れるため、マッサージに好んで使用されます。ただし高用量で使用すると、血圧を上昇させることがあります。

● **精神に対する作用**：モノテルペンフェノール類を含むオイルは、眠くてたまらないときや、悲しい気分のとき、何にも熱中できないときに役立ちます。からだを強くするだけでなく、精神的な抵抗力を高める作用もあり、気分を調節して精神力を向上させ、不安を解消して、気持ちを元気にします。ノルアドレナリン (p.13) など興奮性神経伝達物質を調節する作用もあり、感情と活力を好ましい状態にします。

! 副作用に注意。モノテルペンフェノール類は、オイゲノールとシンナミックアルデヒド (p.40) とともに、アロマセラピーで使用される成分の中でも非常に強力な部類に属します。使用量が多すぎると、皮膚と粘膜に刺激を与えることがあります。決して内用してはいけません。特にモノテルペンフェノール類を長期的に服用すると（4週間程度）、肝毒性（肝臓を損傷する）作用が生じます。モノテルペンフェノール類を含むオイルを幼児に使用するときは、必ず微量をほかのオイルと混ぜて使います。

代表的な植物と成分
セーボリー： 30-50%（主にカルバクロール）
タイムカルバクロール：30-55%
 （主にカルバクロール）
タイムチモール： 30-55%（主にチモール）

成分の分類：芳香族化合物 **39**

フェニルプロパン誘導体

芳香族化合物は、アミノ代謝でも合成されます。アミノ酸フェニルアラニンが分解されると、シナモン酸ができます。ここからさまざまなフェニルプロパン誘導体が派生します。この化合物の基本構造は、1個のC6-C3構造で、これがさまざまな官能基と結合します。典型的なフェニルプロパン誘導体は、オイゲノール、シンナミックアルデヒド、それにエステルです。

オイゲノールとシンナミックアルデヒド

この2つの成分はからだと精神に対する作用の特徴が非常に類似しているため、ここではまとめて説明します。

- **オイゲノール**はフェノールの特性を持つフェニルプロパン類です。その特徴は、モノテルペンフェノール類（p.39）と非常に似ていますが、作用はもっと強力です。
- **シンナミックアルデヒド**もフェニルプロパン類で、芳香族アルデヒド類に属しますが、p.43に説明したアルデヒドとは異なる方法で合成されます。

! ほかの芳香族アルデヒド類とは違い、シンナミックアルデヒドは非常に強力な成分です。そのためシンナミックアルデヒド含有率の高いオイルは、必ず少量をほかの成分と混合して用います。決してそのまま使用してはいけません。シンナミックアルデヒドは非常に反応しやすく、安定性の低い化合物です。そのため空気、光、温度に敏感で、簡単に分解されて、皮膚や粘膜上で非常に強く反応します。

- **からだに対する作用**：オイゲノールやシンナミックアルデヒドの含有率の高いオイルは、細菌、真菌、ウイルスに対して広範に作用します。からだを温めて血行を増進するほか、高用量で用いれば血圧を上昇させます。腸や腸周辺の痙攣を抑えることで、消化を促進します。リウマチ性疾患に対しては、プロスタグランジン（組織ホ

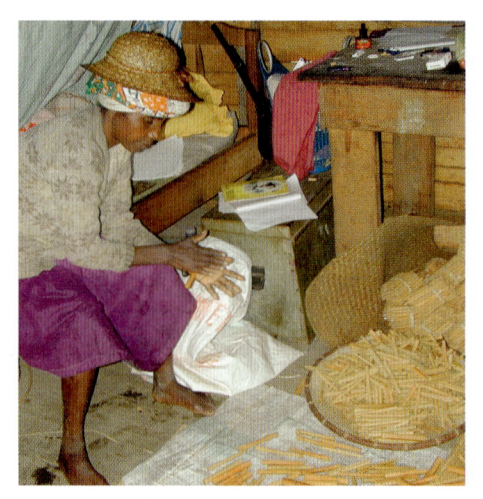

スパイスを発送するためにドライシナモンバークを仕分けするマダガスカルの女性。シナモンオイルの蒸留には、シナモンスティックとしては売れないくずになった部分が使用されます。

ルモン）に直接働きかけて炎症伝達物質の産生を減少し、強力に痛みと炎症を抑えます。

- **精神に対する作用**：オイゲノールとシンナミックアルデヒドは、力強く暖かで包み込むような香りがあり、嗜眠状態、意欲消失、憂鬱、無気力、疲労状態、虚弱状態のときに効果的です。ノルアドレナリンやドーパミンなど興奮性神経伝達物質がまず活発化し、その結果、エネルギー、活力、生きる喜びが沸いて、総体的に集中力が向上し、精神への刺激が得られて、精神構造が健全となり、「心のよりどころ」と精神的に耐える力が得られます。

! **副作用**：どちらの成分も高用量で使用すると皮膚を刺激して、アレルギー反応を起こすことがあります。オイゲノールには軽度から中等度の、シンナミックアルデヒドには中等度の感作力（アレルギー誘発性）があります（Teuscher 2003）。ただし、うまく蒸留されて全成分が抽出されているオイルは、単独成分よりも忍容性が格段に優れます。成分に肝臓損傷の危険があるとする注意事項が見られますが、これは高用量を服用する場合にのみ適用されます。フランスのアロマセラピーでは一般的に用いられていますが、ドイツでは推奨されていません。

代表的な植物と成分
ベイ：　　　　　40-55％（主にオイゲノール）
カシア：　　　　75-90％
　（主にシンナミックアルデヒド）
クローブ：　　　70-80％（主にオイゲノール）
シナモンリーフ：80-90％（主にオイゲノール）
シナモンバーク：55-75％
　（主にシンナミックアルデヒド）

エーテル類

　精油によく見られるエーテル類は、フェニルエーテルです。一般的に分子式R1-0-R2で表わされるエーテル類を、まとめてフェニルエーテルと呼びます。R1は、フェニル環、ベンゼン環、芳香環のいずれかで、これにアルコールR2が結合しています。

● **からだに対する作用**：エーテル類を含むオイルには、特に消化臓器の痙攣を強力に抑制する作用があり、痙攣様の胃腸障害や膨満感、腸内ガスなどの障害に効果があります。胃液の分泌量を増やし、胃腸運動を促進します。胆汁流を整えることで、肝臓の負担を軽くします。

● **精神に対する作用**：エーテル類には、中枢神経とともに腸壁神経系（p.13）にも高い親和性があります。エーテル類含有率の高いオイルは、精神疲労時に神経系を強くしたり活力を与えます。神経過敏時や「非常に腹を立てている」時に、心地よく緊張を解いてくれます。「お腹の底から自由に」何かを決めることができるようになります。特に肝臓、胆嚢、腸に原因のあるうつ症状や不安などを軽度に解消する作用もあります。ほかにもエーテル類にはセロトニン放出量を調節する作用があります。「幸せホルモン」であるセロトニンは、脳でだけではなく、腸壁神経系でも大量に産生されます。

代表的な植物と成分
アニス：　　　　　93-96％（主にアネトール）
バジルリナロール：30％（主にメチルカビコール）
タラゴン：　　　　70-80％（主にメチルカビコール）
フェンネル：　　　55-85％（主にアネトール）

クマリン類

　クマリンという名称は、南米原産の樹木トンカ豆「Coumarouna（Dipteryx odorata）」に由来しています。この木の種子であるトンカビーンズから、最初のα-ベンゾピロンが採取されました。クルマバソウ、刈り立ての夏の草原、アーモンドペースト、キャラメルなどを想わせる香りがします。

　クマリン類はまた、フェニルプロパン誘導体からも作られますが、基本構造に1つ置換が見られます。

　基本的には、クマリン類には2種類あり、別物として扱う必要があります。

● **クマリン類**：クマリン類を多く含むのはトンカビーンズですが、ラベンダーオイルなどにもわずかに含まれています。クマリン類は、フロクマリン類とは異なり、日光過敏性を誘発せず、まったく問題なく使用できます。低用量で使えば、ある程度紫外線を防止します。

● **フロクマリン類**：フロクマリン類はアンジェリカオイルやベルガモットオイル、さらに微量ですがシトラスオイルにも含まれており、日光過敏性を誘発する特徴があります（p.42の副作用の項参照）。

　次に挙げるクマリン類の作用は、フロクマリン類にも当てはまります。

● **からだに対する作用**：クマリン類は低濃度でも、筋肉の痙攣抑制、緊張緩和、特に慢性疼痛の鎮痛など強い作用があるとともに、睡眠促進、血圧調整作用もあります（p.13のセロトニンの項参照）。クマリン類に血液希釈作用があるという表示がよくありますが、これは間違いで、クマリン類と医薬品Marcumarとを混同したために生じた誤解です。Marcumarの成分はクマリン分子2個が縮合されたもので、内用で血液希釈作用があります。一方、精油に含まれるクマリン類は環結合が1つで、こうした作用は実証されていません。

● **精神に対する作用**：かなり低い濃度でもクマリン類には「100％リラックス」させる作用があります。エステル類と同じように、セロトニンのバランスをうまく整えるため、憂鬱な気分や不安を

鎮めます。クマリン類は、太陽の光が満ち溢れ花が咲き乱れる草原や幸せいっぱいの夏の日など、いろいろなものを想い起こさせる香りです。クルマバソウをはじめとする花々、葉、草、スパイスにわずかな量が含まれて、特別な香りを与えています。その香りを嗅ぐと、確信、信頼感、安心感なども得られます。そのため、穏やかに不安やうつを解消し、気分を爽快にします。

　フロクマリン類を含むオイルも、特に日照時間の短い季節に気持ちを爽快にさせる強い作用があります（ベルガモットオイルなど）。フロクマリン類は骨端に働きかけて、自然の中にあるリズムや季節の推移にひとりひとりのバイオリズムを調和させます。メラトニンは濃度が高すぎると抑うつ性の不機嫌を生じさせることがある睡眠ホルモンですが、フロクマリン類は主に日照時間の短い季節（冬のうつ病）には、このホルモンに直接働きかけて好ましい影響を与えます。

!　副作用：フロクマリン類含有率の高いオイルは、日光過敏性を誘発することがあるため、そのまま皮膚に塗布した後すぐに日光浴をしたり、日焼け用ベッドを使ってはいけません。

代表的な植物と成分
- **クマリン類：**

カシア：　　　　5-9%（α-ベンゾピロン）
トンカビーンズ：60%（α-ベンゾピロン）
- **フロクマリン類：**

アンジェリカルートオイル：微量（アンジェリシン）
ベルガモット：　5%（主にベルガプテン）
シトラスオイル：0.5-1.5%（主にベルガプテン）

芳香族エステル類と芳香族アルコール類

　この成分群はからだと精神に対する作用がどちらもたいへん似ているため、まとめて説明します。芳香族エステル類はフェニル環を、芳香族アルコール類はベンゼン環を典型的な特徴とします。
- **芳香族エステル類**は、芳香族アルコールと酸が結合した化合物です。

アルファベット表記で最後にatが付く（安息香酸ベンジルBenzylbenzoatなど）。
- **芳香族アルコール類：**　フェノールとは異なり、芳香族アルコール類ではOH基が直接フェニル環に結合していません。そのため、忍容性に非常に優れています。

アルファベット表記で最後にolが付く（フェニルエチルアルコールなど）。
- **からだに対する作用**：芳香族エステル類と芳香族アルコール類を含むオイルは、エンドルフィンとセロトニンの放出量（p.13）を増やして、慢性疼痛を緩和します。そのほか、強い抗痙攣、抗炎症、抗菌性があります。
- **精神に対する作用**：芳香族エステル類含有率の高いオイル（ジャスミン、イランイランなど）は、多幸感をもたらす作用があり、楽しく生活できるようにします。これと同じ作用は、ローズアブソリュート中の芳香族アルコール類であるフェニルエチルアルコールにも見られます。体内で合成されるセロトニンとエンドルフィンが活発に放出されるようになり、精神的な痛みや心配が鎮まります。うつ病のときにはほとんど見られない非言語的コミュニケーションが再開します。こうした作用は、特に冬のうつ病に効果があることが経験からわかっています。

代表的な植物と成分
- **芳香族エステル類：**

ベンゾイン：　60-80%（主に安息香酸ベンジル）
チャンパカ：　35-45%（主に安息香酸ベンジル）
ジャスミン：　35-40%（主に安息香酸ベンジル、
　　　酢酸ベンジル）
プチグレン・マンダリン：50%（アントラニル酸メチル）
イランイラン・エクストラ：40-45%
　（主に安息香酸ベンジル）
ウィンターグリーン：99%（サリチル酸メチル）
- **芳香族アルコール：**

チャンパカ：　8%
　（主にフェニルエチルアルコール）
ローズ・アブソリュート：60-75%

（主にフェニルエチルアルコール）

芳香族アルデヒド類、芳香族ケトン類、芳香族酸類

この成分群も精神とからだに対する作用が互いに似ているため、まとめて説明します。芳香族アルデヒド類、芳香族ケトン類、芳香族酸類は、芳香族環（フェニル環またはベンゼン環）を1つ持っており、これが官能基（それぞれアルデヒド基、酸基、ケトン基）と結合しています。どれもたいてい花のような甘い香りがします。

それぞれの成分の一例は、バニリン、アニスケトン、安息香酸です。

- **からだに対する作用**：これらの分子は、一般的に皮膚に対してかなり高い忍容性があります。この成分を含むオイルには、抗炎症、抗菌、抗真菌、鎮痙（抗痙攣）、特に慢性疼痛に対する鎮痛などの作用があります。微量でも高い効果が得られます。
- **精神に対する作用**：この成分群は、とりわけ精神に対する作用に優れています。香りは、ミモザ、バニラ、クミンなど馴染みのある花の香りやスキンセント（人肌の香り）がほとんどです。こうした香りの多くはフェロモンの特徴(p.17)を持ち、暖かく官能的です。いくらか多幸感をもたらす作用もあり、あたたかさ、親密さ、安心感、生きる喜びが得られます。そのほか、セロトニン放出量を調節して、沈着と快活をもたらすと同時に不安を解消します。抗うつ作用があり、冬のうつ病などにも効果があります。

代表的な植物と成分
- **芳香族アルデヒド類：**

クミン： 20-30%（主にクミンアルデヒド）
バニラ： 80%（主にバニリン）
- **芳香酸類：**

ベンゾイン： 10-20%（主に安息香酸）
- **芳香族ケトン類：**

アニスシード： 4%（主にアニスケトン）

「楕円形の」作用分布図

本書の著者でもあるルート・フォン・ブラウンシュヴァイクは、精油とその主成分群の多様な作用の概要をもっとうまく理解できるように、数年をかけて作用分布図を作成しました。これまでこの分布図を使って「精油の化学」に関する多くの演習やコースが開かれ、実践で非常にうまく使えることがわかっています。

精油の作用を習得し記憶するのに役立つ「記憶のための分布図」

成分群と作用を示すこの分布図は、経験医学、自らの経験、ほかの人の経験、伝統医学によって伝承された経験、さらに科学知識に基づいて作られています。

多数の成分の作用と成分同士の相互作用から、全部をまとめた分布図を作るのは最終的に複雑すぎるため、一般的な分布図と同じように、本書でも1つの精油に対して1つの分布図のみを掲載しています。したがって、主成分群と、それぞれの成分群に共通する最大の作用に焦点を絞っています。図中、作用を「活性化／刺激」、「緊張緩和／鎮静」、「開放／調整」、「安定／バランスを調整」などに分け、それぞれの作用の対象を「からだと心」の2つに分けています。

1つ目の記憶用分布図(p.44)は、主成分、精油、そしてとりわけブレンド法を知り、有意義に責任を持って精油を利用できるように、これらを視覚的に習得し記憶できるようにしてあります。個々の精油の作用分布図は、長年の経験で積んだ最善の知識と良識に基づいてまとめたガイドラインです。

分布図を正しく「読む」方法

次ページの楕円形分布図では、モノテルペン類から芳香族化合物類まで、各主成分群を主な作用に基づき系統立てて示してあります。

主な成分の作用分布図

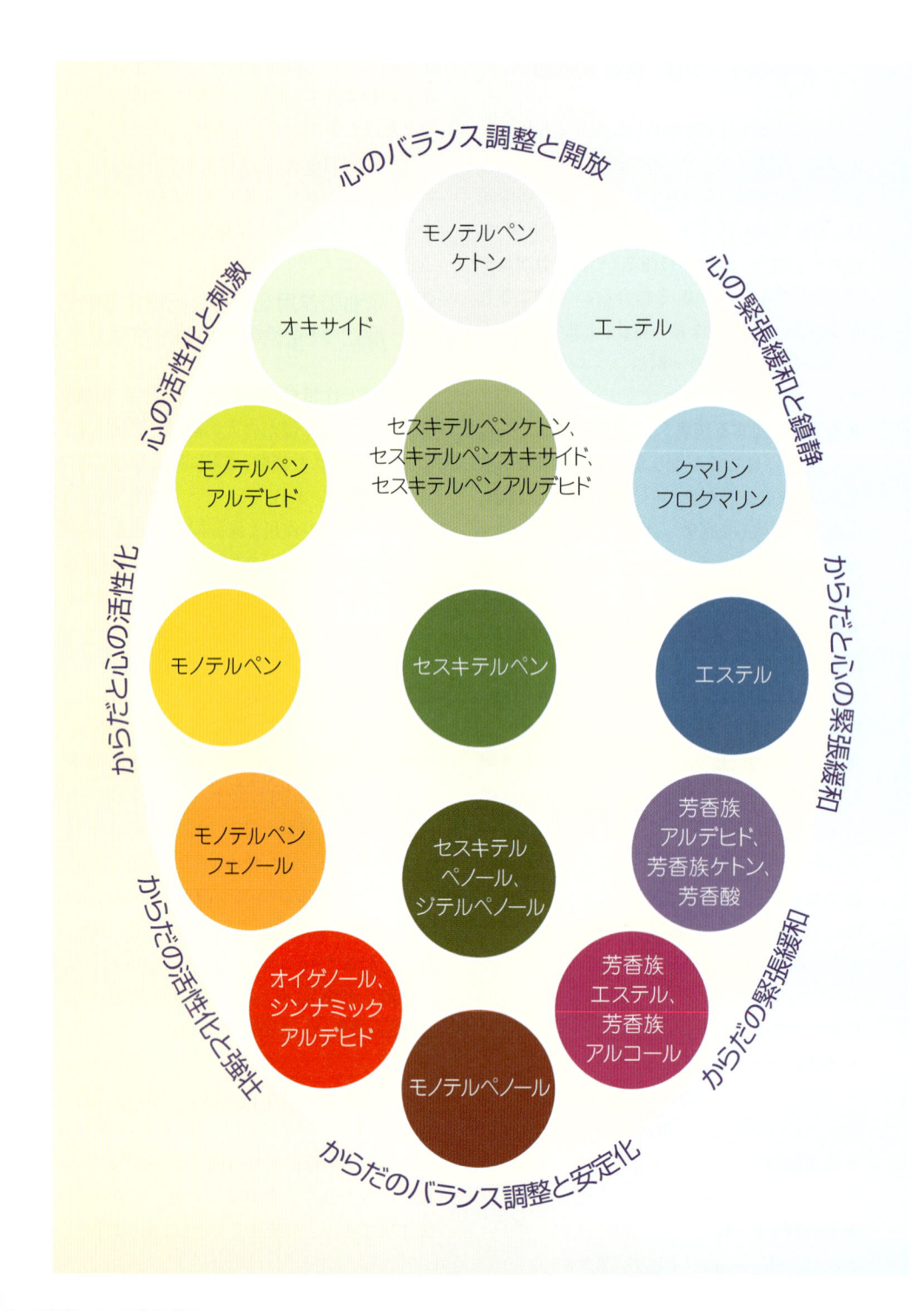

心のバランス調整と開放

心の活性化と刺激

心の緊張緩和と鎮静

- モノテルペンケトン
- オキサイド
- エーテル
- モノテルペンアルデヒド
- セスキテルペンケトン、セスキテルペンオキサイド、セスキテルペンアルデヒド
- クマリン、フロクマリン
- モノテルペン
- セスキテルペン
- エステル
- モノテルペンフェノール
- セスキテルペノール、ジテルペノール
- 芳香族アルデヒド、芳香族ケトン、芳香酸
- オイゲノール、シンナミックアルデヒド
- モノテルペノール
- 芳香族エステル、芳香族アルコール

からだと心の活性化

からだと心の緊張緩和

からだの活性化と強壮

からだの緊張緩和

からだのバランス調整と安定化

代表的な精油の作用分布図

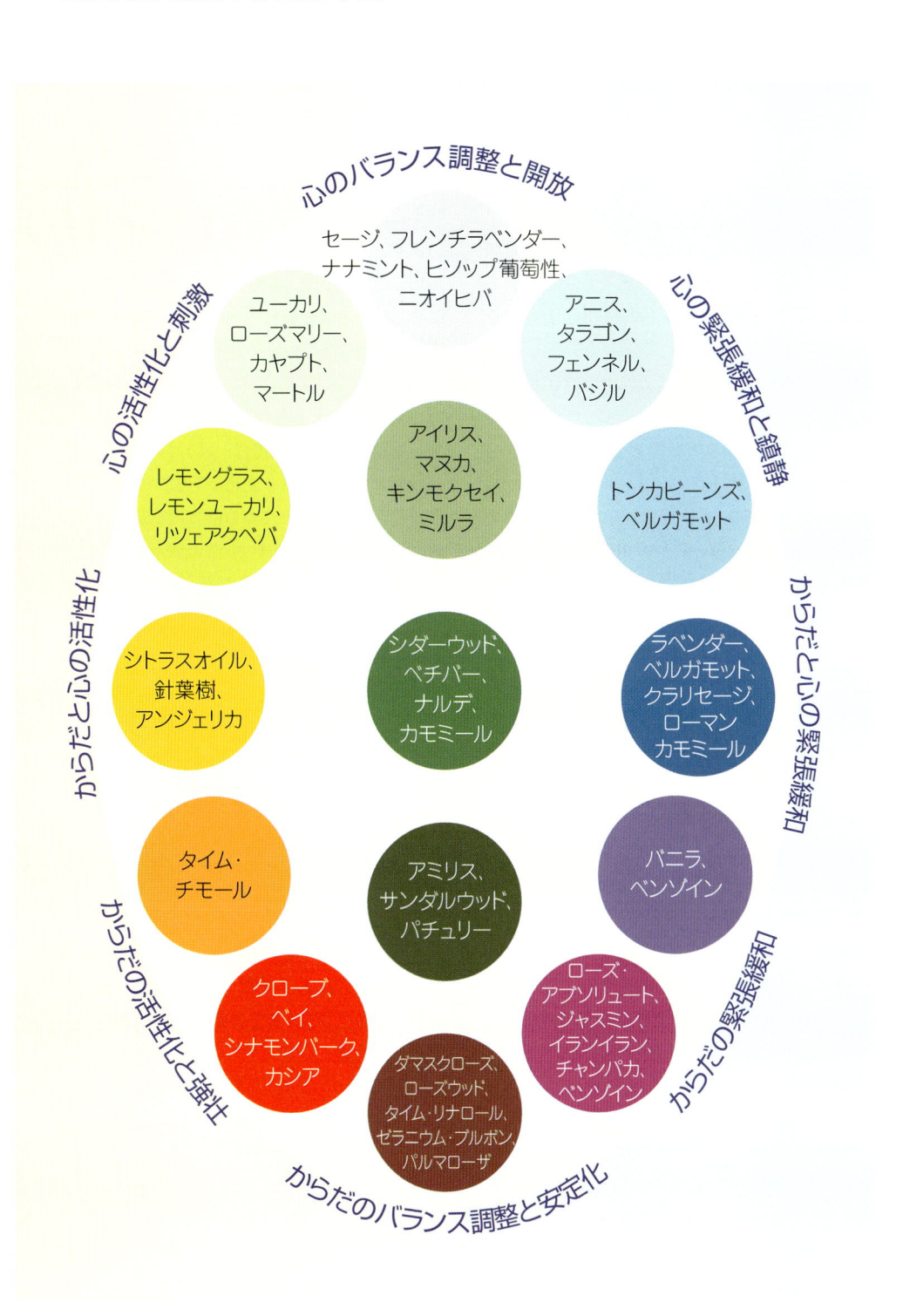

心のバランス調整と開放

セージ、フレンチラベンダー、ナナミント、ヒソップ葡萄性、ニオイヒバ

心の活性化と刺激

ユーカリ、ローズマリー、カヤプト、マートル

心の緊張緩和と鎮静

アニス、タラゴン、フェンネル、バジル

レモングラス、レモンユーカリ、リツェアクベバ

アイリス、マヌカ、キンモクセイ、ミルラ

トンカビーンズ、ベルガモット

からだと心の活性化

シトラスオイル、針葉樹、アンジェリカ

シダーウッド、ベチバー、ナルデ、カモミール

ラベンダー、ベルガモット、クラリセージ、ローマンカモミール

からだと心の緊張緩和

タイム・チモール

アミリス、サンダルウッド、パチュリー

バニラ、ベンゾイン

からだの活性化と強壮

クローブ、ベイ、シナモンバーク、カシア

ダマスクローズ、ローズウッド、タイム・リナロール、ゼラニウム・ブルボン、パルマローザ

ローズ・アブソリュート、ジャスミン、イランイラン、チャンパカ、ベンゾイン

からだの緊張緩和

からだのバランス調整と安定化

香りの世界へようこそ

1

「楕円形の」作用分布図 45

ここでは精油の本質を決定するほどの量が含まれる成分のみを取り上げており、通例、含有率がわずかで精油に独自性を与えているだけの成分は記載していません。それでも分布図を見れば、精油の作用方向ははっきりとわかるはずです。

円の位置、色、大きさ

● この楕円形の分布図は基本的に**4つの領域**からなっています。左側が興奮・活性効果のある成分群で、右側が主に緊張緩和作用のある成分群です。楕円形の上半分の成分群は心を開放する作用が強く、心を晴らし、脳代謝活性化作用があり、下半分に配置された成分群は肉体の充実感に大きな影響を与えます。

配置を見れば、左右上下にはっきりと分かれておらず、どの方向にも移行できることがわかります。成分群の中には、緊張緩和作用と興奮作用の両方を持ち合わせており、非常にうまくバランスを調整できるというものもあります。したがって、そういった成分は楕円の中央に配置しました。特に際立っているのは、楕円の中央に位置するセスキテルペン類で、これはセスキテルペン類が上から下、左から右というそれぞれ両方向の作用の中心に位置して、どの方向にもバランスよく作用することを示しています。

● 色も配置法と同じ考え方で分類してあります。主に刺激と活性化作用のある成分群（左側）は、青緑色から橙赤色にしてあります。この色の成分は、こころとからだを刺激する作用が強く、からだを温めて血行を促進する作用があることを意味します。黄緑から橙赤色であれば、さらに皮膚刺激作用と抗菌作用があることを示しています。

ブルー系（右側の水色、青、紫）は、からだと心の緊張をほぐし、冷やす作用があるものの皮膚に優しい成分です。中央に位置するグリーン系の色は、4つの方向の作用を結び、精神とからだを調節しバランスをとる作用があることを示しています。この色の成分は、特に皮膚に優しく作用します。淡い色調は、心に対する作用がより大きく、濃い色調はからだに対する作用の大きい成分を示します。

!　皮膚が、柔らかい、薄い、敏感、赤いほど、黄緑色から橙赤色で示された成分の使用に際して注意を払う必要があります。使用するときは、皮膚が炎症したり、アレルギー反応が現れることがあるので、できるだけ少ない量で使います。そのまま使用してはいけません！　赤ん坊、幼児、小児、高齢者の皮膚も敏感であるため、右側の成分群と中央の緑色の成分群を優先的に使うようにします（p.53、p.54）。

● 基本分布図（p.45）では、成分群を表わす色のついた**円の大きさ**はどれも同じにしてあります。各精油の分布表では、成分群の含有率に合わせて円の大きさを変えてあります。

ただし、円の直径を決める際には、成分の重要性も考慮に入れています。したがって、含有率はわずかでも、その成分が精油の特性に重要な影響を与えているときは、これを考慮に入れて、含有率に相当する直径よりも大きくしています。たとえば、レモンやオレンジなどシトラスオイルでは、主成分群の組成はほとんど同じですが、シネンサールなどの成分がわずかに含まれているだけで実質的に異なるオイルもあります。シネンサールはオレンジに独特の香りを与える成分で、10億倍に薄めてもまだ香りが残っているため、分布表に示しています。

1つの分析結果から代表的な結論を導き出すことは不可能です。したがって、記載してある含有量とグラフ表は、「複数の結果を総合した」もので、数値はさまざまな文献の結論と多数の分析結果から得たものです（p.25）。

主成分群から精油の作用を知る——ゼラニウム・ブルボンの例

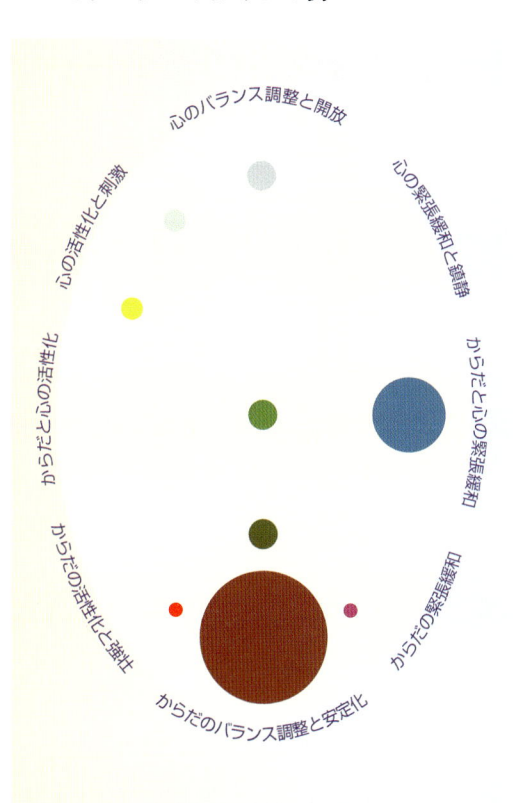

（楕円形分布図：周囲のラベル）
- 心のバランス調整と開放
- 心の緊張緩和と鎮静
- 心の活性化と刺激
- からだと心の緊張緩和
- からだと心の活性化
- からだの活性化
- からだの活性化と強壮
- からだの緊張緩和
- からだのバランス調整と安定化

ゼラニウム・ブルボンオイルの成分

成分	割合
モノテルペンケトン	50-65%（主にシトロネロール、ゲラニオール）
エステル	15-30%（主に酢酸ゲラニル）
モノテルペンケトン	5-10%（主にイソメントン）
セスキテルペン	5-8%
セスキテルペノール	5-7%
モノテルペンアルデヒド	5%（主にシトラール）
オキサイド	3-5%（主にローズオキサイド）
芳香族エステル	微量
オイゲノール	微量

特殊なケースについては、例を挙げて示しています。ゼラニウム・ブルボンのモデルを見た最初の印象は、この精油がからだと心に対して多種多様の強い作用を持つということです。

● いちばん目につくのは、抗炎症、抗菌、抗ウイルス、滅菌作用のあるモノテルペノール類含有率が高いことでしょう。主成分の円が下側中央にある精油は、免疫系を調整、刺激する作用があります。この主成分の円が刺激色でなければ、作用は強くても皮膚には優しいオイルです。

● 次に目に入ってくる円は、右半分にある青色の円です（エステル類）。この円の位置と色から、からだと心の緊張緩和と痙攣抑制作用のあるオイルであることがはっきりとわかります。この成分群にも優れた抗炎症、抗菌、抗ウイルス、抗真菌作用があります。

● 中央線上にいくつかの成分が並んでいます。これは、精油に心のバランスを調整し活気づける作用があるとともに、からだに対しても強壮作用があることを意味しています。この配置を持つオイルには、下垂体と内分泌腺を介して、ホルモン系と自律神経系を調整する作用があります。

● 左上にある小さな円は、心とからだを興奮させる成分です。ここでは微量しか含まれないため、からだにも心にも問題を生じさせることはありません。

成分以外に考慮すべきこと

楕円形分布図と成分の詳細な説明は、どちらかといえば精油の専門情報を提供するものです。これに加えて、患者はこの香りをどう思うか、という感情面も考慮に入れなければなりません。これは精油を選ぶ上で、たいへん重要な基準です。

化学専門用語の解説

芳香物質：香りを持つ物質の総称。植物と動物から得られる天然の代謝産物に加えて、合成化合物も含まれます。

芳香族化合物：分子がベンゼン環（別項）を必ず1つ持つことを特徴とする芳香物質。

ベンゼン：芳香のあるもっとも単純な環状炭化水素化合物で、あらゆる芳香族化合物の基礎となる分子 (p.38)。

ベンゼン環：ベンゼンの構造式（別項）に由来。ベンゼン環は、フェニル環または芳香族環と呼ばれることもあります (p.38)。

C：炭素の化学記号。ラテン語の炭素「*coboneum*」の略。

誘導体：ラテン語の「誘導*derivore*」に由来。1つの化学的化合物（別項）から誘導された新物質。基本構造は元の化合物と同じです。

官能基：元の化合物の特徴と構造を持つ原子または元の芳香物質の特徴と構造を持つ原子基（アルデヒド基、ケトン基など）。

基本構造：化合物の基本となる骨組み。

H：水素の化学記号。ギリシャ語の「水素*bydrogenium*」の略。

異性体：分子式（別項）が同じで、分子構造が異なる化合物。化学的および物理的特徴も異なります。ただし、光学異性体（別項）は例外です。

光学異性体：偏光の回転方向（施光性）が逆であることが唯一の相違点である一対の分子。回転方向（右か左）によって、芳香物質の生理的特徴が変わります。

イソプレン：5個の炭素原子（C）と8個の水素原子（H）からなる生化学的基礎構造の1つ (p.29)。

イソプレノイド生合成：生体はイソプレンからさまざまなテルペン類を作り上げます (p.29)。

O：酸素の化学記号。ラテン語の*oxygenium*＝酸素の略。

構造式：化合物それぞれの持つ原子の種類と数、さらに立体的な並び方（構造）を光学的に示したもの。

分子式：化合物中の各原子の数と種類。

テルペン類：化学基礎構造であるイソプレン類を少なくとも2つ持つ分子。この他にも2-3個の官能基（別項）を持ちます。

化学化合物：少なくとも2つの要素（原子）からできた物質。

アロマセラピー実践のための基礎知識

2

- 治療の可能性と限界、ケアのヒント
- 適切なオイルの選び方
- 正しい用量と品質
- ブレンドという技巧

治療の可能性と限界

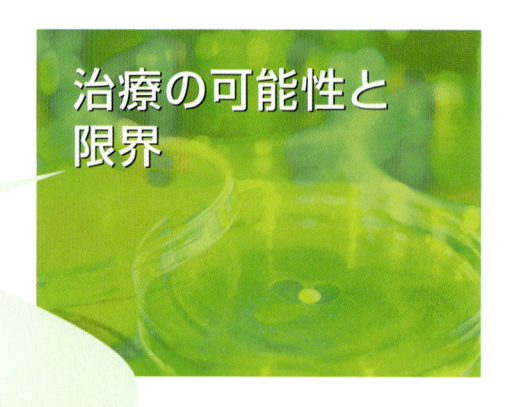

精油の香りが多彩であるように、使用法も多種多様です。精油にはからだと精神の両方を治癒し充実させる作用があり、治療やケア分野、セルフトリートメント、美容、ウェルネス分野で幅広く使うことができます。

アロマケア──アロマセラピー

アロマケアとは：ウェルネス、日常の健康管理、手入れ

アロマケアと聞くとわたしたちはまず、からだと心の総体的な充実感を得たり、美容のために精油を利用することであると考えます。

精油は、全身ケア製品、化粧品、マッサージオイル、入浴剤、アロマランプなどに加えることのできる効果の高いオイルで、スキンケア、からだの抵抗力や自己治癒力の向上、強壮、集中力増強、リラックス、鎮静、性欲増進などに役立ちます。

アロマケアというとまた、日常の健康障害を解消するために家庭で行なうもの、病院のケア部門で専門家が精油を利用して行なうものであるとも考えられています。

アロマケアは、睡眠障害、イライラ、不安、混乱、食欲不振、抑うつ性不機嫌、憤激など気分障害のあるときに精神のバランスを調整するのに役立つ一方、風邪、筋肉痛、消化障害、皮膚の炎症、軽い創傷などからだの健康障害にも効果があります。アロマケアには、スキンケア、入浴、洗浄、パック、吸引、塗擦、軽いマッサージなどあらゆる形のケアが属します。

アロマセラピーとは：セラピストによる治療・処置

アロマセラピーはフィトセラピー（植物療法）の一分野で、本書では治療を目的とした精油の使用法のことをいいます。ドイツ立法機関に従うと、施術できるのは「治療を職業として実践する許可を受けた」者、言い替えると医師と治療師のみです。ただし、家族による家庭内でのケアなど、いわゆる「伝統治療法」は、この限りではありません。

アロマセラピーは、解剖学、生理学、病理学、さらに植物学、植物薬理学の知識を十分に備えていることが前提条件であり、診断能力も要求されることから、ドイツでは職業補助教育でのみ習得できます。優れたセラピストは、必ずこうした基礎知識と能力を備えていなければなりません(p.6)。

アロマセラピーとホメオパシー

ホメオパスの中には、精油はホメオパシー療剤の作用を侵害するものであり、抵抗力を弱める「環境ストレッサー」の1つであると考えている人もいます。ただし、この考えは学術的に証明されてはいません。この考え方に反して、精油には常にからだと精神の免疫を刺激する作用もあります。

長年にわたる実践経験から、この2つの自然療法は相補しあうことはあっても、決して作用を妨害しあうことはないことがわかっています。

セルフトリートメントの限界

精油を健康障害の治療に使うときには、必ず次の点に気をつけてください。まず、病気の中には医師や治療師が原因を明らかにしなければならないものが多くあります。その原因に応じた治療法を決定できるのは、医師と治療師だけです。その上で、総合的な作用を持つアロマセラピーが、その治療法を補充し、治療の幅を広げるのに有用となります。

- 医師または治療師が診断や治療を施すべき時期を知るには、「精油を使った症状別治療法」の章（p.239以降）を参考にしてください。
- 推奨するレシピの多くは、補充療法として実践することと限定しており、医師や治療師の施す治療に替わるものではありません。
- 特別な症例で、アロマセラピーが本当に適切な治療法であるかどうかが疑わしいときは、セラピストに相談してください。精油による治療法に固執せずに対応するセラピストは、増加する傾向にあります。
- たいした健康障害ではないと考えて、医師に相談せずに精油で治療しようとする人は、治療開始から3日経過してもまだ障害が消えなかったり、治療を中止するとすぐに再発したら、必ず医師か治療師の治療を受けてください。これは非常に重要です。
- 重要事項：痛みが強かったり原因不明のとき、高熱のあるとき、傷口が開いているとき、重度の火傷や熱湯傷のあるときは、必ず医師の診察を受けましょう。

病院と救急のフィトアロマケア

精油を使った治療は、責任重大なケア業務の中で、重要な分野の1つです。フィトアロマケアによって、ケアという業務に新しい可能性が見出されて、利用する人が、ここ数年増加しています。

- 業務に創造力と自己責任が必要
- 心が晴れて仕事が楽しくなる
- 精神社会的な介護作業にやりがいを見出す
- 充実感を得られる小さなオアシスを創ることで、患者とその家族から好意的なフィードバックが得られる

ケアのプロセスは、特別な状況にある病人を総体的かつ個人的に観察して作ったコンセプトを基にします。その中心にあるのは、健康維持と回復を求める患者と、その経過を手助けするケア提供者です。ほかの補完療法と同じように、精油によるケアもまず患者の自己治癒力を活発化しなければなりません。しかし、これだけではありません。

ケア法はいろいろありますが、ケア提供者も利益を得られるのは精油を使用した療法だけです。精油の作用は、患者だけでなく、使用場所全体にも広がるからです。看護従事者、医師、家族などが、精油の心地よい香りに魅かれて病室に長くとどまっていたいとすれば、これもまた患者の快復に貢献することでしょう。

病室の匂い

病院に行った人は、入った瞬間に多くの人にとって不快で不慣れな匂いに取り囲まれた気分になり、その「苦悩の館」に対する不安が強くなります。重病患者にとっては、この建物の中に長く滞在しなければならないということ自体が苦痛であることも少なくありません。

過剰な世話と供給という病院の環境で過ごす病人たちは、どんどん虚弱になり、孤独感や意気消失を味わうことが多く、感覚を刺激する

ものも不足しがちです。したがって、心地よく感覚を刺激すれば、心と精神に好ましい作用がもたらされます。

香りを介して、素晴しい思い出や感情が呼び覚まされれば（p.12）、生きることに対してまた別の喜びが出てきます。その上もちろん、自分が忘れ去られていないということにも気づきます。

簡単なアロマランプを使うだけでも、喜びや生きる勇気を新たに与えることができ、病室の雰囲気も明るくなるでしょう（p.284）。ただし、大部屋の場合は、その香りをほかの患者がどう感じるかという点も考慮に入れなければなりません。たとえば、精油を数滴たらしたハンカチを枕元に置いておけば、その患者はほかの患者を邪魔せずに精油の香りを楽しむことができます。

昏睡状態の患者

精油の香りは快感や快楽をもたらすという点から、昏睡状態の患者に使うことにも大きな意味があり、精油で優しくマッサージすれば、全身状態にもプラスに作用します。

処置に時間をかけるとともに、慎重に精油を選び、低い用量で使えば、確実に効果が得られることが経験からわかっています。

昏睡状態にはさまざまな深さや段階があるため、精油を使用する際には必ずこの点に配慮し、担当医師や家族と相談して使用しなければなりません。こうした理由から、本書では処方済みの標準ブレンドを推奨していません。

治療目的で精油を使用する際の責任と安全保証

「フィトアロマケア」部門は、必ず、精油、その作用機序、さらに適合するキャリアオイルに関する十分な知識を持つ看護者が担当すべき部門です。

フィトアロマセラピーによる治療は、担当医師が施すか、医師が書面にて同意した看護職員が医師の責任の下で施します。治療法の開始に当たっては、必ず患者または患者の家族と予め話し合っておく必要があります。

記録の重要性

患者の保護のために、次の事項を記録しておくことが大切です。
- 病歴
- 診断
- 徴候
- 選択した精油
- 用量
- 使用法
- 使用期間
- 経過と成果

p.306とp.307に、病院で実施されたアロマセラピー法とアロマケア法の計画と成果を記録した例を2つ示してあります。

! アロマケアは、常に総合的に作用し、からだ、心、精神を平等に快適にするという点で、非常に優れた「技（わざ）」であるといえます。ただし「技（わざ）」には技術が必要です。したがって、作用、正しい使用法、用量、精油に求められる品質に関して十分な知識を持つことが重要です。

適切なオイルの選び方

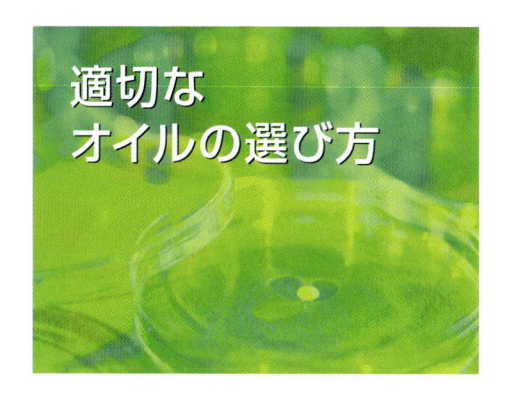

治療を施す人が、治療のための精油を自分自身で選ぶには、発症の原因となるからだと心の問題を認知する能力を持ち、さらに各精油、その成分と作用に関する知識を持っていなければいけません。

「精油を使った症状別治療法（p.239以降）」の章では、初心者がアロマケアとアロマセラピーを実践しやすいように、効果が実証されている多くの精油とブレンドを掲載しています。

病歴を知っておく

アロマセラピーもほかのセラピーと同じように、専門知識を持った人が責任を持って使用することが前提となります。

セラピーに精油を使うときには、セラピストが患者の背景にある病歴と身体検査結果を知り、親身になって患者と細かい点まで話し合うことが前提条件です。

セラピーを施すときの重要事項

現在の精神状態または身体状態——健康であるか病んでいるのか

健康な人は、ウェルネスや日常のボディケアに精油を使い充実感を楽しめれば、健康維持のために有益です。

病気の人は、精油を使う際には、精油の種類、用量、使用法などいくつかの要素を考慮に入れる必要があります。

- 投薬、化学製剤の長期投薬、薬用軟膏の使用（特にp.227に記載してある鉱油ベースのもの。損傷のある皮膚は健康な皮膚とは別の反応を示すため、こうした軟膏を使用すると接触アレルギーがよく起こります）。
- 代謝、排泄
- 皮膚の状態、例えば長時間横たわった後など
- 循環系の状態、血圧
- 精神状態

この中のどれか1つにでも注意を払わなければ、予期していなかった反応が起こり、精油だけに原因があると考えられてしまいます。

使用者の年齢——乳児、幼児、高齢者

精油は脂質親和性があって組織内にすばやく浸透し、血液脳関門も越えることがあるため、まだ泉門のある乳児の頭部には決して使用してはいけません。

セルフトリートメントと家族による治療

- セルフトリートメントに使うときにも、まず次の事項を注意深く自問することが重要です。どのような健康障害（症状）が見られるか。原因は何か。からだに障害が現れたとき、精神的な原因、たとえば腰痛が現れる前に緊張やストレスなどがあったかどうか。
- 本書の「精油を使った症状別治療法」の章には、選択肢として複数の精油とブレンドを掲載してあります。病歴と「精油とキャリアオイルのすべて」の章に記載してある精油の情報のほかにも、選択肢の中から本当に適している精油を選ぶためには、実際に香りを試してみるのもよいでしょう。

ただし、p.51のコラム「セルフトリートメントの限界」に記載してあることに注意してください。

乳児の皮膚構造は、成人の皮膚構造とは異なり、細胞間の接合物質がまだ完全に成熟していません。したがって、乳児と幼児には成人とは違う精油と用量が必要となります。
　精油の種類と用量だけでなく、キャリアオイルを正しく選ぶことも重要です。シアバター、ヤシ油、アーモンド油などは非常に適した性質を持っていることが経験からわかっています。
　高齢者の皮膚には、よく変性が見られ、皮膚が乾燥していたり、羊皮紙のように薄くなっていたり、ほとんどの場合は損傷が見られます（接触アレルギー）。これは、鉱油ベースの薬用軟膏(p.227)を使いすぎることに加えて、たいていは使った軟膏の使用期限がはるかに過ぎていたことが原因です。したがって、好ましくない反応が現れると、その原因は精油にあるとすぐに考えられがちですから、精油の種類と用量は慎重に選択し、特に皮膚に優しい精油だけを選び、低用量(p.58)で使うようにします。

社会的環境——生活習慣、職場の環境、住居、パートナー

　人の生活様式が重要でないと考えるのは間違いです。パートナーとの関係に満足していますか？　仕事はうまくいっていますか？　不健康な生活習慣は、循環障害や睡眠障害などさまざまな健康障害の原因になることがあります。食事の時間が遅すぎたり、間違った食生活をしていると、消化障害が起こることもあります。騒音が長期的なストレスになることもあります。部屋の湿度が高く、空気の入れ替えをしないとカビが発生し、病気の原因になる障害因子になる可能性があります。
　以上のことから、正しい精油を選ぶためにも、障害の原因を突き止める必要があるといえます。

食習慣——偏った栄養、感覚過敏

　間違った食習慣と偏った栄養が続くと感覚過敏となることがあります。多くのインスタント食品やコーラなどの飲料には、かなりの量のシナモンが含まれており、こうした食品を通してシナモンを習慣的に摂り続けると、シナモンオイルに対してアレルギー反応を起こすことが認められています。毎日シトラールを含むオレンジジュースを飲む人は、シトラスオイルに対して反応することがわかっています。こうした相互関係をはっきりさせておくことが必要です。同じように、患者が定期的にセージやフェンネル（ウイキョウ）などのハーブティーを大量に飲んでいるかどうかという点も重要です。量が多いときは、セージやフェンネルなどのオイルは使用しないのが賢明でしょう。

体質——個人的な要件、素質

　治療を成功させるための精油とブレンドを選択する際には、身体状態とともに各人の体質タイプを考慮に入れた精神状態にも注意する必要があります。
　たとえば、傷の手当など純粋にからだだけの問題に対しては、薬理学的視点で精油を選びます。しかし精神的な問題が背景にあるときは、憂鬱質(慎重)、胆汁質(情熱的)、多血質(楽天的)、粘液質(冷静)など患者の体質タイプに合った精油をブレンドする必要があります。

● 無力質とか神経質とも呼ばれる**憂鬱質**の人は、どちらかといえば内向的で感受性の高い人であり、うつ状態になりやすかったり、神経質で性急な行動をとりがちです。こういう人は典型的に乾燥した冷たい手をしており、バランスを再調整する精油を選びます。どちらのサブタイプの体質も、気分を爽快にする精油が効果的です。うつ病タイプ用オイルにはからだに活力を与える要素があり、神経質タイプ用オイルにはからだを鎮静リラックスさせる効果があります。感受性の非常に高い人でも、たいていは低用量ですでに効果が見られます。

● **胆汁質**は、すぐに興奮する外向的な人で、乾燥した温かい手をしています。このタイプの人には、鎮静、バランス調整、リラックスなどの作

用のある精油を高用量で使う必要があります。
- **多血質**は、楽天的で人生を享楽する人で、気分の変わるのが激しく、極端を好みます。手は温かく湿っています。このタイプに一番合うのは、豊かで風味のある花の香りです。セルフトリートメントでは、ついつい多めに使う傾向があるので注意します。
- **リンパ質**とも呼ばれる粘液質は、興奮しにくく、怠惰な傾向があり、湿った冷たい手をしています。このタイプには、興奮作用、人格構造を与える作用、元気をもたらす作用のある精油が必要です。

精油の選択

責任を持って精油とキャリアオイルを選択するには、成分とその作用機序の基礎知識を持っていることが前提条件です。

それに加えて植物学の知識があれば、多数の精油から適切な候補を見つけ出し、間違ったオイルを選ばないようにするのに役立ちます。

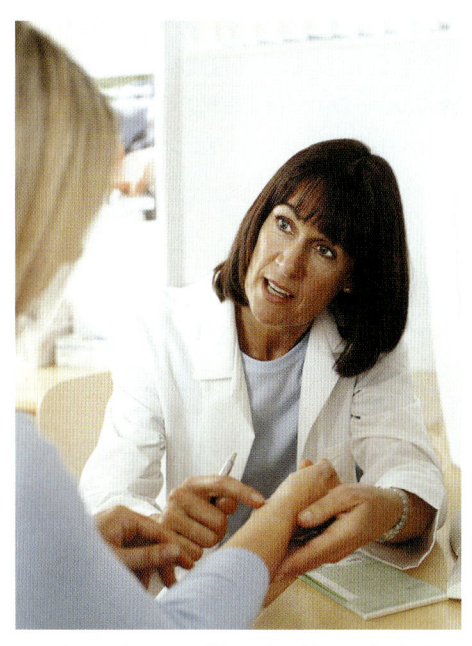

アロマセラピーでは、詳細な病歴を知ることがあらゆる治療の基本です。

名は体を表す

- まず役に立つのが植物の科名です。たとえば、セリ科の植物から抽出される精油は、どれも香りと作用が似通っているということがわかり有益です。ミカン科に属するときは、必ず柑橘類の植物です。
- これよりも重要なのは、原料植物の名前を**ラテン語で記載した学名**です。これを知っていれば、精油の種類での混乱を避けることができます。たとえば、スパニッシュマジョラムの学名が「*Thymus mastichina*」であることを知っていれば、これがマジョラムではなくタイムであることもわかります（p.192）。ラテン語の学名がなければ、多種多様な原料植物を分類することはできません。その上、この分類は世界共通です。すなわち、アジアでも南アメリカでもアロマセラピストであれば、「*Lavandula latifolia*」を使うときには、これがスパイクラベンダーであって、その作用は主に気道疾患であることを知っています（p.129）。
- ローズマリーオイルは「*Rosmarinus officinalis L.*」といいますが、たとえば「Rosmarinus oft. L. CT Cineol」という**ケモタイプの表示**があれば、これはローズマリー・シネオールであるなど、どのローズマリーオイルであるか正確にわかります（p.181）。
- 多くの場合、精油を抽出する**植物の部位**によって、精油の特質を知ることができます。たとえば、根から抽出した精油であれば、精神を安定させる作用が特に優れていることがはっきりしています。

成分と作用機序について

「精油とキャリアオイルのすべて」の章（p.75以降）に、学名、成分、作用機序、適応症など精油に関するあらゆる重要な情報を記載してあります。さらに、p.288以降の表を見れば、適切な精油を見つけることができるでしょう。まずはじめは、「精油を使った症状別治療法」の章（p.239以降）で推奨されているブレンドを利用するのが一番簡単です。

成分に関する知識がいかに重要であるかを示す例を挙げてみましょう。ケトン類を含む精油を使うときは常に、原産地、品質、ケトン類の種類、濃度などを正確に知っておく必要があります。十分な情報がないときは、決して内用してはいけません（p.35）。

香りのテスト

特に精神的な病因による健康障害のあるときや、室内の芳香に使うときには、必ず香りを試してみましょう。その香りは、あなたが担当する患者にとって現時点で快適なものですか？　香りの認識は非常に主観的で、その上、気分にも左右されます。今日気に入った香りでも、次の日には不快に思うこともあります。

ただし、香りは小瓶の中では非常に濃縮されているため、直接嗅いでも間違った印象を得るだけです。たとえば精油の中にはシストローズなど、そのままではどちらかというと不快な匂いがするものの、希釈すると本来の快適な匂いが広がるものも少なくありません。

小さな紙片に精油を1滴たらして、香水のテストのときと同じように少し振ってから匂いを嗅いでみましょう。

ただし、香りのテストが役に立たないこともあります。たとえばティートリーオイルは、蚊に刺されたときの痒みにもっとも効果がありますが、その匂いはというと、多くの人にとってとりわけ好ましいものではないことも事実です。また、傷や火傷の手当には、薬理作用だけを考慮にいれて治療に使う精油を選択しなければいけないこともあります。

忍容性テスト

アレルギーの出やすい人は、選択した精油に対して忍容性があるかどうか、使用前に必ず確認しなければなりません。p.65の囲み欄を参照してください。

ブレンドの調整

本書ではブレンドをいくつか紹介していますが、たとえばその中の1つだけオイルが手元にないときなどは、ブレンドを調整しても構いません。

- p.288以降の表は、似た作用を持つ精油が一目でわかるようになっています。
- 新しく加えるオイルがブレンドとうまくマッチするかどうかは、匂いを試して判断しましょう。
- 相乗効果に関してはp.61を参照してください。
- 表示用量は守ってください（0.5〜1％のブレンド）。代わりに加えるオイルの香りがかなりきついときは、まず1滴だけ加えてみます。
- ブレンドの中で指定されている油脂は、通常ほかのもので代用できます。ただしカロフィラムオイルの静脈安定作用など、その油脂の持つ特

全て書き留めておきましょう。

- ケアやセラピーに従事している人は、施した治療は残らず書き留めておきましょう（p.52）。
- セルフトリートメント用のオイルや、家庭の救急箱に入れてあるオイルも、誰のどの健康障害にどのブレンドを使ったら効果があったかということを常にメモしておきましょう。
- ブレンドの小瓶には、内用、使用目的、ブレンド日を忘れずに記載しておきます。

定の治療効果がはっきりと期待されているときは代用できません。

🌿 アロマトグラム——ひとりひとりの目的に合った治療のための基盤

アロマトグラムは、精油を使って感染症患者ひとりひとりに見合った治療を施す際に役立ちます。

アロマトグラムは、患者から分離した病原菌か、標準を決めるための実験用菌株を使用して、これらの病原菌に対する各精油特有の抗菌、抗真菌作用を証明する試験の結果から得られます。アロマトグラムでは、さまざまな精油を使って一連の試験が実施されるわけですが、その方法は比較的簡単であるものの、特別な病原体に対して最も活性のある精油を簡単かつ正確に選ぶことができます。

時間がたつうちに、ペトリ皿中に菌発育阻止帯が現われます。これは目視できる上、測定結果も正確で、このことからもアロマトグラムは信頼性が高く繰り返し利用可能で、さらにいつでも比較対照として使える標準的な試験法であるといえます。

ただし、ほかのIn-vitro試験（耐性記録など生体外の試験）と同じように、この結果は生体である患者にも通用するわけではありません。たとえば、in vivo（生体内）の治療では 患者の免疫能などアロマトグラムでは測定できないほかの重要事項もあります。

抗生剤との併用

アロマトグラムは、薬理診断の補助として、アロマセラピーのために単独でも利用できますし、抗生剤と併用しても構いません。

全身に作用する抗生剤と、局部的に直接作用する効果実証済みの精油を併用すれば、たいていは抗生剤を単独で使用するよりも感染症を早く治療することができます。さらに併用療法すると、抗生剤だけを使った治療よりも作用が長く続きます。

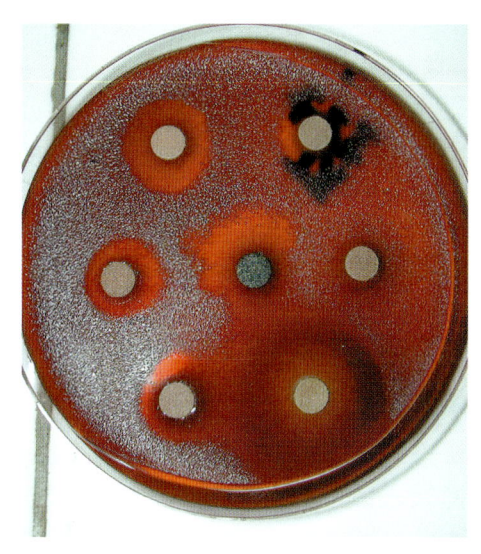

アロマトグラム：精油を浸した検査紙の周りに、検査菌株の発育の見られない阻止帯が現れています。阻止帯が大きいほど、精油の効果が高いことを示します。

アロマトグラムを補助的に使用したアロマセラピーは、抗生剤に耐性のある病原細菌が原因の感染症に対する代替療法としても有効であることが実証されています。

試験方法

アロマトグラムの作成方法は、特定の病原菌に対する抗生剤の有効性を検査する耐性記録の作成方法とほとんど同じです。アロマトグラムでは、精油の有効性を調べます。どちらの方法も、実験室でペトリ皿を用いて（すなわちin vitroで）実施します。特別に用意した寒天培地に、患者から分離した病原細菌または実験用対照菌株を標準化した濃度で接種します。培地上に、規定量の精油を浸した検査紙を置きます。精油は培地で拡散し、作用の大きさに従い検査病原細菌の発育を阻止します。すると検査紙の周りに病原菌が発育しない、いわゆる阻止帯が形成されます。最低18時間培養した後、個々のペトリ皿中の阻止帯を測定評価します。この測定値と、標準対照を用いて阻止帯を評価したものがアロマトグラムです。

試験実施のための条件

アロマトグラムを使ってうまく治療を行うためには、次の重要な基準を必ず満たしている必要があります。
- アロマトグラム作成には、純度100％の精油を使用すること。
- 精油の正確な学名とケモタイプを控えておき、その精油をアロマトグラムと治療に用いること。
- 精油のロット番号を控えておくこと。アロマトグラムに使用する精油と、このアロマトグラムに従って治療用として選択した精油のロット番号は同じでなければなりません。
- サンプリングのための実験室の規定値を守ること。
- 各精油の作用機序や、皮膚、粘膜、使用部位毎、全身への使用量を正確に知っておくことが不可欠です。治療の前には必ず忍容性テストを実施すること（p.65）。

適応症

フランスのこれまでの臨床経験から、アロマトグラムを使用したアロマセラピー単独療法または抗生剤との併用療法が、次の症状に特に有効であることがわかっています。
- 婦人科：膣感染症
- 泌尿器科：尿路感染症
- 耳鼻咽喉科（HNO）：特に副鼻腔炎、咽頭炎
- 気管支疾患
- にきびなどの皮膚疾患

用 量

パラケルススの残した名文「用量によって毒にも薬にもなる」は、決してアロマセラピーについて語ったわけではありません。しかし、アロマセラピーでは作用物質が高濃度で含まれる精油を使うことから、正しい用量が重要な役割を担うことは確かです。

アロマセラピーとアロマケアでは、もちろん例外のない決まりはないように異なる場合もありますが、たいていは低用量で精油を使います。では、低用量とはどれくらいの量でしょうか。そしてどのような単位があるのでしょうか。

生理的用量

- 基本的に「生理的用量」とは、混合しても問題のない複数の精油がブレンド中に合計1％含まれる用量です。

1％ブレンド：100mℓのキャリアオイルに複数の精油を合計20滴（およそ1mℓ）加えたもの。
- キャリアオイルに1種類の精油だけを混ぜることを調製といいます。皮膚を刺激する精油（シナモンオイルなど）や、ケトン類含有率の高いオイル（セージオイルなど）は、1％の調製では配合率が高すぎるため、配合率を最大でも0.5％とします。

0.5％の調製：100mℓの油脂に精油を1種類だけ10滴（およそ0.5mℓ）加える。

単 位

ブレンドや調製では、滴、ミリリットル（mℓ）、グラム（g）またはミリグラム（mg）という3つの単位が用いられます。

この中で最も客観的な単位はグラムです。高粘度のオイルでは18滴ですでに1gの重さになりますが、低粘度のオイルでは1gにするには22滴必要です。さらに、スポイトにもさまざまなモデルがあるため、1滴の大きさも一様ではありません。

それでも日常使う少量のブレンドや調製は、従来、滴で表わされています。したがって本書のレシピでは、通常販売されている小瓶についた標準的なスポイトを使うということを前提に、滴を単位として採用しています。

- 20滴＝精油およそ1mℓまたは1ｇ（粘度によって多少変動）
- 1㎎＝およそ0.02滴

オイルの品質

精油には、植物由来の作用物質がぎっしりとつまっています。たとえばメリッサオイル1kgを抽出するためには、少なくとも植物材料が6t必要であるということからも、作用物質の含有濃度が高いことがはっきりとわかるでしょう。

充実感を高めて健康障害を治したい、そして精油を皮膚や粘膜に直接塗りたいと考えるならば、必ず精油の品質に注意しなければ、効果や忍容性も計れませんし、好ましくない副作用が現れることもあります。

精油は、皮膚にそのまま塗ってもよいという例外もありますが、通常はキャリアオイルで薄める必要があります（p.224）。油脂類を購入するときも、最高品質のものを選ぶようにします。最適なのは、使用期限が記載されている調整有機栽培のコールドプレスオイルや浸出オイルです。鉱油ベースで製造されたキャリアオイルは決して使用してはいけません（p.7、担体作用）。

精油を正しく購入するために

店頭や薬局で販売される精油の数は、いつの間にか膨大となり、その価格もピンからキリまでです。通常は品質に比例しているといってよいでしょう。

品定めをする際には、次の基準を参考にしてください。

良質の精油を選ぶ基準

販売者のラベルと価格リストに、次の事項が記載されていること。

- 「100％ピュアオイル」
- 原料植物のラテン語学名
- 無い場合もありますが、ケモタイプ（CTまたはC.T.）
- 原料植物のドイツ語名
- 原産地
- 栽培法：

kbA	調整有機栽培、
demeter	デメタ（Demeter）に認証されたバイオ農法品質
Ws	野生採取
kanv.	従来の栽培法（化学肥料、殺虫剤、除草剤などを使用）、
rück.	残留物検査済み

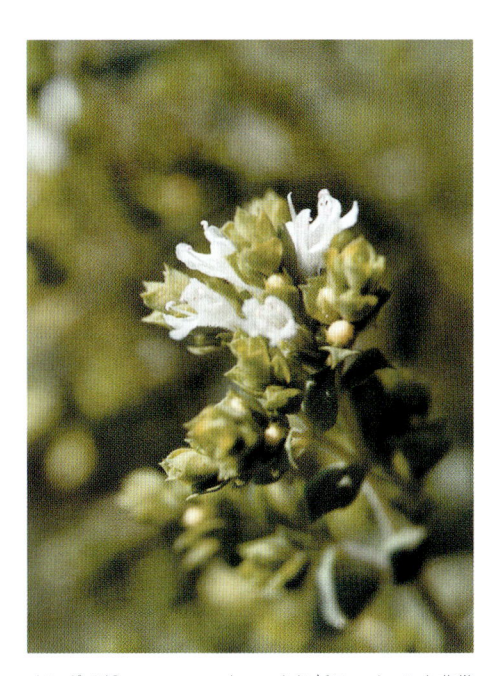

オレガノ（Oreganum vulgarae）などフェノールを非常に多く含む精油は皮膚刺激作用が強いため、必ずキャリアオイルで薄めて使用します。

植物の栽培条件が自然に近いほど、質が高く、残留物の少ないオイルが得られます。以下に、使用に際しての重要事項を挙げます。

- オイルの抽出部位（たとえばアンジェリカでは、根であるか種子であるかなど）。
- 抽出方法：抽出に使用する溶剤の名称、オイルの残留物確認検査の有無。
- 添加率や混合率——アイリスオイルは希釈しなければ高価すぎるため、エチルアルコールに1％の割合で配合されたものが販売されています。
- 正確な充填量（表示単位ml）。
- 使用上の注意（p.25）。
- ロット番号（同品証明）。

きちんと評価して精油を購入する！

- 基本的には、十分かつ専門的なアドバイスを得られる店で購入すること。
- 品質の確かなオイルを購入すること。原料植物が自然な条件で栽培され、抽出時に残留物検査が実施されていることが表示されていれば、価格は低くありません。ほかのオイルで希釈していないオイルや、「ネイチャーアイデンティカル」オイル（p.23）と混合したオイルは、市場に多く出回り要注意の格安悪質オイルに比べると高価です。
- オイルを集中的に嗅いだり、別のオイルと匂いを比べてみれば、オイルの評価に役立つこともあります。
- 動物の犠牲の下で作られた精油は買わないようにします（p.21）。
- 市場には、100％ナチュラルオイルとしては決して製造できない（合成）オイルも出回っています（p.23）。

! 次に挙げる植物から抽出された精油は、成分に問題があり使用してはいけないため購入しないでください。

ヘンルーダ、キダチヨモギ、ビターアーモンド、ボルド、ビターフェンネル（p.102）、インドショウブ、サビナジャクシン、アカザ、ヨモギ、ホースラディッシュ、サッサフラス、ニオイヒバ（p.27）、ボレイハッカ（p.27）

正しい保管方法

精油の効果と香りの質を長持ちさせるために、次の点に注意してください。

光と高温から守る

- 精油は濃度が高い物質で、光にとても敏感に反応するため、必ず濃い色の小瓶に保存します。ブレンドの中には、自然化粧品店、自然食品店、薬局などで、さまざまなサイズで販売されているものもあります。
- オイルは激しい温度差が続くのを嫌います。一定の常温で保管していれば、長く品質を保つことができます。
- 酸素と接触し続けるとよくないため、不必要に開けたりせず、使用後は必ずきっちりと蓋を閉めます。

熟成過程と使用期限

- ローズオイルなど精油の中には、良質のワインと同じように時間の経過とともに熟成し、質が向上するものもあります。
- 精油は基本的に正しく保管していればたいへん長持ちします。ただしシトラスオイルは例外で、抽出法が特殊であるため、品質が維持されている期間が限られています（1-2年間）。特に暖かい季節には、冷蔵庫で保管してください。製造者によって、製造年や使用期限が表示されていることもあります。
- ほとんどのキャリアオイルも、平均1年と使用期間が限られています。ただしホホバオイルだけは何年も保管できます。精油と混合すれば、精油の滅菌作用で長く保管できます。光と激しい温度差から守らなければいけません。
- 精油の匂いがはっきりと変わったら、質が損なわれたということです。

ブレンドという技巧

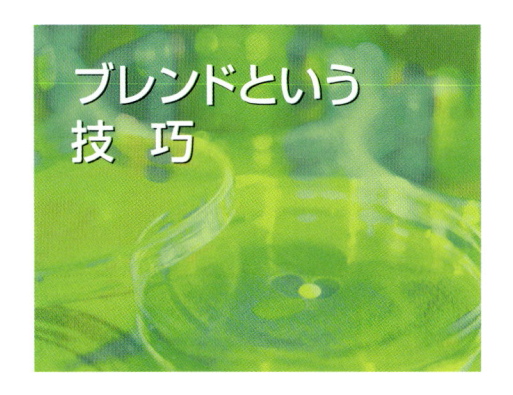

香りは音響と同じです。1つ1つの音だけではまだ音楽とは呼べず、それが集まったからといって心地よい響きが奏でられるというものでもありません。素晴しい作曲のためには、知識と創造力、それに練習が必要です。

精油は混合することで作用が強くなります。これは精油どうしが相互に作用しあう（相乗効果）のためです。自分でブレンドすれば、あらゆるオイルを使って、用途に合った世界に1つしかないブレンドを作ることができます。さらに、香りも、健康によいものがどれも「健康的」な香りがする必要はないわけですから、使う人の好みに合わせることができます。以上のように、ブレンドで大切なことは、1つには作用であり、もう1つにはアロマケアとアロマセラピーで精油の香りを最大限に利用する技であるといえます。

ブレンドの手引き

たとえ「完璧な」嗅覚を持っていなくても、まったく問題なく独自の精油をブレンドすることができます。香りを使って作業をしていくうちに、香りに関する知識や違いなどがわかるようになってきます。鼻に頼るのも重要ですが、精油の作用に関する知識も必ず利用しましょう。

精油の相乗効果を利用する

相乗とは、選択した精油とキャリア物質が、調和しながら互いに作用を補足したり強化しあうことを意味します。

まず、使う目的は何か、その目的を実現させるために必要な精油はどれか、ということを自分に問いかけてみてください。

一　例

気管支疾患の治療に必要なブレンドには、喀痰溶解作用、去痰作用、消炎作用、抗菌作用、抗ウイルス作用のある精油が必要です。ここから、オキサイド類（ローレル、カヤプトなど）、モノテルペン類（ホワイトファー、グレープフルーツ、アンジェリカルートなど）、モノテルペノール類（パルマローザ、ベルガモットミントなど）を多く含む精油を選ぶことがわかります。

その上で、精神状態も考慮に入れるとよいでしょう。たとえば、神経質でストレスのある人を治療する場合は、緊張緩和作用のあるエステル類やセスキテルペン類を含む精油（ベンゾイン、真正ラベンダー、シダーウッド、イランイランなど）も選択肢に入れます。

下に示すのは、胸部マッサージ用オイルの2%ブレンドの一例です。

スイートアーモンドオイル50mlに対して、グレープフルーツオイル5滴、ローレルオイル6滴、ベルガモットミントオイル4滴、ホワイトファーオイル2滴、イランイランオイル1滴、ベンゾインオイル3滴。

用量を決める際には、精油の刺激作用（p.8）と香りの特徴を重視しましょう。

トップノート、ミドルノート、ベースノート

調和のとれた素敵な香りのブレンドを作るためには、調合の際には調香師になったつもりで取り組みます。調和のとれたブレンドには、必ずトップノート、ミドルノートそしてベースノートが含まれています。この3つの要素を入れれば、ブレンドで失敗することはありません。

● **トップノート**は、最初に認識される「第一印象となる」香りです。

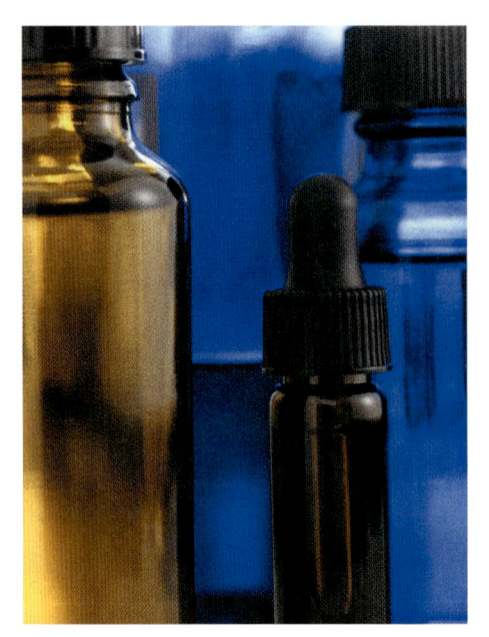

精油の相乗効果を利用しながら、調和のとれた香りを作り上げる——これこそがブレンドという技巧です。

主なトップノートにはシトラスオイル、レモンバーベナ、レモングラス、リツェアクベバなどがあります。
● トップノートとベースノートを調和よく結びつける要素が**ミドルノート**です。ミドルノートは「中間の香り」という役割を担い、実質的にブレンドの特徴を左右します。フラワーオイルならどれでも使えます。
● **ベースノート**には、樹脂、木材、スパイス、根からとれる精油が使えます。
● 種子、葉、ハーブからとれるオイルは、3つのノートの**「間奏」**として使えます。
以上のように、香りのノート、作用そして相乗効果を考慮に入れれば、最適な治療効果と心地よい香りの両方を兼ね備えたブレンドを作ることができます。

調香

調香を始めるときには、まず自分のお気に入りの香りを使ってみましょう。トップノート、ミドルノート、ベースノートを少なくとも1つずつ入れて、オイルの総数を3-5種にした「全体を把握できる」構成にします。
● キャリアオイルには、ホホバオイルを10mℓ使います。ホホバオイルはほとんど香りがないため、練習に使うのに最適です。
● それぞれの香りを嗅いでみて、混ぜたときに合うかどうか想像してみましょう。
● ブレンドするときは、まずベースノートとして使う精油から加えます。ベースノートとして使う精油は香りが強いため、使う量はほんのわずかにします。キャリアオイルに、まず1滴だけ加えてみましょう。
● ミドルノートも同じように1滴から始めます。
● トップノートを最後に加えます。これは少し多めに加えて構いません。
●「角のない」香りにしたいときは、ベースノートを変えるのは最後にします。まずはミドルノートを加え、必要に応じてトップノートの量を増やします。
● 途中で何度も振って、皮膚の上で香りを試して見ましょう。ただし、香りは数週間の間に、時間とともに変わっていくため、調香の時点では香りのおおよその印象が得られるだけです。経験を積めば、でき上がったブレンドの香りを想像できるようになります。

ブレンドをストックしておく

たとえば風邪など、特定の健康障害に効くことがわかっているブレンドを用意しておけば非常に便利です。またベースオイルに混ぜないで基本ブレンド（p.240）を用意しておき、用途に応じて数滴ずつ使うのもよいでしょう。病院では、よく使われるブレンドを大量に用意し、衛生を保てるよう、患者1人1日分を小分けして、（名前を記した）使い捨て抽入器に保管しています。

! セラピストと看護者は、独自のブレンドを治療に使うことはできますが、患者に手渡してはいけません。

精油の使い方

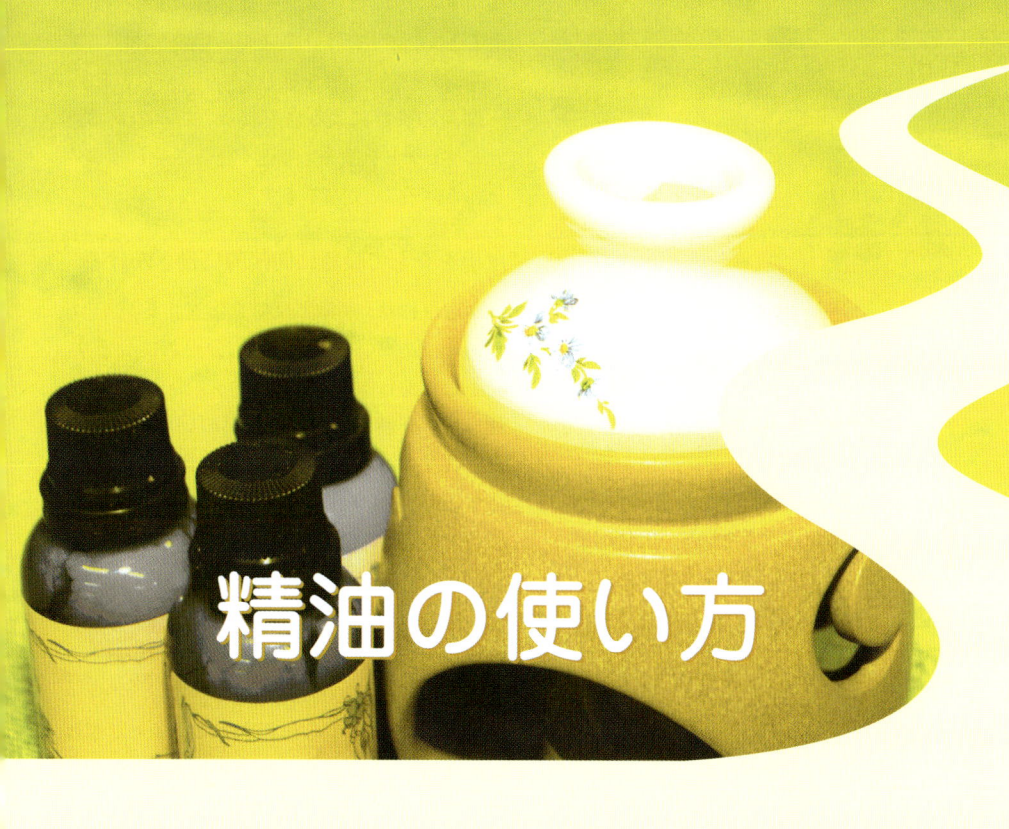

- 使い方を正しく選ぶ

- 便利な使い方──アロマランプから入浴、パックまで

- アロママッサージ：作用、利用範囲、マッサージ技術

- 自分のからだと心のために──
  精油を使ったリラックスとウェルネス

実践ガイド

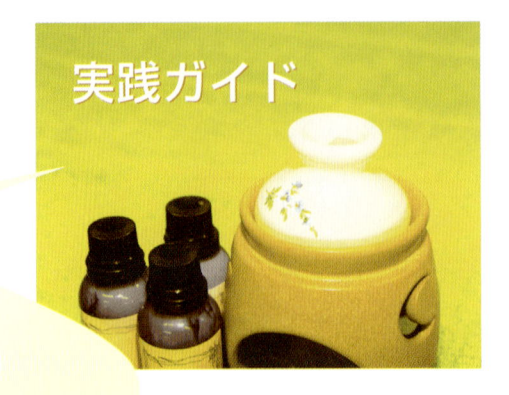

どのように使うかを決める

これまで、病歴、適切な精油の選び方、キャリア物質について述べてきました。次はいよいよ、適切な使い方を選ぶ段階に移ります。使い方を選ぶときには、濃度と作用の関係（p.8の囲み欄）も考慮に入れてください。

使う目的を知る

精油は、皮膚、粘膜、嗅覚に対して使います。内服は例外で、それぞれの症状に対して好ましいときに限り内用するようにします。

使用法を選ぶ前には、次の事項を確認しておく必要があります。
- 治療の目的。
- 効果が最も高く、使用部位への負担の少ない方法。
- 患者の意志と、使用にかけられる時間。

具体的にいくつか例を挙げてみましょう。

皮膚を介して臓器に直接働きかける

- 便秘には、消化促進作用と抗痙攣作用のある精油で腸の働きを活発にする腹部マッサージをすればよいでしょう。生理前や更年期に現れる症候群には、腹部だけでなく、ホルモン調整作用と緊張緩和作用のあるオイルで腰部（「ホルモン領域」）をマッサージすれば効果が高まります。
- 気道疾患には、胸部と腰背部にブレンドを塗るとよいでしょう。頭痛や片頭痛には、こめかみ、額、頸部などを優しくマッサージします。
- 関節の炎症による痛みには、痛みのある部分にブレンドを塗布して速く浸透させれば痛みを和らげることができます。

皮膚を介して臓器に間接的に働きかける

からだには、刺激と反射を伝達するシステムがあり、数多くの伝達区域に分かれています。発生したあらゆる刺激は、ヘッド帯を通して脊髄頸部、脊髄胸部、脊髄腰部のいずれかに伝えられます。脊髄には、内臓の自律神経を調節する細胞が存在します。また脊髄の各分節には、皮膚帯、組織部、その分節に関連する内臓の3つからなる1つの機能単位が存在し、したがって、ある皮膚帯をマッサージすると、その皮膚帯に関連する病変臓器に刺激が伝わります（Bierbach 2000）。

- 気分を爽快にする作用のあるオイルで腹腔神経叢（みぞおち）や背骨の周辺を優しくマッサージすると、不安状態やストレスのあるときに効果があります。
- 第七頸椎と第一胸椎の周辺にオイルを塗擦すれば心臓障害が緩和されます。
- これまでの経験から、風邪の初期段階で、足裏に免疫増強作用のあるオイルを塗れば、症状が緩和されたり、時には症状が出なくなることがわかっています。

粘　膜

- 前頭洞や気管支領域の疾患があるときに吸引すれば、喀痰が溶解しやすくなります。
- 経口で精油を使用すれば、口腔と喉のケアにもなります。精油を入れたうがい水を使えば、口内ケアができるだけでなく、感染が流行する時期に口内粘膜の細菌叢を保ちながら感染症からからだを守るのにも役立ちます。
- 精油を内用するには、かなり薄く希釈して、植物性乳化剤や胃液に溶けにくいカプセルを

使います。使用の際には、必ずセラピストに相談してください。
- 坐薬として精油を使えば、腸粘膜を通してすばやく吸収されるため、肝臓に負担をかけずに循環系に到達します。急性症状に最適です。小児（と成人）の発熱のある風邪に有効であることが実証されています。真菌や微生物が原因の膣感染症には、精油を混ぜた膣坐剤が最適です。坐剤は、薬局が処方に従って調合します。
- 陰部のケア用に調合した精油は、膣粘膜が乾燥しているときをはじめ、一般的にケアに使えます。

重要事項
- **処方があれば安全**
「精油を使った症状別治療法」(p.239以降)に紹介する処方、用量、使用法をきちんと守れば、何も心配することはありません。
- **忍容性チェック**
アレルギー反応を起こしやすい人は、必ず希釈した精油を使わなければいけません。基本的に、使用前にはオイルに対する忍容性を調べましょう。
使うつもりのブレンド（最大濃度1％、p.58）をわずかにとって、肘の内側か上腕の内側に塗ります。
- **応急処置**
精油が目に入ったときには、決して油脂で洗浄してはいけません。精油は脂溶性（脂質親和体）であるため、油脂で洗浄すると粘膜と眼球に精油が浸透しやすくなるおそれがあります。
精油が目に入ったら、必ず十分な水で洗浄してください。

アロマランプ、パック、etc.

手軽ですぐに実践できる利用法

精油をまだ使ったことがない人や、外出先でも手軽に使いたい人には、次の方法がお勧めです。
- ハンカチに精油を1-2滴たらします。最も簡単で、香りを「持ち運びできる」方法です。
- 部屋があまり広くなければ、高価なアロマランプがなくても、小皿やソーサーまたは灰皿にお湯と精油を入れておくだけで部屋を香りで十分に満たすことができます。この方法は、初めて精油を使うときのほか、旅行先や勤務先でも利用できます。冬には、暖房器具の上にこうした小皿を置いておけば、香りが強くなり、広めの部屋も香りで満たすことができます。
- ホテルや病院でも、手のひらにお気に入りのオイル（1種類）を2-3滴つけて、その手で枕をなでたり、ハンカチにオイルをたらして枕の上や胸の上に置けば、手軽に快適な気分になれます。

内用

精油を内用するときは、必ず十分な情報を持ったセラピストの処方に従わなければいけません。本書では、内服用の処方もいくつか紹介していますが、これはセラピストの処方なしでも、素人が安心して利用できるものです。

アロマランプ

アロマランプの燃料は、ティーライト（アルミ入りの小さなろうそく）や電気です。

蒸発皿が小さすぎると、すぐに水がなくなり、オイルが燃えることがあるので、大きめの皿を使います。熱源（ティーライトまたは電球）から少なくとも10cmは離し、煮立ってしまうと香りの質と作用が変わってしまうので、水温は50-55℃

までにします。アロマランプにカルキがすぐにこびりつくのを防ぐために、必ずカルキを抜いた水を使いましょう。

● 蒸発皿には、まず水を入れてから、精油を1滴ずつ落とします。

● 何滴入れるかは、部屋の広さ、香りの強さに応じて調整します。本書の処方は16㎡の部屋に合わせています。自分で調香するときには、必ず少ない量から始めてください。香りが強すぎると、頭痛がしたり、気分が悪くなることもあるので、部屋中に淡い香りが漂う程度にします。オイルを入れすぎたときは、熱源を切ってください。

● ベチバーのように粘度の高いオイルを使うときは、まず蒸発皿にオイルを入れて、その上に70%アルコール（薬局で入手可）を加えて混ぜます。こうしないと蒸発皿の底にオイルが残ってしまいます。その後で水を入れてから、残りのオイルを加えます。

● アロマランプは、常に目の届くところにおいて、1-2時間燃やしておけば十分です。

● 小児、高齢者、虚弱者に注意すること。アロマランプ（とオイル）は、必ず手の届かないところに保管しましょう。電気式アロマランプやアロマストーンの方がより安全です。

● アロマランプに残った水は、加湿器やじょうろに入れて構いません。

● 蒸発皿の底に残った樹脂はアルコール(70%)で、カルキは酢や洗浄剤で除去できます。

吸引とフェイシャルサウナ

● 容器に熱湯と処方に従ったブレンドを入れます。

● 頭と容器をタオルで覆い、できれば鼻から5-7分間、ゆっくりと深く蒸気を吸い込みます。

● 顔をしっかり拭いたら、1時間は室内にいましょう(健康障害が悪化するおそれがあります)。

● 1日に2-3回、これを繰り返します。

● 小児、高齢者、虚弱者が行なうときは、熱湯

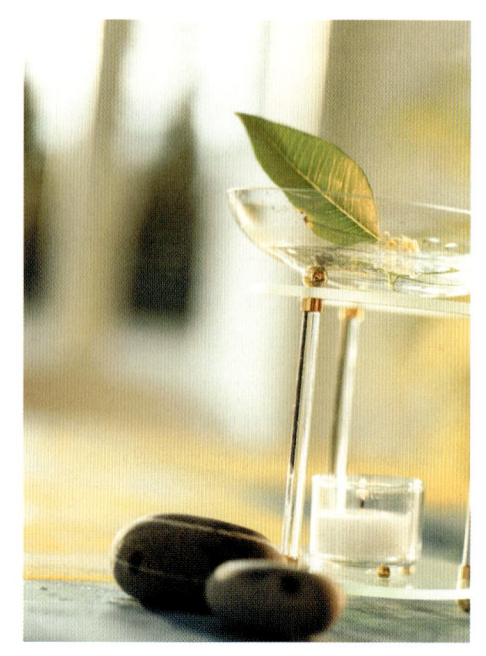

総体的な充実感を得たり、いろいろな健康障害のあるときには、室内の芳香が非常に役に立ちます。

傷の危険があるため、誰かが必ず側にいるようにします。

座 浴

● 便座に座浴器（医療用品店や薬局で入手可）を乗せます。厚手の靴下を履きます。

● 座浴器にまず熱湯を注ぎ、次に処方に従ったオイルを入れます。

● 蒸気の上に10-15分間腰掛けます。その際、下腹部にタオルを巻いて冷えるのを防ぎます。

● 十分に拭いてから、あれば湯たんぽを使ってベッドで休むか(作用が高まります)、服を着て十分に暖かくしてから、1時間は家の中で過ごします。

● 毎日1-2回、昼間と夜に行ないます。

全身浴

- 湯の温度は35-38℃にします。処方に指示があれば、それに従います。妊婦、小児、循環器疾患のある人、高齢者は、湯の温度を決して37℃以上にせず、必ず誰かが側についていなければいけません。
- 処方に従って乳脂か脂肪乳50-100mlか、蜂蜜大匙1杯にオイルを混ぜて、それを入浴水に入れます。またはオイルでバスソルトを作り、入浴水に大匙1-2杯入れます。
- 10-15分入浴したら、からだを十分に乾かします。1日1回行ないます。
- 治療目的で全身浴を行うときは、入浴後1時間は静かに横になりましょう。

バスソルトを作る
- (ジャムの瓶など)蓋のできるガラス瓶に、まず処方通りの精油を入れた後、海塩を加えて、蓋をしてから十分に振り混ぜます。これに大匙1杯のベースオイルを加えれば、スキンケア効果の高いバスソルトになります。ただし、ベースオイルが加わると、バスタブが滑りやすくなりますので、注意してください。

ボディオイル

- 処方通りのブレンドを、茶色の瓶の中で十分に混ぜ合わせます。
アロマッサージについては、p.69を参照ください。

点鼻用オイル

- 処方に従い点鼻用オイルを調合します。鼻の内側は、オイルを浸した綿棒で注意しながら鼻窩にオイルを塗ります。鼻の外側は、点鼻用オイルを1本の指につけて、小鼻に塗ります。症状が治まるまで、1日3回繰り返します。

スキンケアクリーム

シアバターと油脂をベースにしたクリームの詳細な作り方と使い方は、処方のページ(p.258ほか)に紹介してあります。

冷蔵庫に入れれば、12週間以上は保存できます。

汚れた指などから微生物が繁殖するのを防ぐために、クリームはアルコールで洗浄した小瓶(30-50g用)に詰めて、必ず清潔なへら(化粧用品店で入手可)ですくい取ります。

キャリアオイルと乳化剤

精油をそのまま皮膚につけてもよいのは例外で、通常はキャリアオイルが必要となります。精油は水溶性ではないため、精油を入浴や洗浄に使用するには乳化剤が必要です。

- **キャリアオイル**として利用できるものは、植物性オイル、油脂、浸出油など多数あります(p.224)。
- **乳化剤**として、合成剤を用いてはいけません。精油と芳香蒸留水(ヒドロゾル)または精油と水を乳化させるには、アルコールを含まない100%植物性複合体であるソルボール(p.236)が適しています。蜂蝋、アルコール、乳脂、脂肪乳、蜂蜜、海塩などもよいでしょう。選ぶときは、どのような形で使用するかを基準にします。

洗　浄

　洗浄には、海塩や乳脂など乳化剤と精油を処方通りに混ぜたものを水に入れます。

　洗うときには、からだの末梢から心臓に向かって撫でていきます。次に挙げる事項に注意してください。

- 循環を活発にするときは、興奮性の精油を用います。水温は37℃を超えてはいけません。
- 鎮静を目的として洗浄するときは、鎮静とリラックス作用のある精油を選びます。水温は40℃とし、洗浄リズムと呼吸のリズムを合わせます。洗浄後の休息が大切です。

冷罨法と冷湿布

- 湿布にはコットンパフを使い、罨法には布巾かフェイスタオルを使います。
- これに処方通りに用意した水とオイルの混合液を含ませて、十分に押さえて余分な水分を落としてから症状のある部位に乗せます。
- 冷たいと感じなくなったら（およそ10分後）、外します。
- 1日2-3回または必要に応じて行ないます。水とオイルの混合液は、毎回新しいものを使います。

パック

布　類

　必ず天然繊維の布を使うこと。

- **一番内側の布（濡らしたもの）**：綿の布を適切な大きさになるように2-3回たたんで使います。多層にすると水分がよく吸収されるため、冷やしすぎたり、からだに当たる部分がすぐに温まることがありません。
- **中布（乾いたもの）**：フランネルが最適です。内側の布よりも少し大きめのものを用意します。
- **外側の布（乾いたもの）**：ウール地のスカーフや古い毛布などが最適です。中布よりも少し

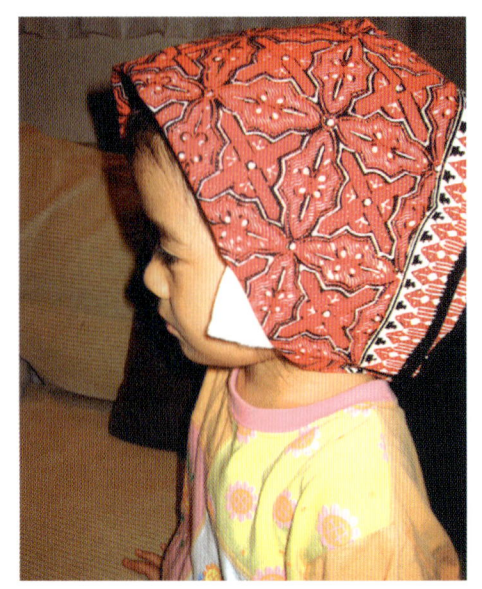

耳痛には、精油をしみ込ませたパッドを耳道に入れてから、耳をパックで覆って温めます（p.245、p.277）。

大きめのものを用意します。ウールは空気を通しながらも温度を保つことができます。内側や外側に決してゴム製やビニール製のものを使ってはいけません。

- 処方に示されている量の精油かブレンドを水に加えます。内側の布を水に浸してから、水滴が落ちなくなるまで十分に絞ります。

温　度

　水温については「精油を使った症状別治療法」の章（p.239以降）の処方にそれぞれ紹介してあります。その処方に従った上で、病人の状態（年齢、循環器の状態、体温）に合わせます。熱が39℃あるときは、37℃でも冷たく感じたり、寒さを覚えることすらあるように、温度感覚というのは個人差があるため、観察したり本人に尋ねることが非常に重要です。

- **温パック（喉、胸、肝臓）**：手でやっと持ち絞れるくらいに内側の布を熱くします。布は、皮膚が徐々に温度に慣れていくように、最初は患者のからだの近くに寄せるだけにします。内側の布が乾いているほどパックは熱く、温度が長

く保たれます。汗をかくと患者が体力を消耗してしまうので、パック中は、患者が気づかないうちに汗をかくことがないようにします。
- **温パック（耳や腹部のパック、膀胱を温める下腹部用パッド）**：体温と同じくらいの温度（ほぼ37℃）にします。
- **冷パック（下肢用）**：水道水の温度または使用時の体温より2-3℃低めの温度にします。
- **オイルパック**：キャリアオイルを湯煎で体温くらいの温度（ほぼ37℃）に温めてから、精油を加えます。スプーンを使って内側の布にこのブレンドをしみ込ませます。

パックの貼り方
- 内側の布、中布、最後に外側の布の順番で患部に貼っていきます。貼り終えたら、患者の足から肩までゆっくりと窮屈にならないよう厚手のカバーをかけます（重要）。
- 頻度と時間：1日1回30分 例外は、治療の項に明確に記してあります。

　胸部のパックとオイルパックは、就寝前に貼り朝まで付けておくのがもっとも効果的です。

　下肢パックは、内側の布が温かくなり乾き始めたらすぐに取り替えます。熱がとれるまで、これを繰り返します。
- パックを外したら、患者を30分-1時間ベッドで休ませます。その間、決して外出させてはいけません。

! 施術中は決して患者から目を離さないように。妊婦、心臓病の人、小児に使うときは要注意。使用できるかどうかはっきりとわからないときは、まず医師か治療師に相談しましょう。

アロママッサージ

　アロママッサージは、アロマセラピーとアロマケアの中でも、手を使って行なわれる治療法で、自然療法として人気が高まっています。自分自身でも、他人の力を借りてもできる理想的な治療法です。心地よい香りとマッサージは1種の贅沢で、からだと魂が安らぐ上、すぐに効果が見られます。健康障害を楽にしたり、日常のストレスを解消するのにも役立ちますし、総体的な充実感も得られます（簡単なマッサージの仕方はp.72参照）。

マッサージの作用

　マッサージは人のからだ全体に影響を与えます。マッサージはその方法によって、皮膚組織、筋肉組織、腱組織、靱帯、からだの伝達系や輸送系、さらに関連する臓器やエネルギー分配系などに対してさまざまな形で作用します。こうした作用は、交互に現れたり同時に現れたりしますが、決して別々に作用するわけではありません。

　アロママッサージは、「古典的なマッサージ」よりも穏やかですが、古典的なマッサージの手技や知識も一部含んでいます。このほか、反射帯、ヘッド帯、鍼のツボ、経絡などの知識も取り入れられており、たいていこうしたポイント（ツボ）を刺激するようにマッサージします。

　精油とキャリアオイルを使えば、目標とする

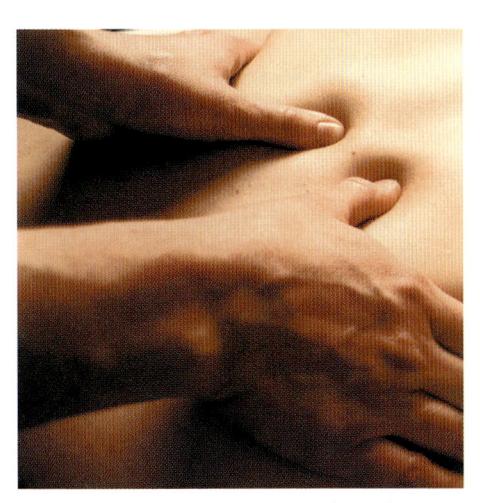

アロママッサージは優しいマッサージですが、手で円を描く、揉む、擦るなど古典的なマッサージの手技も用いられます。

マッサージの効果が得やすくなったり、効果を高めることができます。

リラックス、刺激、快感

基本的にマッサージにはリラックス作用がある反面、からだ、精神そして心に刺激を与える作用があることはよく知られています。マッサージでは、からだに触れるということ自体が重要な役割を果たしています。その触感は皮膚の中に浸透します。

さらに触れるということは、子供やパートナーと接触するとても素晴らしく集中的な方法でもあります。マッサージを介せば、患者に近づき理解しやすくなります。

マッサージに精油を使えば、香りと作用が加わり、マッサージを受ける人だけでなく、マッサージをしている人にとっても充実した時間となることでしょう。アロママッサージによって得られるのは、まさに強い隣接感や慈愛、そして深い快感です。

エネルギー系と臓器への刺激作用

エネルギーがなければ人は生きられません。生きているというのは、緊張と弛緩、エネルギーの充填と放出がリズミカルに繰り返されバランスが整った状態にあるということです。このバランスが崩れると、わたしたちのからだは健康障害という形でこのことを伝えます。

どのような生体でも、1種の活力が循環しており、細やかな通信網のようにつながって生きている細胞のひとつひとつに浸透しています。この活力は生命エネルギーとも、単にエネルギーとも呼ばれています。1970年代以降、この数千年を経たこの教えは、最新の測定技術によって実証できるようになりました（Wagner 1994）。エネルギーは、血液やリンパ管系とほぼ同じように、固定された通路を特定の方向に流れています。内臓と神経系を結びエネルギーを供給するのが、活力の内側循環です。もう1つの循環である外側循環は、表皮のすぐ下を流れています。この循環は、経絡系という名称で知られています。この2つの循環は連係しており、このことから、鍼のツボや反射帯など経絡の特定部位を刺激すると、内臓にも影響がおよぶ理由が説明できます。

エネルギーの流れは、精神的な問題、環境の影響、疾患によって乱れます。その結果、体力も精神力もなくなった気分になり、「やる気がなくなります」。電池が切れた状態というわけです。

こういうときにアロママッサージを受けると、マッサージによってエネルギーが再び流れるようになり、体内電池が充電されます。さらに精油によって、この過程が迅速に進みます。

リンパ液の流れ

リンパ管系は、疎性結合組織に始まり、静脈血管系につながるからだの下水システムで、構成要素は次の通りです。
- ネットワークを形作る毛細リンパ管（毛細管）。
- 静脈と構造が似ており、多数の弁を持つ大リンパ管。
- リンパ系に沿って間隔をおいて位置するリンパ節。毛細血管は、細胞間の空間に液体を排出し続けます。この液体はリンパ管を通って輸出されますが、そのときに液体の中に含まれる物質も一緒に出されます。

リンパ管の中には、生体のろ過機構として、多数のリンパ節が並んでいます。その役割は、リンパ液を浄化して、食細胞を介して異物や細菌を排除し、白血球を作ることにあります。リンパ節が腫れたり、痛みを伴ったり、硬くなってきたら、体内で病気が進行していると考えられます。リンパ節内で清浄されたリンパ液は、循環系に戻されます。

優しくマッサージをすると、リンパ管系が刺激を受けて、次のような効果を得ることができます。
- 組織の鬱積を解消。
- 代謝廃棄物の排除を促して解毒。

- リンパ節内での抗体生成を活発にして、抵抗力を強化。
- 自律神経系の鎮静。
- エンドルフィン（体内で合成され、鎮痛作用のあるホルモン）を排出させて鎮痛。
- 血行を促進して血液循環を活発にする。
- 内臓を治癒。

さまざまな用途と作用

- **女性のために**：女性特有の障害に対してアロママッサージはたいへん効果があり、からだと精神の両方の障害に効きます。生理痛に対しては、緊張緩和、抗痙攣、鎮痛といった作用があります。妊娠中、出産準備期、出産時に優しくアロママッサージをすると楽になります。更年期には、腰椎のあたりの腹部と背中をマッサージすると、ホルモンを調節して気分の変動を抑えます。
- **小児のために**：子供はいくつになっても多くの愛情を必要とします。どの年代の子供も撫でられたりマッサージされるのを好みます。心配事があるときに子供たちを慰めるには、愛情を込めてアロママッサージをしてあげるのが一番です。かなり落ち着きのない男の子でも、寝る前に足、背中、腹部をマッサージすれば静かになります。
- **青少年のために**：思春期に自分の感情を表に出せず、そのためにからだの接触を完全に避けてしまうという問題を抱える青少年は少なくありません。精油を選ばせて、足や背中にアロママッサージをしてやれば、頑なさがなくなり、またリラックスして話ができるようになります。
- **男性のために**：男性は内に繊細な要素を持っており、それを守るために外に対して要塞を築くことがあります。男性は弱点を見せたがらないものですが、病気や痛みはそうした弱点の1つです。アロママッサージを受ければ、リラックスして開放的になり、その結果、自分自身の問題に気づいて、そのことを話すようになります。

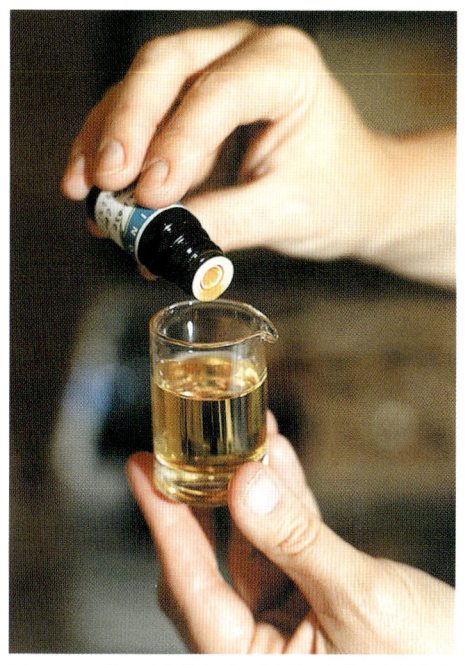

アロママッサージを行えば、手を使った治療と油脂や精油の特徴が相乗効果を発揮して、非常に高い効果が得られます。

- **高齢者のために**：お年よりの多くは孤独で忘れられた気がしています。必要なのは愛情です。愛情を持って精油でからだの各部をマッサージしてあげれば、孤独感を除いて、暖かさ、愛情、親密さなどを感じさせることができ、それによって気分も爽快になることでしょう。アロママッサージを少し施せば、こうした精神への魔法が働くだけでなく、痛みのあるときなどの助けにもなります。
- **障害者のために**：どのような障害でも、障害者がどの年代でも、関係者は皆、多くの忍耐、力、エネルギー、深い愛情を求められています。アロママッサージは、障害者だけでなく、介護者に対しても、ストレスを解消し、無気力を自信に変える作用があります。
- **病院や家庭での介護**で、からだの一部に少しアロママッサージをしてやると、入眠障害や痛みに対して不思議なほどよく効きます。多く

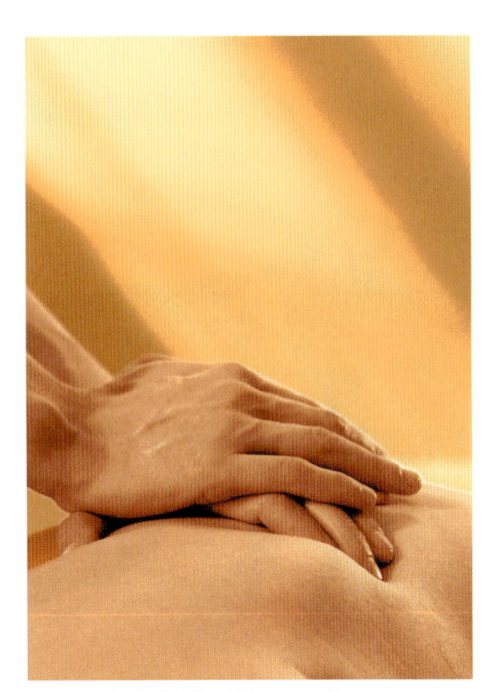

マッサージの目的は常に「リラックス」です。
環境もリラックスできるものにしましょう。

の看護者から報告されているように、このような愛情ある看護を受ける患者は、鎮痛剤や睡眠剤をあまり使わずにすむようになります。そのほか、患者だけでなく看護者も、精油の心地よい香りと作用によってストレスが緩和されます。

マッサージの基本

アロママッサージの技術は優しく撫でる、揉む、押す、円を描くなど単純であり、習得も簡単です。マッサージを始める前には、まずマッサージとその作用を信じましょう。

基本的な注意事項
● 部屋を暖かくしておき、患者をゆったりと横たえます。マッサージを施さない部分には、タオルや毛布を掛けます。
● 手は温めておき、マッサージ中はリラックスした姿勢を保ちます。
● オイルは患者の体に直接たらさず、まず自分の手のひらにとります。
● マッサージの間中、患者に手が触れた状態にしておきます。
● 骨と背骨の上には、決して圧力をかけてはいけません。

軽擦／強擦

手のひらで摩擦するように大きくなだらかに動かすことで、マッサージオイルをまんべんなくいきわたらせることができます。マッサージの開始時、途中、最後にするとよいでしょう。
● 組織液の流れを促進するためには、からだの末端から中央に向かって、つまり心臓から遠い場所から心臓に向かって、皮膚に少し圧力を加えながらマッサージします。からだの中心から末端に向かってマッサージするときは、圧力をかけません。そうすることで、からだの上の方に移動した組織液が、再び下がるのを防ぎます。

揉　捏
● 揉捏は、片手、両手、交互で実施します。親指とほかの指で筋肉組織と皮膚をつまみ、回転させながら持ち上げたりゆがませたりします。

回転揉み／圧迫
● このマッサージ法は、片手でも両手でもできますし、親指と残りの指（人差し指、中指、薬指）の先を使ってもできます。患部への圧力を変えたり、小さな螺旋を描くようにマッサージしますが、必ず内側から外側に手や指を動かします。

回転揉みと圧迫は、頭部、顔面、咽頭部、胸の上部（デコルテ）、手、足、背骨に沿った部分など、肩と揉捏ができない部分や揉捏が適していない部分に施せます。

マッサージ法の概略

- **ケアと快感のためのマッサージ**：両手に大匙1杯のボディオイルをとり、全身を優しくマッサージします。心地よさが続く限り行なってかまいません。
- **腹部マッサージ**：両手に大匙1杯のボディオイルをとり、オイルを腹部全体に塗ったら、5分間、片手で時計回りに優しくマッサージします。腸内にガスがたまっているときは、人差し指、中指、薬指でガスがたまっている場所の上で優しく円を描きながら、ゆっくりと時計回りにへそ周辺へと指を移動させていきます。その際、下腹部には触れないようにします。必要に応じて行ないましょう。
- **背中へのマッサージ**：両手に大匙1杯のボディオイルをとり、背中全体に塗ります。親指で小さく円を描くようにして背骨の両側をマッサージします。腰部からゆっくりと首筋に向けて指を動かしていき、首に達したら手のひらで背中を（円を描きながら腰部に向かって）撫でていきます。この動きを10-15分間繰り返します。必要に応じて行ないましょう。
- **脚部マッサージ**：両手に大匙1杯のボディオイルをとり、脚全体に塗ります。片脚ずつ交互に下から上に向かって優しくマッサージしたり、撫でたりします。静脈瘤のある部位には、圧力をかけないように注意してください。これを数回繰り返します。必要に応じて行ないましょう。
- **フットマッサージ**：両手に大匙1杯のボディオイルをとり、足全体に塗ります。5-7分間、つま先と指の間も含めて足全体を力を入れてマッサージしたり、擦ったりします。1日に1-2回または必要に応じて行ないます。
- **胸部への塗擦**：大匙1杯のオイルを胸部と腰背部に擦り込んでから、からだを冷やさないように衣類を着用します。健康障害が治まるまで、1日3回行ないます。

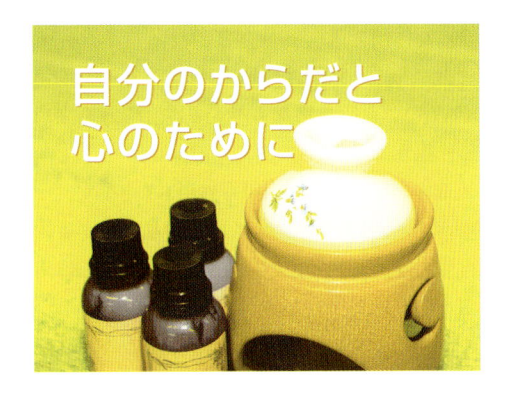

自分のからだと心のために

充実感に溢れ、気分もよく、緊張とリラックスのバランスのとれた生活。多くの人が望んでいることですが、日常でこうした生活を営むのは無理なようです。特に、1日中他の人に奉仕している人は、本当にリラックスして精神が必要とする満足感を得るなど、自分のために何かできる人はほとんど皆無でしょう。すでに実証されているとおり、精神が充実していれば免疫系は強くなるものです（p.10）。自分のために何かよいことをしてみませんか。そうすれば、精神的な快感が得られるだけでなく、健康管理にもつながるはずです。

精油を使ったウェルネス

素晴しい香りのする精油を使えば、総体的な快感を簡単に得ることができます。「ウェルネスサロン」では、この点に早くから着目していました。しかし、家庭でのウェルネスでも精油は打ってつけです。

からだと心への多彩な作用を持つ精油には、さまざまな使い道があります。

- リラックスと瞑想用に——リラックス作用、気分を明るくする作用、快適作用があります（ブレンドはp.282）。
- マッサージ用——マッサージオイルに加えると目的とするマッサージの作用を補うことができます。
- 全身浴、部分浴など入浴用——リラックス、刺激、スキンケア、治療、性欲増進など、目的に

合った作用を選べます。
- 食事用——味付けに加えると、食事の味をよくしたり、食欲を増進させたり、治癒力を高める作用があります(推薦書はp.309)。
- 洗浄と浄化用——内用も外用もできます。
- ボディケア用——100％自然製品で、皮膚の再生力を高めたり、ケア、清浄、引き締め作用があります。
- 外見のために——たとえば、にきびやセルライトの治療などに効果があります(p.257、p.269)。
- サウナ用——自然製品である精油を、フィンランドサウナで使う水に加えれば、健康増進に役立ちます。
- スポーツの後に——筋肉痛を防ぎたいとき、けがをしたときに使えます(p.267)。
- もちろん薬用に——数々の健康障害や疾患の予防、緩和、治療作用があります(p.239ページ)。

🌿 からだと心を甘やかす

　もっと頻繁に薫り高い入浴や、穏やかなセルフマッサージまたはパートナーマッサージを楽しみませんか。ピュアオイルを含むケア製品を使ったり、自分でボディオイルをブレンドして、自分のからだを甘やかしてはどうでしょう。アロマランプで部屋の雰囲気を変えてみるのもいいですね。からだと心のために何かよいことをするのは、こんなにも簡単です(からだと心を充実させるブレンドはp.271とp.281に紹介してあります)。

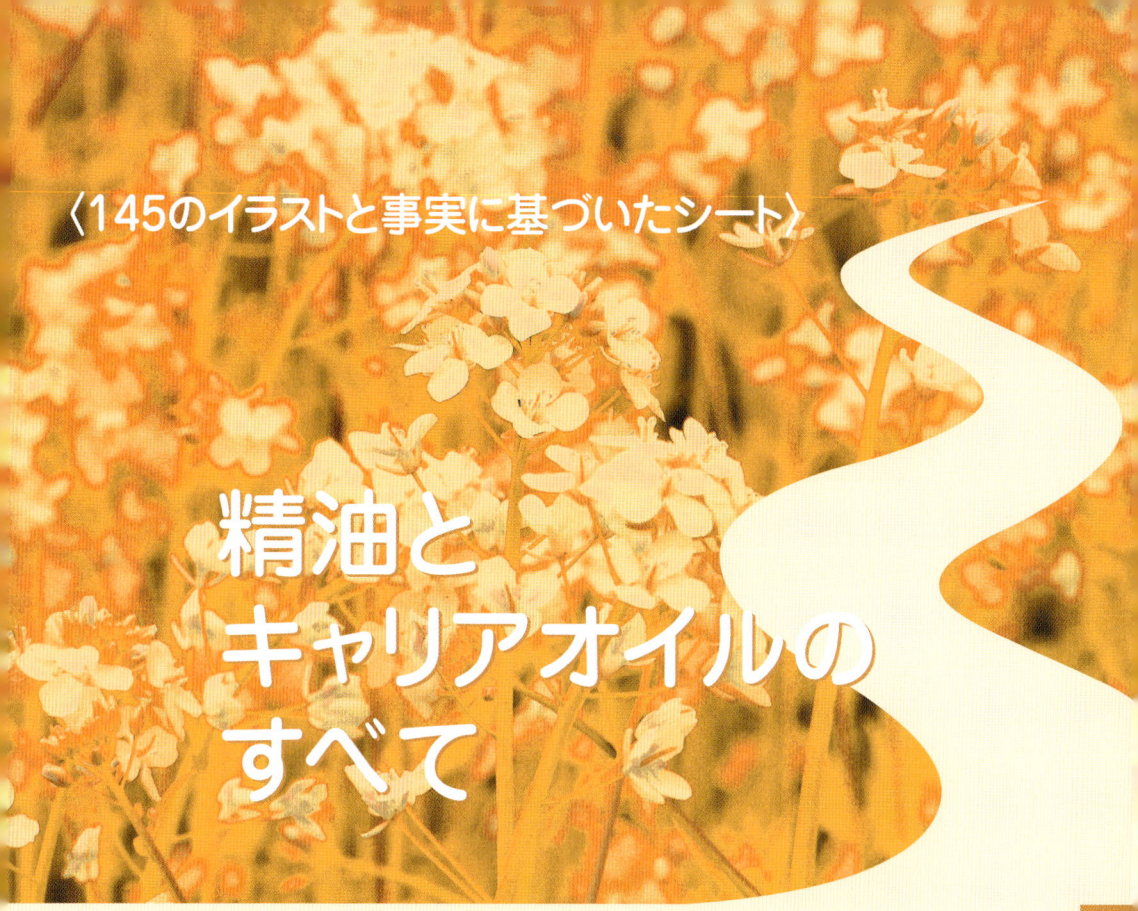

〈145のイラストと事実に基づいたシート〉

精油と
キャリアオイルの
すべて

五十音順はp.288からの精油の一覧表をご参照ください。

本章では100種を超える精油を紹介します。
掲載するデータは次のとおりです。

- 一般名、学名、科名、別名
- 原産地、抽出法、色、香り
- 成分──概要と楕円形分布図
- 作用
- 実証済みの適応（症）
- 副作用、備考

p.224以降には、重要な油脂、浸出油、
芳香蒸留水（ヒドロゾル）も紹介しています。

精油と
キャリアオイルの
すべて

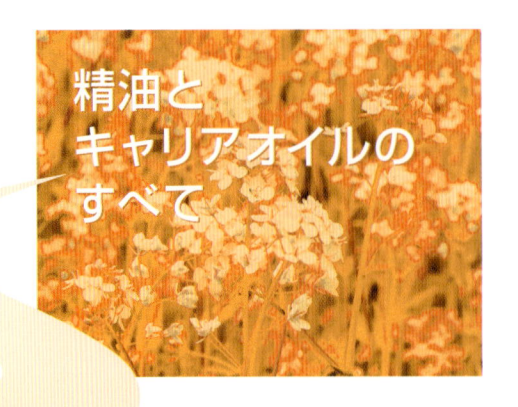

シトラスフルーツオイル（シトラスオイル）

ミカン科

　シトラスフルーツは、葉、花、果実から精油を抽出できますが、シトラスフルーツオイルとして扱えるのは、外果皮をコールドプレスして得られるオイルだけです。ドイツでも、シトラスフルーツオイルという柑橘類のオイルをまとめた名称が受け入れられるようになりました。「シトラス」は、中世の時代、オイルを含んださまざまな果実を表わす言葉で、イタリアが発祥地であり、「酸っぱい果実」を意味します。

シトラスフルーツオイルには次の精油が属します。
- ベルガモットオイル（p.85）
- グレープフルーツオイル（p.106）
- ライムオイル（p.133）
- マンダリンオイル（p.139）
- オレンジオイル（p.159）
- レモンオイル（p.220）

　現在、柑橘類はどれも北緯35度から南緯35度の間に位置する「柑橘地帯」で栽培されています。

免疫系と精神を強くするオイル

　シトラスオイルは、薬剤として、また香水製造や食品産業界では芳香物質としてかなり昔から使われています。アロマセラピーでは、最も人気の高い精油の1つで、典型的な「初心者用オイル」でもあります。

　ベルガモットオイルを除き、シトラスフルーツオイルの化学組成は、どれも非常によく似ており、どの精油にも刺激と活力を与えて、精神を活性化させる作用があります。

　シトラスフルーツオイルに共通する特徴は、右旋性の(+)-リモネン（モノテルペン類）を含む点で、これがあの典型的な香りの基になっています。主要成分であるリモネンには、強い抗ウイルス作用、抗菌作用、免疫刺激作用があることが認められています（Stahl-Biskup 2004）。また脳の血流を促してエネルギー代謝を改善することで、認識力を高めて思考を明瞭にし、精神力を強化します。

　どのシトラスオイルにもクマリンがわずかに含まれますが、この成分には精神をリラックスさせて気分を爽快にする効果があります。またエンドルフィンを僅かに放出させて、悲哀、意欲消失、不機嫌などを解消する作用もあります。そのほか、フロクマリンが含まれているため、気分を爽快にして、「暗闇に光」をもたらします（p.41）。

　多量に含まれる脂溶性のフラボノイドは、効率的に遊離基を捕捉し免疫を強化します。

　シトラスオイル類は、化学組成は非常に似通っていますが、それぞれ独自の香りと特徴を持っています。色は薄黄からオレンジやグリーン系、香りもフレッシュ、フルーティ、ピリッと爽やか、エキゾチック（ライム）などさまざまです。こうした独特の芳香や作用を決定するのは、微量成分です。これについては各オイルの項で詳しく説明します。

備　考

　柑橘類の樹木は寄生虫に弱いため、ほとんどの場合、大量の除草剤や殺虫剤で処理されています。シトラスオイルは、外果皮をコールドプレスして得られる精油です。そのため、購入する際には、調整有機栽培された果実だけを使って抽出したオイルであることを確認しましょう（p.7、担体機能）。

アミリス

Amyris balsamifera L.
ミカン科
別名：西インド諸島のサンダルウッド、
バルサムツリー

　アミリスの木は、西インド諸島、ベネズエラ、ハイチ、ジャマイカなどで栽培され、「西インド諸島のサンダルウッド」とも呼ばれています。ただし、アミリスの木質部は白く、樹皮は灰色であり、東インド諸島に生育する本物のサンダルウッド(p.186)とははっきりと異なる上、科目も違います。アミリスはサンダルウッドと同じく薫香材ですが、サンダルウッドのように祭式に用いられたことはありません。

沈着さと威厳をもたらすオイル

　アミリスの木から採れるアミリスオイルもまた同様に「西インド諸島のサンダルウッドオイル」と呼ばれることが多い上、成分もある程度似ていますが、サンダルウッドオイル(p.186)とは特徴が異なります。たとえばアミリスオイルのウッディ系の優しい香りは、精神に強く働きかけて威厳と強さを与え、心を穏やかに鎮め、バランスを整えます。あまり知られてはいませんが、からだに対する作用もあります（下記参照）。

データ

植　物：強靭な樹木で、木質部は白色で苦く、樹皮は灰色。
原産地：西インド諸島
抽出法：砕いた木質部を使用。水蒸気蒸留法。
特　徴：透明でやや黄みがかった色。粘性。ウッディ系で癒される香り。ヒマラヤスギにも似ています。

作　用

からだに対する作用：静脈とリンパ系のうっ滞解消、スキンケア、免疫刺激。
精神に対する作用：心のバランス調整、調和、精神安定、ストレス解消。

実証済みの適応（症）

- 静脈瘤、痔
- スキンケア
- 間擦疹の予防
- 床ずれの予防
- 免疫力低下
- 睡眠障害
- 神経過敏による緊張、興奮
- 心の不均衡

副作用

既知の副作用はありません。

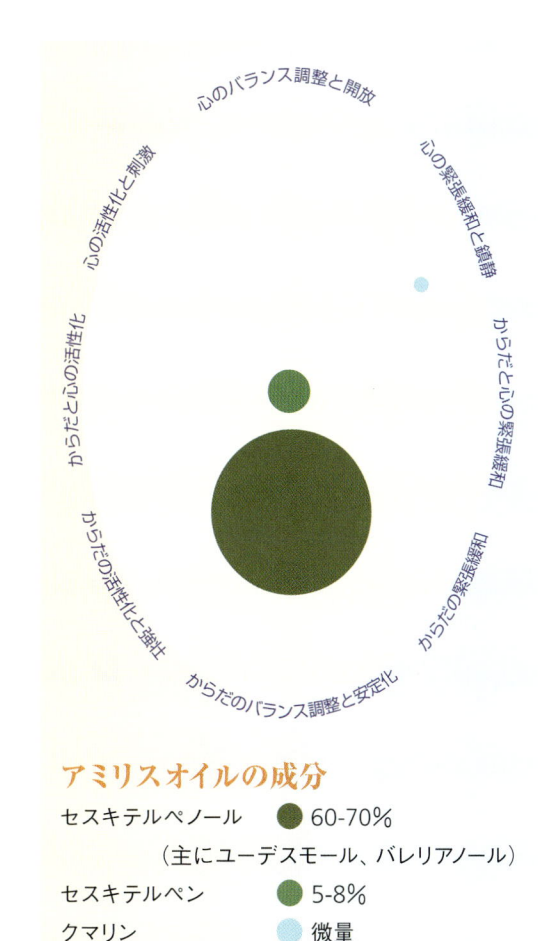

心のバランス調整と開放
心の緊張緩和と鎮静
心の活性化と刺激
からだの緊張緩和
からだと心の活性化
からだの緊張緩和
からだの活性化と強化
からだのバランス調整と安定化

アミリスオイルの成分

セスキテルペノール　　60-70%
　　（主にユーデスモール、バレリアノール）
セスキテルペン　　5-8%
クマリン　　微量

シトラスフルーツオイル──アミリス

アンジェリカルート

Angelica archangelica L.
セリ科
別名：精霊の根、大天使ミカエルの根、
エンジェルグラス、ヨーロッパ当帰

　アンジェリカは、南国だけでなく、北ヨーロッパや北インドも原産地とする数少ない精油植物の1つです。この堂々とした植物は、圧倒的で力強い印象を与えます。ひとの腕の太さほどもあり縦方向に細かい溝が入った主茎は、まるでギリシャ神殿の柱のようです。

　伝説によると、アンジェリカの持つ偉大な治癒力は、エンジェルが啓示したもので、そこからアンジェリカAngelika（エンジェルEngelを表わすラテン語のangelusやギリシャ語のangelosに由来）と名づけられ、ドイツでは大天使ミカエルの根（Erzengelwurz）、精霊の根（Heiliggeistwurz）などと呼ばれるようになりました。

　古い薬用植物事典には、アンジェリカルートの治癒力について多く記載されています。中世の時代、アンジェリカルートは、感染予防剤であり、また多くの疾患に多大な効果のある治療薬でした。ペストが流行し、多くの人たちが生命の危機にさらされ、命を落としていた頃、医師たちは患者を訪問する際には、治療すると同時に自分自身を守るために、アンジェリカルートを携帯しました。携帯といっても持つのではなく、全身を覆う上着の下に隠すようにして首の周りに紐でアンジェリカルートをぶら下げ、これを頻繁に噛みちぎっては咀嚼し、ペストの感染を防いでいたのです。

　修道僧らは修道院の庭にアンジェリカを植えて、その根から治癒力のある仙薬を作りました。この時代にはまた、今日でもまだ知られているカルメル会修道女のメリッサ精や、フランス・サヴォアのグレノーブル近くにある修道院ラ・グランド・シャルトリューズ（La Grande Chartreuse）のカルトゥジオ会修道僧が作った有名なシャルトリューズリキュールが誕生しました。

不安を解消して力を与えるオイル

　アンジェリカルートから採れる精油は、治癒力が強く、からだにも精神にも幅広く有効であるため、多種多様に使えます。アンジェリカルートオイルの特に優れた点は、「不安と力の精油」と呼ばれるように、不安性の人の不安を取り除

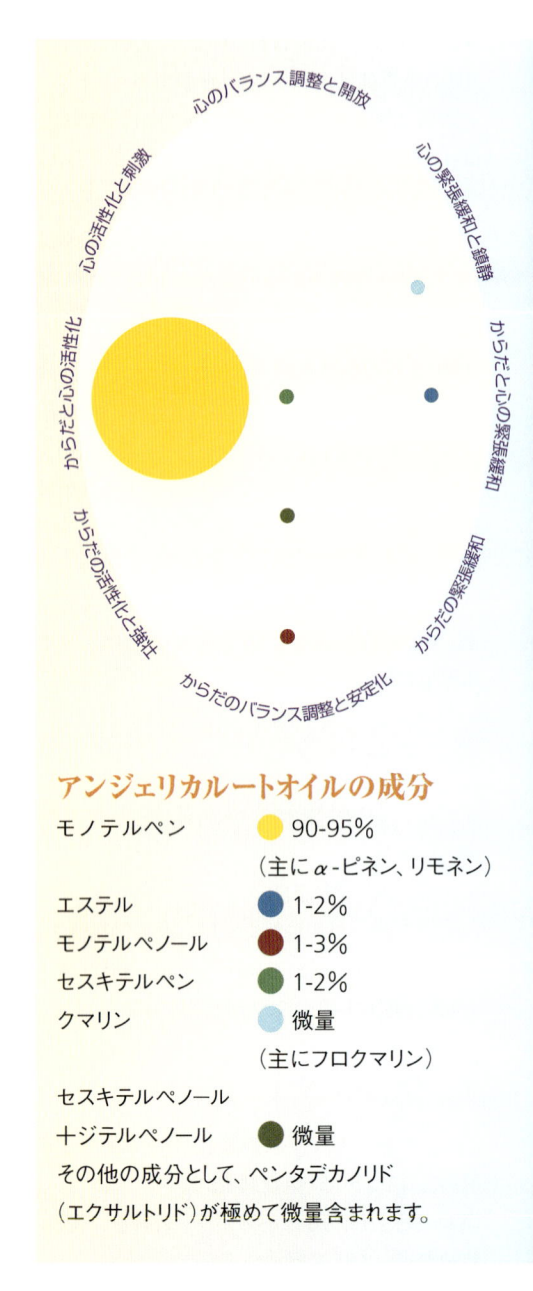

心のバランス調整と開放
心の緊張緩和と鎮静
心の活性化と刺激
からだと心の緊張緩和
からだと心の活性化
からだの活性化と強壮
からだの緊張緩和
からだのバランス調整と安定化

アンジェリカルートオイルの成分

モノテルペン	90-95%
	（主にα-ピネン、リモネン）
エステル	1-2%
モノテルペノール	1-3%
セスキテルペン	1-2%
クマリン	微量
	（主にフロクマリン）
セスキテルペノール	
ジテルペノール	微量

その他の成分として、ペンタデカノリド（エクサルトリド）が極めて微量含まれます。

き、再びパワーを与える作用です。考えすぎる性格の人は、思考の中でさまよい、「宙に浮いて」しまう傾向がありますが、アンジェリカルートオイルは、こうしたタイプの人が再び地にしっかりと足をつけて、心の中の不安を解消できるように働きかけます。

　アンジェリカルートオイルは、植物ではめったに見られない麝香にも似た動物的な芳香成分であるペンタデカノリドが含まれているという点でも独特です。ペンタデカノリドは1種の大環状ラクトンで、香水業界では、香水に催淫作用のある動物的な香りを少し与えるためによく使われます。この成分は、植物性の芳香物質の中でも、香りが強く、フェロモンに似た特徴(p.17、p.18)を持つものの1つです。催淫作用のほかにも、心のバランスを整える作用が強く、抑うつ性不機嫌に効果があり、勇気と自信を与えます。

データ

植　物： 約4年で1.5-2mの高さまで成長します。ほぼ腕の太さほどの主茎は、上に向かって枝分かれし、非常に大きな薄緑色の葉をつけます。茎から大きな散形花序が放射状に広がり、緑がかった白色の花が20-40個ほど密集して咲きます。開花期は6-7月。
原産地： ハンガリー、ポーランド、ベルギー、フランス、ドイツ、オランダ、北インドなど。ヨーロッパ全土の草原や川岸に野生します。
抽出法： 根茎を使用。水蒸気蒸留法。精油を1kg抽出するのに、300kgの原料が必要です。
特　徴： 薄黄色-琥珀色。土、スパイス、草、コショウ、麝香などに似た強い香り。

作　用

からだに対する作用： 強い滅菌(消毒)作用、消炎、抵抗力増強、軽い喀痰溶解作用、血行促進、胃腸強化、駆風(消化促進)、胃腸のガス除去、鎮痙。

精神に対する作用： 神経鎮静、心の構造調整、精神安定、不安解消、気分爽快。

実証済みの適応(症)

- 風邪
- 頭痛
- 動脈血行障害(間欠性跛行)
- 食欲不振
- 胃腸障害
- 痛風
- 小児の睡眠障害
- 燃え尽き症候群
- 感受性異常、自信不足
- 抑うつ性の不機嫌
- 冬のうつ病
- 旅行前の興奮
- 不安

副作用

　生理的用量であれば、既知の副作用はありません。

⚠ アンジェリカオイルにはフロクマリンが含まれ、光に対する皮膚の感受性が高まるため、紫外線に当たると皮膚が炎症を起こすおそれがあります。したがって、アンジェリカオイルを含むスキンオイルを使った後は、日光に当たらないようにしてください。ただし、濃度が0.78％程度(油脂100mℓ中16滴)であれば、光毒性反応は起こりません(G. A. Novak 1990)。ベルガモットオイル(p.85)も参照のこと。

備　考

　アンジェリカシードオイルは、アンジェリカルートオイルと成分組成と作用が似ていますが、経験からいうと、ルートオイルの方がシードオイルよりも心を安定させて強くする作用が強いように思われます。

アニスシード

Pimpinella anisum L.
セリ科
別名：スイートクミン。ドイツではパンに入れる種を意味するBrotsameと呼ばれることもあります

　非常に貴重な古代の香辛料であるアニスは、8世紀にベネディクト会修道士によって中部ヨーロッパに伝えられました。その後、アニスが修道院医学で重要な治療薬として、また香辛料となるのに時間はかかりませんでした。カール大王にいたっては、法律を定めて、この植物を栽培させたほどです。
　現在では、アニスはパンやお菓子の香り付けによく用いられています。フランスのパスティスやギリシャのウーゾなどのリキュールにもアニスが使われ、典型的な風味をかもし出しています。また、抗痙攣作用を持つアニスシードは、キャラウェイ、コリアンダー、フェンネルとともに、腸内ガスに効くハーブティーにとって欠かせない材料となっています。

気道と胃腸に効くオイル

　これまでの臨床経験で、アニスシードオイルに、消化促進作用とともに消化管の平滑筋に対する強い抗痙攣作用があることがわかっています。さらにアニスシードオイルは、腸内ガスがたまっているときや鼓腸（腸内にガスが過度に蓄積した状態）のときに腸の運動を活発にしたり、喀痰促進作用もあるため、上気道カタルや空咳にも効果があります。またホルモンに似た作用（p.13）もあるので、婦人科疾患にも有効です。

データ

植　物：高さが50cmに達する一年草。散形花序で7-15個の花が咲きます。
原産地：イタリア、南フランス、トルコ、ハンガリー、アジア、南アメリカ。
抽出法：種子を使用。水蒸気蒸留法。
特　徴：無色、甘くスパイシーな香り。

作用

からだに対する作用：抗菌、腸内運動促進、駆風（消化促進）、鎮痙（抗痙攣）、胆汁分泌促進、分泌促進（去痰）、エストロゲン類似作用、母乳分泌促進。

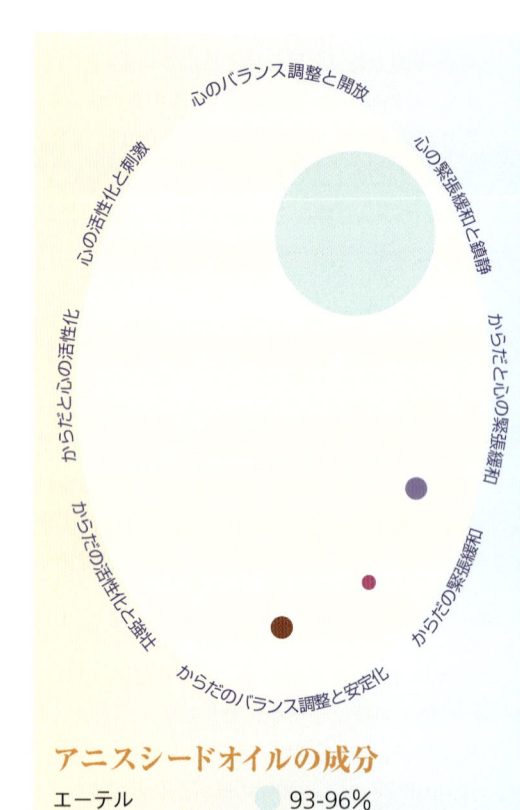

アニスシードオイルの成分

成分	割合
エーテル	93-96%（主にトランスアネトール）
芳香族ケトン	4%以下（主にアニスケトン）
芳香族アルデヒド	1-2%（アニスアルデヒド）
モノテルペノール	3%以下
芳香族アルコール	1%以下（アニスアルコール）

精神に対する作用： 気分爽快、緊張緩和、鎮静。

実証済みの適応（症）

- 風邪
- 空咳
- 消化障害（消化不良）
- 腸内ガス（鼓腸）
- 便秘
- 痙攣性腹痛
- 月経困難
- 母乳分泌不良

副作用

生理的用量（小児では0.5％以下、成人では最大1-2％、p.58）であれば、既知の副作用はありません。

バジル

Ocimum basilicum L. CTLinalool
シソ科
別名：バジリコ、メボウキ

バジルの原産地は、おそらくインドで、ヒンドゥー教の神ヴィシュヌに捧げられたものであると考えられています。今日でもまだ、インド医学ではその治癒力が高く評価されています。

バジルは、その後ペルシャを経てエジプト、ギリシャ、ローマに伝わったと考えられており、これらの国々では古代、悪魔の目に対する薬であるとされていました。また、繁殖力を増強する作用も記録されています。また、美容薬としても重宝されました。

古代エジプトでは、バジルで冠を編んでいましたが、これは当時からバジルの持つ頭部全体への優れた治癒力が知られていたためでしょう。バジルBasilikumを訳すと「王」（ギリシャ語のbasileios）という意味になります。

12世紀以降、バジルは中部ヨーロッパでも栽培されるようになり、現在では、ハーブとしての価値が評価され、特にイタリア特有の料理によく使われます。そしてこのバジルから滲み出るスパイシーで食欲をそそるイタリアの香りは、世界中からやってくる旅行者らによって、世界各国の料理にも用いられるようになりました。ドイツでもバジルは人気のある香辛料の1つです。

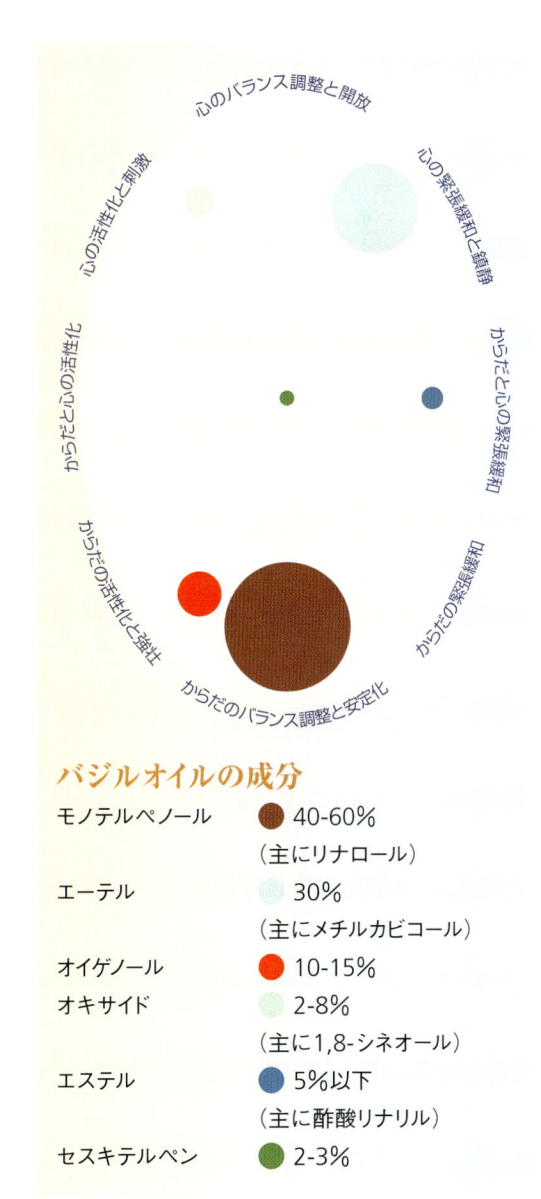

バジルオイルの成分

成分	割合
モノテルペノール	40-60%（主にリナロール）
エーテル	30%（主にメチルカビコール）
オイゲノール	10-15%
オキサイド	2-8%（主に1,8-シネオール）
エステル	5%以下（主に酢酸リナリル）
セスキテルペン	2-3%

肉体と魂を癒すオイル

　バジルから精油が抽出されるようになった16世紀以降、バジルオイルは消化管障害に利用できることが知られていましたが、残念ながら近年ではこの優れた治癒力が、忘れられつつあります。バジルオイルは、からだに対しては、主に鎮痙、鎮静作用があり、精神に対しては緊張を解き、元気づける作用があります。そういったことから、スイートバジルオイルは「魂のバルサム」とも呼ばれています。それに加えて、ラベンダーオイルやローズウッドオイルにも含まれるリナロールの含有率が高く、スキンケア作用と免疫系強化作用があります。

データ

植　物：1年草。約50cmの高さになり、長い茎には卵形の葉と白、ピンクまたは深紅の花が付きます。
原産地：地中海全域に野生。ドイツでは栽培のみ。
抽出法：開花中の全草を使用。水蒸気蒸留法。
特　徴：薄黄色。華やかでスパイシーな香り。

作　用

からだに対する作用：抗ウイルス、抗菌、滅菌（消毒）、鎮痙、鎮静、スキンケア、免疫力強化、食欲増進、消化促進、睡眠促進。
精神に対する作用：緊張緩和、元気回復、神経強壮。

実証済みの適応（症）

- 風邪
- 頭痛
- 消化障害
- 非潰瘍性消化不良
- 月経困難
- 小児の睡眠障害と「精神的腹痛」
- 不安

副作用

　生理的用量（p.58）であれば、既知の副作用はありません。

備　考

　これまでに約100種ものバジルが知られていますが、この中で芳香性を理由に使われているのは、Ocimum basilicum L、O. canum Sims.、O. gratissimum L.、O. sanctum L、O. viride Wildなどわずかで、こうしたバジルから得られる精油もそれぞれ異なる作用を持っています。したがって、正確な学名を知ることが重要となります。セラピーで使用されるのは、もっぱらOcimum basilicum L. CTリナロールです（p.200のホーリーバジルも参照のこと）。

ベイ

Pimenta racemosa (Miller) J. Moore
フトモモ科
別名：セントトーマスベイ。ドイツでは偽オールスパイスとも呼ばれます

　このフトモモ科の植物は、育つ環境をあまり選ばず、特にカリブ海の島々でよく繁殖します。中米の先住民は、薬草としてだけではなく、死者の防腐処理にもベイを使っていました。ベイの防腐作用は非常に優れており、魚や肉類も長く保存できるようになります。

活力を与えてからだを温めるオイル

　ベイオイルには、からだを温める作用があるとともに、活力と活気を与えて、精神を強くする作用に優れています。これ以外にも、からだに対する作用は、数え切れないほど多数あります。
　ベイオイルは、香水や入浴剤に官能的な香りにしたいときに加えるとよいでしょう。活力を与える作用があり、頭皮の血行を集中的に促進し

て、頭髪の育毛を進めます。また、台所でも香辛料として、米料理、野菜、スープ、スフレなどに加えることもできます。

データ

植物：葉が大きく細かい毛で覆われている常緑樹。
原産地：西インド諸島、中央アフリカ、中央アメリカ
抽出法：葉を使用。水蒸気蒸留法。
特徴：無色。やや粘性。暖かくスパイシーで、クローブを少し優しくしたような香り。

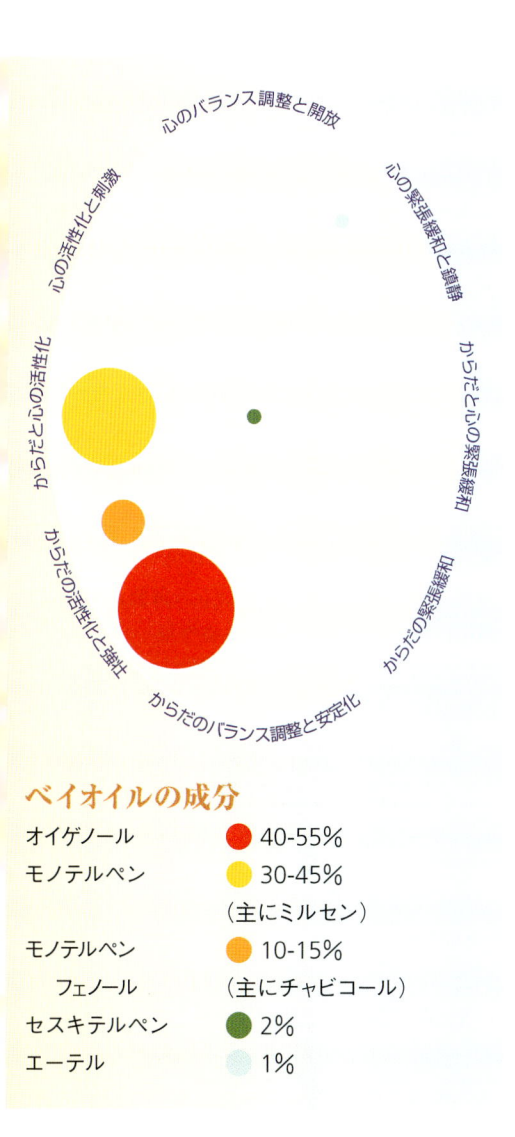

ベイオイルの成分

オイゲノール	🔴 40-55%
モノテルペン	🟡 30-45%
	（主にミルセン）
モノテルペンフェノール	🟠 10-15%
	（主にチャビコール）
セスキテルペン	🟢 2%
エーテル	🔵 1%

作用

からだに対する作用：強い抗菌および抗ウイルス作用、抗真菌、消炎、消化促進、鎮痙、血行促進、興奮、加温、鎮痛、強い免疫刺激作用。
精神に対する作用：興奮、活力向上。

実証済みの適応（症）

- 消化障害（消化不良）
- 便秘
- 筋肉緊張
- 関節痛
- 足の真菌症（水虫など）
- ヘアシャンプー、ヘアトニック
- 室内空気の殺菌

副作用

1％ブレンド（p.58）であれば問題はありません。これよりも高い濃度で用いると、皮膚と粘膜が刺激されることがあります。

ベンゾイン・シャム

Styrax tonkinensis
エゴノキ科
別名：ジャワの乳香

　ベンゾインは、元々東南アジア産ですが、南アラビア半島でも早くから知られていました。ベンゾインは、「ジャワの乳香」とも呼ばれています。
　古代エジプトでは、ベンゾインの木からとれる樹脂が売買されていました。消毒や治療、またお香として使われたほか、この樹脂を使って心地よい香りのするクリームや軟膏も作られました。ギリシャの著明な医師ペダニウス・ディオスコリデスは、すでに西暦50年前後に、薬草を包括した書物を著し、その中で気道と皮膚に対するベンゾインの有効性について記述しています。

工肛門など）に使います。

　自然化粧品業界では、微生物の繁殖と炎症を抑える作用を持つベンゾインレジノイドは、特に高く評価されています。一般に販売されているにきび治療薬は、皮膚の微生物叢を大きく破壊しますが、ベンゾインオイルは、微生物叢のバランスを調整します。この特徴は、真菌症予防のためのスキンケアにもうまく利用できます。

🙠 データ

植　物：野生の常緑樹。樹高は6mにいたることもあります
原産地：マレーシア、インド、タイ、インドネシア、ベトナム、ラオス、カンボジア
抽出法：樹皮から樹脂を抽出した後、エチルアルコールに溶かしてレジノイド（p.21）を抽出（揮発性有機溶剤抽出法）。ベンゾイン・シャム・レジノイド1kgを抽出するのに、1.5kgの原料が必要です
特　徴：褐色がかった色。粘性。癒し系で、バニラによく似た香り

🙠 作　用

からだに対する作用：抗微生物（特に酵母と真菌に対して強く、細菌に対しては低い）、防臭、防腐、酸化防止、鎮痙、バランス調整、消炎、創傷治癒、上皮形成、軽い去痰作用
精神に対する作用：安心感と暖かさを与える、緊張緩和、不安解消

🙠 実証済みの適応（症）

- 咳嗽
- 傷んだ皮膚と粘膜のケア
- にきび
- 強い汗の臭い
- X線照射からの保護とアフターケア
- 真菌症（カンジダアルビカンス感染症）
- 間擦疹とその予防

心のバランス調整と開放
心の緊張緩和と鎮静
心の活性化と刺激
からだと心の緊張緩和
からだと心の活性化
からだの緊張緩和
からだの活性化と強壮
からだのバランス調整と安定化

ベンゾイン・シャム・レジノイドの成分

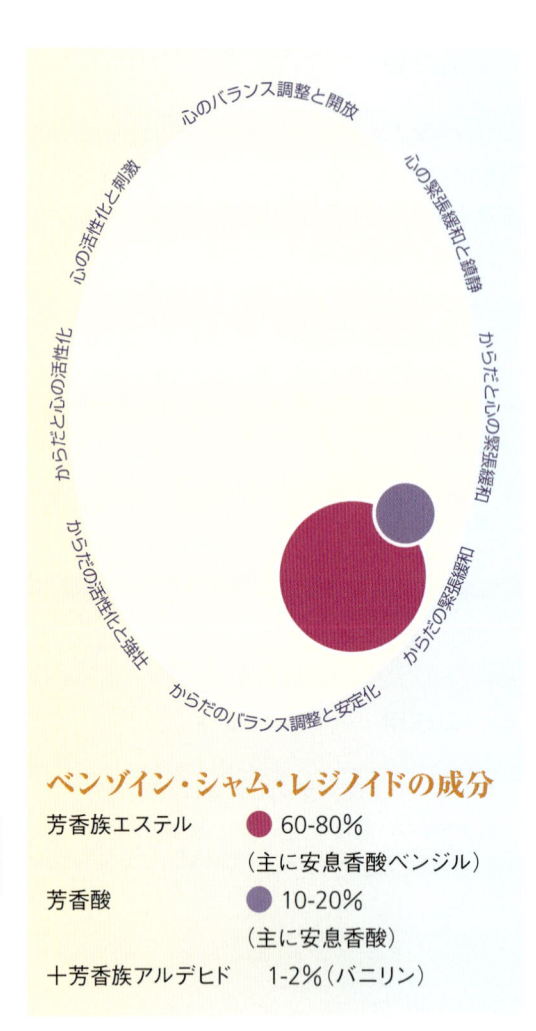

芳香族エステル　　　　60-80%
　　　　　　　　（主に安息香酸ベンジル）
芳香酸　　　　　　　　10-20%
　　　　　　　　（主に安息香酸）
＋芳香族アルデヒド　　1-2%（バニリン）

🙠 安らぎを与える香り

　ベンゾイン・シャム・レジノイド（抽出法を参照のこと）が放つ癒し系の香りを嗅ぐと、安らぎ、安心感、暖かさなどの感情が沸いてきて、たとえば子供の頃に抱いていたテディベアを思い出します。
　ベンゾインは、心に働きかけるだけではなく、皮膚に対する作用もあり、皮膚の代謝を促して、なかなか治らない皮膚を再生します。またちょっと変わった使い方として、エアゾールスプレーで皮膚に噴霧するという方法もあります。これは皮膚の亀裂やあかぎれを治したり、床ずれを予防したり、また粘着性テープ接着部の皮膚が荒れないようにするとき（たとえば、p.259とp.260の人

- 床ずれとその予防
- 人工肛門のケア（ストーマケア）
- 頭痛
- ストレス
- 不安
- 幸福感を得るためのブレンドに加える

副作用

既知の副作用はありません。

ベルガモット

Citrus bergamia Risso u. Poiteau
ミカン科
別名：果実が西洋ナシの果実に似ていることから、ドイツではベルガモットナシ（Bergamotte-Birne、Birneは西洋ナシのこと）と呼ばれることもあります
シトラスフルーツオイルの項（p.76）も参照のこと

　ベルガモットの原産地ははっきりとわかっておらず、インドあたりだと考えられています。その樹木は刺激にたいへん弱く、環境と土壌を選びます。ベルガモットの完熟果実は、マルメロに形と色が似ており、シチリア島では砂糖などに漬けたものが食事の添え物として好んで食卓に出されます。
　「ベルガモット」という名前はトルコ語で「ナシの王」を意味する Beg-âr mû dî に由来し、イタリアの都市ベルガモとは何ら関係がありません（1693年にリヨンで出版された書籍『Le Parfümeur François par le Sieur Barbe』にそう記載されています）。

暗い気分に射す 一筋の光のようなオイル

　ベルガモットオイルは、暗い気分に射す「一筋の光」のようで、多くのブレンドに、心地よく新鮮で気分を爽快にする風味を与えます。そのほか、ブレンドでは、ベルガモット自体の作用と別のオ

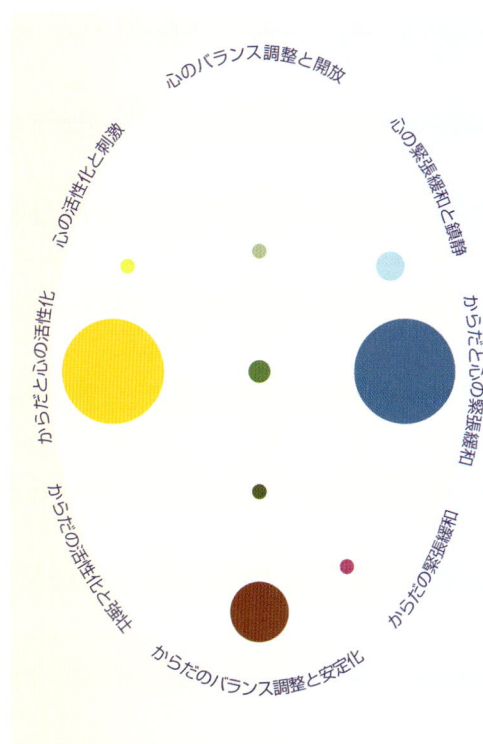

ベルガモットオイルの成分

成分	割合
エステル	30–45%（酢酸リナリル）
モノテルペン	30–45%（主に(+)-リモネン）
モノテルペノール	10–25%（主にリナロール）
モノテルペンアルデヒド	5%以下
クマリン	5%（主にフロクマリン）
セスキテルペノール	1%以下
セスキテルペン	1%以下
セスキテルペンケトン ＋セスキテルペンアルデヒド	微量
芳香族エステル	微量（アントラニル酸メチル）

そのほかの成分（ジャスモン、インドール）もごく微量含まれています。

イルの作用とをフルスピードで相互作用させる触媒であり、反応促進物質でもあります。

アロマセラピストであるミラノ大学のパオロ・ロヴェスティ教授が実施した科学研究で、ベルガモットオイルに不安解消作用と神経の緊張緩和作用があること、そのために抑うつ性不機嫌や不安状態のときに神経系に働きかけて治癒したりバランスを調整することが認められました。

ベルガモットオイルは、リモネンではなく、ラベンダーの主要成分でもある酢酸リナリルとリナロールが多い唯一のシトラスフルーツオイル(p.76)です。ベルガモットオイルは、ラベンダーオイルに成分が似ているというだけでなく、穏やかで肌にも優しいオイルであるという点も共通しています。ただし、フロクマリンが含まれているため(副作用の項を参照)、用途はそれほど広くありません。

ジャスモン、インドール、アントラニル酸メチルなど官能的な香りの基である成分は、たとえばジャスミンオイル(p.112)にも含まれており、元気を与えて、進んでコミュニケーションができるようにします。

香水業界では、このオイルのピリッとした少し刺激のある香りが高い評価を受けており、多くの合成香料に使われています。ベルガモットオイルは、精油の中の「宝石」として称えられています。

また、ベルガモットオイルはアールグレイティーにも添加されて、独特の風味をかもし出しています。

データ

植　物：樹高が5mに達するこの柑橘類の樹木は、オレンジやレモンの木と同じくミカン科に属しますが、木はいくらか細めです。レモンの木とほぼ同じように、ビターオレンジの木に接木されて栽培されます。熟したベルガモットの果実は、マルメロに似ています。

原産地：現在は、イタリアのレッジョ・ディ・カラブリアが主産地。

抽出法：熟れていない緑の外果皮を使用。コールドプレス法。熟れていない果実は11月から2月にかけて収穫されます。1kgの精油を抽出するのに、外果皮200kgが必要です。

特　徴：薄緑色-エメラルドグリーン色。低粘性。はっきりとしたフルーティーで新鮮な香りの中に、わずかに甘さがあります。

作　用

からだに対する作用：強い抗菌作用、滅菌(消毒)、抗ウイルス、免疫刺激、解熱、鎮痙。

精神に対する作用：刺激と緊張緩和、不安解消、気分爽快。

実証済みの適応(症)

- 咽喉痛
- 発熱
- 頭痛
- 神経性消化障害
- 膀胱炎
- 月経困難
- 更年期症候群
- 乳房切除術後のリンパうっ滞
- 神経性筋肉緊張
- 集中困難
- 睡眠障害。小児にも使用可
- 抑うつ性の不機嫌、冬のうつ病
- 不安状態

副作用

ベルガモットオイルには、光に対する皮膚の感受性を異常に高くするフロクマリン(p.41)が含まれていることから、以前はタンニング製品(日焼け用ローションなど)に添加されていました。しかし、色素沈着が激しい例や、皮膚にアレルギー性の炎症が現れる例が出たことが認められました。

! 色素沈着は、ベルガモットオイルを含む香水を素肌につけたときや、スキンオイルにベルガモットの構成成分が含まれているときにも現れることがあります。そのため、ベルガモットオ

イルを外用している間は、強い日光に当たらないようにします。ただし、ベースオイル100㎖に4-6滴加える程度であれば、問題はありません。

　口唇ヘルペス(口周辺の小水疱)に、メリッサオイルの代わりにベルガモットオイルが使えるとしているアロマセラピー書籍もあります。しかし、これは間違いです。口唇ヘルペスは、たとえば夏や冬のきつい登山で、日光が長時間にわたり唇に当たる活動など、からだに大きな負担がかかった結果現れます。そういうときにベルガモットオイルを使うと、口周辺にとても醜い色素沈着が起こります。したがって、口唇ヘルペスの治療にはほかの精油の方が適しています(p.262)。

ベルガモットミント

Mentha citrata L.
シソ科
別名：レモンミント
p.151のナナミント、p.168のペパーミントも参照のこと

　ミントの種類は現在でも15-30種あり、また交配力が強いことからはっきりと分類するのは困難です。したがって、ミント類の特徴や使用方法は非常に多岐にわたります。

　ベルガモットミントは、ドイツでは学名に従いレモンミントとも呼ばれています。以前は、ウォーターミント(Mentha aquatica L.)とスペアミント(Mentha spicata L.)の雑種とされていましたが、今日では、ウォーターミントのみから派生したと考えられています。

　カルトゥジオ会修道士が作るハーブリキュール「シャルトルーズ(La Chartreuse)」(p.78)にもミントが加えられ、妙味をかもし出しています。

特に穏やかで緊張を緩和するオイル

　残念ながらベルガモットミントオイル(別名レモンミントオイル)は、アロマセラピーではまだ注目されていません。しかしわたしたちは、ミントの

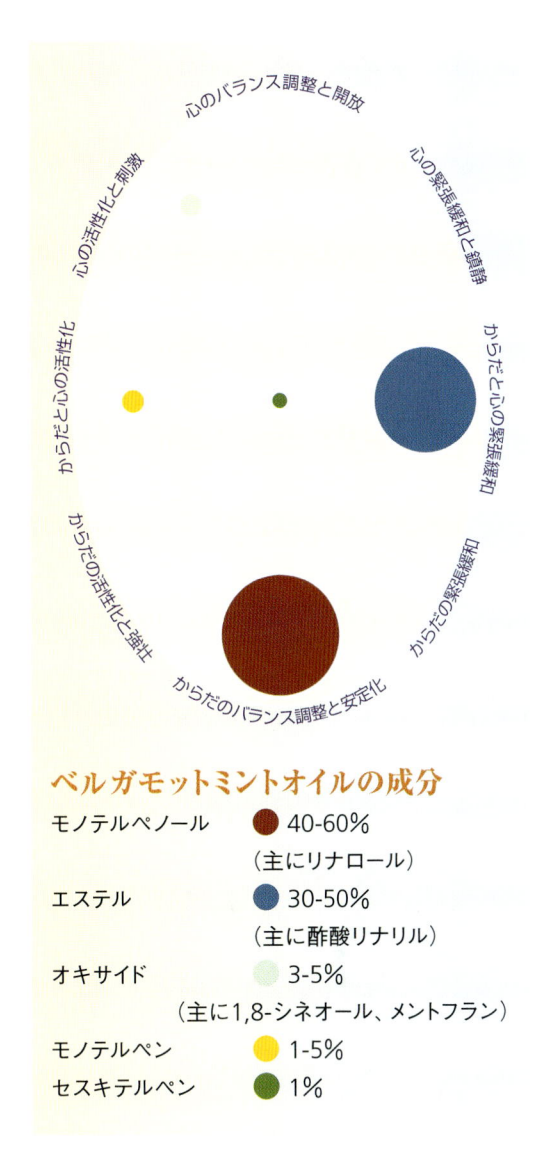

ベルガモットミントオイルの成分

モノテルペノール	● 40-60%
	(主にリナロール)
エステル	● 30-50%
	(主に酢酸リナリル)
オキサイド	● 3-5%
	(主に1,8-シネオール、メントフラン)
モノテルペン	● 1-5%
セスキテルペン	● 1%

中の「ラベンダー」であると考えています。というのも、ベルガモットミントオイルには、ラベンダーとほぼ同じ主要成分が含まれており、「ラベンダー嫌い」の人にも代用できるからです。優しく華やかなミントの香りは、子供たちだけでなく、お年寄りにも好まれます。

　ペパーミントやナナミントなどほかのミント種とは違い、ベルガモットミントの精油にはメントールもモノテルペンケトンも含まれておらず、きわめて穏やかに作用します。また、メントフランがわずかに含まれているために、フレッシュなミントの香りがします。

🌿 データ

植　物： 卵や心臓の形をした葉は毛細で覆われ、繊細な花が咲きます。
原産地： 南フランス、北アメリカ。
抽出法： まだ開花していない若い全草を使用。水蒸気蒸留法。
特　徴： 無色。ラベンダーに似た香りに、ミントやレモンのようなフレッシュなトーンも漂います。

🌿 作　用

からだに対する作用： 抗菌、抗ウイルス、抗真菌、創傷治癒、消炎、解熱、鎮痛、鎮痙、血行促進、免疫力強化、スキンケア、防虫。
精神に対する作用： バランス調整、鎮静、心の構造調整、不安解消、睡眠促進、疲労時の強壮とリフレッシュ、気分爽快、緊張緩和。

🌿 実証済みの適応（症）

- 特に小児の風邪
- 発熱
- 緊張型頭痛
- 高血圧
- 口内ケア
- 消化障害
- 神経性胃痛
- X線照射からの保護
- 真菌症（カンジダアルビカンス感染症）
- 皮膚の痒み
- 防虫
- 帯状疱疹
- 水疱瘡
- 創傷
- 瘢痕ケア
- 月経困難
- 更年期症候群
- 膀胱炎
- 妊娠線
- 出産準備、分娩
- 悪露
- 乳腺炎
- ストレス
- 神経性筋肉緊張
- 睡眠障害。小児にも使用可
- 抑うつ性の不機嫌
- 不安

🌿 副作用

既知の副作用はありません。

🌿 備　考

ベルガモットミントオイルは皮膚に非常に優しいため、ラベンダーオイルのようにそのまま直接肌につけても構いません。

カユプテ

Melaleuca cajeputi L.
syn. Melaleuca leucadendron L.
フトモモ科
別名：ホワイトティートリー

　カユプテの木は、インドネシアとマレーシアの東部にあるモルッカ諸島、北オーストラリア、フィリピン諸島などで育ちます。初夏になると、白い花が咲き乱れ、葉と花から、ユーカリにもわずかに似た美しく澄んだ暖かな香りが放たれます。樹皮は、白から灰色がかった色で、長い帯状に剥ぐことができます。樹木の色から、インドネシアでは「白い木」を意味するkayuputhiという名前がつけられました。

　カユプテの木が育つところには、ほかの植物も育つといわれています。非常に頑丈で強靭であり、焼き払っても根絶することはありません。

風邪と痛みのためのオイル

かつてマライ人とジャワ人は、発熱を伴う感染症や気道疾患に対して発汗を促すためにカユプテを用いていました。カユプテオイルは、17世紀初頭、オランダがモルッカ諸島を占領したときにヨーロッパに伝えられたといわれています。1717年頃にはドイツでも薬用として用いられており、薬局で販売されていました。また当時の薬価表や薬局方にも記載されています。しかし、当時カユプテは希少で高価でした。1730年になってようやく、アムステルダムを経由してヨーロッパにも大量に運ばれるようになりました。

カユプテオイルは、当初ドイツで「Oleum Wittnebianum」という名前で取引きされていました。この名前は、長くインドネシアのバタヴィアに住み、ドイツの刊行物に有益な治療薬としてカユプテオイルを紹介したドイツ北部ヴォルフェンビュッテルの商人 E. H. Wittneben に由来します。フランスとイギリスには、19世紀初頭にようやく主に薬用として伝わりました。

カユプテオイルは、強い防腐剤であり（微生物を殺滅）、今日では自然療法で主に風邪の治療に使われています。特に小児の風邪に効果があり、ユーカリオイルやペパーミントオイルよりも忍容性に優れることから、こうしたオイルの代わりに風邪用ブレンドや咳止め用クリームに混ぜて使われます。シネオールとモノテルペノールが含まれているため、強い抗ウイルス作用があります。また治療の難しい神経痛や痛みを伴う神経炎、さらに筋肉痛にもカユプテオイルを使うとよいでしょう。

データ

植 物：樹高が25mにいたる常緑樹。葉は細く灰色がかった緑色で革に似ています。
原産地：北オーストラリア、インド、フィリピン、マレーシア、モルッカ諸島。
抽出法：葉と小枝の末端を使用。水蒸気蒸留法。精油1kgを抽出するのに、100kgの原料が必要です。
特 徴：黄色から薄緑色。ユーカリに似ている一方、やや優しく、繊細でフルーティーな趣があり、クローブを思い出させる香り。

作 用

からだに対する作用：滅菌（消毒）、抗菌、強い抗ウイルス作用、咳嗽軽減、喀痰溶解、去痰、気道の血行促進、強い抵抗力増強作用、解熱、神経と筋肉の鎮痛。
精神に対する作用：活力向上、神経強壮、集中力向上。

カユプテオイルの成分

成分	割合
オキサイド	50-65%（主に1,8-シネオール）
モノテルペン	25-40%（主にピネン）
モノテルペノール	6-15%（主にα-テルピネオール）
セスキテルペン	3-5%
セスキテルペノール	3%以下

心のバランス調整と開放
心の緊張緩和と鎮静
心の活性化と刺激
からだと心の活性化
からだと心の緊張緩和
からだの活性化と強壮
からだの緊張緩和
からだのバランス調整と安定化

実証済みの適応（症）

- 特に小児の風邪
- 前頭洞炎、副鼻腔炎
- 気管支炎
- 発熱
- 神経炎
- 疼痛
- 口唇ヘルペス
- 帯状疱疹
- 陰部疱疹
- 筋肉痛
- リウマチ性疾患
- 痛風
- 関節炎

副作用

既知の副作用はありません。

カシア

Cinnamomum cassia (Nees) syn.
Cinnamomum aromaticum C. G. Nees
クスノキ科
別名：中国肉桂、シナモンカシア

カシアの木は常緑で低く、中国南部で野生していますが、栽培もされています。また日本、インドネシア、セイロン、メキシコ、南アメリカでも栽培されています。栽培では、収穫を楽にするために定期的に剪定して高くならないようにされています。収穫は、樹齢4-6年の木から始めます。盛夏と秋にとれる新しい枝と葉を蒸留して得た精油が最高の品質のものです。

病原細菌を効果的に退治するオイル

カシアシナモンは、セイロンシナモンに非常に近く、セイロンシナモンバークオイルと同じ主要成分（シンナミックアルデヒド）が含まれています。

ただし、カシアオイルにはオイゲノールが含まれておらず、その代わりにクルマバソウの芳香物質であるクマリンが非常に多く含まれています。この点で、ほかのシナモンオイル（p.217、p.219）と特徴が異なります。

中国漢方では、カシアはセイロンシナモンと同じように使われています。またタイガーバームの重要な成分でもあります。

カシアオイルは、細菌、微生物、真菌のいずれにもよく効きます。ただし、シンナミックアルデヒドの含有率が高いため、皮膚と粘膜への刺激が強く、注意して使用しなければいけません（下記参照）。

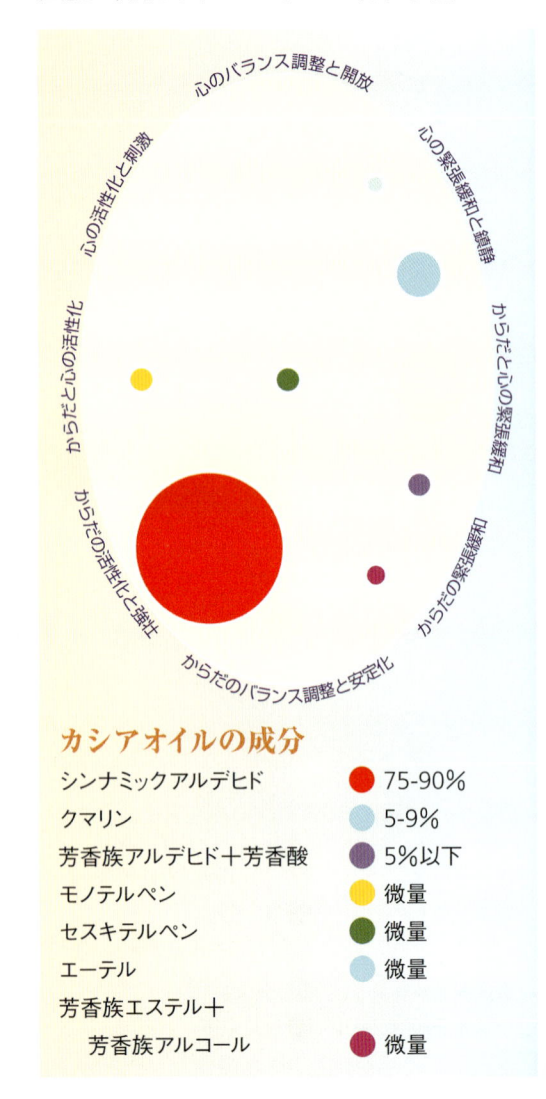

カシアオイルの成分

成分	割合
シンナミックアルデヒド	🔴 75-90%
クマリン	🔵 5-9%
芳香族アルデヒド＋芳香酸	🟣 5%以下
モノテルペン	🟡 微量
セスキテルペン	🟢 微量
エーテル	🔵 微量
芳香族エステル＋芳香族アルコール	🔴 微量

🌿 データ

植　物：常緑の低木。葉は白くはっきりと模様がついており、卵形で端がのこぎりのようにキザキザしています。
原産地：中国南部
抽出法：若い葉と枝を使用。水蒸気蒸留法。
特　徴：赤茶色。甘く暖かで、シナモンに似たスパイシーな香り。

🌿 作　用

からだに対する作用：抗菌(B群およびD群連鎖球菌、大腸菌、黄色ブドウ球菌、表皮ブドウ球菌)、抗真菌(カンジダアルビカンス)、血行促進、強い加温作用、強壮、鎮痙、鎮痛、抗リウマチ。
精神に対する作用：精神力強化、催淫。

🌿 実証済みの適応(症)

- 風邪
- 真菌症(カンジダアルビカンス感染症)
- 関節炎
- リウマチ性疾患
- 更年期症候群
- 月経前症候群
- ストレス
- 神経性筋肉緊張

🌿 副作用

1％ブレンドであれば問題ありません。1％のボディオイル用ブレンド(p.58)に1-2滴加える程度であれば全く問題なく、経験からこの程度の濃度で十分高い効果が得られることがわかっています。

⚠ これよりも高い濃度でカシアオイルを使用すると、皮膚と粘膜が刺激されて炎症をおこすおそれがあります。このため、カシアオイルを使えるのは、セラピストに限られます。

チャンパカ

Michelia champaca L.
モクレン科

　チャンパカの木は、熱帯アジアで育ちますが、その中でもインドの多数の庭園に見られ、日よけとしてはもとより、一般的に非常に好まれています。開花時には、とてもすばらしい官能的な香りを放ちます。花は編んで飾りにされるほど、ヒンドゥー文化では精神上重要な意味があり、こうした飾りは、ヒンドゥー寺院だけでなく、仏教寺院でもよく見られます。チャンパカは、仏教僧によって7世紀に中国にもたらされました。以来、中国ではチャンパカの花はジャスミンの花と同じように愛され、紅茶の香り付けに使われています。

　12世紀にまとめられたインドの百科事典(Manasollasa)には、チャンパカフラワーのオイルが、王族のマッサージオイルの重要な成分であったことが示されています。そのみごとな香りは、ハスの香りにもいくらか似ています。

🌿 心を温めて性欲を亢進するオイル

　本物のチャンパカフラワー・アブソリュートは、ジャスミンオイルやローズオイルのように希少で高価です。その豊かな香りは、ジャスミンやネロリにもいくらか似ています。四季折々の美と香りは、心の目にはっきりと映ります。たとえば春と夏にはヒヤシンス、スミレ、ジャスミン、秋と冬にはクローブとアニスが目と嗅覚を保養してくれます。

　ジャスミンやスミレの葉またはクローブオイルなどにもある程度含まれる成分の多くは、調合されると性欲を亢進し、気持ちを温かくします。チャンパカオイルには、特にインドール(人の糞尿の成分)とかなりの量のアントラニル酸メチル(芳香族エステル)のどちらもが含まれており、催淫作用があります。

　こうした成分は、陰部の匂いに似ており、安心感を与えます。その香りを嗅げば、思い悩んでいるときにリラックスできたり、自身や他人に

対する厳しさが和らいだり、愛情や生きる喜びを求める気持ちや性欲も少しずつ生まれます。

　あまり知られていませんが、チャンパカオイルにはからだに対する作用もあり、特に慢性の疼痛があるときなどに使用すれば、からだの痛みが和らぐとともに、精神的にも楽になれます。

データ

植　物：木は円錐形で、原産地（ヒマラヤのふもと）では樹高が30mに達することもあります。ただし栽培では高さを10mまでに抑えています。晩夏になると、枝分かれした部分に淡いオレンジ色の花が垂直に咲きます。
原産地：アジアの熱帯および亜熱帯地域。
抽出法：花を使用。溶剤（ヘキサン）による溶媒抽出法。
特　徴：茶色-黄色。粘性。豊かでどっしりとしたエキゾチックで華やかな香り。

作　用

からだに対する作用：抗菌、緊張緩和、鎮痙、鎮痛、母乳分泌促進、免疫刺激。
精神に対する作用：抗うつ、気持ちを温める作用、催淫、感性向上。

実証済みの適応（症）

- 慢性の疼痛
- 母乳分泌不良
- 燃え尽き症候群
- 抑うつ性の不機嫌
- 冷淡
- 性欲減退

副作用

既知の副作用はありません。

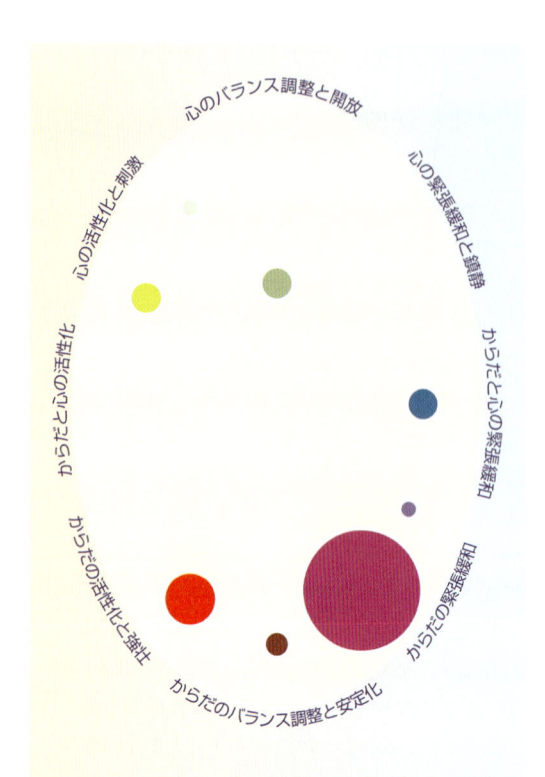

チャンパカ・アブソリュートの成分

成分	割合
芳香族エステル	35-40% （主に安息香酸ベンジル、アントラニル酸メチル4％、フェニルエチルベンゾアート）
＋芳香族アルコール	8% （主にベンジルアルコール、フェニルエチルアルコール）
オイゲノール	10-16%
エステル	10%以下 （主にリノール酸メチル）
モノテルペンアルデヒド	8%以下
セスキテルペンケトン	6%以下 （主にα-ヨノンとβ-ヨノン）
オキサイド	4.5% （主にリナロールオキサイド）
モノテルペノール	3-5%
芳香族アルデヒド	微量
そのほかの成分：インドール	2-5%

シストローズ

Cistus ladaniferus L.
ハンニチバナ科
別名：ロックローズ

　シストローズがよく生育しているのは、ガリグ（低木地帯）や密林で、地中海地方にはシストローズがほとんど通り抜けられないほど野生した林が広がります。春になり、シストローズやフレンチラベンダーが咲き乱れると、あたりはアンバーグリス（竜涎香）によく似た穏やかな香りに包まれます。シストローズの花は、しわの寄った花弁とほのかな香りが独特で、花の形は、まさにシストローズオイルが作用する「しわくちゃな心」そのものです。

　シストローズのラダナム（ハンニチバナ科の樹脂）は、芳香物質として古代からもてはやされており、古代エジプトとユダヤ人の間では、非常に重要な献香の成分でした。シリアとフェニキアの調香師らは、シストローズを「ねばねばするハーブ」を意味するladanと呼び、その樹脂を美容のため、また薬剤や軟膏として用いました。ほかの精油、ワイン、蜂蜜などに混ぜて、傷の手当に使われたり、鎮痛剤として利用されたほか、咳止めとしても効果が認められていました。

　中世の十字軍遠征に伴い、ラダナムは西洋にも伝えられました。その香りは、今日でも香水業界で大きな役割を担っています。

「しわくちゃになった心」を癒す香り

　小瓶から発せられるややドライで樹脂のような香りを嗅いだ瞬間は、この精油になじむのはあまり簡単ではないと思われるでしょう。しかし希釈すればその温かなアンバーグリスに似た香りが漂うようになります。

　シストローズオイルには、閉ざされた心を開き、魂を「温める」力があります。過去に心の傷を受けて無感情になった人や、その結果、疾患の症状が出ている人たちに非常に効果的であること

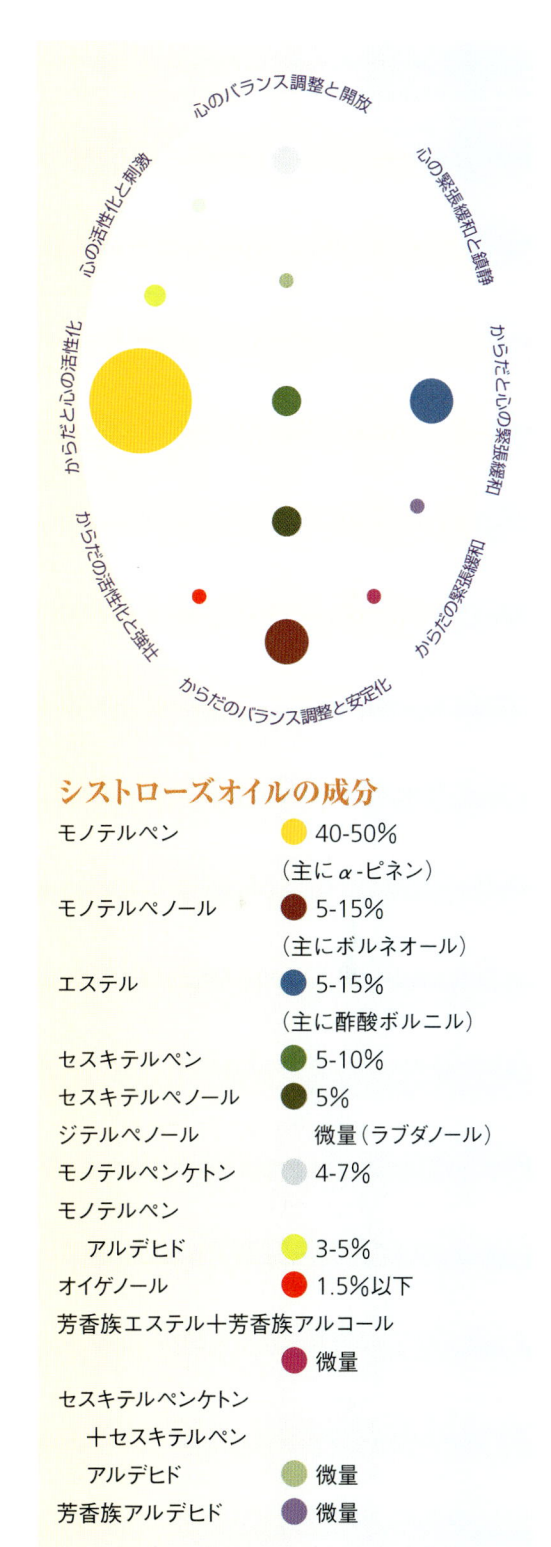

シストローズオイルの成分

成分	割合
モノテルペン	40-50%（主にα-ピネン）
モノテルペノール	5-15%（主にボルネオール）
エステル	5-15%（主に酢酸ボルニル）
セスキテルペン	5-10%
セスキテルペノール	5%
ジテルペノール	微量（ラブダノール）
モノテルペンケトン	4-7%
モノテルペンアルデヒド	3-5%
オイゲノール	1.5%以下
芳香族エステル＋芳香族アルコール	微量
セスキテルペンケトン＋セスキテルペンアルデヒド	微量
芳香族アルデヒド	微量

が実証されています。

シストローズオイルは、心的外傷にも有効ですが、そのほか出血の激しい創傷などからだの傷に対しても強い効き目があり、特にシストローズ、イモーテル、ラベンダーを混合すると、応急用のブレンド(p.266)としてに素晴しい効果を発揮します。シストローズオイルはさらに、暑さや寒さで肌に極度に負担がかかっているとき、肌をよく守ります。

多くの成分が集まったシストローズオイルは、香りの強いオイルです。その中でもジテルペノールとラブダノールがアンバーグリス(竜涎香)のトーンをかもしだし、精神に対しても強く作用すると考えられています。

データ

植　物： シストローズはバラ(Rose)とは無関係です。地中海の地形によく見られる植物の1種で、バラ色の花を咲かせるものも含めてさまざまな亜種があります。春と初夏には、野生で育つ低木に花が咲きます。野バラに似た大きな花で、花弁は5枚で白く、中心には小さく光沢のある黄色の星と黒点がつき、今にも壊れそうな繊細な感じがしつつ、所々にいくらかしわが寄っています。深緑色に輝く葉と枝からは、スパイシーな香りのする樹脂が大量に分泌されます。これがゴム・ラダナムです。

原産地： 南フランス、スペイン、ポルトガル、イタリア、旧ユーゴスラビア、トルコ、ギリシャ。元々は小アジア原産であると考えられています。

抽出法： 葉と枝を使用。水蒸気蒸留法。

特　徴： 黄金色で時間とともに色が濃くなります。香りはそのままだと強すぎますが、希釈すると温かで甘くアンバーに似ている一方、ウッディーなトーンも伴う香りに変わります。

作　用

からだに対する作用： 消毒、抗真菌、消炎、免疫刺激、鎮痙、うっ滞解消、血行促進、強い止血作用、皮膚再生、瘢痕形成、抗寄生虫。

精神に対する作用： バランス調整、気分爽快、精神力向上。

実証済みの適応(症)

- 創傷
- 内出血
- 間擦疹とその予防
- 床ずれとその予防
- 神経性?痒
- 乾癬
- 真菌症(カンジダアルビカンス感染症)
- 神経皮膚炎
- アタマジラミ(頭虱)
- 酒さ
- クモ状静脈
- 下腿潰瘍
- 乳房切除術後のリンパうっ滞
- 月経困難
- 心的傷害
- 感受性異常、自信不足

副作用

既知の副作用はありません。

バーベナ

Lippia citriodora Kuntze
クマツヅラ科
別名：ベルベーヌ、香水木(コウスイボク)、レモンバーベナ

バーベナは昔から薬草として知られており、中世の薬草図鑑には創傷の治療をはじめ多目的に使える薬剤として推奨されています。バーベナはすでに古代でも、ギリシャ人やローマ人そしてエジプト人に重宝されていました。芳香植物は、昔からずっと神の恵みだと考えられており、たとえばローマ人は狩猟の女神ディアナとバーベナとを結びつけて考えていました。またエジプト

人は、その主女神イシスにバーベナを捧げました。初期のローマ文化では、人々は恐れられていた「悪魔の目」から身を守るために、バーベナの束で玄関を飾ったということです。

　精油の抽出に用いる種類のバーベナは、レモンバーベナと呼ばれており、この葉を使ってバーベナティーが作られます。

心をリフレッシュさせるオイル

　バーベナオイルは、炎症の進行を非常によく抑えます。

　バーベナオイルはまた、神経を落ち着かせる作用があるため、神経性のからだの健康障害の治療に有益です。

　気持ちが沈んでいる人に特に優れた効果が見られます。またベルガモットオイルとローマンカモミールオイルとブレンドすれば、相乗作用によって非常にうまく気分を爽快にできます。

　極めて高価なオイルですが、低用量でも有効で、ほかの（低価格の）精油と混ぜれば相乗効果が得られるため、最終的には価格は気にならなくなるでしょう。

データ

植　物：1.5-2mの高さの低木で、葉は小さく、縁はのこぎり状。
原産地：元々はチリとペルーに生育していましたが、南フランスとモロッコで栽培されるようになりました。
抽出法：葉を使用。水蒸気蒸留法。
特　徴：薄黄色。レモン系で、いくらかフレッシュな香りの中に心地よいハーブの香りが漂います。

バーベナオイルの成分

モノテルペンアルデヒド	35-40%（主にシトラール）
モノテルペン	20%（主にリモネン）
セスキテルペン	15-20%（主にβ-カリオフィレン）
モノテルペノール	8%
オキサイド	6-10%（主に1,8-シネオール）
モノテルペンケトン	4%（主にメチルヘプテノン）
セスキテルペンオキサイド	2-4%
セスキテルペノール	2-3%
エステル	1-3%

作　用

からだに対する作用：抗ウイルス、抗菌、消炎、免疫刺激、強心と心拍調整、神経強壮、消化促進。

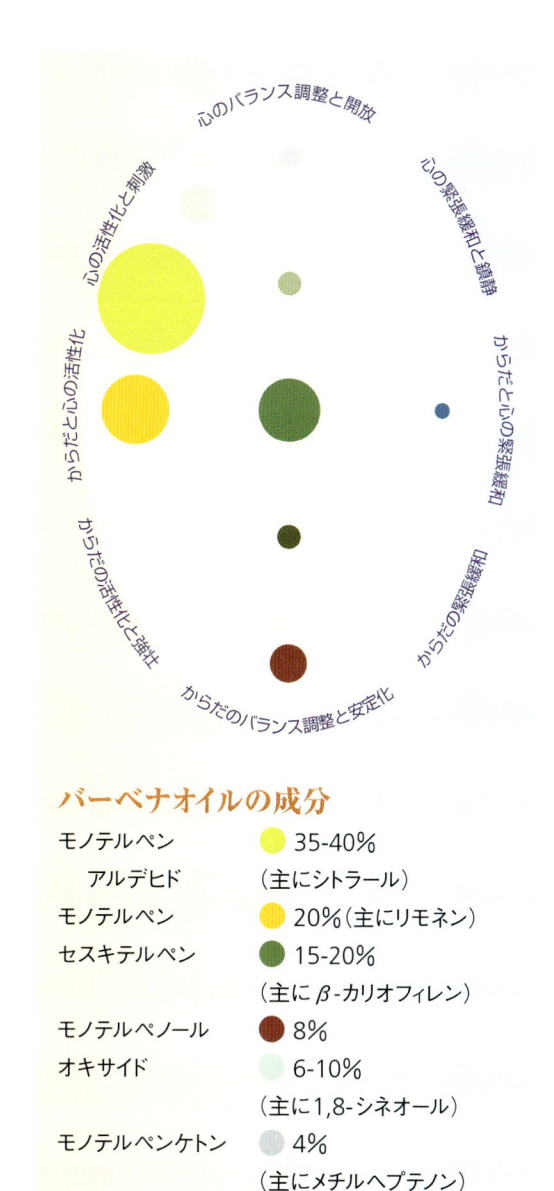

精神に対する作用：リフレッシュ、集中力向上、精神を刺激、気分爽快(特に「心臓病恐怖症」に効果的)。

実証済みの適応（症）

- スキンケア
- にきび
- 神経性の不整脈
- 神経性の消化障害
- 意欲消失
- 不眠
- 冬のうつ病

副作用

生理的用量であれば、既知の副作用はありません。

多くの書籍に、バーベナオイルには陣痛促進作用があるため、妊婦は使用しないことという注意書きが載せられていますが、これは成分の1つであるバーベナリンに起因しています。しかし、これは正しい情報でありません。というのも、イリドイド配糖体であるバーベナリンには、確かに子宮収縮を促す作用がありますが、この成分は揮発性ではないため精油中には抽出されず、バーベナリンの持つ陣痛促進作用は完全に蒸留液に移っているからです。

ただし、経験豊かな助産婦によって、分娩の最後の段階で、産婦の体力が消耗しているとき、バーベナオイルを使えば活力が戻ってくることが確認されています。

備 考

バーベナオイルは、ローズオイルやメリッサオイルと同じくらい高価です。市場では安価なオイルも出回っていますが、こうしたオイルには純粋なバーベナオイルと同じ作用はありません。バーベナ10％とレモングラス90％（商品名「バーベナグラス」）など、さまざまなブレンドも手に入ります。レモングラスオイル（p.131）とバーベナオイルの唯一の共通点は、シトラールを含むという点だけで、香りの特徴は完全に違い、レモングラスオイルの方が肌に優しくありません。

オイルの価格が高いときには、製造者情報をしっかりチェックしましょう（p.59）。

エレミ

Canarium luzonicum (Miq.) A.
カンラン科
別名：マニラエレミ、ピリ

エレミ（アラビア語）は、カンラン科熱帯樹木からとれる樹脂の総称です。その中で、エレミのバルサムや精油は、特別にマニラエレミと呼ばれ、15世紀以降、創傷軟膏の重要な成分とされています。また中国でも、特に薫香材として長く用いられてきました。

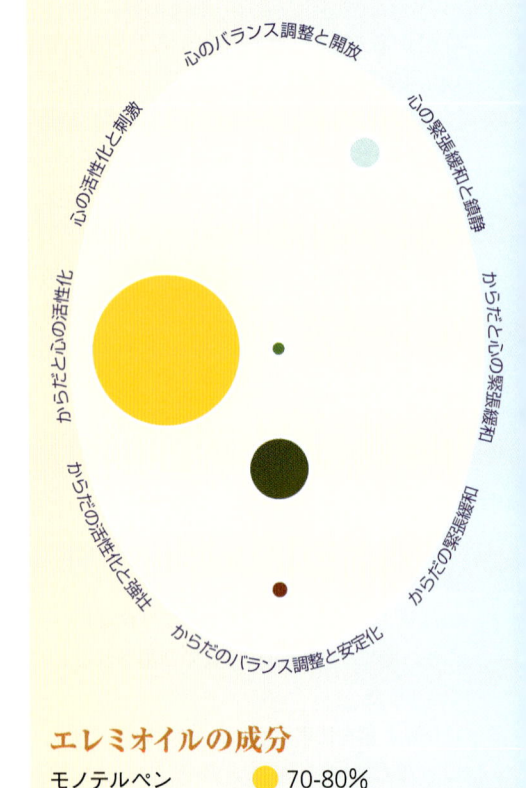

心のバランス調整と開放
心の活性化と刺激
心の緊張緩和と鎮静
からだと心の緊張緩和
からだと心の活性化
からだの緊張緩和
からだの活性化と強化
からだのバランス調整と安定化

エレミオイルの成分

モノテルペン	70-80%
	（主にリモネン、55％以下）
セスキテルペノール	15-17%
	（主にエレモール、16％以下）
エーテル	3-6%（主にエレミシン）
モノテルペノール	3％以下
セスキテルペン	微量

マニラエレミの木は、主にフィリピンで育ち、その樹脂には、精油が20-30％含まれています。市場で販売されているのは、蒸留液とレジノイドです。本書では蒸留液について記載してあります。

治りにくい傷の助っ人

エレミオイルがいちばんよく使われる場所は皮膚で、傷を治して皮膚の機能を高めます。そのほか、心的外傷にも効果があります。

データ

植　物：樹高15-35m、周囲1mの木で、葉は大形の奇数羽状複葉。
原産地：フィリピン、モルッカ諸島、熱帯アジア。
抽出法：樹脂を使用。水蒸気蒸留法か、アルコールまたはベンゼンによる溶剤抽出法。
特　徴：淡黄色。粘性。レモンに似ている一方、スパイシーな趣もある香り。

作　用

からだに対する作用：強い抗菌作用、抗ウイルス、消炎、免疫刺激、創傷治癒、上皮形成、皮膚再生。
精神に対する作用：精神力強化、集中力向上、気分爽快。

実証済みの適応（症）

- 治りにくい傷
- 下腿潰瘍
- 間擦疹とその予防
- 床ずれとその予防
- にきび
- スキンケア
- 集中力薄弱
- 不安状態

副作用

生理的用量であれば、副作用はありません。濃度が1％を超えると（p.58）、皮膚が刺激されることがあります。

タラゴン

Artemisia dracunculus L.
キク科
別名：エストラゴン（小さな竜）

元々はロシア、シベリア、モンゴルが原産地でしたが、モンゴル人によってヨーロッパに伝えられたといわれています。

多くの芳香性薬用植物と同じように、タラゴンも魔術や邪悪の力から人々を守る魔除け剤でした。

またタラゴンは昔からずっと、トマト料理、魚やサラダ用のソースに一味加えるためのスパイスとして好んで用いられてきました。

お腹を鎮めるオイル

タラゴンオイルの香りは、少しバジルオイルにも似ています。それは、どちらにもメチルカビコールが含まれているからです。タラゴンオイルは、この成分が含まれているために、消化管障害によく効きます。お腹の痛みがからだの問題に起因しているのか、精神的な問題に起因しているのかを問わず、タラゴンオイルはお腹の中で暴れる「小竜」と「大竜」を鎮めます。ここからエストラゴン「小さな竜」とも呼ばれるようになりました。

データ

植　物：茎の高さが1mまで伸びる多年生草本。ほぼ球形の頭状花が円錐花序でゆったりと並んでいます。二期作。
原産地：ヨーロッパ、イタリア、北アフリカ、アメリカ。
抽出法：開花中の全草を使用。水蒸気蒸留法。1kgの精油を抽出するのに、110kgの全草が必要です。
特　徴：黄色から緑色。粘性。爽快でスパイシ

タラゴンオイルの成分

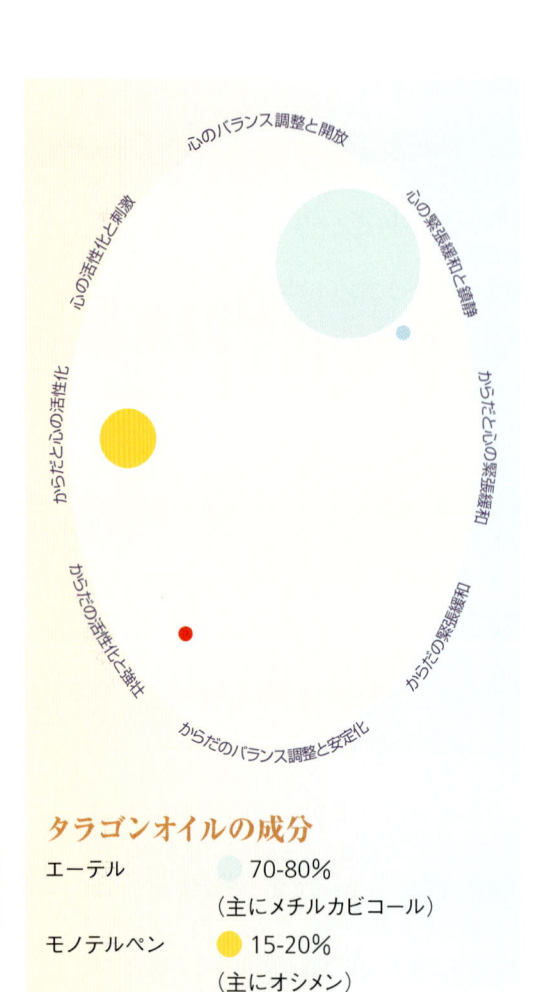

エーテル	70-80%（主にメチルカビコール）
モノテルペン	15-20%（主にオシメン）
クマリン	微量
オイゲノール	微量

ーな強い香りで、アニスにも似ています。

作　用

からだに対する作用： 抗ウイルス、抗菌、抵抗力増強、強い筋肉鎮痙作用、食欲増進、消化促進、胆汁分泌促進。

精神に対する作用： 精神の緊張緩和、鎮静。

実証済みの適応（症）

- 痙攣性腹痛
- 膀胱炎
- 筋肉緊張
- 月経前症候群
- 月経障害
- 神経性不眠

副作用

生理的用量であれば、既知の副作用はありません。アロマ料理（料理の香り付けに精油を使う料理）に使うのであれば、0.5%のスパイスオイル（精油）が問題ないでしょう。

ユーカリシトリオドラ

Eucalyptus citriodora Hook.
フトモモ科
別名：レモンユーカリ

白から薄桃色の樹皮に覆われた非常に美しい木で、葉は古さによって5つの形をしています。「成就」した葉は周囲がのこぎり状で、こするとレモンに似た独特な香りがします。

フレッシュな香りでからだと心を清めるオイル

レモンユーカリは、「一般的に知られている」ユーカリ（Eucalyptus globulus、p.99）やユーカリラジアータ（Eucalyptus radiata、p.101）とは主成分が違い、全く異なる特徴を持つため混同してはいけません。レモンユーカリの精油には、喀痰溶解作用も去痰作用もなく、典型的な風邪の治療用オイルでもありません。

このオイルがよく効くのは、主に泌尿生殖系の炎症と膀胱炎です。

このオイルの特徴を作り上げている成分は、レモンのように爽やかなシトロネラールで、そのためにレモングラスオイル（p.131）と特徴が似ています。活気を与え、精神活動を活発にする成分が含まれており、意欲が戻り、生きる力が呼び覚まされ、集中力と精神的な活力が沸いてきます。

レモンユーカリオイルは、生体に活力を与えます。疲労していたり、けだるいとき、精も根も尽き果てているとき、また重篤な病気の後など、こ

作　用

からだに対する作用： 強い抗ウイルスと抗菌作用、消炎、鎮痛、体力増強、防虫。
精神に対する作用： 集中力向上、リフレッシュ、活力向上、精神力向上。

実証済みの適応（症）

- 風邪の予防
- 泌尿生殖系の炎症
- 膀胱炎
- リウマチ性疾患
- 頸椎症候群
- 病気の回復期
- 燃え尽き症候群
- 注意集中障害
- 蚊除け

副作用

生理的用量であれば、既知の副作用はありません。濃度が1％を超えると（p.58）、皮膚が刺激されることもあります。

ユーカリグロブルス

Eucalyptus globulus Labillardiere
フトモモ科
別名：熱の木
ユーカリシトリオドラ（p.98）とユーカリラジアータ（p.101）も参照のこと

ユーカリには約500種があり、それぞれ成分と作用が大きく異なります。
ユーカリの木は、世界の中でも一番高い樹木に属します。ユーカリは一般的に「熱の木」と呼ばれることもありますが、これは解熱作用があるためではなく、マラリアが発生する湿地帯に栽培されることが多いためです。人々は、ユーカリの木を植えて、広範な湿地帯を乾燥させてマラ

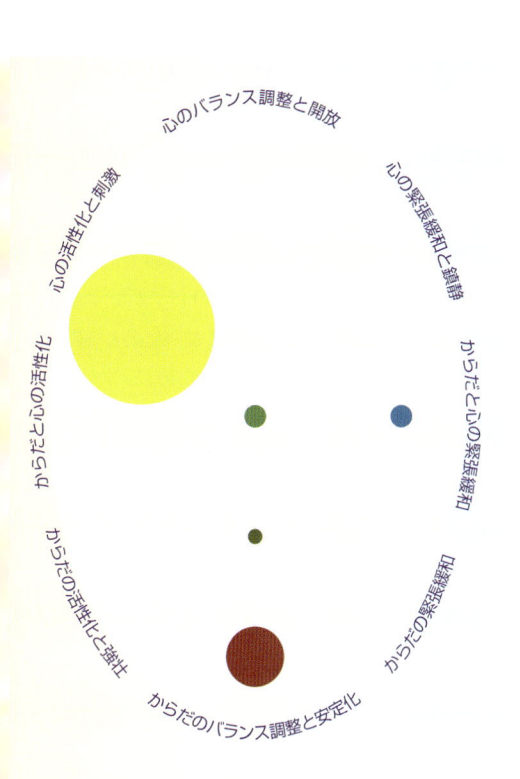

ユーカリシトリオドラオイルの成分

モノテルペン	65-90%
アルデヒド	（主にシトロネラール）
モノテルペノール	15-25%
	（主にシトロネロール）
エステル	3-5%
	（主に酢酸シトロネリル）
セスキテルペン	2-5%
セスキテルペノール	1-3%

のオイルは非常に役に立ちます。

データ

植　物： 樹高は25-40mに達し、薄桃から白色の樹皮に覆われています。葉の形は5種類。
原産地： 中国、ブラジル、マダガスカル。
抽出法： 葉と枝先を使用。水蒸気蒸留法。
特　徴： 無色。ユーカリの香りの中に、わずかにレモンの趣が漂います。

リア熱に対抗しました。これは、ユーカリの木は成長が速く、大量に水分を吸収しては、葉を通して水分をすばやく蒸発させることが知られていたためです。

この目的のために、19世紀の半ば、オーストラリア、タスマニア、マレイシアなど元々の原産地から南アメリカを始めとする熱帯地域や南ヨーロッパに50種ほどのユーカリの木が運ばれました。

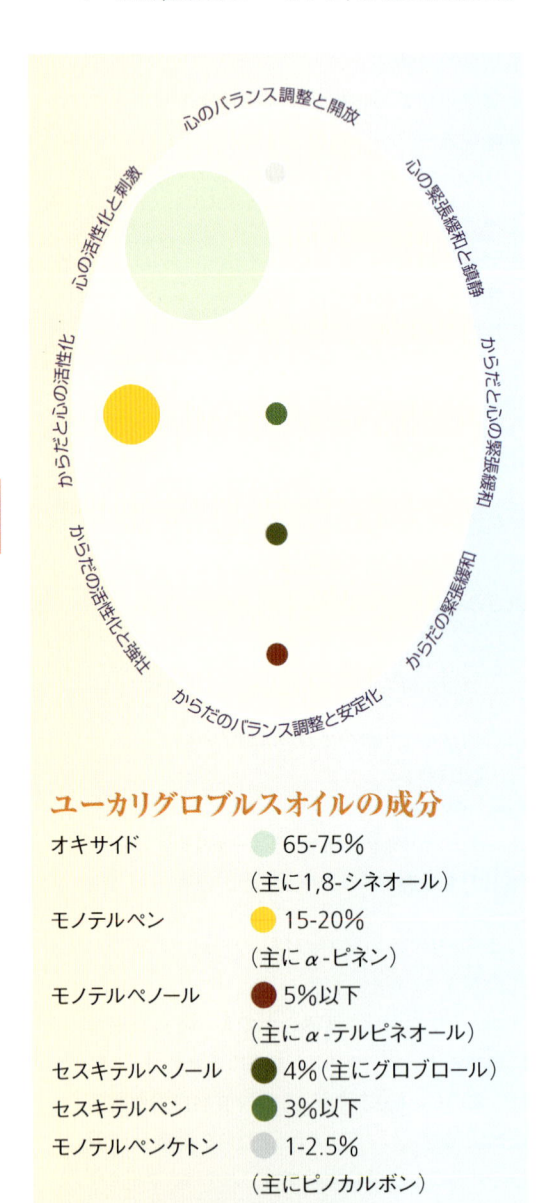

よく知られている風邪治療用オイル

ユーカリグロブルスオイルは、薬用としては、気道疾患に対してもっともよく使われます。

この作用は、主に1,8-シネオールが多く含まれていることと、去痰効果の非常に高いモノテルペンケトン類の1つピノカルボンがわずかですが含まれていることに起因しています。ただしこの2つの成分が組み合わされているために、ケトン類を含まないユーカリラジアータオイルには見られない問題が起こります。

データ

植　物：樹高約50mの木。葉は、灰色がかった緑色で細長く、日光に強く当たると香りを放散させます。
原産地：南オーストラリアとタスマニアが原産ですが、地中海地域とポルトガルでも栽培されています。
抽出法：葉と枝を使用。水蒸気蒸留法。1kgの精油を抽出するのに、50kgの原料が必要です。
特　徴：無色。新鮮でカンファーに似た香り。

作　用

からだに対する作用：抗ウイルス、喀痰溶解、分泌促進（去痰）、解熱、血行促進
精神に対する作用：リフレッシュ、活力向上

実証済みの適応（症）

- 風邪
- 気管支炎
- 前頭洞炎、副鼻腔炎
- 扁桃炎
- 中耳炎
- 発熱

ユーカリグロブスオイルの成分

成分	割合
オキサイド	65-75%（主に1,8-シネオール）
モノテルペン	15-20%（主にα-ピネン）
モノテルペノール	5%以下（主にα-テルピネオール）
セスキテルペノール	4%（主にグロブロール）
セスキテルペン	3%以下
モノテルペンケトン	1-2.5%（主にピノカルボン）

🌿 副作用

> ⚠️ 乳児と6歳以下の小児の鼻の内外に外用すると声門痙攣が起こり、呼吸困難やひどいときには窒息するおそれがあります。そのため、小児にはユーカリラジアータオイルの方が適しています。

🌿 備　考

　ユーカリグロブルスオイルは、そのままで用いると鼻をつく非常に不快な強い匂いがするため、たいていは精留されています。精留の目的は、強い刺激性の成分（αおよびβ-ピネン、カンフェン、アロマデンドレン、グロブロール）を減らすことで、そのために、ユーカリは伝統的に低圧で時間をかけて抽出されます。当初のシネオール含有率は、この処理によって80-85％に上昇するため、商品説明には「ユーカリ85％」示されます。ただし残念なことに、この処理によって重要な薬効成分も失われます。ユーカリグロブルスオイルの特徴を主に決めているのは、1,8-シネオールだけではなく、全含有成分の相互作用です。そのため、セラピーでは未精留のオイルを使う必要もあります。

ユーカリラジアータ

Eucalyptus radiata Siebold
フトモモ科
ユーカリシトリオドラ（p.98）とユーカリグロブルス（p.99）も参照のこと

🌿 喉、鼻、耳のための精油

　風邪やインフルエンザなどの感染症の主な原因はウイルスです。ユーカリラジアータは、シネオールとモノテルペノールという珍しい組み合わせによって、抗ウイルス作用と抗菌作用がユーカリグロブルスオイルよりも優れています。さらに、優れた喀痰促進作用と腫脹減退作用があり、喉鼻耳領域のさまざまな疾患に総合的に使えるオイルです。

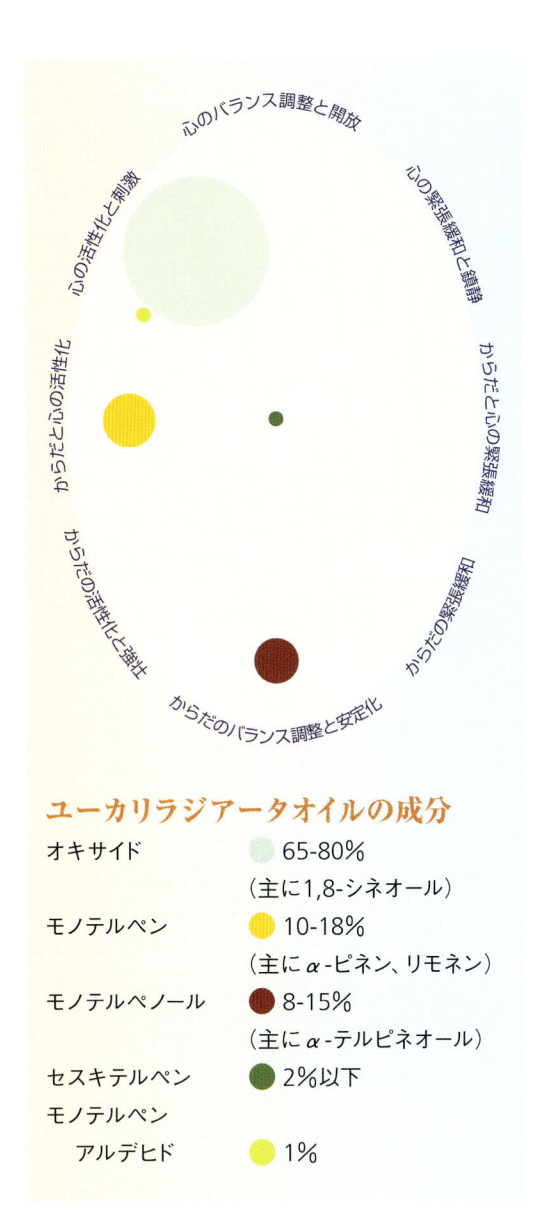

　ユーカリラジアータオイルは、ユーカリグロブルスオイルとは違いモノテルペンケトンを含んでいないため、作用が穏やかで忍容性に優れます。したがって小児にも適しています（p.88のカユプテオイルに類似）。

ユーカリラジアータオイルの成分

成分	割合
オキサイド	65-80％
（主に1,8-シネオール）	
モノテルペン	10-18％
（主にα-ピネン、リモネン）	
モノテルペノール	8-15％
（主にα-テルピネオール）	
セスキテルペン	2％以下
モノテルペンアルデヒド	1％

（円周に記載）
心のバランス調整と開放
心の緊張緩和と鎮静
からだと心の緊張緩和
からだの緊張緩和
からだの活性化と強壮
からだのバランス調整と安定化
からだと心の活性化
心の活性化と刺激

データ

植　物：樹高25mに達する常緑樹。ただし収穫を楽にするために栽培では樹高は低く抑えられています。
原産地：オーストラリア。
抽出法：葉と枝先を使用。水蒸気蒸留法。
特　徴：無色。フレッシュでピリッとした香り。

作　用

からだに対する作用：強い抗菌および抗ウイルス作用、抗真菌、消炎、喀痰溶解、分泌促進（去痰）、解熱、血行促進、軽い鎮痙作用。
精神に対する作用：リフレッシュ、活力向上、集中力向上。

実証済みの適応（症）

- 風邪。幼児にも使用可
- 気管支炎
- 扁桃炎
- 中耳炎
- 発熱
- 集中力薄弱

副作用

既知の副作用はありません。

スイートフェンネル

Foeniculum vulgare Miller、ssp. *vulgare Miller var. dulce*
セリ科
別名：ウイキョウ

フェンネルはすでに古代には重要な薬草であり、特に消化管障害や気道疾患に用いられていました。カール大王の命令で、修道院の庭にも植えられました。フェンネルは、今日でもまだその重要性を失っていません。

腸を落ち着かせるオイル

残念ながら精油の販売市場でも薬局でも、スイートフェンネルオイルとビターフェンネルオイルとは、その作用を含めてあまり区別されていません。

ビターフェンネルオイルは大量に精製されて、主に咳止めシロップをはじめとする医薬品、キャンディー、化粧品、香水、タバコの香り付けなどに用いられています。ビターフェンネルオイルには、フェンコン（ケトン類、p.35）が多く含まれているため、本項に記載するスイートフェンネルオイルよりも咳に対する作用が優れています。

ただし、アロマセラピーとアロマケアでは、フェンコンの含有率が低く忍容性に優れるスイートフェンネルの精油が用いられます。スイートフェンネルオイルは、特に痙攣を伴う消化障害で優れた鎮痛作用を発揮します。とりわけ実践で外用したときに、その効果が認められており、腹部のマッサージ用ブレンドには欠かせません。

精神に対しても、鎮静作用があり、特に消化管の障害を伴うストレスを解消します。ホルモンに似た特徴を持つことから、婦人科疾患の治療でも効果が見られます。

データ

植　物：1年生で樹高は2mに達します。根は人参の形をして、花は黄色く散形花序に並びます。茎の上の方に羽毛のような葉が付き、茎に芝生が生えているように見えます。
原産地：スペイン、フランス、イタリア、モロッコ、マケドニア。
抽出法：砕いた種子を使用。水蒸気蒸留法。1kgの精油を抽出するのに、50kgの原料が必要です。
特　徴：無色。温かで甘くスパイシーな香り。アニスにも似ています。

作　用

からだに対する作用： 抗菌、消炎、穏やかな喀痰溶解作用、去痰、鎮痙、鎮痛、消化管運動の促進、胆汁分泌促進、体力増強、活力向上、エストロゲン類似作用、母乳分泌促進。

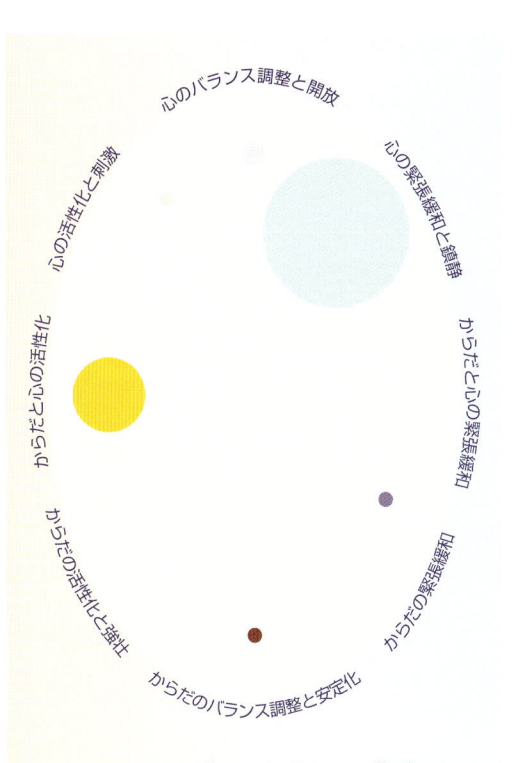

精神に対する作用： 鎮静、緊張緩和

実証済みの適応（症）

- 気道疾患
- 胃腸障害（膨満感、腸痙攣、腸内ガス、便秘）
- 月経困難
- 母乳分泌不良
- ストレス

副作用

　1％ブレンド（p.58）の外用では、既知の副作用はありません。

　エストロゲンに似た作用があることから、妊婦とエストロゲンの投与を受けているがん患者には用いてはいけないという注意がよく見られます。主要成分アネトール（エーテル類）にホルモン調整作用があるという点でエストロゲンに似ているとされていますが、決してエストロゲンではないため（エストロゲンを補充するわけではないため）、エストロゲン含有医薬品のような副作用はありません。これは、パインオイルがコルチゾンに似た作用があっても、決してコルチゾンではないのと同じことです。

スイートフェンネルオイルの成分

エーテル	55-85％（トランスアネトール）
モノテルペン	15-30％（主にα-ピネン、リモネン）
モノテルペンケトン	0.5-5％（主にフェンコン）
モノテルペノール	1-3％（主にフェンコール）
オキサイド	4％以下（主に1,8-シネオール）
芳香族アルデヒド、芳香族ケトン、芳香酸	0.5-1.5％

シベリアモミ

Abies sibirica L.
マツ科
別名：シベリアマツ
パイン（p.119）、モンタナマツ（p.123）、グランドファー（p.173）、ホワイトファー（p.209）も参照のこと

穏やかなのによく効く針葉樹オイル

　シベリアモミオイルのすばらしい針葉の香りは、含有成分であるエステル類に起因します。このオイルは極めて穏やかに作用し、また肌にも優しいため、小児や高齢者にも使えます。活力を与えて緊張を緩和する成分が多く含まれていること

から、特にストレス性の疾患が気道に現れるときなどストレスをうまく解消してくれるでしょう。

データ

植　物：常緑樹で、樹高は60mに達することもあります。枝はやや垂れて毬果が付いています（モミ属との相違点）。
原産地：ロシア
抽出法：針葉を使用。水蒸気蒸留法。
特　徴：無色。森の中にいるようなフレッシュでウッディな癒し系の香り。

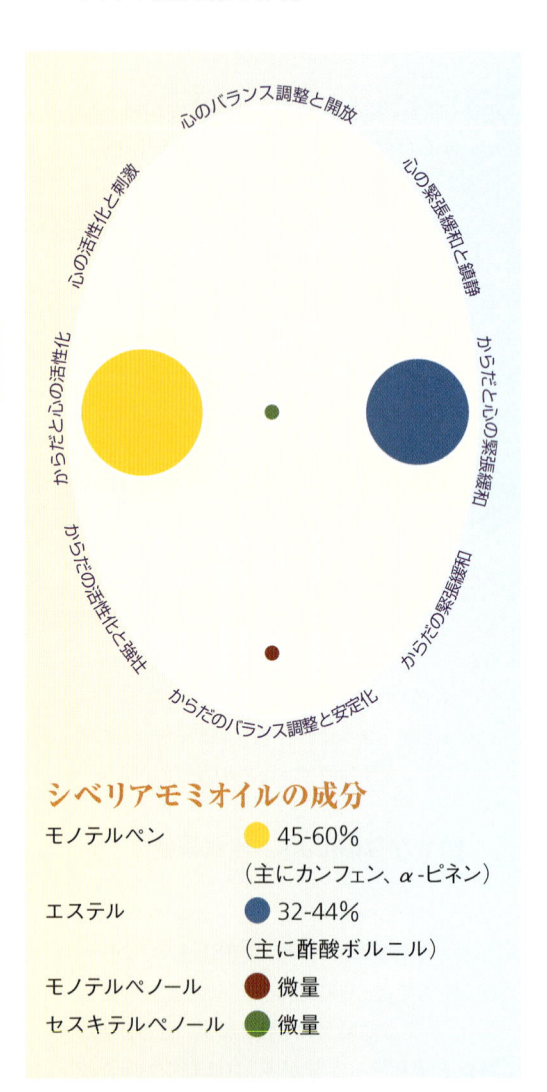

作　用

からだに対する作用：抗菌、消炎、喀痰の希薄と溶解、分泌促進(去痰)、強い鎮痙作用、神経強壮。
精神に対する作用：ストレス解消、バランス調整。

実証済みの適応(症)

- 鼻炎
- 咳嗽
- 気管支炎、小児にも使用可
- 筋肉緊張
- スキンケア、肌のダメージの予防
- 心の不均衡
- 呼吸器官に症状が現れるストレス

副作用

生理的用量であれば、既知の副作用はありません。

シベリアモミオイルの成分

モノテルペン	🟡	45-60%（主にカンフェン、α-ピネン）
エステル	🔵	32-44%（主に酢酸ボルニル）
モノテルペノール	🔴	微量
セスキテルペノール	🟢	微量

図中ラベル：
- 心のバランス調整と開放
- 心の緊張緩和と鎮静
- 心の活性化と刺激
- からだの緊張緩和
- からだの活性化
- からだの活性化と強壮
- からだのバランス調整と安定化

フランジュパニ

Plumeria acutifolia Poir
キョウチクトウ科

オーストラリアの裕福な地域の庭は、豪華なフランジュパニの低木で美しく飾られ、そのうっとりするような香りで通り過ぎる人々を魅了します。原産地アジアでは、寺院に植えたり供え物とされる植物で、日本では墓地に立ち並んでいます。人々を惹きつける香りを持った祭式用植物ということですね。

充実感を与えるすばらしいオイル

花から採れるアブソリュートは、非常に贅沢で希少なオイルです。フランジュパニオイルの特徴を決定づけているのは、成分の中でも特に芳香族エステル(p.42)で、ブレンドに性欲を増進するエキゾチックな香りを添えます。

フランジュパニ・アブソリュートの成分

成分の研究は、まだあまり進んでいません。主な成分は、安息香酸ベンジル、サリチル酸ベンジル、安息香酸ゲラニルなど芳香族エステルです。

データ

植　物：低木で樹高は高くても3m。薄黄色のあでやかな花が咲き乱れます。
原産地：インド
抽出法：花を使用。溶剤（ヘキサン）抽出法。販売されているのは、アルコールを50％含む希釈オイルです。
特　徴：無色。甘く華やかな香りの中にエキゾチックな趣があります。

作　用

からだに対する作用：緊張緩和。
精神に対する作用：バランス調整、精神刺激、陶酔、催淫。

実証済みの適応（症）

- 性欲減退
- 幸福感を与えるブレンドに加える

副作用

既知の副作用はありません。

ブルームスパニッシュ

Spartium junceum L
マメ科
別名：ニオイエニシダ、レダマ

ブルームスパニッシュは、地中海全域で野生します。春から初夏にかけて、地中海沿岸地域の典型的な景観を作るブルームスパニッシュの

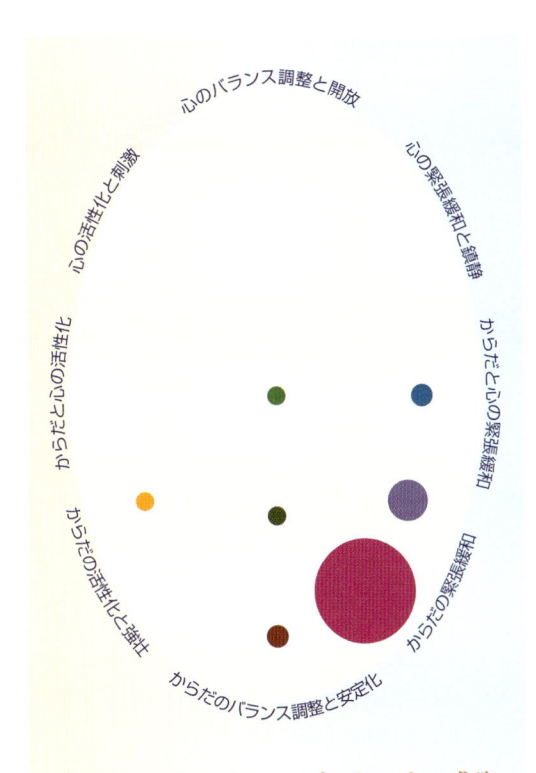

ブルームスパニッシュ・アブソリュートの成分

芳香族エステル　　　　　40％以下
　（主にアントラニル酸メチルが32％）
＋芳香族アルコール　　　　3％
　（主にフェニルエチルアルコール）
芳香族アルデヒド　　　　11％以下
　（主にアミノベンズアルデヒド）
モノテルペノール　　　　微量
ジテルペノール　　　　　微量
エステル　　　　　　　　微量
モノテルペンフェノール　微量
セスキテルペン　　　　　微量
そのほかの成分：インドール　5％

低木に花が咲き乱れると、あたり一面は黄色の海と化します。そして大きく黄金色に咲く花は、魅惑的な華やかな香りを放ち、人の心を完全に開放します。そこから咲き誇るブルームスパニッシュは、満ち足りた生きる喜びのシンボルであるとされています。

🌿 官能の香り

　ブルームスパニッシュオイルの香りは、華麗で魅惑的です。いくらかジャスミンにも似ていますが、それほど甘くも重たくもありません。どちらかというとネロリに強い蜂蜜の香りが添えられた感じです。この精選された香りは、すでに4000年も前にはクレタ島の陽気な人々に愛され、香水や香膏が作られていました。さらにこうした製品は輸出され、地中海地域の「上流階級の人々」に富をもたらしました。知覚を刺激し生きる喜びを与えることに関しては、今のところブルームスパニッシュの香りに並ぶものはありません。

🌿 データ

植　物：常緑の低木で葉はほとんどありません。花は黄金色で大きく、数え切れないほど多く咲き、強い香りを放ちます。
原産地：地中海全域
抽出法：花を使用。溶剤（ヘキサン）を使用して抽出し、エチルアルコールで溶解して溶剤を除去します。
特　徴：濃い黄色。蜂蜜に似た甘いフローラル系の香り。花や草を思わせます。

🌿 作　用

からだに対する作用：緊張緩和、スキンケア。
精神に対する作用：強い気分改善作用、陶酔。

🌿 実証済みの適応（症）

- 過敏で刺激を受けやすい皮膚
- スキンケア
- ストレス
- イライラ、過敏
- 無感情
- 自信不足
- 抑うつ性の不機嫌
- 冬のうつ病

🌿 副作用

　既知の副作用はありません。

グレープフルーツ

Citrus paradisi Macfayden, J.
ミカン科
シトラスフルーツオイル（p.76）も参照のこと

🌿 快活さと陽気をもたらすオイル

　ピリッとした爽やかさの中にフルーティなトップノートが漂うグレープフルーツオイルの香りは、主にセスキテルペンケトンによるものです。このオイルは、やる気がないとき、疲れたとき、機嫌が悪いときに、生きる喜びを与え軽い気持ちにしてくれるほか、「ランナーズハイ」をもたらすエンドルフィンを活発に放出させたり調整します。また、からだの健康障害の多くにもすばらしい効き目を発揮します。

🌿 データ

植　物：常緑樹。葉は卵形で革のように滑らかです。
原産地：イスラエル、アメリカ合衆国。
抽出法：外皮を使用。コールドプレス法。
特　徴：明るい黄色がかった緑色。低粘性。新鮮でわずかにフルーティな香り。

🌿 作　用

からだに対する作用：滅菌（消毒）、免疫刺激、解熱、鎮痙、活力向上、血行促進、皮膚の代謝促進、空気浄化。
精神に対する作用：興奮、集中力向上、気分爽快。

副作用

生理的用量であれば、既知の副作用はありません。

備 考

メルカプタン(1-p-Menthen-8-thiol)は、微量しか含まれませんが、グレープフルーツオイルの香りに独特のフルーティで新鮮な趣を添えています。この成分は、リモネン系の硫化物で、これまで自然界で発見された芳香物質の中でも、もっとも強い香りを持つものの1つで、匂いの認知閾値は0.004ppbとされています。言い替えると、1兆ℓの水にグレープフルーツの芳香物質を4gも加えれば、わたしたちの鼻はこの匂いを認知できるということになります。

このことからも、芳香物質の匂い強度が高いほど、精神への作用も強いと考えられます。

イモーテル

Helichrysum italicum G. Don.
キク科
別名：ヘリクリサム、エバーラスティング、ストローフラワー、ムギワラギク、カレープラント

6月になり、夏の太陽が地中海地方を熱く照らすようになると、1つの植物がその薫り高き花序を開き始めます。この植物はフランス語でもドイツ語でも「不死」を意味するイモーテルと呼ばれ、植物学者の間では、古ギリシャ語で「太陽」を意味するheliosと、「黄金」を意味するchrysosを合わせてヘリクリサムHelichrysumと呼ばれています。

イモーテルは、岩壁と砂の間にある乾燥した石の多い土地に育ちますが、時に岸近くにも見られたり、反対に地中海の島々の丘や山でも育っています。50cmほどの高さの低木が集まって森を作り上げ、開花時には斜面一面が黄金色になり、その一帯は蜂蜜、干し草そして花粉の混じった妙味のある香りで満たされます（Rose 2002）。

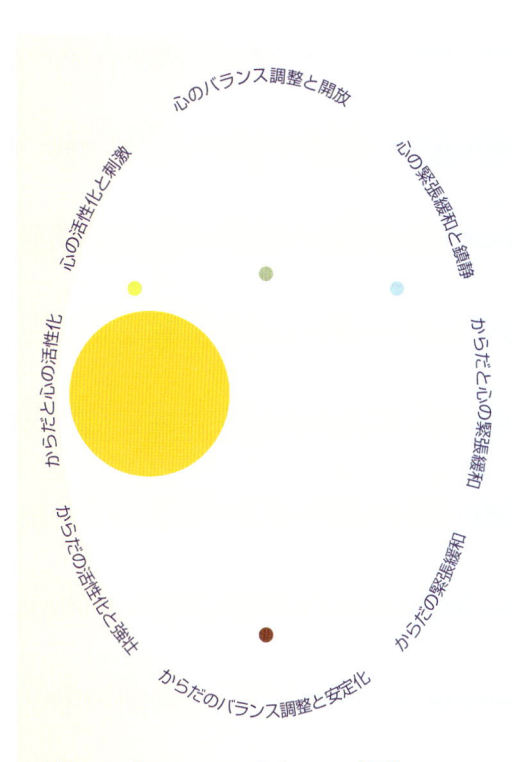

グレープフルーツオイルの成分

モノテルペン	🟡	90-98%
（主に(+)-リモネン、メルカプタンが微量）		
セスキテルペンケトン	🟢	0.5-1.8%
（ヌートカトン）		
モノテルペンアルデヒド	🟡	1.5%以下
モノテルペノール	🔴	1.4%以下
クマリンとフロクマリン	🔵	微量

そのほか、エステルとセスキテルペン（主にバレンセン）が微量ずつ含まれています。

実証済みの適応（症）

- 咳嗽、気管支炎
- 百日咳
- 室内空気の殺菌
- 頭痛
- 静脈瘤
- セルライト
- 月経困難
- 妊娠中の吐き気
- 分娩中の芳香
- 思春期危機
- 抑うつ性の不機嫌
- 不安
- 依存症

傷と出血に不思議なほどよく効くオイル

傷といえば、イモーテルオイルです。最初はそのままを塗り、治り始めたら薄めたオイルを塗れば、不思議なほどよく効きます。その創傷治癒作用と皮膚再生作用に、これまで何度驚かされたことでしょう。血腫はすぐに引き、リンパ液が速く流れて組織が収縮します。現在のところ、血腫であれば、皮膚の内側、外側、できてすぐのもの、時間が経過したものを問わず、イモーテルオイルに優るものはありません。同時に精神的な傷もはやく治します。

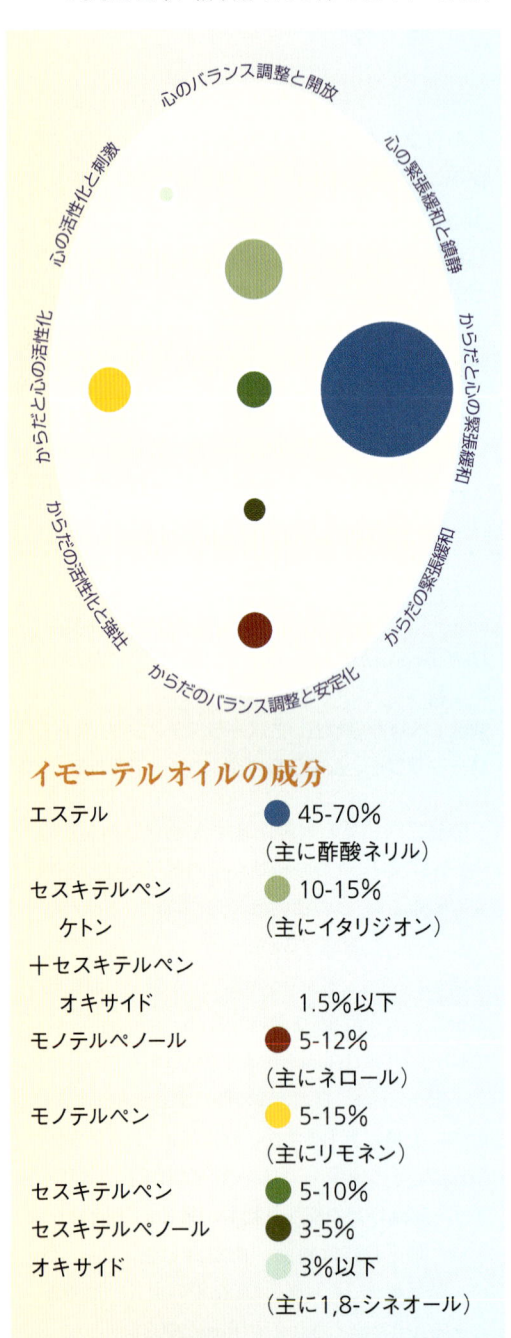

フランス人アロマセラピストDr. D.ペノエルは、イモーテルをアロマセラピーの「スーパーアルニカ（アルニカはキク科の総称）」と呼びましたが、これは実際のセラピーで認められたことです。この優れた溶血作用は、セスキテルペンケトン（ジケトン類、p.36）と、とりわけイタリジオンに起因します。

イモーテルオイルの成分

成分	含有率
エステル	45-70%（主に酢酸ネリル）
セスキテルペンケトン	10-15%（主にイタリジオン）
＋セスキテルペンオキサイド	1.5%以下
モノテルペノール	5-12%（主にネロール）
モノテルペン	5-15%（主にリモネン）
セスキテルペン	5-10%
セスキテルペノール	3-5%
オキサイド	3%以下（主に1,8-シネオール）

データ

植　物：亜低木。樹高は高くても50cm。ひまわりのように黄色い花を咲かせます。
原産地：地中海全域（特にコルシカ島）、イタリア、クロアチア。
抽出法：花序を使用。水蒸気蒸留法。1kgの精油を抽出するのに、100kgのイモーテルが必要です
特　徴：黄金色で、ときに赤みがかっているときもあります。重くスパイシーで、蜂蜜にも似た香り。

作　用

からだに対する作用：血腫（内出血）解消、創傷治癒、細胞再生、リンパ液流の促進、うっ滞解消、消炎、喀痰溶解、鎮痙。
精神に対する作用：バランス調整、鎮静、緊張緩和。

実証済みの適応（症）

- 鼻炎、咳嗽
- 百日咳
- 静脈炎
- 乳房切除術後などのリンパうっ滞

- 内出血
- 創傷
- 火傷
- 古いもの、新しいものを問わず傷痕
- にきび
- セルライト
- 筋繊維亀裂
- 関節炎
- 心的外傷

副作用

既知の副作用はありません。

備　考

イモーテルオイルは、そのまま皮膚につけてもよい数少ないオイルの1つです。少ない量で効果がはっきりと現れます。

ジンジャー

Zingiber officinalis Roscoe
ショウガ科
別名：ショウガ

　ショウガ科には約60種あり、どれも原産地はほぼインドに限られています。

　古代以来ジンジャーは、インド独特のスパイスであり治療薬です。薫り高く辛い根茎は、インドでは「万能薬」を意味する「vishwabhesaj」と呼ばれています。ジンジャーの根には、精油のほかに辛味成分であるジンゲロールが含まれていますが、水蒸気蒸留では精油の中に混入しません。残念ながら、ジンジャーの根の作用はその精油の作用と同じであると考えられがちですが、これは次の項で説明するとおり間違った知識です。

辛い根からとれる穏やかな精油

　ジンジャーの根からとれる精油は、ピリッとしたフルーティーな香りを特徴とし、非常にマイルドで肌に穏やかなオイルです。天然材料の香水には、女性用男性用を問わず、必ずといっていいほどジンジャーが用いられています。

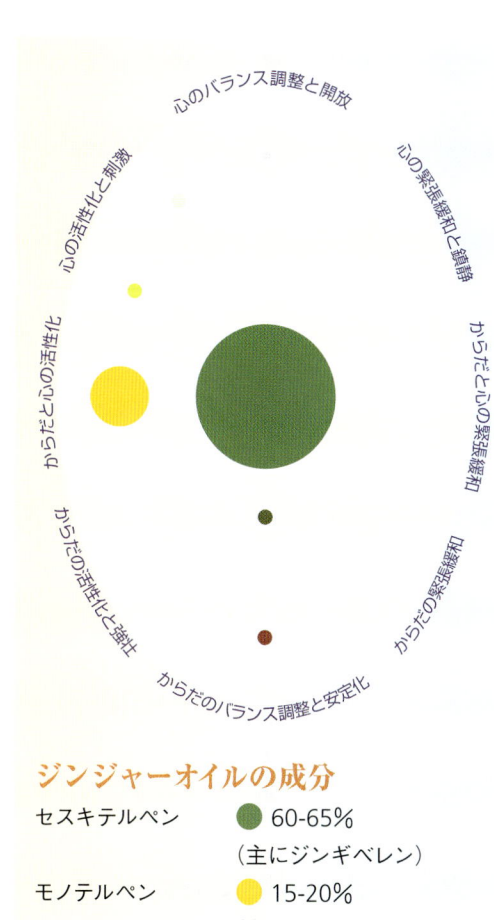

　セラピー用のブレンドに加えると、バランスを調整し、心を安定させる作用が出ます。さらに、成人でも小児でも、心身の問題が原因の胃腸障害によく効きます。

ジンジャーオイルの成分

成分	割合
セスキテルペン	60-65%（主にジンギベレン）
モノテルペン	15-20%（主にカンフェン、リモネン）
セスキテルペノール	2-3%（主にジンギベロール）
モノテルペノール	2-3%
モノテルペンアルデヒド	1-2%
オキサイド	2%
モノテルペンケトン	微量

（円環図の記載）
- 心のバランス調整と開放
- 心の緊張緩和と鎮静
- からだと心の緊張緩和
- からだの緊張緩和
- からだのバランス調整と安定化
- からだの活性化と刺激
- 心の活性化と刺激

アイリス

Iris pallida Lamks var. *florentina* L.,
Iris germanica
アヤメ科
別名：イリス

　この花は、すでにヒポクラテス時代の古代ギリシャでは、アヤメが放つ豪華な色の光と虹の七色に例えて、ギリシャの虹の女神「イリスIris」と名づけられました。

　アイリスは、ドイツではほとんど見られなくなりました。反対に南の国々では、何千というアイリスがさまざまな色で咲き乱れる大草原が存在し

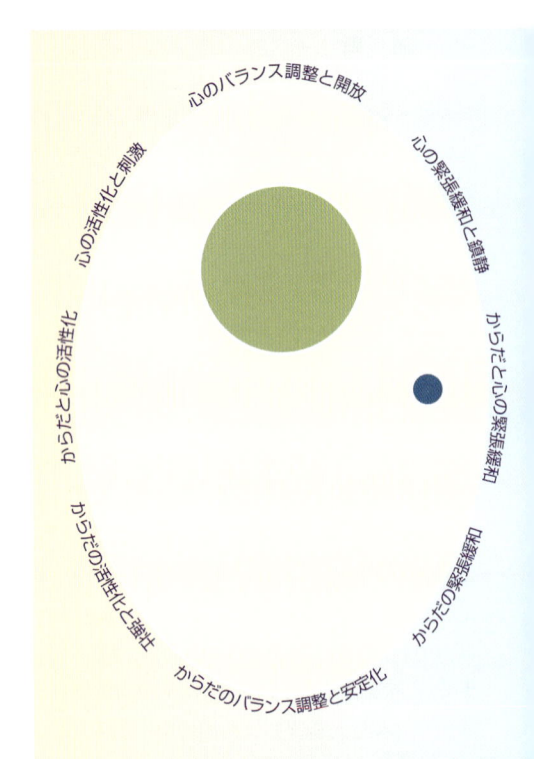

データ

植　物： 樹高1.20mまでの楯形多年生草本で、ランに似た花をつけます。
原産地： インドをはじめとする熱帯アジア
抽出法： 根茎を使用。水蒸気蒸留法。
特　徴： 薄黄色。薫り高くフルーティな中にピリッとした妙味がある香り。根茎のような辛味はありません。

作　用

からだに対する作用： 穏やかな消炎作用、抗ウイルス、軽度の去痰、鎮痛、神経強壮、スキンケア、活力向上。
精神に対する作用： 気分爽快、バランス調整、精神安定、再生、緊張緩和、催淫。

実証済みの適応（症）

- 自律神経失調
- 神経性腸痙攣
- 小児の腹痛
- 月経前症候群
- 更年期症候群
- 陰部のケア
- スキンケア
- ストレス
- 性欲減退

副作用

既知の副作用はありません。

備　考

　根茎が含む辛味成分は、水蒸気蒸留では精油中に混入しません。したがって、ジンジャーオイルを使用すると皮膚が刺激されたり炎症を起こすおそれがあるという注意書きは正しくありません。また、辛味成分によって細菌性消化不良やリウマチにも効果があると考えられがちですが、精油には辛味成分が含まれていないため、これも間違いです。

アイリスオイルの成分

セスキテルペンケトン　　●55-75%
　（主にα-アイロン、γ-アイロン）
ミリスチン酸エステル　　●8%
香りの基となる数多くの成分が合計0.5-1%含まれています。

ます。ダルマチアンアイリスは明るい青色の花、ニオイアイリスは青色の弱い光を放つ白い花、ジャーマンアイリスはバイオレットの花をそれぞれ咲かせます。どの種も萼(がく)は明るい黄色です。現在では交配によって、青、白、黄、水色の花を咲かせる種もあります。開花期は、イースターと聖霊降臨祭(イースター後の第7日曜日)の間です。

アイリスには、驚くほどの環境適応能力があり、たいていは日当たりが良く水分の多い土地に育ちますが、乾いた暑い場所や木陰に見られることもあります。また繁殖能力にも目を見張るものがあり、根を張って増殖するだけでなく、種からも増えていきます。

ドイツではいまだに、歯が生えかけている幼児の苦痛を抑えるために「スミレの根茎」を与えます。このときに与える素敵なスミレの香りが漂う根茎は、実はアイリスの根茎で、苦味をなくす特別な処理が施されていて甘い味がします。根茎を強く噛むと、唾液と混ざって刺激の少ない粘液が出てきて、歯肉を冷まして落ち着かせ、腫れを抑えます。

オイルの中の宝石

アイリスオイルは特別なオイルで、精油の中の宝石といえます。もちろん宝石と同じように高価でもあります。ただし、アイリスの素晴しい香りは、かなり薄く希釈してはじめて本領を発揮し、ようやく訪れた春の暖かさを思い起こさせるようなスミレに似たぐいまれな美しい香りが放たれます。アイリスオイルを定着剤として香水に配合すると、素敵な花のようでまたエロチックな趣を香水に添えて、そばにいる人を魅了する上、香水の香りが皮膚の上で長く保たれるようになります。そして自分自身も、いつもその香りに包まれていたいと思うようになるでしょう。

そのほか、アイリスオイルは傷痕を形成し、それもからだだけでなく心の古傷をも治します。

データ

植　物：樹高30-100cmの植物で、太く硬い根(根茎)はよく地上に出ています。葉は刀の形で茎と平行に伸びています。

原産地：イタリア(フィレンツェ近郊)、モロッコ(アトラス地帯)、ロシア、南フランス。そのほかヨーロッパ諸国で野生。

抽出法：外皮をむいて乾燥させた根茎を使用。水蒸気蒸留法。100kgの原料から、100gのアイリスバター(Beurre d'Iris)が得られます。このバターを「凍結分離」させると、ワックスが分離されます。ここにアルコール度の高い火酒を加えて溶解し、最終的に火酒を蒸発させると精油ができあがります。

特　徴：黄金-琥珀色。ややスパイシーでスミレを思い起こさせる香り。花やフルーツのような甘いニュアンスがある中、暖かいウッディな趣もあります。

作　用

からだに対する作用：喀痰溶解、皮膚再生、スキンケア、創傷治癒。
精神に対する作用：バランス調整、鎮静、催淫。

実証済みの適応(症)

- 気管支炎
- 皮膚疾患
- 瘢痕治療
- 幸福感を与えるブレンドに加える

副作用

既知の副作用はありません。

備　考

アイリスは栽培に非常に手間がかかる上、オイルの精製のために根茎を3年間貯蔵した後、

アイリス

複雑な処理を施さなければならないことから、高価な精油に属します。うれしいことに、製造業者の中には、アイリスオイルをアルコールで希釈して1％オイルとして手の届く価格で販売しているところもあります。

ジャスミン

Jasminum grandiflorum L.
モクセイ科
別名：ソケイ

　伝承に基づくと、ジャスミンはインドのヒマラヤ地帯が原産地のようです。そこでは太古の時代以来、白く咲く花と魅惑的な香りが尊ばれ、栽培され続けています。16世紀になると、ジャスミンはムーア人によってスペインに伝えられ、17世紀にはすでに地中海全域に見られるようになりました。スペインの船員たちは、ジャスミンをフランスのグラース地方のプロヴァンスに植えました。ここで小さな花をつける強いジャスミン（Jasminum officinalis）と大きめの花をつけるジャスミン（Jasminum grandiflorum）とを交配させて新種を作り、環境に適応させました。

　その優れた催淫作用によって、ジャスミンは当初よりインドとアラビア諸国でもてはやされました。ジャスミンを「花の王」、「聖林の月光」と呼んだインド人らは、ジャスミンの香りが不安を抑えて幸福感を与え、さらに失った自信を取り戻すのを助けて感情に特別な作用をもたらすことを知っており、アユルヴェーダ医学で、抑うつ性不機嫌にもジャスミンを処方していました。

人を夢中にさせ心の奥深くに染みとおる香り

　ジャスミン・アブソリュートは精油の中でも高価な部類に属し、多くの有名な香水にも使われています。そのうっとりするようなジャスミンの香りは、女性だけではなく男性にも好まれています。

　ジャスミンオイルには、痙攣を解消し、活力を与え調和をもたらすという特徴があり、精神と心、それにからだにも総合的に作用することが経験でわかっています。またその催淫力によって、心理的圧迫をのぞき、明るい気分にして、空想をかきたて、自分自身の殻を破って外に出るのを助けます。そのためジャスミンオイルは、自分の感情をコントロールできない患者に用いられることが多く、こうした患者はジャスミンオイルによって、自身の能力に満足したり、能力を（再び）発見して、自信がつき何事にも専念できるようになります。

データ

植　物：繊細な白い花をつける低木。開花期は8月初旬-10月末。

原産地：モロッコ、エジプト、レバノン、シリア、イスラエル、タラゴナ（スペイン）、カラブリア（シチリア島）、グラース（南フランス）、インド（パンジャブ、マイソール、ウタール）、黒海、グルジア。そのほか、ジャスミンは中国と台湾でも栽培され、お茶の香り付けに使われています。

抽出法：2種類の方法で抽出。1つ目の方法はアンフルラージュ（p.20）で、この方法は、労力がかかり、最終的に高価になるため、あまり利用されません。もう1つの方法は、溶剤抽出法（p.21）で、コスト安であるためよく利用されます。1kgのアブソリュートを抽出するのに、1000kgのジャスミンの花（約8百万個のJasminum grandiflorumの花）が必要です。このことからわかるように、ジャスミンオイルは非常に高価なオイルです。

特　徴：オレンジ-茶色。重厚で魅惑的な甘いエロチックな香り。わずかに果物の香りもします。

作　用

からだに対する作用：鎮痙、皮膚再生、ホルモン調節。

精神に対する作用：気分爽快、不安解消、強壮、調和、催淫。

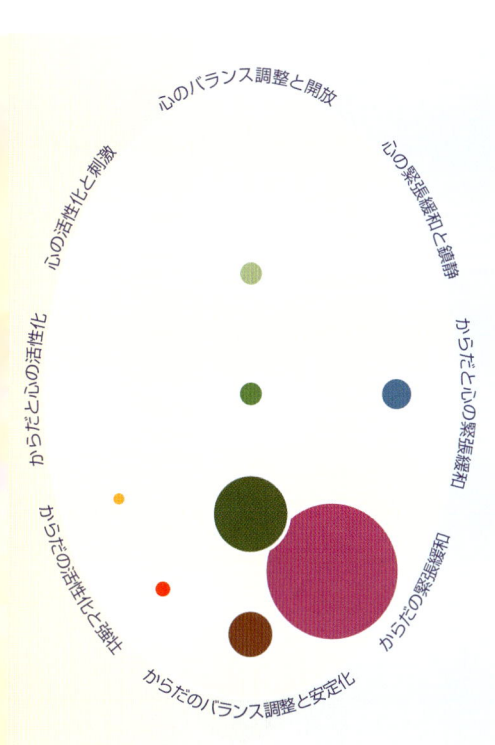

[レーダーチャートのラベル（時計回り）]
心のバランス調整と開放
心の緊張緩和と鎮静
からだと心の緊張緩和
からだの緊張緩和
からだのバランス調整と安定化
からだの活性化と強壮
からだの活性化
心の活性化と刺激

ジャスミン・アブソリュートの成分

成分	割合
芳香族エステル	40-60%（主に安息香酸ベンジル、酢酸ベンジル、アントラニル酸メチルが微量）
＋芳香族アルコール	5%（主にベンジルアルコール）
ジテルペノール	15-45%（主にフィトール）
＋セスキテルペノール	2-8%（主にファルネソール）
エステル	8-10%（主に酢酸フィチル）
モノテルペノール	5-15%（主にリナロール、ゲラニオール）
セスキテルペン	3%以下
オイゲノール	3%以下
セスキテルペンケトン	1%以下
モノテルペンフェノール	1%以下（p-クレゾール）

そのほかジャスモン、インドール、ジャスミンラクトン、メチルジャスモン酸が微量ずつ含まれています。

実証済みの適応（症）

- 月経困難
- 更年期症候群
- 出産準備
- 分娩
- ストレス
- 睡眠障害
- 抑うつ性の不機嫌
- 性欲減退

副作用

生理的用量であれば、既知の副作用はありません。

備考

ジャスミンの持つ独特の香りとフェロモン様の特徴は、ジャスミンラクトン、メチルジャスモン酸、インドール（そのままだと糞尿に似ているが、かなり薄く希釈すると強い花の香りに変わる匂い物質）などの芳香物質に起因しています。さらにアントラニル酸メチルとインドールには、催淫作用があることも認められています（Jelllinek 1994）。

エジプト産とモロッコ産のJasminum-grandiflorumオイルのほかにも、インド産のJasminum sambacから採れるジャスミンオイルもあります。この2つのオイルは、主成分と作用は似ていますが、香りが全く違います。モロッコ産のJasminum grandiflorumから採れるオイルは、洗練された香りがしますが、Jasminum sambacのオイルは、これよりも重厚でわずかに草の香りも漂います。

! 精油の濃度が高すぎると、感覚が麻痺したり、吐き気を催したりすることがあるため、ジャスミンオイルは必ず低濃度で使用します。

ジャーマンカモミール

Matricaria recutita (L.) Rauschert
キク科
別名：ドイツカミツレ、カモマイル
ローマンカモミール（p.115）も参照のこと

　北欧の民族は、カモミールの花の黄色い中心部を太陽の象徴であると考え、太陽神バルドゥルに例えて、カモミールを神聖なものとして大切にしました。

　カモミールはたいていは道や草原の端にケシの花と一緒に育ち、開花期には、カモミールの白と黄色が、ケシの花の輝くような紅色と初夏の新鮮な緑の中で混ざり合い見事な色のハーモニーを奏でて、人々を何度も魅了します。

　カモミールティーを知らない人はおそらくいないでしょう。カモミールには多彩な作用があり、どの家庭でも必需品です。民間医療では、カモミールの治癒効果は数百年来知られています。またもっとも研究が進んでいる薬用植物の1つでもあります。「傷ついたところ」を治したいとき、そのときが偉大な治癒力を持つカモミールの出番です。

「傷ついたところ」を治すカモミールオイル

　ジャーマンカモミールから採れるオイルは、特に炎症と痙攣を抑える医薬品の多くに含まれています。病院では頻繁に、すすぎ、入浴、冷湿布、吸引などに使われたり、軟膏として用いられています。

　カモミールの持つ抜群の消炎作用は、その成分カマズレンに起因しています。

　またカモミールオイルは、鎮静作用と心のバランス調整作用があるため、精神的な問題にも役立ちます。カモミールの香りと、子供のときに罹った病気の思い出とを結び付ける人も多いのではないでしょうか。カモミールの香りは、たいてい好き嫌いがはっきりと分かれてしまうため、ほかの精油とブレンドする方がよいでしょう。

データ

植物： 根は短いものの、茎は25-50cmに達し、2、3重に分かれた羽根のような葉がつきます。ジャーマンカモミールの特徴は、高いところに付いている頭状花で、冠状花序で茎頂の端に乗り、八方に広がる白い舌状花とその中心にある

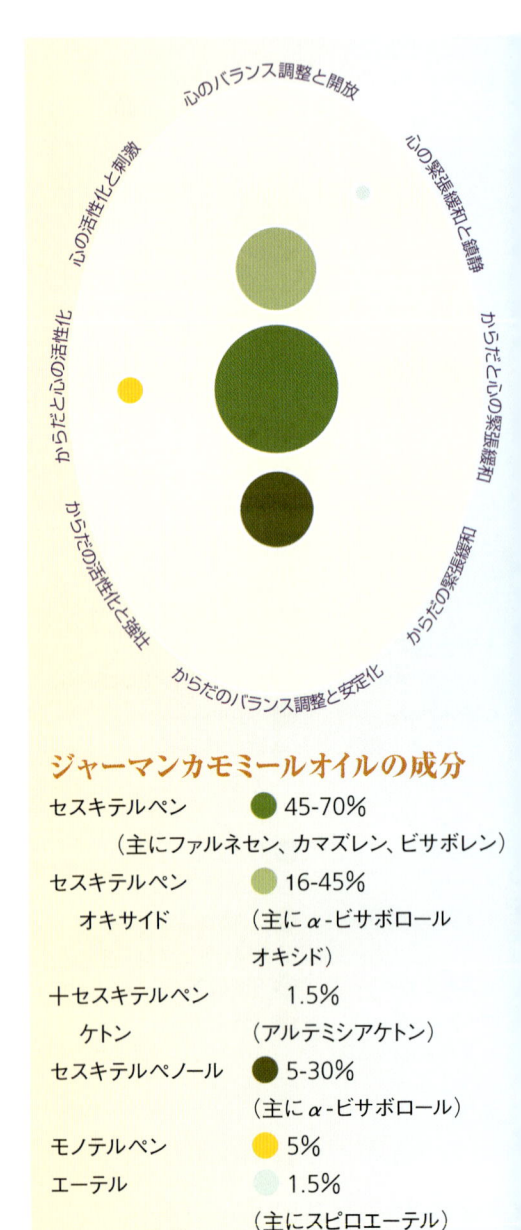

ジャーマンカモミールオイルの成分

セスキテルペン	45-70%
	（主にファルネセン、カマズレン、ビサボレン）
セスキテルペンオキサイド	16-45%
	（主にα-ビサボロールオキシド）
＋セスキテルペンケトン	1.5%
	（アルテミシアケトン）
セスキテルペノール	5-30%
	（主にα-ビサボロール）
モノテルペン	5%
エーテル	1.5%
	（主にスピロエーテル）

多くの黄色い筒状花で構成されています。
原産地： エジプト、ハンガリー、バルカン諸国。
抽出法： 花を使用。水蒸気蒸留法。1kgの精油を抽出するのに、500kgの原料が必要です。
特　徴： 濃い青色。強いハーブの香り。

作　用

からだに対する作用： 強い消炎作用、抗菌（特に黄色ブドウ球菌と連鎖球菌）、細菌毒素抑制（ブドウ球菌、連鎖球菌）、抗真菌、抗ウイルス、鎮痙、静脈強壮、創傷治癒促進、皮膚の代謝促進。
精神に対する作用： 鎮静、緊張緩和、バランス調整。

実証済みの適応（症）

- 咳嗽、気管支炎
- 皮膚炎
- 粘膜炎症
- 潰瘍と創傷の治療
- 瘢痕ケア
- にきび
- 神経皮膚炎
- 痔
- 膀胱炎

副作用

既知の副作用はありません。

備　考

カモミールオイルは、ホメオパシーでは、カモミールティーと同じくほかの物質の作用を相殺する拮抗剤（Antidote）であると考えられています。しかし、長年の実地経験では、こうしたカモミールオイルの作用は認められていません。

ローマンカモミール

Chamaemelum nobile (L) Allioni
キク科
別名：ローマカミツレ
ジャーマンカモミール（p.114）も参照のこと

ローマンカモミールは、繊細である半面とても強靭な植物であることから、グラウンドカバーとしても適しており、「香りの芝生」と呼ばれることもあります。夏に繊細な白い花で敷き詰められたカーペットの上を裸足で歩けば、それで気持ちが和み、地面から立ち昇るほのかな癒し系のハーブの香りを嗅げば、日常の忙しさもしばらく忘れることができるでしょう。

鎮静のプロ

ローマンカモミールの精油は、ジャーマンカモミール（p.114）とは、成分の組成だけではなく、色も香りも違います。

セスキテルペンの含有率が高いジャーマンカモミールとは違い、ローマンカモミールは緊張緩和作用の非常に優れたエステル類を主成分としています。この長い鎖を持つエステル類は、精油にはめったに含まれないもので、含まれている精油には、きわめて強い緊張緩和作用があります。

ローマンカモミールオイルは貴重で高価なオイルですが、わずか少量でからだにも精神にも大きな作用を発揮します。

特に、「傷つきやすい」神経や、繊細な皮膚を持つ人に非常に適しています。幼児に用いると、うまく慰めたり、腹痛を和らげることができます。太陽神経叢（みぞおち）にローマンカモミールをそのまま1滴落とせば、驚愕や精神的なショックを除いて心を落ち着かせ、神経系を強くします。元気づけられるのは幼児だけではありません。成人でも、精神的にイライラしたり落ち着きのない人や自身の問題の解決法を見つけられない人にも、「母親から受けるいたわり」のように作用し、守られている気分になれます。

🌿 データ

植　物：草丈は20cmほどで、茎には細毛が生え、花は白く重弁です。
原産地：イタリア、イギリス、フランス、エジプト。
抽出法：花を使用。水蒸気蒸留法。1kgの精油を抽出するのに、60kgの原料が必要です。
特　徴：澄んだ薄黄色。暖かく柔らかなハーブの香りの中に乾いたフローラル系の趣があります。

🌿 作　用

からだに対する作用：抗真菌、消炎、強い鎮痙作用、鎮痛、緊張緩和、スキンケア、睡眠促進。
精神に対する作用：強い鎮静と鎮痙作用、ストレス解消、精神力向上、抗うつ。

🌿 実証済みの適応（症）

- スキンケア。特に敏感肌に効果的
- 月経前症候群
- 更年期症候群
- 小児の腹痛
- 心的外傷
- ストレス
- 燃え尽き症候群
- 不眠
- 神経過敏、イライラ
- 不安

🌿 副作用

　生理的用量であれば、既知の副作用はありません。
　わずかですが、接触アレルギーが報告されています。ただしこうしたケースは、ほかのオイルを混ぜたカモミールオイルを使用した結果、アレルギー反応が生じたものと考えられています。ローマンカモミールオイルは高価であるため、ほかのカモミール種から採れる安価なオイルと混合されていることがありますが、こうしたオイルには好ましくない刺激物質が含まれているおそれがあります。

ローマンカモミールオイルの成分

成分	割合
エステル	70-80%（主にイソブチルアンゲレート、イソアミルアンゲレート）
モノテルペノール	5-10%（主にピノカルベオール）
モノテルペンケトン	3-10%
モノテルペン	5%以下（主にα-ピネン）
セスキテルペン	1-8%（主にβ-カリオフィレン）
オキサイド	5%以下
モノテルペンアルデヒド	3%以下

カルダモン

Elettaria cardamomum L.
ショウガ科

　カルダモンは、もっとも古い香辛料植物の1つです。古い記録文書には、紀元前700年にはバビロニア人に知られていたと書かれています。またインドでも数千年前から使われており、アユルヴェーダ医学では、Agni（消化の火、生命の火）を燃やすためにカルダモンを利用します。現在でも、近東と極東の国々の料理にカルダモンは欠かせない材料です。その中でも重要な成分が精油です。

充実感と治癒に役立つ調和のとれた香り

　カルダモンオイルに含まれるオイルは、痙性と炎症性のあらゆる障害の治療に効果のある理想的な組み合わせで配合されています。また香りが繊細で、忍容性にも優れていることから、幸福感を与える多くのブレンドに欠かせないオイルとなっています。

データ

植　物： 根茎多年生草本。果実は未熟のまま収穫できます。
原産地： インド、グアテマラ、ジャワ、スリランカ。
抽出法： 種子を使用。水蒸気蒸留法。
特　徴： 無色。スパイシーで、ジンジャーを思い起こさせる香り。

作　用

からだに対する作用： 強い抗菌と抗ウイルス作用、抗真菌、滅菌（消毒）、消炎、鎮痙、喀痰溶解、去痰、消化促進、活力向上、強心。
精神に対する作用： 刺激、活力向上、鎮静、バランス調整。

実証済みの適応（症）

- 気管支炎
- 喘息
- 臓器に原因のない心臓障害
- 腸痙攣
- 筋肉緊張
- スキンケア
- 月経前症候群

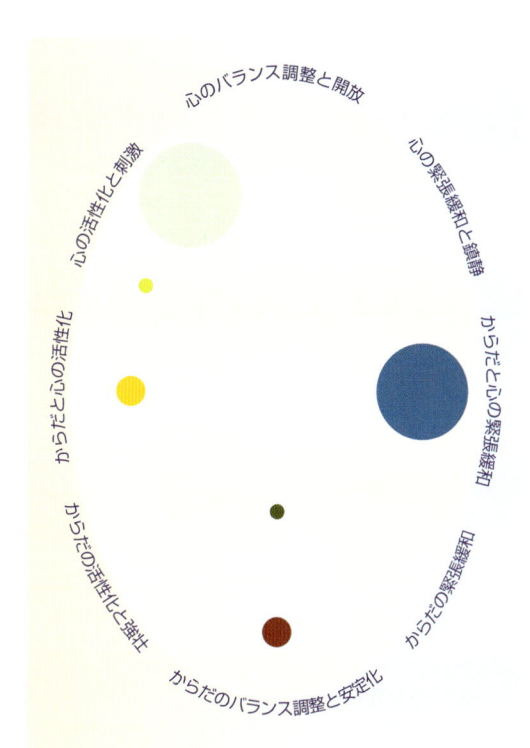

カルダモンオイルの成分

成分	割合
オキサイド	35-50%（主に1,8-シネオール）
エステル	32-45%（主に酢酸テルピニル）
モノテルペン	5-10%
モノテルペノール	5-10%
モノテルペンアルデヒド	1-2%
セスキテルペノール	1%以下

- 更年期症候群
- 幸福感を与えるブレンドに加える

副作用

既知の副作用はありません。

キャロットシード

Daucus carota L.
セリ科
別名：ニンジン種子

キャロット(ニンジン)は、2000年前からヨーロッパで栽培され、19世紀に入るまでは貧しい人々の野菜でした。キャロットは古代や中世の書物で、治療薬として紹介されています。医学分野では根の部分が主に用いられますが、アロマセラピーでは種子から採れる精油を使います。

皮膚に効くオイル

皮膚を元気にする精油といえば、キャロットシードオイルの右に出るものはありません。このオイルは、特に皮膚が乾燥しているときには、皮膚細胞の再生を促し、皮下組織を活性化して、どんな皮膚も若返らせます。また皮膚の免疫系を長期にわたり強くします。

データ

植　物： 白い散形花序の植物。湿った草地に育ち、ほぼヨーロッパ全土に見られます。
原産地： フランス、モロッコ。
抽出法： 種子を使用。水蒸気蒸留法。
特　徴： 透明。粘性。森の中にいるような暖かく土を思わせる香り。用量が多くなるといくらか汗の匂いがします。

キャロットシードオイルの成分

成分	割合
セスキテルペノール	50-60% (主にカロトール、ダウコール)
モノテルペン	12-25% (主にピネン)
セスキテルペン	10-20% (主にβ-ビサボレン)
モノテルペノール	2-5% (主にリナロール)
エステル	3% (主に酢酸ゲラニル)

作　用

からだに対する作用： 消炎、皮膚細胞再生、スキンケアと皮膚の保護、静脈強壮、代謝活性化、ホルモン調節。
精神に対する作用： バランス調整、精神力向上。

実証済みの適応（症）

- 乾燥した皮膚、炎症のある皮膚、疲れた皮膚
- 日焼け予防
- 重度の火傷後の瘢痕ケア
- 乾癬
- 間擦疹とその予防
- 床ずれとその予防
- 人工肛門のケア（ストーマケア）
- 乳児と小児のケア

副作用

既知の副作用はありません。

パイン

Pinus silvestris L.
マツ科
別名：ヨーロッパアカマツ、スコッチパイン。
シベリアモミ（p.103）、モンタナマツ（p.123）、グランドファー（p.173）、ホワイトファー（p.209）も参照のこと

　パインは土地もあまり選ばず、水分もあまり必要としないため、砂地などでもよく育ちます。直根であるため、地面深くの地下水層にまで根を伸ばすことができます。この針葉樹は、北、中央、東ヨーロッパに見られる目の粗い砂質から粘土質の土地を好みます。パイン（マツ科）は、古代にはすでに治療薬として用いられていました。

呼吸をとおして
　　からだの奥深くに染み込むオイル

　主成分がコルチゾンに似た（決してコルチゾンそのものではありません、p.103）特徴を持つパインオイルは、炎症、疼痛、鼻炎などアレルギー反応に対するスペシャリストです。

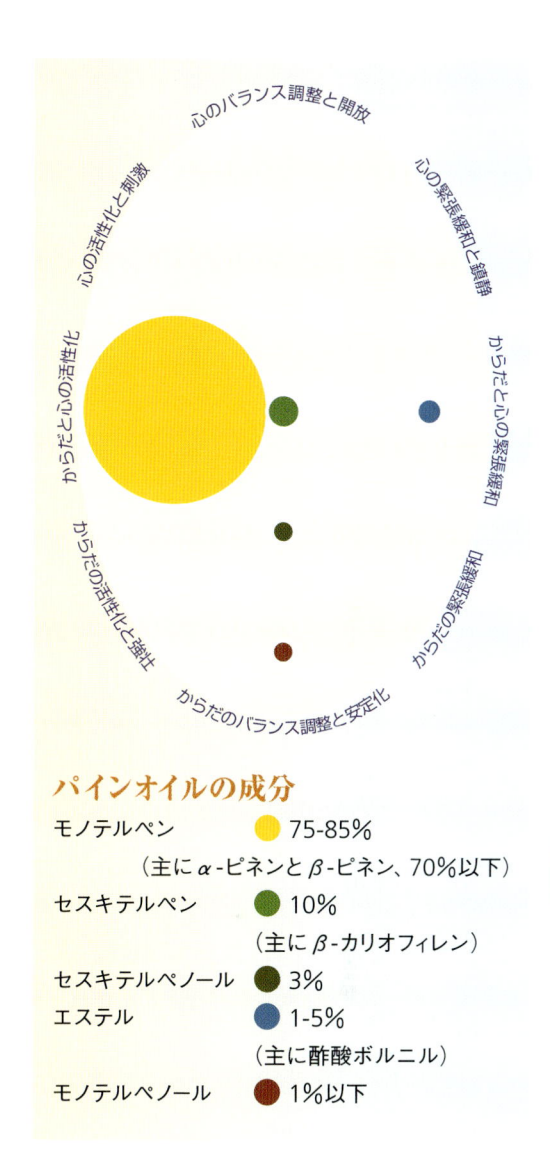

パインオイルの成分

モノテルペン		75-85%
	（主にα-ピネンとβ-ピネン、70%以下）	
セスキテルペン		10%
	（主にβ-カリオフィレン）	
セスキテルペノール		3%
エステル		1-5%
	（主に酢酸ボルニル）	
モノテルペノール		1%以下

　ピリッとした力強い香りは、気道の奥まで浸透します。寒い季節に体力がなくからだが冷えて、すぐに細菌やウイルスに感染してしまう人に特に有効です。パインオイルを使えば、からだの抵抗力が強くなるだけでなく、精神力も沸いてきて、消耗したバッテリーを再び満タンにできます。

データ

植　物：樹高25-35mの常緑針葉樹。針葉は2個ずつ短枝に束生。

キャロットシード ― パイン　119

原産地： ロシア、スカンジナビア、フィンランド、バルト海沿岸地方、北アメリカ。
抽出法： 針葉を使用。水蒸気蒸留法。
特　徴： 無色-薄黄色。森林の中にいるようなフレッシュな香り。

作　用

からだに対する作用： コルチゾン様作用、消炎、抗アレルギー、鎮痛、鎮痙、血行増進、神経強壮。
精神に対する作用： 精神力向上。

実証済みの適応（症）

- 咳嗽、気管支炎
- アレルギー性鼻炎（花粉症）
- 関節炎
- 筋肉痛
- 疲労
- 病気の回復期

副作用

生理的用量であれば、既知の副作用はありません。

コリアンダー

Coriandrum sativum L.
セリ科
別名：コエンドロ、香菜、パクチー、カメムシソウ

コリアンダーオイルの成分

成分	割合
モノテルペノール	60-80%（主にリナロール）
モノテルペン	10-20%（主にテルピネン）
エステル	2-7%（主に酢酸ゲラニル、酢酸リナリル）
モノテルペンケトン	3-5%（主にボルネオン=カンファー）

コリアンダーは、重要なスパイスや薬草として、ギリシャとエジプトではすでに3000年前から、ヨーロッパでは9世紀以降知られています。コリアンダーは、別名カメムシソウとも呼ばれていますが、その名前はギリシャ語の「カメムシ」に由来します。これは未熟な果実を潰した匂いが、カメムシが防衛のために放つ分泌液の不快な臭いに似ているためです。コショウに似た形の果実は、熟すほどに花のような温かでスパイシーな香りがするようになります。

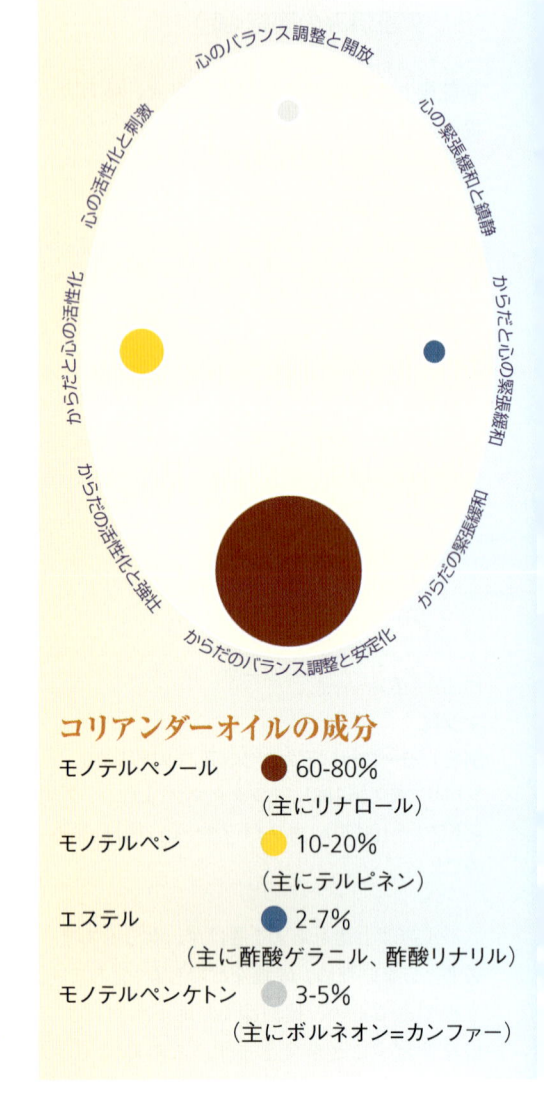

特に完熟した種子は、非常に高い治療効果があるといわれています。そのうち、もっとも重要な成分が精油です。

コリアンダーは、インドと東洋の料理では、とりわけカレーなど多くのミックススパイスに含まれています。ドイツでは、もっぱらパンを焼くときのスパイスとして用いられます。メキシコとアジアの料理では、新鮮な葉が好んで用いられますが、葉は種子とはまったく違う風味を持っています。

胃腸を癒すオイル

コリアンダーオイルは、非常にマイルドで忍容性に優れており、胃腸の不調に対するスペシャリストです。平滑筋の痙攣を抑えて、腸の痙攣を除き、腸の運動を活発にして消化を促します。腸のガスを除いて鎮める効果が高いため、腹部マッサージ用オイルに適している上、幼児にも老人にも使えます。そのほか、抗菌作用にも非常に優れています。

データ

植　物： 1年生植物で、カメムシに似た不快な臭いがします。ただし、若葉にはこの臭いはありません。
原産地： フランス、地中海諸国、ロシア、ブルガリア、ルーマニア。
抽出法： 種子を使用。水蒸気蒸留法。1kgの種子を抽出するのに、100kgの原料が必要です。
特　徴： 無色。アニスに似たスパーシーで暖かな香り。

作　用

からだに対する作用： 強い抗菌作用、抗ウイルス、抗真菌、駆風、消化促進、消炎、鎮痛、スキンケア、体力増強、鎮静。
精神に対する作用： 活力向上、バランス調整、精神力向上。

実証済みの適応（症）

- 細菌性扁桃炎
- 細菌性気管支炎
- 腸内ガス（鼓腸）
- 腹部痙攣
- 便秘
- 消化器官の炎症
- 敏感肌、刺激を受けた皮膚
- 間擦疹とその予防
- 床ずれとその予防
- 真菌症（カンジダアルビカンス感染症）
- 関節症
- 虚弱
- 疲労

副作用

生理的用量であれば、既知の副作用はありません。

クミン

Cuminum cyminum L.
セリ科
別名：バキン、ウマゼリ

クミンは、元々アジアが原産地でした。その昔エジプト人たちは、ピラミッドにファラオを納めるときにクミンを供え、またクミンを薬剤そして催淫剤であると考えていました。ローマ人は、砕いたクミンをパンに塗って食していました。

インドと東洋では、クミンはエキゾチックな料理に合う重要なスパイスの1つで、カレーには欠かせない成分です。

官能的な東洋の香り

調香師は、とりわけ男性用の官能的な香水を創造する際に、ほんの少しクミンオイルを加えて、アクセントを添えています。クミンには、少し女性の汗を思い起こさせるような、カメムシの臭いがわずかにします。ただし希釈するほど、不快な臭いは快適で暖かく、スパイスやハーブ調の香りに変わります。

クミンオイルは、古代から催淫剤であると考えられてきました。おそらく、フェロモン様の成分（主にクミンアルデヒド）が、異性と接するときに有効であるだけでなく、一般的に人同士の関わり合いで信号物質として働いているのでしょう。

この精油には、少し不安解消作用もあり、信頼や安心感を得ることができます。血行促進と加温のためのマッサージ用ブレンドには、欠かせないオイルです。

データ

植　物： 草丈30cmほどの1年草。葉は羽根のようで、花はピンクまたは白の散形花序。元々ナイル峡谷に育っていたのではないかと考えられています。
原産地： トルコ、中国、南北アメリカ、インド。
抽出法： 種子を使用。水蒸気蒸留法。1kgの精油を抽出するのに、33kgの原料が必要です。
特　徴： 黄色-茶色。アニスに似た暖かでスパイシーな香り。

作　用

からだに対する作用： 抗真菌、消炎、免疫刺激、代謝活性化、消化促進、駆風、鎮痙、鎮痛、鎮静。
精神に対する作用： 気分爽快、活力向上、バランス調整、催淫。

実証済みの適応（症）

- 消化障害
- 腹部痙攣
- 腸内ガス(鼓腸)
- 真菌症
- 筋肉緊張
- 月経前症候群
- 更年期症候群
- 無感情

副作用

生理的用量であれば、既知の副作用はありません。

備　考

クミンとキャラウェイ(Carum varvi)は、同じセリ科で外観も似ていますが、キャラウェイオイルには最大60％のモノテルペンケトン(主にカルボン、p.35)が含まれているためクミンオイルと混同してはいけません。キャラウェイオイルは、胃腸障害、特に腸内ガスに対する作用が大きく、その半面ケトン含有率が高いため使用には注意を要します。ただし生理的用量(1％)で外用するのであれば、既知の副作用はありません。

クミンオイルの成分

成分	割合
モノテルペン	30-60%（主にγ-テルピネン、β-ピネン）
モノテルペンアルデヒド	30-40%（主にp-Menthal-1,3-dien-7-al）
芳香族アルデヒド	20-30%（主にクミンアルデヒド）
モノテルペノール	4％以下（主にカルベオール）
クマリン	微量（スコポレチン）

モンタナマツ

Pinus pumilionis syn. Pinus mugo var. Pinus mughus
マツ科
別名：ムグスマツ
シベリアモミ（p.103）、パイン（p.119）、グランドファー（p.173）、ホワイトファー（p.209）も参照のこと

モンタナマツは、原産地であるヨーロッパの山岳地帯でゆっくりと育ち、樹高は3.5mと低めで、たいていは嵐に翻弄されているように見えます。その針葉と枝先から採れる精油は、非常に優れた作用を持っていますが、市販されているほとんどのモンタナマツ製品は、合成オイルを使って製造されたものです。

リウマチによく効くオイル

モンタナマツオイルは、リウマチ性疾患によく効き、フランス＝ブランデー（リウマチ用軟膏）の重要な成分で、また気道疾患にも効果があります。成分や特徴が似ているため、パインオイルの代わりに使えます。ピネンとδ-3-カレンの含有率が高く、コルチゾンに似た作用があります。

データ

植　物： 対で育つ常緑針葉樹。針葉は長くても5cmです。
原産地： ヨーロッパ山岳地帯
抽出法： 針葉と枝先を使用。水蒸気蒸留法。
特　徴： 無色。新緑の森の香り。

作　用

からだに対する作用： コルチゾン様作用、消炎、抗アレルギー、鎮痛、鎮痙、血行増進、神経強壮。
精神に対する作用： 精神力向上。

実証済みの適応（症）

- 咳嗽、気管支炎
- アレルギー性鼻炎（花粉症）
- 関節炎
- 筋肉痛
- 疲労
- 病気の回復期

副作用

生理的用量であれば、既知の副作用はありません。

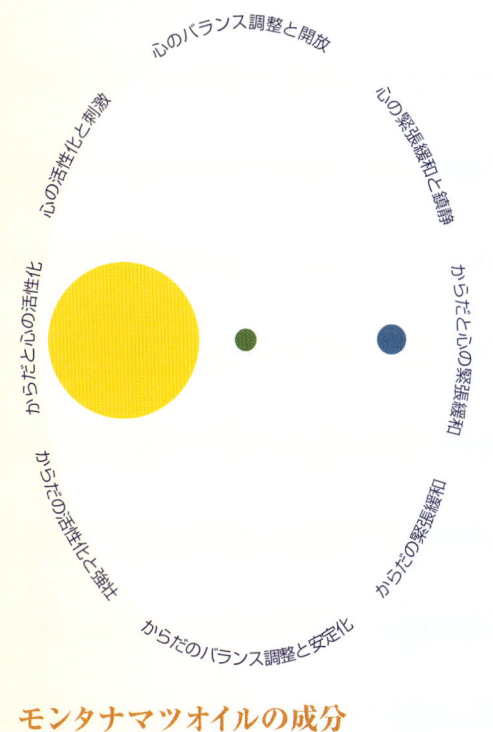

モンタナマツオイルの成分

モノテルペン	75-85%	（主にピネンが35％以下、δ-3-カレンが18％、そのほか(-)-リモネン）
エステル	4-10%	（主に酢酸ボルニル）
セスキテルペン	2-5%	

ラバンジン・スーパー

Lavandula burnati Briquet
シソ科
真正ラベンダー(p.125)、フレンチラベンダー(p.128)、スパイクラベンダー(p.129)も参照のこと

　ラバンジンは、真正ラベンダーとスパイクラベンダーの交雑種で、元々は昆虫による受粉で交配されたものです。野生のラバンジンは、真正ラベンダーやスパイクラベンダーよりもよく繁殖し、色ももっと濃いので簡単に見分けることができます。交配現象が知られるようになってから、フランスではラバンジンの苗が盛んに栽培されるようになりました。

　標高300-600mで繁殖し、特にたくさんの花をつけるラバンジンは、山地に咲くラベンダー種とは異なり手がかからないため、ラベンダーを大量生産する際に選ばれる種類です。収穫量が非常に多く、機械で収穫しやすく、殺虫剤処理できます。ラバンジンオイルの生産量は、ラベンダーオイルの年間生産量のほぼ10倍で、価格は半分です。ラバンジンにもいくつかの種類があります。

● **ラバンジン・アブリアル**は、スパイクラベンダーに一番似ているラバンジン種ですが、残念なことに手に入りにくいため、高価です。

● **ラバンジン・スーパー**(成分分布図を参照のこと)は、真正ラベンダーに最もよく似ているラバンジン種です。大量のエステル類と少量のシネオールとケトン類という組み合わせで、緊張緩和作用が特に優れています。また小児にも問題なく使えます。

● **ラバンジン・グロッソ**は、最も大量に収穫できる種です。グロッソの成分組成は、上記2種の中間に位置します。

まだまだ知られていないラバンジンオイルの作用

　ラバンジンオイルは、真正ラベンダーの「できの悪い弟」であると文献でよく紹介されていますが、成分を調べてみると、そうではないことがわかります。ラバンジンは、傷の消毒と治癒にうまく使えるオイルです。その鎮痛作用は、科学的に認められており、筋肉の緊張緩和作用があるため、スポーツ選手にぴったりです。

　真正ラベンダーオイルとは違い、ラバンジンオイルは、心臓循環器系をうまく強壮するオイルで、低血圧を調整し、心臓を強くします。

　パルマ大学で実施された動物実験により、ラ

ラバンジン・スーパーオイルの成分

エステル	35-45%（主に酢酸リナリル）
モノテルペノール	30-40%（主にリナロール）
モノテルペン	5-10%（オシメン）
モノテルペンケトン	4.5-5.5%（主にボルネオン=カンファー）
オキサイド	2.5-3.5%（主に1,8-シネオール）
セスキテルペン	2%

ベンダーの雑種から採れるさまざまなオイルに血栓抑制作用と血小板凝集抑制作用があることが、最近になってはじめて実証されました（Ballabani et al. 2004）。

データ

植　物： 草丈はほぼ60cmで、細長い灰色がかった緑色の葉をつける亜低木。多く枝分かれした円錐花序で、多数の青紫の花をつけます。開花期は7-8月。
原産地： フランス、スペイン、ブルガリア。
抽出法： 円錐花序に付いた花を乾燥させて使用。水蒸気蒸留法。1kgの精油を抽出するのに、70-100kgの原料が必要です。
特　徴： 透明-黄味を帯びた緑色。低粘性。真正ラベンダーほどの気品はないものの、新鮮な草や甘い花が混ざったような香り。

作　用

からだに対する作用： 抗菌、抗ウイルス、消炎、細胞再生、創傷治癒、免疫刺激、活力向上、軽く循環調整、筋肉の緊張緩和と強壮。
精神に対する作用： 活力向上、バランス調整、鎮静。

実証済みの適応（症）

- 風邪
- 循環衰弱
- 下腿潰瘍
- 痔
- 負傷、創傷
- 火傷
- スキンケア
- 防虫
- X線消化からの保護
- 床ずれとその予防
- 人工肛門のケア（ストーマケア）

- 筋肉緊張
- 神経過敏

副作用

既知の副作用はありません。

備　考

できれば、殺虫剤を用いずに有機栽培されたラバンジンオイルを使用してください。

真正ラベンダー

Lavandula angustifolia P Miller
syn. *Lavandula vera*
シソ科
別名：トゥルーラベンダー
ラバンジン・スーパー（p.124）、フレンチラベンダー（p.128）、スパイクラベンダー（p.129）も参照のこと

　ラベンダーは、何世紀にもわたりさまざまな方法で用いられてきました。ペルシア人、ギリシャ人、ローマ人は、当時すでに病室の「悪い空気」に対する予防法として、また疫病の発生防止のために、強い香りのするラベンダーの枝を燃やしていました。ローマ人は、入浴剤として薫り高いラベンダーを使っていました。そしてラテン語で「洗う」ことを意味する「Lavare」から「ラベンダー（Lavendel）」という名前をつけました。

　北ヨーロッパでも、ラベンダーの偉大な治癒力が記録されており、ローズマリー、アンジェリカ、レモンなどほかのハーブとともにラベンダーの枝を燃やして、ペスト菌の蔓延した家をいぶしたということです。また感染を防ぐために、ラベンダーを加えたハーブビネガーを作り、このビネガーを含ませた布やスポンジで口や鼻を覆いました。17世紀にペストが流行した際、ロンドンにラベンダー香水が生まれ、これが今日でもイギリスの「国家の香り」とされています。このラベンダー香

水は、1930年代にはドイツでも流行しました。

フランスのプロヴァンスでは、広大なラベンダー畑が広がる谷や山腹が花で満たされます。絵葉書でよく見る典型的なプロヴァンス地方の景観ですね。この地方で、元々は野生で育つ山岳地域の植物であったラベンダーは、有用植物とされるようになりました。ただし、その多くがラバンジン畑です(p.124)。

これよりも高い地域にラベンダー畑があり、ラベンダーの間には、雑草が所狭しと生えています。これは除草剤を用いていないためで、生態環境的に好ましい方法で栽培されていることを示しています。この栽培法は非常に労力を必要とし、除草(雑草ではなく根覆いを除くこと)だけでも、栽培1年目は1ヘクタール当たり250労働時間を要し、2年目でも150時間を要します。その上、ラベンダーは定期的に剪定が必要で、収穫は日陰のない岩場で気温が35℃以上もある昼食時に行わなければいけません。

万能薬

真正ラベンダーオイルは、アロマセラピーとアロマケアにもっとも重要で、もっとも人気のある精油です。作用範囲が広いため、何にでも誰にでもどんなケアにでも使えるオイルであるとされています。

また、相反する2つの効果が共存しており、たとえば興奮作用もあるかと思えばリラックス作用があったり、疲れ切っているときにリフレッシュさせる作用もある反面、鎮静作用もあります。これは、ラベンダーオイルにからだと精神の両方のバランスを調整する力があり、極端な状態を落ち着かせて安定させるためです。

さまざまな効果がありますが、その中でも火傷と熱湯傷の応急処置に最適です。からだの外傷治癒に対する作用とともに、精神を落ち着かせる作用があるため、ショックが必ず伴う火傷に特に有効です。火傷には、希釈せずそのまま皮膚に塗ります。火傷に対するこの偉大な効果は、世界中に知られるようになりました。ラベンダーオイルの持つこの効果は、フランス人科学者ガットフォセのお陰で再発見されました。

真正ラベンダーオイルは全成分が集まって、いくらか香りが強い感もありますが、特にセロトニン(p.13)をはじめとする神経伝達物質を穏やかに調整する作用があります。したがって、急性や慢性の疼痛とともに、不安を伴う抑うつ性不機嫌に有効です。臓器に原因のない心臓障害があるときには、心臓循環系の働きを調和させます。そのほか、鎮静剤なしでも神経の興奮を静めて眠りにつきやすくします。

ラベンダーオイルには、触媒のような作用もあり、ブレンドに加えると、相乗作用をうまく引き出せます。

! ラベンダーオイルと一言でいっても、全部が同じではありません。アロマセラピーでは、「Lavendelfein」とか「Lavendel extra」として知られる真正ラベンダーと、ラバンジンオイル、スパイクラベンダーオイル、フレンチラベンダーオイルなど、それぞれまったく別の特徴を持つオイルとを区別しなければいけません。

データ

植　物：草丈60cmほどの亜低木。葉は細長いグレーがかった緑色。花は青紫で、長い茎に輪生。開花期は7-8月。

原産地：主にマリティムアルプスのフランス側(標高800-1200m)とプロヴァンス。そのほかスペイン、モロッコ、イタリア、クロアチア、イギリス、タスマニア、アルゼンチン。野生のラベンダーは、地中海全域のあまり肥えていない石灰質の土壌にも育ちます。

抽出法：開花した収穫直後の花を使用。水蒸気蒸留法。1kgの精油を抽出するのに、120kgの原料が必要です。

特　徴：透明-黄味を帯びた緑色。香りは強く、甘い癒し系で、花や木の香りの中にスパイシーな趣があります。

作　用

からだに対する作用： 抗菌、抗ウイルス、滅菌（消毒）、抗真菌、解熱、強い免疫刺激作用、細胞再生、創傷治癒、消炎、鎮痛、鎮痙、血行促進、血圧調整、睡眠促進、防虫。

精神に対する作用： バランス調整、鎮静、心の構造調整、不安解消、抗うつ、疲労時の強壮とリフレッシュ。

実証済みの適応（症）

- 風邪の予防と治療
- 気管支炎
- 耳痛
- 中耳炎
- 発熱
- 百日咳
- 頭痛
- 神経炎
- 高血圧
- 血行障害
- 静脈瘤
- 下腿潰瘍
- 痔
- 乳房切除術後のリンパうっ滞
- 口内ケア
- 腹部痙攣
- 神経過敏による胃痛
- 皮膚の痒み
- 防虫
- にきび
- 足の異常発汗
- 負傷
- 創傷
- 火傷、日焼け
- 瘢痕ケア
- 床ずれとその予防
- X線照射からの保護とアフターケア
- 人工肛門のケア（ストーマケア）

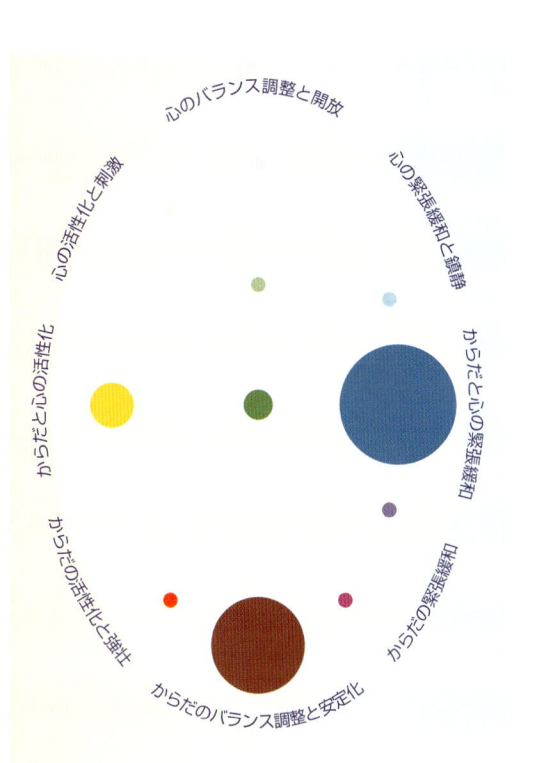

真正ラベンダーオイルの成分

成分	割合
エステル	40-50%（主に酢酸リナリル）
モノテルペノール	30-40%（主にリナロール）
モノテルペン	7-13%（主にオシメン）
セスキテルペン	8%以下（主にβ-カリオフィレン）
オキサイド	1.5%以下（主に1,8-シネオール、リナロールオキサイド）
セスキテルペンケトン＋セスキテルペンオキサイド	微量
クマリン	微量
オイゲノール	微量
芳香酸＋芳香族アルデヒド	微量
芳香族エステル＋芳香族アルコール	微量
モノテルペンケトン	微量

そのほか、セスキテルペノールが極めて微量含まれています。

真正ラベンダー

- 帯状疱疹
- 水疱瘡
- 真菌症（カンジダアルビカンス感染症）
- 筋肉緊張
- 痙攣発作
- 痛風
- 関節炎
- 月経困難
- 更年期症候群
- 膀胱炎
- 脚部の体液うっ滞
- 妊娠線
- 出産準備と分娩
- 悪露
- 乳腺炎
- 神経性の筋肉緊張
- 睡眠障害。小児にも使用可
- 思春期危機
- 抑うつ性の不機嫌
- 不安

副作用

既知の副作用はありません。

備　考

ラベンダーオイルの等級は、エステル類含有量（p.37）で決まります。ラベンダーが育つ山岳地帯の標高が高いほど、エステルが多く含まれ、品質も高くなります。**ラベンダー「エクストラ」**オイルが、ラベンダーオイルの中で最も上質であるとされています。ただし作用は、ラベンダー「エクストラ」と「真正」ラベンダーとの間にほとんど違いはありません。

残念ながらラベンダーオイルは、合成エステルが添加されたり、ローズマリーオイルやラバンジンオイルが加えられて偽造されることが多くなりました。そのため、購入の際には、本物のピュアラベンダーオイルであるかどうかを確認してください（p.59「精油を正しく購入するために」の項を参照のこと）。

東欧諸国からの輸入が増加し、人工ラベンダーが広まったことに対応して、フランスでは管理されていることを示す生産地表示「AOC」がラベンダーにもつけられるようになりました。正確に定義された地域で栽培された真正ラベンダー（Lavandula angustifolia）を使用し、厳しく規定された生産方法に従い製造された精油のみがこの認定証を得ることができます（「AOG」は精油の小瓶に貼付されます）。

フレンチラベンダー

Lavandula stoechas L.
シソ科
別名：ストエカスラベンダー
ラバンジン・スーパー（p.124）、真正ラベンダー（p.125）、スパイクラベンダー（p.129）も参照のこと

低木の広がる南フランスのガリグは、春になると野生のフレンチラベンダーの紫がかった青色、シストローズの繊細なピンクと白、そしてイモーテルの輝く黄色でいっぱいになります。ほかのラベンダー種とは違い、フレンチラベンダーは石灰質の土壌を好み、野生植物として地中海沿岸諸国の砂地にも見られます。

古代にギリシャの植民者が小アジアから南フランスに運んだと考えられています。

痰を出しやすくして細胞を再生するオイル

フレンチラベンダーの特徴は、モノテルペンケトンの含有率が高い（最大80%）ことです。そのため粘液溶解作用に優れ、鼓膜の後に滲出が見られる中耳炎や、気管支炎、風邪などに非常に有効です。

そのほか、ケトン類含有率が高いために、細胞を速やかに再生する作用を持ち、創傷治癒と瘢痕形成を促します。

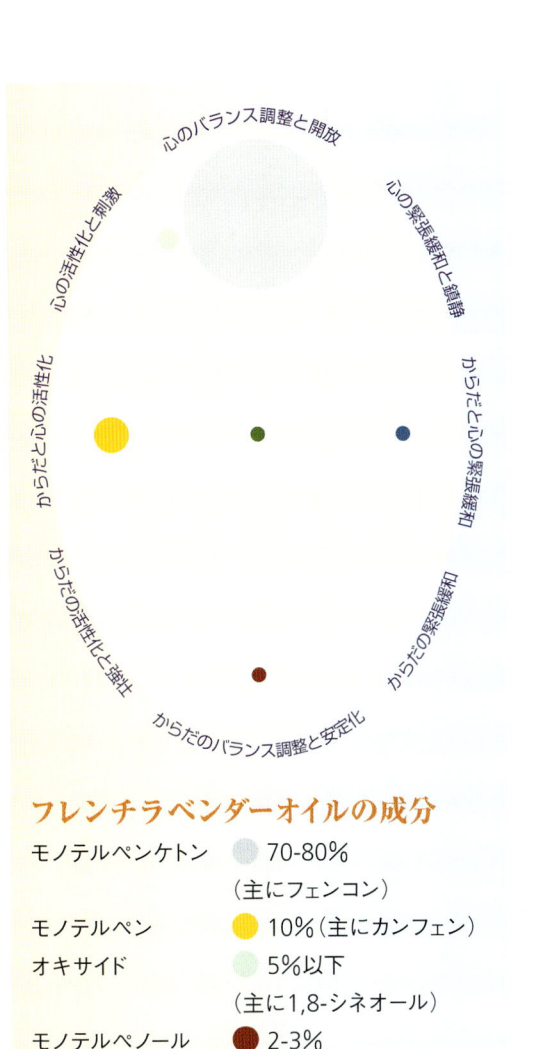

心のバランス調整と開放
心の緊張緩和と鎮静
心の活性と刺激
からだと心の緊張緩和
からだと心の活性化
からだの活性化と強壮
からだの活性緩和
からだのバランス調整と安定化

フレンチラベンダーオイルの成分

成分	割合
モノテルペンケトン	70-80%（主にフェンコン）
モノテルペン	10%（主にカンフェン）
オキサイド	5%以下（主に1,8-シネオール）
モノテルペノール	2-3%
エステル	2-3%
セスキテルペン	1%

🌿 作　用

からだに対する作用： 抗菌（シュードモナス属）、消炎、粘液の溶解と排出、細胞再生。
精神に対する作用： 刺激、精神の強壮。

🌿 実証済みの適応（症）

- 風邪
- 滲出性中耳炎（鼓膜の奥に浸出液がたまる中耳炎）
- 気管支炎
- 治りにくい創傷
- 瘢痕ケア
- X線照射からの保護

🌿 副作用

　生理的用量（最大濃度0.5％、p.58）であれば、既知の副作用はありません。
　フレンチラベンダーは、特にブレンドに加えると微量で特に優れた効果を示します。50mlのベースオイルに2-3滴入れる程度であれば、問題ありません。

❗ モノテルペンケトン類（p.35）を含む精油はどれも、神経毒性と流産を誘発するおそれがあるため、注意して使用する必要があります。フレンチラベンダーオイルの使用は、経験豊富なセラピストに任せましょう。

🌿 データ

植　物： 草丈20-40cmの亜低木。小さなブドウに似た紫から紅色の大き目の花をつけ、その先端に鳥の冠毛のような花弁がついています。
原産地： フランス
抽出法： 開花中の全草。水蒸気蒸留法。
特　徴： 無色。ややムッとしたラベンダーの香り。

スパイクラベンダー

Lavandula latifolia L. Medikus
syn. *Lavandula spica*
シソ科
別名：ラベンダースピカ、広葉ラベンダー
ラバンジン・スーパー（p.124）、真正ラベンダー（p.125）、フレンチラベンダー（p.128）も参照のこと

　12世紀、マテウス・プラテアリウスは、その著書『簡単な薬の本』の中で、スパイクラベンダーを温

性で乾性の薬草として紹介し、スパイクラベンダーの花と種子には利尿作用があり、種子で作ったワインには主に坐骨痛を和らげるのに有効であると記しています。

中毒に対する血清接種の発案のかなり前には、毒蛇に咬まれたイヌを救うために、咬まれた部位に手のひらいっぱいのスパイクラベンダーの葉を擦り込んで救出していました。フランス語でスパイクラベンダーは、「lavande aspic」と呼ばれています。aspicは「エジプトのメガネヘビ」という意味です。

スパイクラベンダーは、真正ラベンダー（p.125）よりももっと暖かい香りがします。生育するのは、標高1,000mに満たない高山地帯で、地中海植物であるため、乾燥した土壌を好みます。南フランスでは、ガリグと呼ばれる低木しか育たない荒野や降雨の少ない海岸地方に繁茂し、スペインとポルトガルでは非常に広まっており、この地方で育つスパイクラベンダーのカンファー含有率は、フランス産のものよりも高くなっています。

スパイクラベンダーは、晩夏に開花し、夏の日照状況にもよりますが、真正ラベンダーよりも3-4週間遅れて、8月中旬から8月末に収穫されます。収穫量の大半は、野生のスパイクラベンダーで草刈鎌で伐採されます。花序が小さいため、栽培されたラベンダーに比べると収穫量はかなり少なくなります。

東南フランスのピレネー山脈の麓にあるコルビエールには、野生のスパイクラベンダーが広がり、1930年まではヨーロッパの香水製造者が、高品質と洗練された香りを持つ当地の精油を好んで用いました。現在、野生種の収穫を再開しようという試みがなされています。

細菌、ウイルス、真菌に対する強力なオイル

本項には、シネオール含有率の高いフランス産のスパイクラベンダーについて記載します（p.131の「副作用」を参照のこと）。このスパイクラベンダーと真正ラベンダー（p.125）の成分を比べると、共通点が少ないことがわかります。

スパイクラベンダーオイルには、興奮強壮作用があり、脳活動を活発にして、論理的考察力と記憶力を向上させます。

スパイクラベンダーはどのラベンダー種よりも抗菌作用が強く、しかも皮膚と腸の天然の微生物叢を損ないません。また結核菌の発育を抑制することも科学的に証明されています（Haöringer

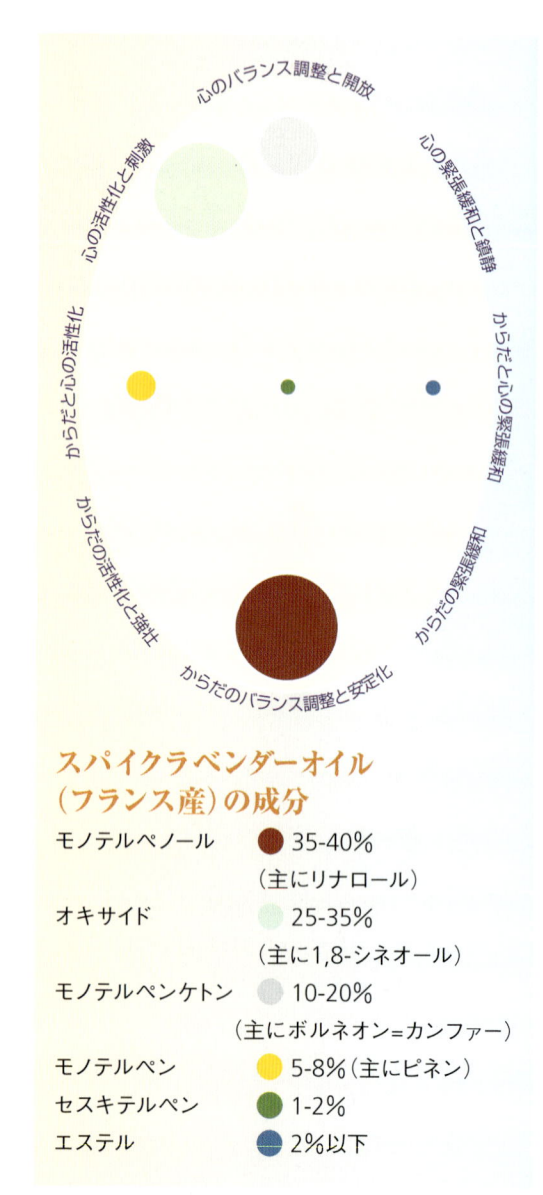

スパイクラベンダーオイル（フランス産）の成分

成分	割合
モノテルペノール	35-40%（主にリナロール）
オキサイド	25-35%（主に1,8-シネオール）
モノテルペンケトン	10-20%（主にボルネオン=カンファー）
モノテルペン	5-8%（主にピネン）
セスキテルペン	1-2%
エステル	2%以下

1996)。近年、抗生剤に耐性のある結核菌が増え続けていることを鑑みると、医師はもっとこの領域に関心を向けるべきでしょう。

スパイクラベンダーオイルは外用すると風邪、気管支炎に有効で、さらに慢性気管支炎や肺炎の治療に併用療法としても役に立ちます。ローズマリーオイルと同じようにカンファーが含まれているため、心臓を強くする作用があります。

データ

植　物: 亜低木。花穂は長いものの花の数は真正ラベンダーよりも明らかに少なく、葉は長さが幅のほぼ4-5倍となっています。分枝してほとんど3つに分かれた花茎の先端に青紫色の花を付けますが、この花はなかなか簡単には採れません。
原産地: フランス　スペイン産とポルトガル産のオイルは、通常はカンファー含有率がフランス産のものよりも明らかに高くなっています(「副作用」を参照のこと)。
抽出法: 開花中の花を使用。水蒸気蒸留法。
特　徴: 透明。真正ラベンダーに似てはいるものの、よりフレッシュな香り。

作　用

からだに対する作用: 強い抗菌作用、抗ウイルス、抗真菌、粘液の溶解と除去、去痰、鎮痙、鎮痛、血行増進、皮膚の代謝促進、皮膚再生。
精神に対する作用: 活力向上、バランス調整、集中力向上。

実証済みの適応(症)

- 鼻炎
- 気管支炎(ウイルス性、細菌性)
- 肺炎
- 扁桃炎
- 心循環器の衰弱
- 低血圧
- スキンケア
- にきび
- 火傷
- X線照射からの保護
- 真菌症(カンジダアルビカンス感染症)
- 関節痛
- 集中力薄弱
- 疲労

副作用

生理的用量(0.5%未満)であれば、既知の副作用はありません。

公開されている多くの情報源は、どれを見ても、特に小児に対するスパイクラベンダーオイルの使用に関して注意が喚起されていますが、これは間違いです。スパイクラベンダーこそ、成分を正確に読み取り、作用を細かく評価しなければいけないオイルであり、各成分を見ると、原産地によってシネオールとカンファーの含有率が大きく違うことがわかります。

! ポルトガルやスペインの一定地域を原産地とするスパイクラベンダーオイルは、フランス産のオイルと異なりカンファーの含有率が50%に至ることがあります。またケトン類が含まれているため、小児や妊婦には使用しない方がよいでしょう。使用するときは、経験豊富なセラピストに任せましょう。

スパイクラベンダーオイルの使用に際しては、正確なラテン語の学名とともに、原産地も知ることが重要です。

レモングラス

Cymbopogon flexuosus (Nees) Stapf
イネ科
別名:コウスイガヤ、レモンガヤ、メリッサグラス

レモングラスは密に根を張る熱帯性イネ科植物で、その精油の持つ独特の香りの基となっている芳香成分シトラールが、食品産業、医薬産業、香水産業に高く評価されています。

レモングラスオイルには、東インド種(*Cymbopogon flexuosus*)と西インド種(*Cymbopogon citratus*)の2種類がありますが、

どちらもシトラールを少なくとも70％含んでいます。セラピーで利用される作用は、どちらも非常に似ています。

🌿 生命力と抵抗力を強化するオイル

レモングラスには活性化成分が含まれており、意欲が消失した状態を改善し、生命力を呼び覚まし、創造力と論理的考察力を高めます。ドーパミン放出量（p.13）を調節しながら、慢性疲労や病気の回復期など、そして体力を消耗する疾患時に、嗜眠状態や無気力状態から患者を助け出します。

3つの成分類が、免疫系を大きく向上させ、ウイルスと細菌に対して強力に働きかけます。特にアロマランプでこの精油を使うと、感染症やインフルエンザに非常に有効です。

🌿 データ

植　物：世界中の熱帯で栽培される多年生のイネ科植物で、草丈は1.50mに達することもあります。
原産地：ブータン、中国、インド、アフリカ、中央アメリカ、南アメリカ。
抽出法：葉と茎を使用。水蒸気蒸留法。1kgの精油を抽出するのに、50kgの原料が必要です。
特　徴：薄い黄色。レモンに似た強い香り。

🌿 作　用

からだに対する作用：抗菌、抗ウイルス、滅菌、消炎、強い免疫強化作用、消化促進、活性化、防虫。
精神に対する作用：リフレッシュ、活力向上、集中力向上。

🌿 実証済みの適応（症）

- 風邪の予防と治療
- 室内空気の殺菌
- 防虫
- 病気の回復期
- 慢性疲労
- 注意集中障害
- 気力低下

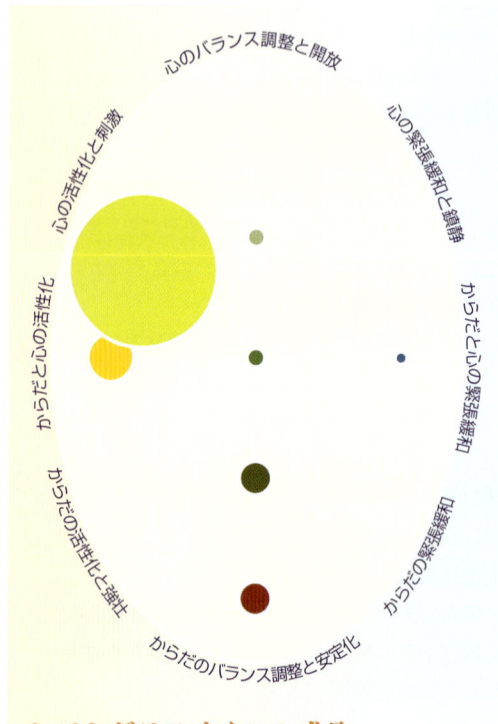

レモングラスオイルの成分

成分	割合
モノテルペンアルデヒド	70-85%（主にシトラール）
モノテルペン	5-10%（主にリモネン）
セスキテルペノール	10%以下（主にファルネソール）
モノテルペノール	6%以下（主にゲラニオール）
セスキテルペンアルデヒド	3%（主にファルネサール）
セスキテルペン	微量
エステル	微量

副作用

生理的用量であれば、既知の副作用はありません。

! 皮膚が敏感であったり、乾燥していたり、ストレスを受けているときや、赤ん坊や幼児にスパイクラベンダーオイルを使用すると刺激による炎症がおこることがあります。

ライム

Citrus medica L.
ミカン科
シトラスフルーツオイル(p.76)、グレープフルーツオイル(p.106)も参照のこと

レモンの「緑色の妹」であるライムの果汁は、わずかに苦いため、チャツネやピクルスを作るのに適しています。ライム果汁は、アルコール含有の有無にかかわらず、さまざまなカクテルの仕上げに欠かせません。

ピリッと爽快なオイル

ライムの精油は、水蒸気蒸留法によるものと、コールドプレス法によるものの2種が販売されています。水蒸気蒸留法では果実全体を使用して精油を抽出しますが、コールドプレス法による精油に比べると自然の香りが不足しています。

本項では、外果皮を使ったコールドプレス法による精油について記載していますが、その成分と適応はグレープフルーツオイル(p.106)に似ています。

ライムオイルの持つ独特の香りは、ほんのわずかしか含まれない1-Methyl-1,3-hexadienという成分に起因しており、模造は非常に困難です。ライムオイルには、アクティブ、ピリッとした爽やかさ、エキゾチック、フレッシュといった形容がミックスされた趣があり、レモンオイルやグレープフルーツオイルよりもはっきりとした独特な香りです。退屈な日に変化と活力を与えるのに最高のオイルといえるでしょう。

データ

植　物： 樹高が5mに達する樹木で、年間を通して薫り高く白い5枚花弁の花を咲かせ、成熟度の違う果実を付けています。卵形の葉は、弾力があり滑らかで、端が波打ち、年中深緑です。
原産地： メキシコ、中央アメリカ、西インド諸島。
抽出法： 外果皮を使用。コールドプレス法。
特　徴： いろやや緑色。シャープ、フレッシュ、晴れやか、エキゾチックといった形容が混ざった香り。

作　用

からだに対する作用： 滅菌(消毒)、消炎、解熱、血行促進、皮膚の代謝促進、空気浄化。
精神に対する作用： 気分爽快、活性化、集中力向上。

実証済みの適応(症)

- 風邪
- 発熱
- 室内空気の殺菌
- セルライト
- 病気の回復期
- 気力低下
- 気管支炎
- 免疫力低下
- 低血圧
- 妊娠中の吐き気
- 集中力薄弱
- 抑うつ性の不機嫌

ライムオイルの成分

モノテルペン	85%
	(主に(+)-リモネン65%以下)
セスキテルペン	8%
モノテルペン	4.5-9%
アルデヒド	(主にシトラール)

副作用

生理的用量であれば、既知の副作用はありません。濃度が低ければ（0.5％、p.58）、皮膚を傷めません。

リナロールウッド

Bursera delpechiana
カンラン科

樹高が20mに達するリナロールウッドは、主にメキシコのバルサ川沿いで育ちます。この木から、木と花とフルーツが混じったような精油が得られます。この精油はローズウッドに似ているため、よく代用されます。ただしローズウッドオイルには、リナロールウッドオイルに含まれている緊張緩和作用のあるエステル類が欠けています。

皮膚と免疫系を強化するオイル

リナロールウッドオイルは、特に小児の治療に有効です。一般的に小児は、このオイルの穏やかで控え目な香りを好むようです。使用方法も簡単で、小児の弱い肌にも問題を起こすことはありません。感染症では、小児、成人に関係なく免疫系を強化するのに役立ちます。

熱帯雨林の樹木からとれるリナロールウッドオイルが持つウッディともフローラルともいえる香りは、ビロードのように優しく働きかける一方、木の硬さも感じられます。心が「折れた」状態にあるとき、すばやく感情を鎮める作用や、精神的に疲れているときに、強壮作用のあるリナロールウッドオイルは最適です。

リナロールウッドオイルは、特に総合的なスキンケアに有用です。皮膚の免疫力を高めて、その状態を維持し、元々ある皮膚の微生物叢を守り、細胞の修復機能を刺激します。最近の研究で、ほとんどの精油と同じようにリナロールウッドオイルにも酸化防止作用、つまりラジカル捕捉能があり、皮膚の早期老化を防ぐことがわかりました。

データ

植　物： 樹高が最大20mに達する常緑樹。木質部は黄味がかった白色で、バラの香りがします。
原産地： メキシコ
抽出法： 木くずを使用。水蒸気蒸留法。
特　徴： やや黄色。ウッディ系ながら、バラのような華やかな趣のある香り。

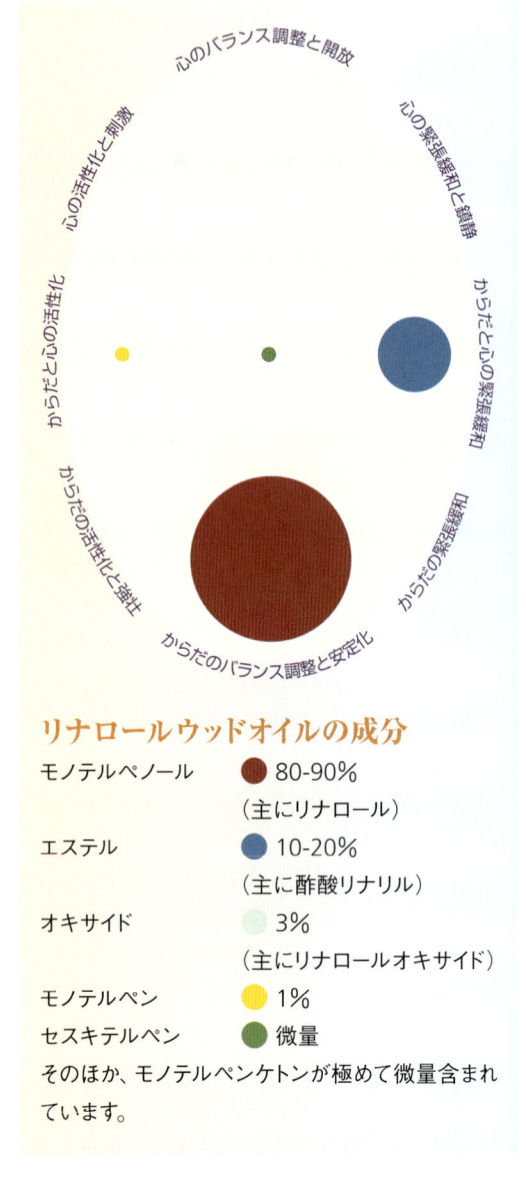

リナロールウッドオイルの成分

成分	割合
モノテルペノール	80-90%（主にリナロール）
エステル	10-20%（主に酢酸リナリル）
オキサイド	3%（主にリナロールオキサイド）
モノテルペン	1%
セスキテルペン	微量

そのほか、モノテルペンケトンが極めて微量含まれています。

作用

からだに対する作用： 強い抗菌/抗ウイルス/抗真菌作用、鎮痙、強い免疫調節作用、皮膚のケアと強化、皮膚の微生物叢の調整。
精神に対する作用： 緊張緩和、鎮痙、バランス調整、精神力向上。

実証済みの適応（症）

- 風邪の予防と治療。小児にも使用可
- 扁桃炎
- スキンケア
- 床ずれとその予防
- からだと心の硬直
- 精神的疲労
- 試験恐怖症

副作用

既知の副作用はありません。

リツェアクベバ

Litsea cubeba Persoon
クスノキ科
別名：チャイニーズペッパー、メイチャン

リツェアクベバは低木で、中国と台湾で生育します。果実がコショウ（ペッパー）粒に似ていることから、チャイニーズペッパーとも呼ばれています。

免疫強化とリフレッシュのためのオイル

リツェアクベバオイルは、レモングラスオイル（p.131）に作用が似ていますが、柑橘系の新鮮な香りでは勝っています。

天然シトラール（p.34、p.221）の重要な抽出源でもあり、まさしく化粧品産業と洗剤産業にとって非常に大きな意味を持つ植物です。

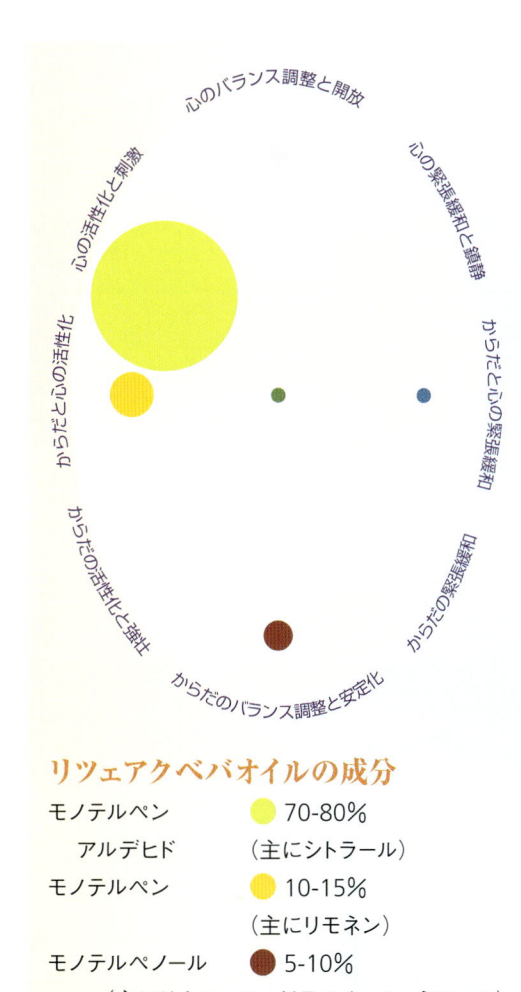

リツェアクベバオイルの成分

モノテルペンアルデヒド		70-80%（主にシトラール）
モノテルペン		10-15%（主にリモネン）
モノテルペノール		5-10%（主にリナロール、ゲラニオール、ネロール）
モノテルペンケトン		4.5%以下（主にメチルヘプテノン）
セスキテルペン		微量
エステル		微量

データ

植　物： 果実がコショウの実に似た低木。
原産地： 中国、台湾。
抽出法： 果実を使用。水蒸気蒸留法。
特　徴： 薄黄色。新鮮なレモンの香り。

作 用

からだに対する作用： 抗菌、抗ウイルス、抗真菌、消炎、免疫調節、血行促進、鎮痙、鎮静、スキンケア、皮膚の代謝促進、消化促進。
精神に対する作用： リフレッシュ、活力向上、集中力向上。

実証済みの適応（症）

- 風邪
- スキンケア
- セルライト
- 更年期症候群
- 病気の回復期

副作用

生理的用量であれば、既知の副作用はありません。

! 皮膚が過敏であったり、乾燥していたり、ストレスを受けているときに使用したり、赤ん坊や幼児に使用すると、刺激により炎症をおこすことがあります。植物オイル100mℓに10滴（0.5％）の濃度で使用するのであれば、問題はないでしょう。

ローレル

Laurus nobilis L.
クスノキ科
別名：月桂樹、ベイリーフ

古代、人々は光と医療と技芸の神である偉大なアポロにローレルの木を捧げました。ローレルで作った冠は、知性やスポーツに優れた人や戦争の英雄のシンボルでした。医術の神であるアエスクラピウスもローレルの冠をつけています。

クスノキ科の植物は、たとえばシナモン、カンファー、サッサフラスといったさまざまな種類が古代にはすでにヨーロッパに広まっていました

が、その中でローレル（*Laurus nobilis*）だけがヨーロッパ原産であり、結局ローレルだけが、南ヨーロッパで生き残りました。現在、ローレルは南ヨーロッパの庭に好んで植えられる観賞用花木ですが、そのほとんどが栽培地に生き残ったものであり、野生のものはほとんどありません。「本物のローレル（*Laurus nobilis*）」と、たとえば人気は高いものの有毒な観賞用花木であるオレアンダーなど「偽物のローレル」とは区別しなければいけません。ローレルは寒さを嫌う植物ですが、このローレルから採れる精油が風邪の予防になるというのは、果たして偶然でしょうか。

穏やかで優れた強壮作用

ローレルオイルは、アロマセラピーに欠かせないオイルです。その繊細な香りとからだ（特に皮膚と粘膜）、精神、魂に対する強壮作用は、ファンを増やし続けています。また非常に多彩な面を持ち、かなり低い用量でも長く十分な効果が得られます。強く暖かな香りは、特に自分自身に対して疑念を持つ人の精神を活発にするとともに神経を強くします。

データ

植　物： 樹高が最大15mに達する常緑樹。栽培ではたいてい高さが抑えられています。
原産地： 地中海全域。
抽出法： 葉を使用。水蒸気蒸留法。
特　徴： 無色。華やかな中にも新鮮でスパイシーな香り。

作 用

からだに対する作用： 抗菌（ブドウ球菌、連鎖球菌、腸球菌、淋菌、大腸菌、クレブシエラ菌）、抗ウイルス、抗真菌（カンジダアルビカンス、カンジダトロピカリス、*C. pseudotropicalis*）、喀痰

実証済みの適応（症）

- 風邪
- 扁桃炎
- 口内炎
- 歯痛
- 潰瘍
- かさぶた
- 真菌症（カンジダアルビカンス感染症）
- 関節炎
- 自律神経失調
- 不安、試験恐怖症
- 前頭洞炎、副鼻腔炎
- 中耳炎
- アフタ
- 腹部痙攣
- にきび
- 多発関節炎
- 燃え尽き症候群

副作用

既知の副作用はありません。

マジョラム

Origanum majorana L.
シソ科
別名：スイートマジョラム、マヨナラ

マジョラムは、最古の栽培植物に属し、紀元前1000年にエジプトで栽培され、香辛料、治療薬、香水材料として用いられていました。マジョラムは、ギリシャ人の間では、その心地よい香りにちなんで、ほかのシソ科植物（ミント、タイム、ローズマリーなど）とともに、愛の女神アフロディーテの植物であると考えられていました。キプロス島では、アマラコス（＝Majoran）という美しい少年が、マジョラムに生まれ変わったと伝えられています。古代では、強いワインにマジョラムを加えて、愛の力や求愛の気持ちをそそりました。ただし精油の作用は、これとはまったく異なり、性欲抑制作用すらあるとされています。

マジョラムがドイツに紹介されたのは、中世初期でした。消化を促進するスパイスとして、脂肪分の多い料理に加えられたり、腸詰製品を長期保存させるためのスパイスとして、重要度が次第に高くなっていきました。

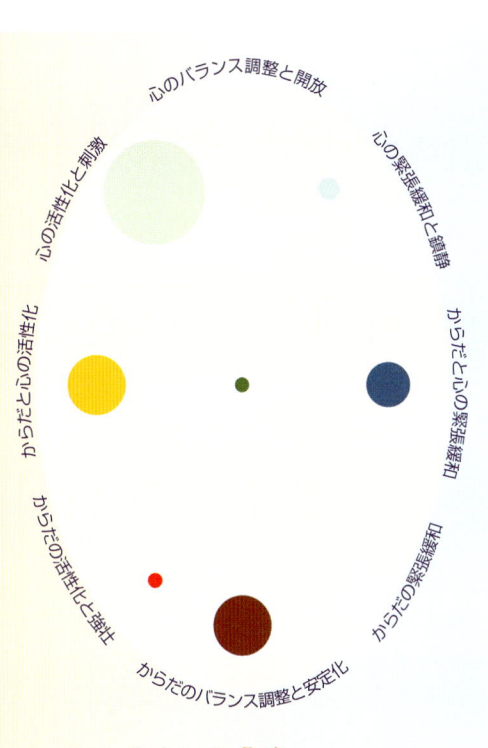

（図の周囲のラベル：心のバランス調整と開放／心の活性化と刺激／心の緊張緩和と鎮静／からだと心の活性化／からだと心の緊張緩和／からだの活性化と強壮／からだの緊張緩和／からだのバランス調整と安定化）

ローレルオイルの成分

成分	割合
オキサイド	35-50%（主に1,8-シネオール）
モノテルペン	15-20%（主にピネン、サビネン）
モノテルペノール	15-20%（主にリナロール）
エステル	8-15%（主に酢酸テルピニル）
エーテル	2-5%（主にメチルオイゲノール）
オイゲノール	3%以下
セスキテルペン	3%

溶解、強い去痰作用、鎮痙、バランス調整、鎮痛、消炎、皮膚再生、皮膚細胞の修復。

精神に対する作用： 精神力向上、活力向上、バランス調整、気分爽快。

「植物性活性剤」

マジョラムオイルには、からだに対する作用のほかに、過敏になった神経を落ち着かせる作用もあります。そのため、心臓、循環器、消化器官などの障害や不安、睡眠障害などを伴う自律神経失調症の治療に使えるオイルです。

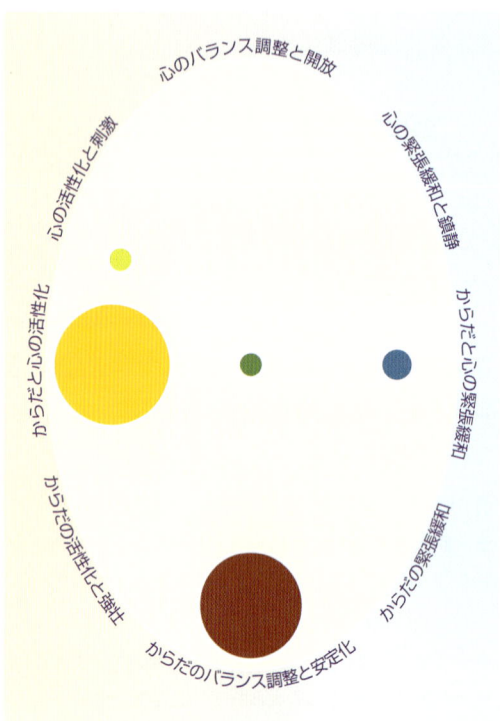

データ

植　物： 高くても50cmの亜低木。葉は灰色の羽毛の生えた楕円形で、葉腋の上部に白っぽいか紫色の花がついています。
原産地： キプロス島、南トルコ。現在では地中海全域から前部インドにかけても見られます。
抽出法： 全草を使用。水蒸気蒸留法。
特　徴： 無色。暖かみのあるスパイシーで草を思わせる香り。

作　用

からだに対する作用： 抗菌、滅菌(消毒)、鎮痛、神経強壮(副交感神経)、鎮静。
精神に対する作用： 精神力向上、鎮静、調和、バランス調整。

実証済みの適応(症)

- 鼻炎
- 前頭洞炎、副鼻腔炎
- 中耳炎
- 気管支炎
- 神経炎(神経痛)
- 筋肉リウマチ
- 関節症
- 自律神経失調

副作用

生理的用量であれば、既知の副作用はありません。

備　考

「スペインマジョラムオイル」は、タイム(Thymus mastichina、p.194)の1種で、マジョラムとは特徴がまったく異なります。

マジョラムオイルの成分

成分	割合
モノテルペン	40-50%（主にテルピネン）
モノテルペノール	38-45%（主にテルピネン-4-ol）
エステル	5%（主に酢酸ゲラニル）
モノテルペンアルデヒド	5%以下（主にシトラール）
セスキテルペン	3.5%以下

円環ラベル：
- 心のバランス調整と開放
- 心の緊張緩和と鎮静
- からだと心の緊張緩和
- からだの緊張緩和
- からだのバランス調整と安定化
- からだの活性化と強壮
- 心の活性化と刺激
- 心とからだの活性化

マンダリン

Citrus reticulata Blanco
ミカン科
シトラスフルーツオイル（p.76）も参照のこと

　マンダリンは元々、中国南部原産で、そこから南アジア全域を越えて日本に伝えられたと考えられています。19世紀に入る少し前になってようやくイギリスにも紹介され、そこから地中海地域にも知られるようになりました。

　広東州ではマンダリンを「揺銭樹 yao qian shu」と呼びますが、この言葉には「揺すりさえすれば幸せを呼ぶ木」などさまざまな意味があります。オレンジとともにマンダリンも、よく神に捧げられる果物です。

甘く漂い安心感を与える香り

　マンダリンオイルは、「子供のオイル」と呼ばれることが多いとおり、小児や幼児に好まれているオイルです。柔らかく穏やかで甘い香りを嗅げば、大人も安心感を得たり、優しい気持ちになれます。この香りの基は、強い緊張緩和作用のあるアントラニル酸メチルという芳香族エステルです。香りの魅力に引きずられてつい多めに使ってしまうと、逆効果が現れることもあります（p.140の副作用の項を参照のこと）。

　アロマセラピーとアロマケアでは、からだに対する多彩な作用が非常に高く評価されています。

　マンダリン・レッドは、完熟したマンダリンから得られるオイルです。店頭では**マンダリン・グリーン**というオイルも販売されていますが、これはまだ熟していないマンダリンから抽出されたオイルです。どちらも治療効果は同じです。

マンダリンオイルの成分

成分	割合
モノテルペン	90-95%（主に(+)-リモネン）
モノテルペンアルデヒド	1.5%以下
セスキテルペンアルデヒド	1%以下
セスキテルペン	1%以下
モノテルペノール	0.5-1以下
芳香族エステル	0.85%以下（アントラニル酸メチル）
クマリン（主にフロクマリン）	微量

データ

植　物：樹高が最大5mに達する常緑樹。5枚の花弁を持つ薫り高く白い花を年中咲かせ、熟度の違う果実を付けています。卵形の葉は革のように滑らかで、深緑色をしており、端が波打っています。
原産地：地中海地域、南北アメリカ、アジア。
抽出法：果皮を使用。コールドプレス法。
特　徴：オレンジ色。フルーティで甘い香り。

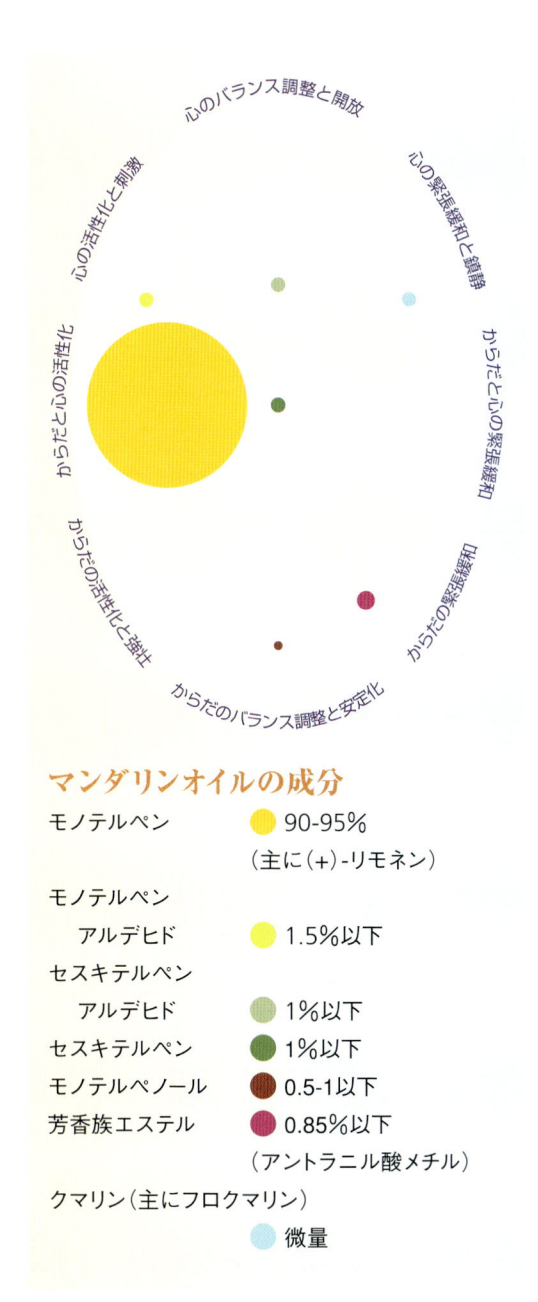

作　用

からだに対する作用： 滅菌(消毒)、鎮痙、活力向上、免疫刺激、皮膚の代謝促進、血行促進、リンパ液流の促進。
精神に対する作用： 気分爽快、生理的用量で使用すれば睡眠促進、不安解消。

実証済みの適応(症)

- 風邪
- リンパうっ滞
- リウマチ性疾患
- 膀胱炎
- セルライト
- 妊娠中の吐き気
- 燃え尽き症候群
- 小児の睡眠障害
- 小児の不安
- 敏感症、自信不足
- 抑うつ性の不機嫌

副作用

生理的用量(p.58)であれば、既知の副作用はありません。

!　生理的用量を超えて用いると、活力を高めたり興奮させる作用(逆効果)が現れて、小児が落ち着きをなくしたりイライラすることもあるため、アロマランプで使用する際にも注意します。モノテルペンは分子が小さく脂溶性が高いため、細胞膜を一瞬にして通過します。この成分を含むマンダリンオイルを高用量で用いると、皮膚が刺激を受けて炎症を起こしたり、ひどいときにはアレルギー反応を起こすこともあります。特に赤ん坊や小児の皮膚は、極端に反応してしまいます。

備　考

マンダリンの木の若枝や葉から蒸留されるのが、プチグレンマンダリンオイルです(p.165)。

マヌカ

Leptospermum scoparium
フトモモ科
別名：ニュージーランドのティートリー。マオリ族にはKahikatoaと呼ばれています

ニュージーランドは国土の大半が、広大なマヌカの森です。マヌカの木は、雑草のように、高山、海際、さらには活火山地帯など養分の少ない土壌にも根を広げて生育します。低く耐久性のあるマヌカの木は、元々オーストラリア原産でしたが、ニュージーランドのマオリ族の間では神聖な木であると考えられていました。そして男の子が生まれると、「息子よ、生の世界によく来た。マオリ族の言い伝え通り、お前はマヌカの木の力によってたくましく育つことであろう」と言ってその子の誕生を祝います。

また「からだが小さいからといって人をバカにするな。実はマヌカの木のように強くて頑丈かもしれないぞ」という諺もあります。

皮膚と神経の守り神

マヌカオイルの持つ精神に対する作用は、表現できないほど優れています。正真正銘の保護オイルで、特に環境、日々の慌しさ、過度の刺激などで精神に負担がかかり、どうしても「敏感に」反応するときに効果的です。鎮静と同時に精神を鼓舞させる作用によって、精神のバランスをうまく整えて、心の抵抗力を長期的に強くします。

マヌカオイルは、皮膚の忍容性に優れており、わずか少量で皮膚や粘膜の疾患に優れた効き目を発揮します。皮膚と粘膜の抵抗力を高めて、細胞を活性化させて再生します。皮膚はあまり過敏に反応しなくなり、「すぐに発疹が出ること

もなくなります」。

データ

植　物： 最高8mまで伸びる低木または樹木で、小さく尖った硬い葉をつけます。春になると小さな白か桃色の花で覆われます。
原産地： ニュージーランド原産の植物であると考えられています。元々はオーストラリア産でしたが、タスマニア、ニュージーランド、ニューギニア、東南アジアにも広まりました。
抽出法： 葉と枝を使用。水蒸気蒸留法。1kgの精油を抽出するのに、150kgの原料が必要です。
特　徴： やや黄色。木と土の深い香りの中にいくらか動物的な趣があります。かなり希釈すると暖かなスパイスと木の香りが漂います。

作　用

からだに対する作用： 強い抗菌および抗真菌作用、抗ウイルス、消炎、鎮掻痒、抗アレルギー、強い皮膚と粘膜の再生作用、創傷治癒、肉芽形成促進、上皮形成、血腫溶解。
精神に対する作用： 精神安定、ストレス解消、神経の強化と保護。

実証済みの適応（症）

- 口内炎
- 頭皮の痒み
- 皮膚の痒み
- 治りにくい皮膚
- 内出血
- 乾癬
- 間擦疹とその予防
- 床ずれとその予防
- 真菌症（カンジダアルビカンス感染症）
- 帯状疱疹
- 下腿潰瘍
- アレルギー性鼻炎（花粉症）
- 神経過敏、イライラ
- 心の不均衡

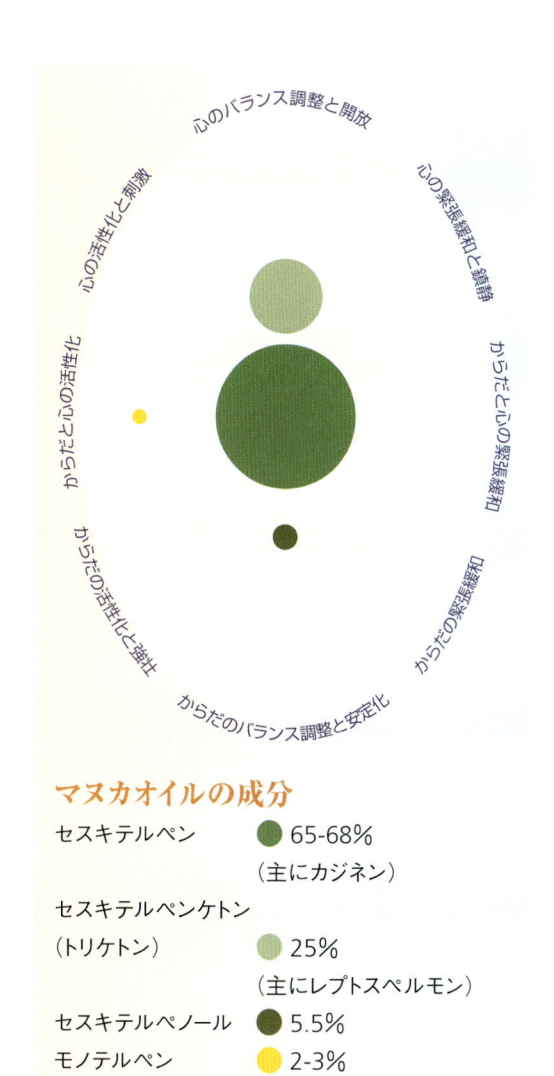

心のバランス調整と開放
心の緊張緩和と鎮静
からだとこころの緊張緩和
からだの緊張緩和
からだの活性化と強化
からだのバランス調整と安定化
からだの活性化
心の活性化と刺激

マヌカオイルの成分

セスキテルペン　65-68%
（主にカジネン）
セスキテルペンケトン
（トリケトン）　25%
（主にレプトスペルモン）
セスキテルペノール　5.5%
モノテルペン　2-3%

副作用

既知の副作用はありません。

備　考

マヌカオイルは、濃度が高いとフェロモンの特徴（p.17、p.18）が強く、不快な匂いがします。かなり薄く希釈してはじめて、心地よい香りが広がります。

メリッサ

Melissa officinalis L.
シソ科
別名：レモンバーム、シトロネル

　メリッサの名前は、メリッサの香りをこの上なく好む蜂に由来しています（ギリシャ語でメリッサmelissaはミツバチを意味します）。すでに古代には、ギリシャ人、ローマ人、アラビア人によって栽培されていましたが、薬やスパイスとして重要視されるようになるまで長くはかかりませんでした。

　メリッサは、ベネディクト会修道士によってアルプスを越えてヨーロッパに伝えられ、修道院の庭で栽培されました。伝えられるとすぐに民間医療で、胃腸病や肝臓病、心臓障害、月経困難、不眠、神経過敏など万病に効く薬として認められました。そして810年頃、カール大帝の命令によって、国内で大々的に栽培されるようにもなりました。

　今日でもまだ、多くの庭でこの頑丈で有用な植物は植えられており、眠れないときや、神経が高ぶっているときなど、必要に応じて庭から摘んできたメリッサの葉を使って、鎮静作用のあるお茶がいれられます。メリッサの葉は、開花中は味も香りもあまり好ましくないため、開花前に摘み取らなければいけません。

　カルメル会の修道士らが17世紀にはじめて作った有名な「カルメルの精（Spiritus Melissae compositus）には、アルコールの中に、クローブ、ナツメグ、シナモンとともに重要な材料としてメリッサエキスが加えられています。当時、カルメルの精を万能薬として定期的に服用した高齢者の中には、気づかないうちにもう離せなくなっている人も少なくありませんでした。

　メリッサの持つ鎮静、鎮痙、瘤腫除去、食欲増進、抗鼓腸作用は、すでに現代科学で実証されており、1988年には薬草としてその年の最高賞に輝きました。

イライラとストレスに効く精油

　フレッシュなレモンの香りのするメリッサオイルは、神経質な小児を慰めるバルサムで、多動治療に成果を収めています。また成人でも、神経をすり減らしたときにも役に立ちます。

　メリッサオイルには、心臓に作用するβ-カリオフィレン（セスキテルペン類）が非常に多く含まれており、神経に負担がかかりすぎて眠れないときだけでなく、心悸亢進、血圧動揺、頻拍など臓器

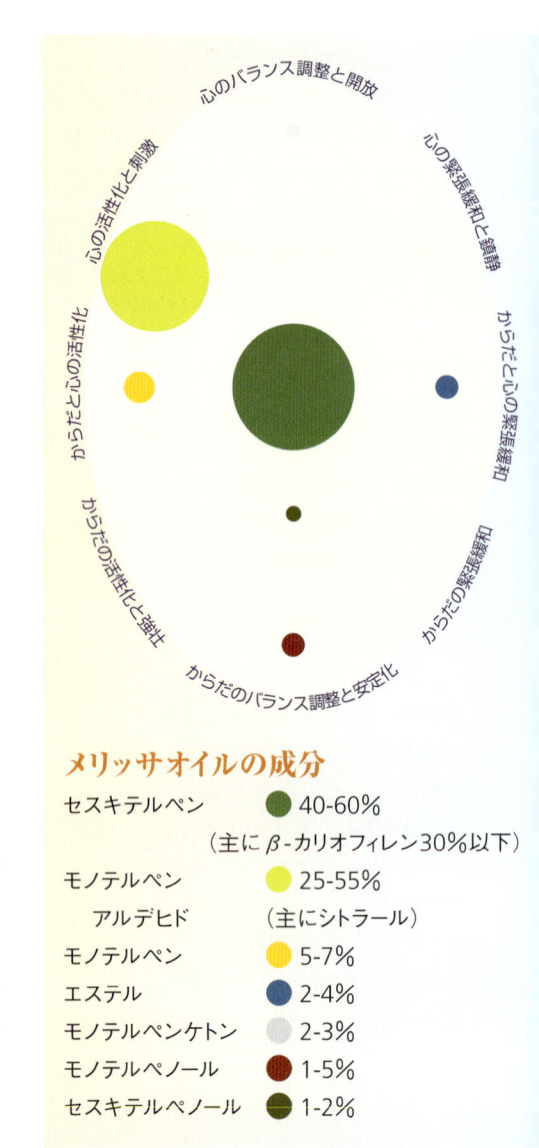

メリッサオイルの成分

成分	割合
セスキテルペン	40-60% （主にβ-カリオフィレン30％以下）
モノテルペンアルデヒド	25-55% （主にシトラール）
モノテルペン	5-7%
エステル	2-4%
モノテルペンケトン	2-3%
モノテルペノール	1-5%
セスキテルペノール	1-2%

に病因のない心臓障害にも有用です。著明なアラビア人の医師でもあり哲学者でもあったアヴィケンナ(980-1037)は、「メリッサは心臓を喜ばせ、生命力を高める」と書き残しています。その500年後、同じく有名な医師パラケルスス(1493-1541)は、「この世の土地に存在する植物の中で、メリッサほど心臓に効く薬草はない」と述べています。

そのほか、この上ない苦痛をもたらす帯状疱疹などヘルペスウイルスによる疾患に対するメリッサの効能も実証されています。

データ

植　物：30-70cmの多年生草本で、茎は四角く、葉は心臓または卵形をしており鋸歯があります。葉軸には白色または黄色がかった白色の花が付きます。開花期は6-8月。
原産地：フランス、スペイン、ドイツ、イタリア、バルカン諸国、北アメリカ。地中海地域と中近東では野生。
抽出法：全草を使用。水蒸気蒸留法。1kgの精油を抽出するのに、6-8tの原料が必要です。
特　徴：透明。フレッシュなレモンや草を思わせる香り。

作　用

からだに対する作用：抗ウイルス、抗菌、消炎、疼痛緩和、鎮痛、鎮痙、鎮静、強心、血圧調整、駆風、食欲増進、バランス調整、抗アレルギー。
精神に対する作用：バランス調整、活力向上と鎮静、精神力向上、保護。

実証済みの適応（症）

- アレルギー性鼻炎（花粉症）
- 神経炎
- 臓器に病因のない心臓障害
- 肝臓虚弱
- 神経性の皮膚の痒み
- 口唇ヘルペス
- 帯状疱疹
- 陰部疱疹
- 水疱瘡
- 膀胱炎
- 更年期症候群
- 神経過敏
- 多動
- 神経性入眠障害
- 小児の睡眠障害と「精神的な腹痛」
- 不安状態（心臓病恐怖症）

副作用

既知の副作用はありません。

備　考

100%純粋なメリッサオイルは、非常に貴重で高価な精油の1つで、1kgの精油を抽出するためには、大量のメリッサが必要です。そのため、多くの場合、メリッサの葉を蒸留したレモングラスオイル（*Oleum melissae indicum*）が、メリッサオイルとして偽って販売されています。レモングラスオイルは、純粋なメリッサオイルに比べると非常に安価で、その分、治療効果も比べ物にならないほど劣ります。

! メリッサオイルを購入する際には、製造業者の表示を必ず確認しましょう。小瓶には「メリッサ100%」と表示されているか、ブレンドの場合は、たとえば「メリッサ30%、レモングラス70%」と表示されていなければなりません。後者は、もちろん100%メリッサオイルとは作用が異なります。

製造業者が「メリッサオイル30%」と記載している精油の中でも、メリッサ30%と真正ラベンダー70%のブレンドであれば良質で価格に見合っているといえるでしょう。それは、この2つの精油が組み合わせられれば、効果的な相乗作用がもたらされるためです。

ミモザ

Acacia dealbata
マメ科

　ミモザの木は、南ヨーロッパでは春の使者といわれています。その太陽のように黄色く輝く豪華な花は、まるで温かな春の日光のようです。

ふたつとない魔法のような香り

　ミモザの精油は、魔法のような香りがして、精油の中でも特別ですが、ヨーロッパではまだよく知られていません。ミモザオイルは、収穫率が非常に低いため(0.8%)、希少で価格も決して低くありません。そのため、よく合成されます。
　「ミモザのように繊細」という言葉があるように、ボディオイルにミモザオイルを加えると、とても穏やかな香りがして、特に心が繊細で感じやすく不安性の人は、このボディオイルをつければ心地よく包み込まれて安心感を得られるということが実践で示されています。

データ

植　物： 樹高はほぼ5m。葉は繊細な羽根のようで青みがかった緑色、花は輝く黄色で小さい綿のボールがブドウのようにいくつも並んで咲きます。
原産地： 北イタリア、モロッコ、南フランス。
抽出法： 花を使用。溶剤(ヘキサン)抽出法。
特　徴： 無色または薄黄色。不思議なほど暖かく、包み込まれるような甘く繊細な香り。

ミモザオイルの成分

多く含まれる成分
● 芳香族エステル
● 芳香族アルデヒド、芳香族ケトン

そのほか、ジャスモンラクトン、ヘプタデカン、ヘプタデセン、ノナデカン、パルミチン酸も含まれています。

作　用

からだに対する作用： 緊張緩和、スキンケア。
精神に対する作用： 気分爽快、バランス調整、鼓舞。

実証済みの適応(症)

- 自信不足
- 幸福感を得るためのブレンドに加える
- あらゆるスキンタイプのボディケア

副作用

　生理的用量であれば、既知の副作用はありません。

クラリセージ

Salvia sclarea L.
シソ科

　クラリセージは、地中海領域と西南アジア原産ですが、今日では精油抽出のためにフランスとロシアでも栽培されています。セージにはマイルドな庭用のコモンセージ(Salvia officinalis)と、独自の作用を持つ薬草としてのセージがあります。イギリスの植物学者ニコラス・カルペパーは、すでに1652年に、クラリセージの持つ緊張緩和作用について記録しています。ただし、それ以前にもワイン用ぶどう園の経営者らが、ワインの味と香りを高めるために、ブドウの木の間にクラリセージを植えていました。

インスピレーションを与え
　　リラックスさせるオイル

　クラリセージオイルは、特にストレス性の疾患や障害のあるときに、アロマセラピーで使用する緊張緩和用の精油の中でもっとも効果の高い精油の1つです。この特性を利用して、出産準備段

階にクラリセージオイルで会陰マッサージをすれば、会陰が柔らかくなり伸びやすくなるため、非常に役に立ちます。

また緊張緩和作用によって、痔に見られる痙攣様の痛みも緩和されます。抗真菌作用もあることから、陰部の真菌症にもうまく使えます。

精神面では、こわばりを除いて、新しいエネルギーを放出させます。使用すれば想像力が沸いてきて、創造力も活発になり、これに伴って、人間関係に「新しい色」が添えられるでしょう。

❗ クラリセージは植物学的には一般的なコモンセージ(Salvia officinalis)と同属ですが、精油はまったく異なるため、区別しなければいけません。コモンセージ(p.185)には最大45%のツヨン(モノテルペンケトン類、p.35)が含まれており、適切な方法で用いなければ、神経毒性があるほか、流産を誘発するおそれもあります。

🌿 データ

植　物： 草丈1mほどの多年生草本で、葉はグレーがかった緑色で大きく、うぶ毛がはえています。これが地面近くでバラの形に並んで、その中心からしっかりとした茎が伸びて、何本にも枝分かれしています。開花期は5月-9月で、花の色はうすいバラ色、紫色、藤色、深紅、青色とさまざまです。花からだけではなく、葉からも強い香りが放たれます。葉の表面には、繊細なオイル細胞が見えます。

原産地： フランス、イタリア、旧ユーゴスラビア、スペイン。

抽出法： 開花中の全草。水蒸気蒸留法。1kgの精油を抽出するのに、100kgの原料が必要です。

特　徴： 無色。暖かくスパイシーかつフレッシュな香りに、森の中にいるような趣がわずかに添えられています。

クラリセージオイルの成分

成分	割合
エステル	🔵 65-80% （主に酢酸リナリル）
モノテルペノール	🔴 10-22% （主にリナロール）
セスキテルペン	🟢 5-10% （主にゲルマクレン）
モノテルペン	🟡 2-3%
オキサイド	🟢 2%以下 （リナロールオキサイド）
セスキテルペノール＋ジテルペノール	🟢 1%以下 （主にスクラレオール）
セスキテルペンオキサイド	🟢 0.4%

🌿 作　用

からだに対する作用： 抗菌、抗真菌、ホルモン調節、鎮痙、緊張緩和。

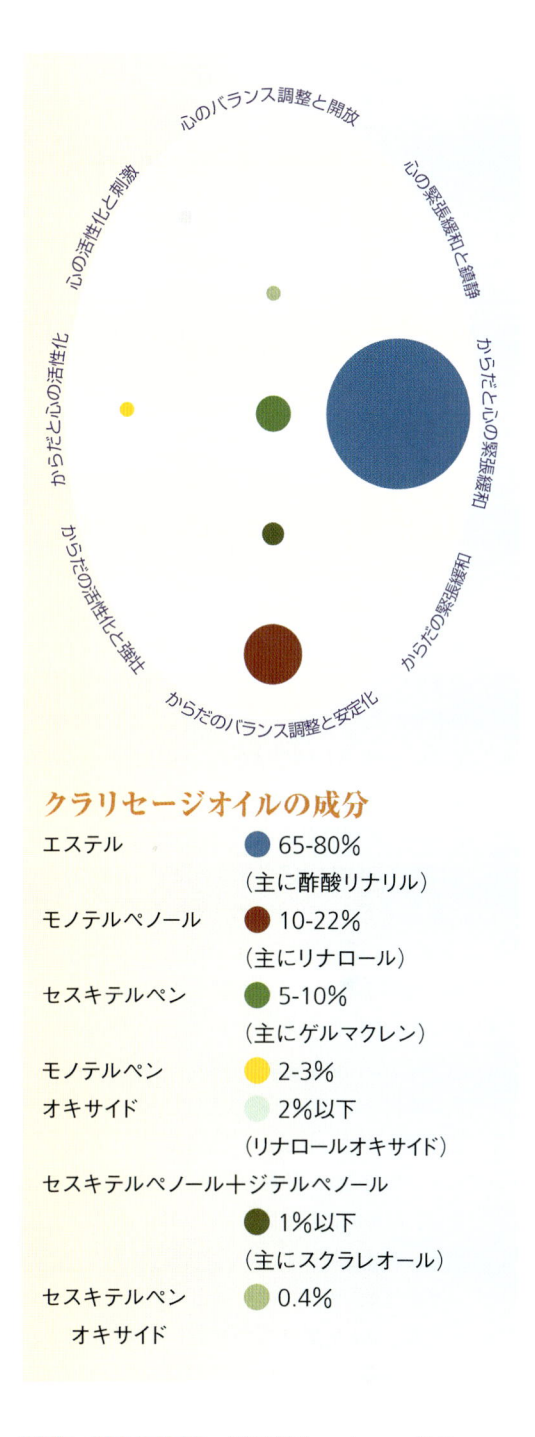

精神に対する作用： 緊張緩和、バランス調整、活力向上、精神刺激、催淫。

実証済みの適応（症）

- 高血圧
- 女性器の真菌症
- 更年期症候群
- 生理痛（月経困難）
- 出産準備（会陰マッサージ）
- ストレス
- 痔
- 筋肉緊張
- 月経前症候群
- 無月経

副作用

生理的用量であれば、既知の副作用はありません。

エストロゲン投与中の癌腫があるときには、クラリセージオイルを使用しないこと、という注意書きがありますが、これは事実に即していません。クラリセージオイルにはホルモンに似た作用がありますが、これは単一の成分やエストロゲンを含んでいるというわけではなく、クラリセージに内分泌腺の最高管理センターである下垂体を総合的に調節する作用があり、その結果、全ホルモン系を調節する（ストレスを除去する）という意味です。

最新の研究で、極端に大量のクラリセージ（精油ではなく植物そのもの）を使用すると、てんかん発作を誘発する可能性があることがわかりました。そして、この事実から誤解が生まれ、アロマセラピー関連書籍の多くに、てんかん体質の人にクラリセージオイルを使用しないことという注意書きが見られるようになりました。これは正しいとは言えず、用量を守ってクラリセージを使えば、精神的にも身体的にも、緊張が緩和され、痙攣が抑えられます。

また文献でも、アルコールとクラリセージオイルを併用すると陶酔作用があるという注意書きがたいへんよく見られます。これは、かつて多くのワイン醸造者が、悪質のワインにクラリセージを混ぜて味をよくして、消費量を増やそうとしたことに由来すると考えられます。したがって、このように注意書きがされている陶酔作用は、ワインが原因であって、クラリセージではありません。

ミルラ

Commiphora myrrha Nees
syn. *Commiphora molmol*
カンラン科
別名：没薬

ミルラの木の樹脂は、古代初期にはすでにバビロニア人、エジプト人、ヘブライ人らに非常に求められていましたが、これは、宗教儀式でのミルラの香りの持つ精神に対する作用が高く評価されていたためです。ミルラの樹脂は、死者の防腐処理に用いられほか、さまざまな治療にも利用され、さらには香水や美容クリームにも添加されました。古代、バビロニアの軟膏は高く評価され、メソポタミアの重要な輸出品の1つでもありました。とりわけヘブライの女性たちは、セクシーで誘惑的になれるようミルラを好んで用いていたということです。

ひとのからだを保護している皮膚を強くする精油

ミルラオイルは、神経系を安定させたり保護して、満足感を呼び戻します。また、ほんのわずかな量で精神に対して最大の作用を発揮し、心を和ませます。

美容効果は、数千年来知られており、皮膚を安定させて抵抗力を高めます。また、細胞を再生し治癒する作用があり、多くの皮膚疾患に使えます。たとえば、敏感肌や高齢者の肌などに有効である一方、床ずれも予防します。

データ

植　物：樹高3mほどの低木で、とげが多く、葉はまばらです。これは厳しい気候条件（砂漠気候）に耐えるためです。
原産地：ソマリア、リビア、エチオピア、イエメン、南西アジア。
抽出法：樹脂を使用。水蒸気蒸留法。

特　徴：黄色-緑色。粘性。スパイシーな趣がある芳香性の高いエキゾチックな深みのある香り。

作　用

からだに対する作用： 抗菌、強い抗ウイルス作用、消炎、創傷治癒、細胞再生、収斂、ホルモンのバランス調整。

精神に対する作用： 精神安定、心的外傷治癒、穏やかな元気回復作用、精神刺激。

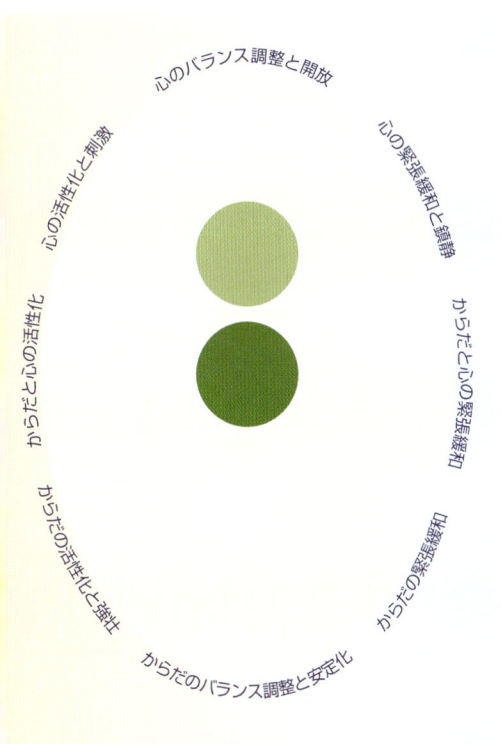

実証済みの適応（症）

- スキンケア
- にきび
- 間擦疹とその予防
- 床ずれとその予防
- 口内ケア
- イライラ、神経の緊張

副作用

既知の副作用はありません。

マートル

Myrtus communis L.
フトモモ科
アンデス・マートル（p.148）、モロッコ・マートル（p.148）、トルコ・マートル（p.150）も参照のこと

マートル（*Myrtus communis*）は、数の多いフトモモ科植物の中で、唯一地中海地域を原産とするものです。強い日差しを浴びると、ケルン水にもいくらか似ているフレッシュな香りを漂わせます。枝を光に当てると、葉の中のオイルを含んだ細い腺が透けて見えます。

マートルは多くの人種にとって祭式上特別な意味を持つ植物です。ヨーロッパ文化では、純潔、若々しさ、美などの象徴であると考えられ、そこから結婚式でマートルで作った冠をかぶるという風習が生まれました。

マートルオイルは、製薬業界でも香水業界でも需要が非常に大きいため、地中海諸国で大量に生産されています。需要を満たすために、原産国と原産地域ごとに多くのケモタイプが使われますが、それぞれ含有成分がかなり異なります。唯一の共通点は、多少の差はありますが、どれもシネオール含有率が高いということです。

ミルラオイルの成分

セスキテルペンオキサイド	60%以下（主にフラノセスキテルペン）
セスキテルペン	20-45%（主にエレメン、コパエン）

そのほかセスキテルペンケトン（主にクルゼレン）、モノテルペノール、モノテルペン、シンナミックアルデヒド、オイゲノールなどが極めて微量含まれています。

アンデス・マートル

Myrtus communis L
フトモモ科

痛みと硬直に効くオイル

アンデス・マートルオイルは、インカ人の故郷ペルーの特産です。ほかのマートルオイル種とは異なり、モノテルペン類を多く含むほか、オキサイド類含有率が低くエステル類を含みません。治療面では、進行中の炎症の治療に特に優れた効能があります。

データ

植　物：標高2000-4000mでも育つ高めの低木で、白い花を咲かせます。
原産地：ペルー（アンデス）。
抽出法：葉と枝を使用。水蒸気蒸留法。
特　徴：無色。暖かな癒し系の香り。

作　用

からだに対する作用：鎮痛、コルチゾン様作用、抗リウマチ、血行促進、免疫刺激、軽い喀痰溶解と去痰作用。
精神に対する作用：精神力向上、心の構造調整。

実証済みの適応（症）

- 腰背部と関節の痛み
- リウマチ性疾患
- 筋肉緊張
- 疲労

副作用

生理的用量であれば、既知の副作用はありません。

アンデス・マートルオイルの成分

成分	割合
モノテルペン	70-75%（主にα-ピネンが最大64%）
オキサイド	10%（主に1,8-シネオール）
モノテルペノール	7%（主にリナロール、ミルテノール）
セスキテルペン	1-1.5%

モロッコ・マートル

Myrtus communis L. CT Myrtenylacetat
フトモモ科
別名：レッド・マートル

独特の成分組成を持つオイル

モロッコ産のマートルは、セラピストが好んで使う種です。エステル類含有率が比較的高いため、

香りと作用が穏やかです。香りを嗅ぐと、成分組成が独特であることがわかります。モノテルペン類とオキサイド類に、緊張緩和作用のあるエステル類が加わっているオイルはほかにはありません。

モロッコ・マートルオイルは、精神の不均衡をなくして、神経系を強くすると同時に緊張も緩和します。また皮膚のケア作用もこの上なく優れています。ほかのオキサイド含有オイルと同じように、モロッコ・マートルオイルも皮膚の代謝を促進し、酸素の供給と血行を改善します。また皮膚を強くするとともに状態を落ち着かせて、うまく機能するように働きかけます。

抗菌と抗痙攣作用が強く、特に小児の気道疾患や尿路疾患に対して非常に役に立ちます。

データ

植　物： 潅木または低木で、細かな白い花が咲きます。
原産地： 主にモロッコ。
抽出法： 少し乾燥させた葉と枝を使用。水蒸気蒸留法。1kgの精油を抽出するのに、150kgの原料が必要です。
特　徴： やや赤色。暖かな癒し系で、甘い草の染みとおるような香り。

作　用

からだに対する作用： 強い抗菌作用、粘液溶解と去痰作用、鎮痙、リンパうっ滞解消、皮膚強壮、皮膚の代謝促進。
精神に対する作用： 気分爽快、精神力向上、緊張緩和、バランス調整。

実証済みの適応（症）

- 主に小児の気道疾患
- 気管支炎
- 痔
- 脚が疲れて重たく感じるとき
- スキンケア
- セルライト
- 膀胱炎
- 月経困難
- 睡眠障害
- イライラを伴う疲労
- 抑うつ性の不機嫌

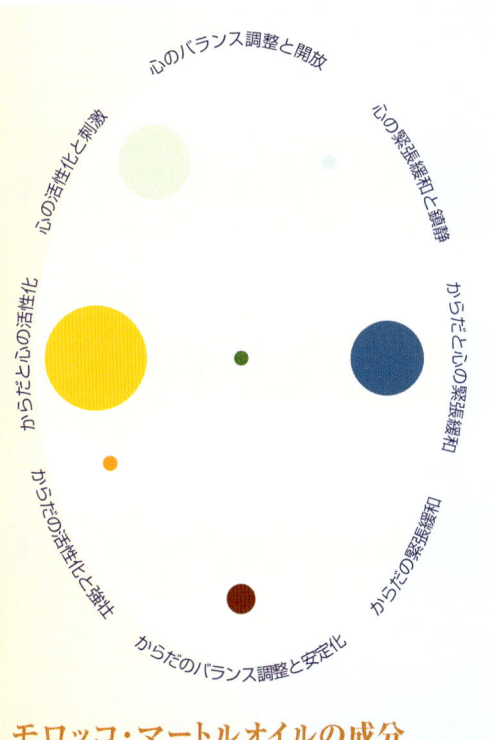

モロッコ・マートルオイルの成分

成分	割合
モノテルペン	38-45%（主にα-ピネン、リモネン）
エステル	22-28%（主にミルテニルアセテート）
オキサイド	20-27%（主に1,8-シネオール）
モノテルペノール	5-7%（主にリナロール、α-テルピネオール）
セスキテルペン	1.5%
エーテル	1.5%以下
モノテルペンフェノール	1%以下

🌿 副作用

既知の副作用はありません。

トルコ・マートル

Myrtus communis L. CT Cineol
フトモモ科
別名：グリーン・マートル

🌿 咳と鼻かぜのオイル

トルコ産のこのオイルは、ユーカリに似た香りがして、マートルの中でシネオールをもっとも多く含んでいます。昔から風邪によく使われており、カユプテオイル（p.88）に非常によく似ています。

🌿 データ

植　物： 潅木または低木で、繊細な白い花を咲かせます。
原産地： 南フランス、コルシカ島、トルコ。
抽出法： 新鮮な枝を使用。水蒸気蒸留法。1kgの精油を抽出するのに、150kgの原料が必要です。
特　徴： 明るい緑色。非常に低粘性。草のように新鮮でユーカリに似た香り。

🌿 作　用

からだに対する作用： 強い抗ウイルス作用、滅菌（消毒）、喀痰溶解、去痰、咳嗽軽減、強い抵抗力増強作用、解熱、気道の血行促進、神経と筋肉の鎮痛、神経強壮、皮膚の代謝促進。
精神に対する作用： 活力向上、集中力向上、睡眠促進。

🌿 実証済みの適応（症）

- 風邪（小児にも使用可）
- 気管支炎
- 発熱

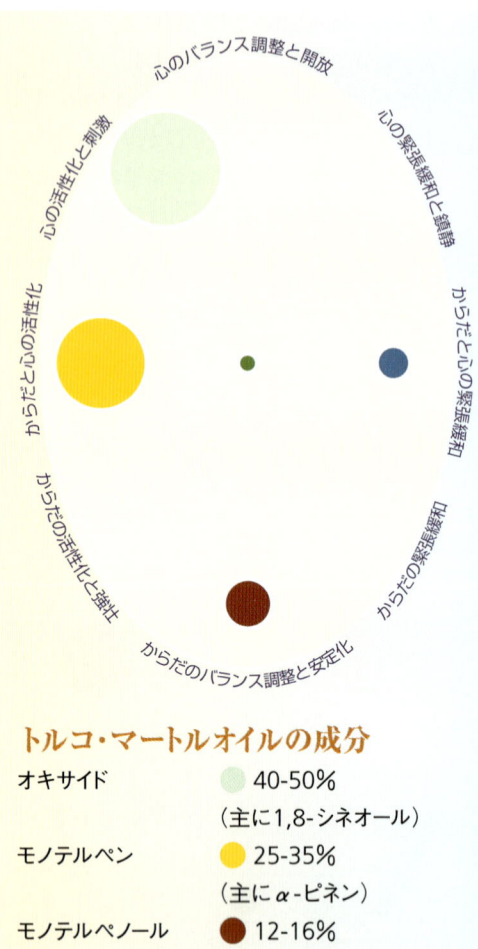

心のバランス調整と開放
心の活性化と刺激
心の緊張緩和と鎮静
からだの活性化
からだと心の緊張緩和
からだの活性化と強壮
からだの緊張緩和
からだのバランス調整と安定化

トルコ・マートルオイルの成分

成分	割合
オキサイド	40-50%（主に1,8-シネオール）
モノテルペン	25-35%（主にα-ピネン）
モノテルペノール	12-16%（主にリナロール、ミルテノール）
エステル	6-8%（主にミルテニルアセテート）
セスキテルペン	1.5%

- 神経炎
- 口唇ヘルペス
- 帯状疱疹
- 陰部疱疹
- 筋肉痛
- リウマチ性疾患
- 痛風
- 関節炎
- 不眠

副作用

生理的用量であれば、既知の副作用はありません。

ナナミント

Mentha viridis var. nanah
シソ科
別名：グリーンミント、モロッコミント
ベルガモットミント(p.87)、ペパーミント(p.168)も参照のこと

ナナミントは、北アフリカに行ったことのある人なら誰でも知っているはずです。ナナミントと緑茶を混ぜた「ベルベルティーBerber tea」を供されたことはありませんか。

パワーを秘めた穏やかな香り

ナナミントオイルの特徴は、含有率の高いモノテルペンケトン類に大きく影響を受けています。その香りは誘惑的でありながら穏やかで、ミントの刺激がある一方で柔らかく、つい多めに使ってしまいます。ただし、モノテルペンケトン類を多く用いると問題が生じるため、気をつけなければいけません(p.35)。

ナナミントオイルは、精神を刺激して弱くなった生命力を活性化し、集中力、認識力、注意力を高めます。またからだに対しても、活力を向上させて(血液循環を)興奮させ、眠気を起こさせないようにします。肌に優しいので、女性器の真菌症(カンジダアルビカンス)にも、膣粘膜が持つ細菌叢を損なわずに治療できます。そのほか、帯状疱疹のように神経向性(神経系に親和性を持つ)ウイルスに対しても非常に有効です。

データ

植　物： 低木で多年草。細長くひだの多い葉をつけます。

原産地： モロッコ
抽出法： 全草を使用。水蒸気蒸留法。
特　徴： 無色。誘惑的な中にミント特有のフレッシュな香りが漂います。

作　用

からだに対する作用： 滅菌、抗真菌、抗ウイルス、強い消炎作用、喀痰の希薄と溶解、去痰、血行増進、食欲増進、消化促進、強い皮膚と粘膜の再生作用、上皮形成、創傷治癒促進。

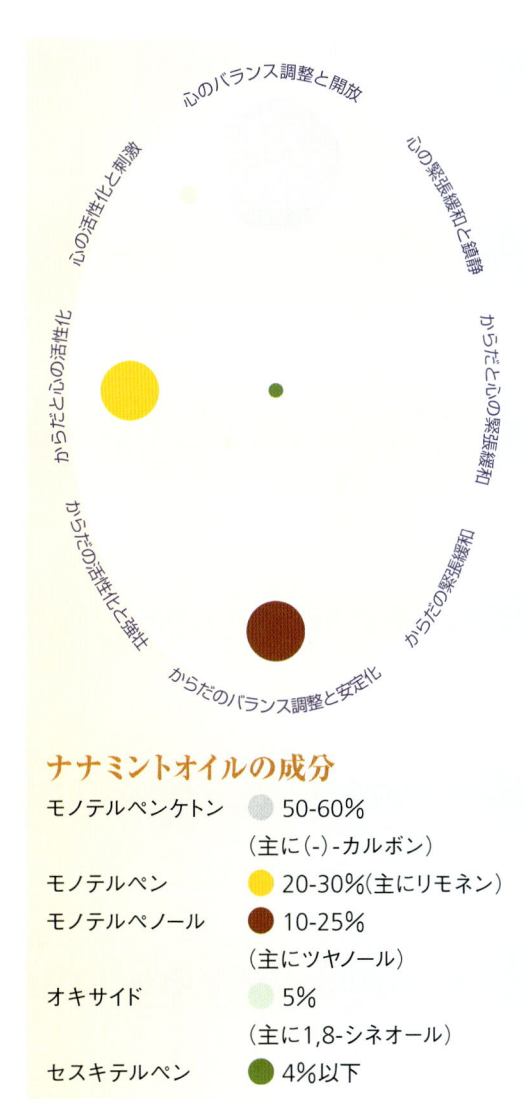

ナナミントオイルの成分

成分	割合
モノテルペンケトン	50-60%（主に(-)-カルボン）
モノテルペン	20-30%（主にリモネン）
モノテルペノール	10-25%（主にツヤノール）
オキサイド	5%（主に1,8-シネオール）
セスキテルペン	4%以下

精神に対する作用： 精神の強壮、活力向上、心の問題解消、集中力向上。

実証済みの適応（症）

- 風邪
- 神経性消化障害
- 帯状疱疹
- 真菌症（カンジダアルビカンス感染症）
- 創傷
- 傷痕
- 精神疲労
- 疲労

副作用

生理的用量であれば、既知の副作用はありません。

! ナナミントオイルにはモノテルペンケトン類が多く含まれているため、高用量で長期的には使用すべきではありません（p.35）。神経毒性があるため、使用は必ず経験豊富なセラピストに任せましょう。妊婦、赤ん坊、幼児には使用してはいけません。

ナルデ

Nardostachys jatamansi DC.
オミナエシ科
別名：スパイクナード

ナルデの原産地はヒマラヤ地方で、標高3,000-4,000mの土地に育ちます。根（根茎）は、6月から10月の間に採取してから乾燥させて、12月に処理場で販売されます。

ネパール-インドの医学では、特に消化器系と呼吸器官の障害に、根茎部がよく使われます。極東の医学でも、ナルデを神経強壮剤であると見なしています。

ナルデの独特の香りは、麝香（ムスク）にいくらか似ているとともに、かなりパチュリーにも似ており、油脂、軟膏、オイルの香り付けに非常に好んで使われます。

全霊を集中させるオイル

ナルデから採れる精油は、その特別な治癒力によって精油の女王と呼ばれています。成分の大半は調和作用を持つものです。ナルデの香りは、瞑想の際に精神と魂を集中させる媒体であると考えられており、毅然としていなければならないときに、精神が安定します。また、皮膚と粘膜をはじめとするからだの不調にも有効です。

データ

植　物： 草丈10-60cmの多年草で、長いシュートと木のように強靭な根を持っています。
原産地： ネパール、ブータン、チベット、インド、中国。
抽出法： 砕いた根茎を使用。水蒸気蒸留法。
特　徴： 薄黄色-琥珀色。重厚で甘いウッディ系でありながらピリッとした動物的な趣もあり、カノコソウを思わせる香り。

作　用

からだに対する作用： 抗菌（ブドウ球菌）、消炎、軽い喀痰溶解作用、抗アレルギー、鎮掻痒、皮膚再生、鎮痛、血行促進、静脈強壮、ホルモン調節、緊張緩和。
精神に対する作用： 気分爽快、鎮静、精神安定、ストレス解消、睡眠促進。

実証済みの適応（症）

- 神経性不整脈
- 静脈瘤
- 痔
- 皮膚の痒み
- 乾癬

- 自律神経失調
- 更年期症候群
- 生理痛(月経困難)
- 燃え尽き症候群
- 睡眠障害
- 依存症

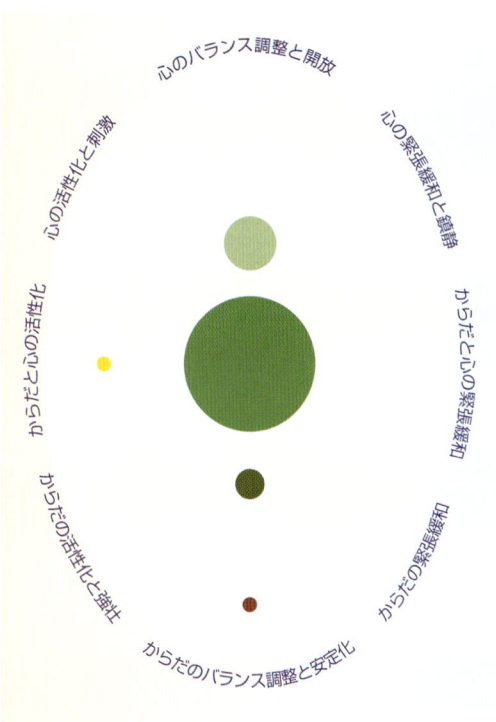

副作用

既知の副作用はありません。

クローブ

Syzygium aromaticum (L.) Merr. et L. M. Perry
syn. *Eugenia caryophyllus (Sprengel) Bullock et S. Harrison*
フトモモ科
別名：チョウジ(丁子)

　クローブの木の原産は、スパイス島といわれるモルッカ諸島です。この木は、葉、茎、花芽のどこからでも精油がとれる上、花芽の精油は治療上たいへん価値があります。

　乾燥させた花芽部分は、スパイスとしてたいへんよく知られています。クローブははるか昔の中国とインドの文献に、最初の記録が見られます。ローマ時代の文献ではプリニウスが、西暦1世紀にはじめてクローブがインドから伝わっていたことが記述されています。中世初期には、クローブは金と同じ価値があり、スパイス戦争の原因となりました。遅くとも13世紀以降、クローブは修道院医学で必須の薬草という地位を確立していました。

　チベットでは、クローブの花蕾を「神の花」と呼んでいます。チベット医学では、香辛料植物と精油は重要な治療薬で、強い殺菌作用、鎮痛作用、消化促進作用のあるクローブはたいへん高く評価されています。また強い強壮薬としても知られています。

　クローブは、庭で咲いていたり、花屋で多彩な花を咲かせているチョウジとは関係ありません。ドイツ語でクローブを意味する「Nelke」は、中高ドイツ語では「Negellin」といいます。これは、「小さな針」という意味で、まさにスパイスのクローブの形ですね。「小さな針の香りに包まれて、ベッドの中でおやすみなさい」というブラームスの子守唄に出てくる「小さな針」も、実はクローブを意味しています。

ナルデオイルの成分

セスキテルペン　　　　60-66%
　　　　（主にパチュレン、ガージュネン）
セスキテルペンケトン　8-15%
　　　　（主にバレラノン、β-イオノン）
＋セスキテルペン　　　微量
　アルデヒド　　（主にバレリアナール）
セスキテルペノール　　6-8%
　　（主にパチュリアルコール、バレリアノール）
モノテルペン　　　　　3%以下
モノテルペノール　　　3%以下

「神の花」

チョウジの花蕾から採れる精油クローブオイルは、チョウジの花蕾の薬理学特性が、クローブオイルで認められている薬理学的特性とほぼ同じであるという点で、ほかに例を見ないオイルです。クローブオイルの持つ精神に対する作用は、特に優れており、虚弱状態やエネルギーが消耗しているときに、全身に力を与えます。下腹部の痙攣時には、温めて痙攣を抑えます。また同じように痙攣や膨満感など消化障害も緩和します。微生物や病原細菌に対しても、幅広い効果があります。何世代にもわたり、歯科医は消毒や鎮痛にクローブを用いてきました。

強い加温作用と鎮痛作用を持つクローブオイルは、身体的にも精神的にも分娩を楽にするオイルで、子宮を刺激して、陣痛を促し、分娩に対する不安を和らげます。

! 子宮の活動を活発にしたり、皮膚を刺激する特徴があるため、使用に際しては専門家に相談する必要があります。

データ

植　物： 樹高が20mに達する細長い常緑樹で、革のような卵形の葉を多くつけています。
原産地： インドネシア、マダガスカル、タンザニア、スリランカ、マレーシア。
抽出法： 乾燥させた花蕾を使用。水蒸気蒸留法。
特　徴： 黄色。強くスパイシーで、粉っぽく柔らかな香り。

作　用

からだに対する作用： 幅広い種類に効く強い抗菌作用、抗ウイルス、抗真菌、消炎、加温、血行促進、強い筋肉鎮痙作用と鎮痛作用、麻酔作用、免疫刺激、全身強壮、子宮強壮、消化促進。
精神に対する作用： 興奮、精神力向上、気分爽快。

実証済みの適応（症）

- 風邪
- 気管支炎
- 扁桃炎
- 口内炎
- 歯痛

クローブオイルの成分

成分	割合
オイゲノール	70-80%
芳香族エステル	10-18%（主にオイゲニルアセテート）
セスキテルペン	5-15%（主にβ-カリオフィレン）
モノテルペン	2%
モノテルペノール	1%
セスキテルペンオキサイド	1%

- 腹部痙攣や膨満感など消化障害
- 筋硬化
- 関節炎、関節痛
- リウマチ性疾患
- 虚弱状態
- 月経困難
- 出産準備

副作用

　クローブオイルを使用する際には、用量が正しいことを必ず確認してください。肝毒性がよく報告されています。ただし、報告された症例はいずれも、長期にわたり高用量で使用したときのものです。低用量（0.5％以下、p.58）で外用する場合は、忍容性が高く、アレルギー反応が起こる可能性も非常に限られています。これよりも濃度が高いときは、皮膚や粘膜を刺激する可能性があります。

! クローブオイルには、子宮運動を活発にする特性があるため、妊娠中は使用してはいけません。ただしボディオイルに1-2滴加えるだけなら問題ないでしょう。

備　考

　クローブオイルはオイゲニルアセテート（芳香族エステル）含有率が高いため、同じように市販されている低価格のクローブリーフオイルに比べると忍容性に優れています。クローブリーフは、学名はクローブと同じですが、クローブオイルが花蕾から抽出されるのに対して、クローブリーフオイルは葉から抽出され、オイゲノールの含有率が約80-92％と高くなっています（p.40）。

ネロリ

Citrus aurantium L. ssp. amara
ミカン科
別名：オレンジ花、ビターオレンジ

　ビターオレンジの木は多彩で、花からはネロリオイル、葉、小枝、未熟な果実からはプチグレンオイル（p.164）、外果皮からはビターオレンジオイル（p.159）と、さまざまな精油が抽出されます。

　木は年中開花しています。ただしネロリオイルを抽出するのに最適な花が咲くまでに、少なくとも20年を要します。花を採取するのは、たいへん労力の必要な作業です。というのも、花は手で注意深く摘まなければならない上、開花直後でなければいけないためです。

長い伝統を誇る芳香オイル

　古代中国では、ネロリの花の香りが重鎮され、当時すでに、花を油脂の中に入れて、それを入浴時の芳香剤として使うという簡単な方法で生活に取り入れていました。西暦12世紀には、中国のChang Shin-nanが、花を水蒸気で蒸留して精油を得る方法について記述しています。

　ヨーロッパでは、ビターオレンジの花の精油が16世紀以降知られており、人気があります。その100年後に、「ネロリオイル」として当時流行の香水となりました。この名前は、ネロラ公国の公妃フラヴィア・オルシーニのお気に入りの香りであったことに由来しています。

　それ以降、ネロリオイルは香水製造でもっとも重要な精油の1つとされています。たとえば、ネロリオイルは「オーデコロン」（ケルン水4711）の独特の香りのベースにされており、1763年に初めて製造されて以来変わっていません。ナポレオン皇帝もオーデコロンを好み、遠征時には大量に持参して、惜しげもなく使いました。またゲーテも、この特別な香水の大ファンであったいうことです。

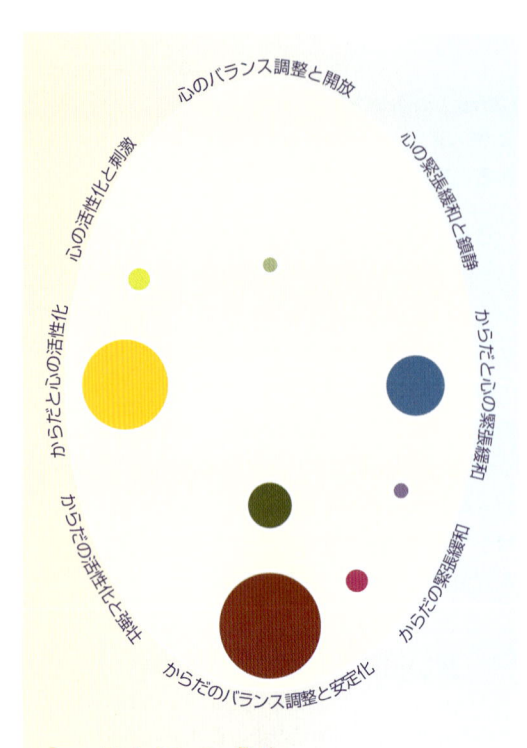

興味深いことに、プチグレンオイルとは異なりネロリオイルには、インドールやジャスモン (p.113) などジャスミンの匂い物質が含まれています。ネロリオイルの香りの質はこうした成分によっても決定づけられており、たとえばアントラニル酸メチル（芳香族エステル類）とインドールは、ネロリオイルを催淫的にしています。

ネロリオイルの最大の特徴は、インフルエンザに対する抗菌、抗ウイルス、解熱、鎮静作用です。またタイムチモールオイル (p.195) と同じくらい強い抗菌作用がありますが、作用は比べものにならないほど穏やかです。そのため、坐薬としても小児の治療に最適です。

このように素晴しい香りを持つ精油に、これほどの抗菌作用があるという事実に、いつも驚かされています。400種以上もの成分が含まれていて非常に複雑であるため、各成分を分類するのはかなり困難ですが、いずれにしても重要なことは、全成分がこの素晴しい精油の特徴を作り上げているという点です。

鎮静、興奮、バランス調整を司る成分は、必要とされる部分であればどこにでも作用します。ネロリオイルは、気分爽快作用が非常に優れており、特にショックなど心的外傷によって生じる不安を除かなければならないときに優れた効果を発揮します。

ネロリオイルの成分

- モノテルペノール　35-45%（主にリナロール）
- モノテルペン　20-30%（主に(+)-リモネン、ピネン）
- エステル　10-18%（主に酢酸リナリル）
- セスキテルペノール　6-10%
- モノテルペンアルデヒド　2-5%（各種アルデヒド）
- 芳香族アルデヒド　微量
- 芳香族エステル＋芳香族アルコール　微量（主にアントラニル酸メチル）
- セスキテルペンケトン＋セスキテルペンアルデヒド　微量

インドール、ジャスモンをはじめとする香りを決定づけている窒素含有化合物も微量含まれています。

🙠 データ

植　物：樹高は最大5mに達し、とげのある革のような葉をつけ、白く力強い花を咲かせます。

原産地：イタリア、モロッコ、チュニジア、アルジェリア、エジプト、フランス。

抽出法：花を使用。水蒸気蒸留法。1kgの精油を抽出するのに、1000kgの花が必要です。

特　徴：淡黄色。力強くフレッシュで誘惑的な香り。

作　用

からだに対する作用： 強い抗菌作用、抗ウイルス、解熱、鎮痙、鎮掻痒、エネルギーバランスの調整。

精神に対する作用： 鎮静、緊張緩和、気分爽快、バランス調整。

実証済みの適応（症）

- 風邪。小児にも使用可
- 特に小児の発熱
- 片頭痛
- 皮膚の痒み
- 妊娠線
- 出産準備
- 抑うつ性の不機嫌
- 心的外傷
- 小児の腹痛
- スキンケア
- 自律神経失調
- 妊娠中の吐き気
- ストレス
- 不安
- 依存症

副作用

既知の副作用はありません。

ニアウリ

Melaleuca viridiflora Solander ex Gaertner
フトモモ科
別名：ゴメノール（フランスでの別名）

オーストラリアの北東に位置する諸島ニューカレドニアの特徴は、大きなニアウリの森林で、国土の5分の2を占めています。土地の人たちは、この植物の持つ偉大な治癒力を信じています。湿度が高く、部分的に沼地が広がるこの島にマラリアが発生しないのは、ニアウリの葉から採れる精油のお陰であると考えられています。数種の成分が非常に優れた防虫作用を持っていることを鑑みれば、これは間違いとはいえません。

ほかのメラロイカ属と同じく、ニアウリの木も強靭さと適応性にこの上なく優れています。樹皮には、ある程度「火に対する抵抗力」があります。

マダガスカル島でも、ニアウリの木は、大農園に導入され優先的に栽培されるようになって以来、あちらこちらで育っています。数年来、マダガスカル産のニアウリオイルには、環境に優しい方法で抽出および処理された製品であることを保証するBIOマークが付けられています。このオイルは、ニューカレドニア産のオイルよりもセスキテルペノール類（グロボロール、ビリジフロロール、ネロリドール）が多く含まれており、品質が長く維持されます。

皮膚と粘膜のための万能薬

ニアウリの精油は、1853年にはじめてヨーロッパに運ばれてきました。フランスでは、以前はニューカレドニアのゴメン地方が主産地であったことから、ゴメノールと呼ばれています（ゴメノールは法的に保護された商標です）。フランス人にとって、ゴメノールの精油は長年にわたり、多くのさまざまな疾患に対する重要な治療薬でした。しかし、抗生剤が誕生すると、輸出量も使用量も徐々に減退していきました。現在販売されているニアウリオイルは、マダガスカル産かニューカレドニア産のどちらかです。

ニアウリオイルは、気道の細菌や泌尿生殖系の細菌と真菌に対して特別な効果を持っている上、免疫刺激作用に優れています。そのほか、弱った結合組織を強くして、特に静脈付近の炎症を抑えます。とりわけ静脈瘤、痔、静脈炎などを緩和する作用に優れていることが、実践で認められています。ニアウリオイルは、非常に肌に優しく、肌を保護する作用があるため、放射線療法などで生じる皮膚の障害から肌を予め守ることができます。口腔の炎症にも使えるほか、歯肉も強化します。爪床の炎症や化膿には、そのまま塗れば、発泡軟膏よりもはやく効きます。ほんのわずか含まれている硫黄化合物は、独特の香りを添えていますが、ほかの多数の成分とともに、強い抗菌作用の基にもなっています。

🌿 データ

植　物： 木は樹高15mに達し、細いランセット形の灰色がかった緑色の葉をつけます。樹皮は白色で分厚く、簡単に剥がせます。
原産地： マダガスカル、ニューカレドニア。
抽出法： 葉と枝を使用。水蒸気蒸留法。約1kgの精油を抽出するのに、70kgの原料が必要です。
特　徴： 無色。カンファーに似たハーブの趣の中に、やや薬草のようで、ユーカリを思い起こさせる香り。控え目な花の趣も添えられています。

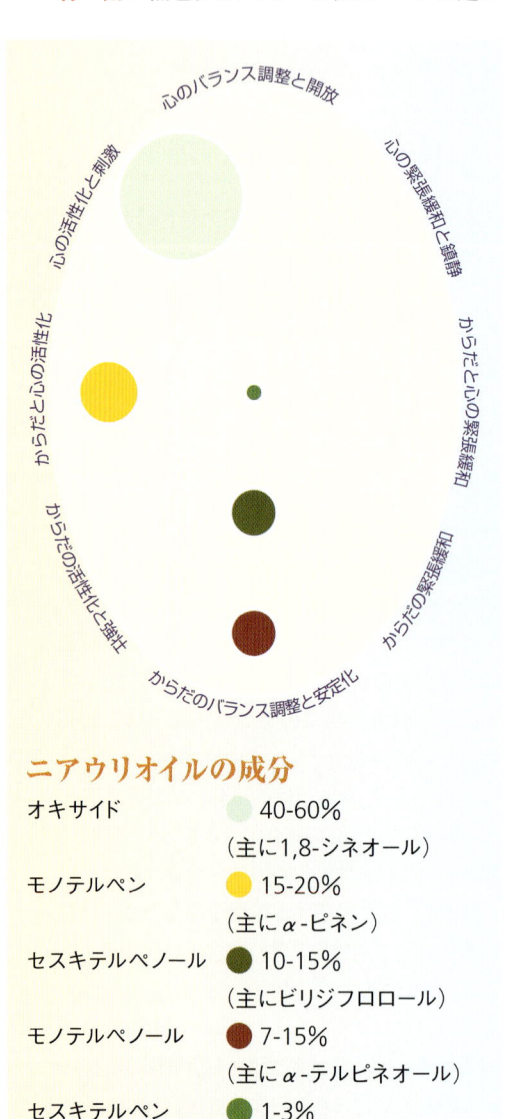

🌿 作　用

からだに対する作用： 抗菌（グラム陽性球菌、黄色ブドウ球菌、A群とB群連鎖球菌）、滅菌（消毒）、抗ウイルス、抗真菌、消炎、鎮痛、喀痰溶解、去痰、細胞再生、皮膚の保護、皮膚の代謝促進、結合組織の安定、防虫(特に蚊除け)。
精神に対する作用： 精神力向上、心の問題解消、活力向上。

🌿 実証済みの適応（症）

- 前頭洞炎、副鼻腔炎
- 気管支炎
- 百日咳
- 静脈瘤
- 静脈炎
- 下腿潰瘍
- 痔
- 口内ケア
- 口内炎
- 爪床の炎症と化膿
- 防虫
- 間擦疹とその予防
- 床ずれとその予防
- X線照射からの保護とアフターケア
- 人工肛門のケア（ストーマケア）
- 真菌症（カンジダアルビカンス感染症）
- 水疱瘡
- 膀胱炎

🌿 副作用

既知の副作用はありません。

ニアウリオイルの成分

成分	割合	主成分
オキサイド	40-60%	（主に1,8-シネオール）
モノテルペン	15-20%	（主にα-ピネン）
セスキテルペノール	10-15%	（主にビリジフロロール）
モノテルペノール	7-15%	（主にα-テルピネオール）
セスキテルペン	1-3%	

そのほか、硫黄化合物も微量含まれます。

オレンジ

Citrus sinensis ssp. dulcis (L.) Persoon
ミカン科
シトラスフルーツオイル（p.76）も参照のこと

オレンジの木は、柑橘類に属し、元々は中央アジアの原産でした。ヨーロッパで栽培され始めたのは、16世紀になってからです。

スイートオレンジ（*Citrus sinensis ssp. dulcis*）の木と、ビターオレンジ（*Pomeranze - Citrus aurantium ssp. amara*、p.155）の木は区別されています。ビターオレンジの外果皮から採れる精油は、スイートオレンジから採れる精油とは異なり、アルデヒド類の含有率が低く、エステル類の含有率が高くなっています。ただし、どちらも治療上の特性は似ています。

誰にでも好かれる甘い香りのオイル

スイートオレンジオイルの香りは、陽気で満たされ、柔らかく穏やかで、心を包み込んでくれます。オレンジオイルは、まさしく最も人気のあるオイルの1つであるといえるでしょう。

その独特の性質は、セスキテルペンアルデヒド類であるα-シネンサールに起因しています。含有率は0.03％とわずかですが、匂いの認知閾値は非常に低く0.05ppbとされています。これは、1,000億ℓの水にα-シネンサールがわずか5g含まれているだけで、その香りを認知できるという意味です。含有成分バレンセン（1種のセスキテルペン類）を含むのは、オレンジオイルとグレープフルーツオイルだけです。

精神的な障害だけでなく、からだの障害に対してもオレンジオイルの効果は実証されています。たとえば、リンパの流れを促してうっ滞を解消します。この特徴を利用して、特にリンパうっ滞やセルライトの治療に用いられます。免疫を刺激し、炎症を抑える作用もあるために、風邪の季節に使えば予防になります。

データ

植　物： 低めの常緑樹で、とても香りの良い白い花をつけます。
原産地： 地中海諸国、アメリカ合衆国、南アメリカ、イスラエル、中国。
抽出法： 果皮を使用。コールドプレス法。
特　徴： 透明。低粘性。フレッシュで甘くフルーティーな香り。

スイートオレンジオイルの成分

成分	含有率
モノテルペン	92-97％（主に(+)-リモネン）
モノテルペノール	3％以下
モノテルペンアルデヒド	3％以下
セスキテルペン	0.3％（主にバレンセン）
セスキテルペンアルデヒド	0.1％（主にシネンサール）
＋セスキテルペンケトン	微量
クマリン（主にフロクマリン）	微量

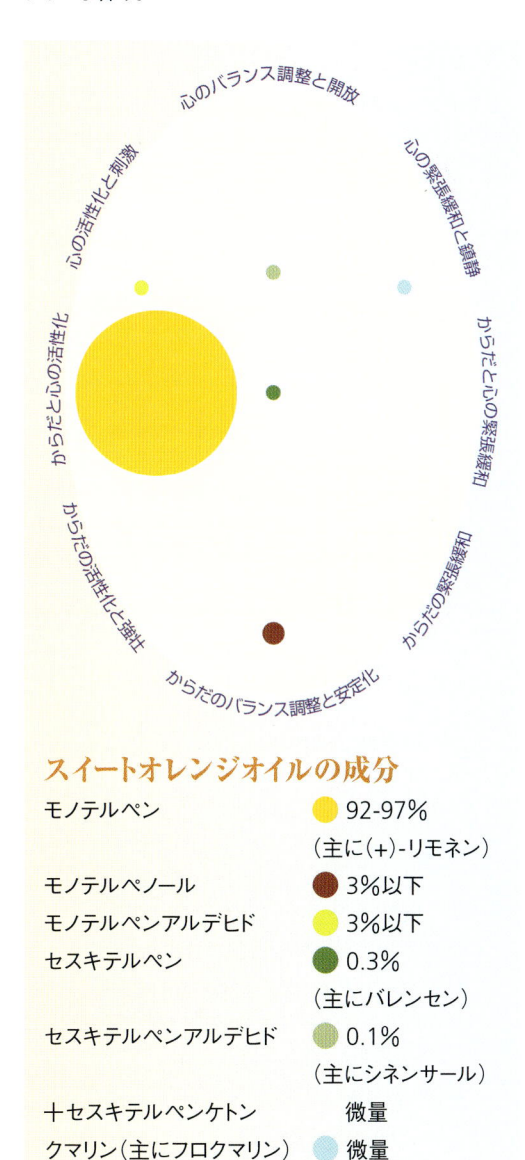

作　用

からだに対する作用： 抗菌、抗ウイルス、免疫刺激、消炎、血行促進、循環系の活発化、リンパ流の促進、鎮痙。

精神に対する作用： 活力向上、緊張緩和、気分爽快。

実証済みの適応（症）

- 風邪
- リウマチ性疾患
- セルライト
- 燃え尽き症候群
- リンパうっ滞
- 膀胱炎
- 妊娠中の吐き気
- 抑うつ性の不機嫌

副作用

　生理的用量であれば、既知の副作用はありません。

　⚠ オレンジオイルは、香りは穏やかですが、（モノテルペンを多く含む、p.30）パワーオイルともいえる強力な精油で、高濃度（1％を超える濃度、p.58）で使用すると、皮膚が刺激を受けて炎症を起こす可能性があります。特に幼児や高齢者の皮膚は敏感ですので、注意してください。

キンモクセイ

Osmanthus fragrans
モクセイ科
別名：オスマントゥス

　中国人はエキゾチックな香りの専門家で（香港は「香りの港」という名がつけられています）、2,000年以上も昔から精選されたキンモクセイの香りを享受してきました。その花は14世紀以来、お茶の香り付けや、あらたまった食事の最後に供する特別なデザートとして使われています。ただし、薫り高いエキスを購入できるのは、中国のハイソサイアティだけで、そういう階層の人々はスキンケアや入浴に用いたり、香り袋として使います。キンモクセイの香りはまた、精神と魂を充実させるためにも利用できます。

　さらに中国の古典文学には、キンモクセイを扱った詩が2つあります。その内容は、人間は時間に束縛されないで自然から学び、自然と共存すれば、人生を謳歌して、微笑をたたえた賢者になれるであろうというものです。

　生きる喜びや楽しさが伝わってきますね。そのため、まったく無害なこの香りも、人間を悪の道におびき寄せ、退廃的な考えを持つように誘導するとして、社会主義者の怒りを買いました。キンモクセイの香りに対する共産主義者の怒りによって、ついに1960年代には毛沢東がこの香りを「俗物」であると指定し、即刻伐採させるまでに至りました。

生きる喜びとインスピレーションを与える香り

　キンモクセイ・アブソリュートは、かなり希釈してはじめて軽やかでフルーティな趣と、スモモやスミレを思い起こさせるような繊細な花が混ざった香りが漂うようになります。

　成分は原産地によって変わりますが、必ずイオノンがかなり高い率で含まれています。精油を希釈すると、このイオノンの効果によってスミレに似たフルーティな独特な香りがするようになります（希釈しなければ、シダーウッドや鉛筆の匂いがします）。キンモクセイの香りは、アイリスオイルにもわずかに似ています。スミレの花とアイリスの根茎は、ギリシャ人とローマ人のお気に入りの香りで、インスピレーションと心の調和のシンボルであり、創造力を呼び覚ますものだと考えられていました。

　キンモクセイの香りもまた、精神と魂に強く呼びかけて、創造力とインスピレーションを沸き立たせることができます。さらに多くのメッセンジャーを調整して、総体的にからだと精神を強くします。

データ

植　物： 常緑小高木で、小さく香りの強い花を咲かせます。
原産地： 中国、インド。
抽出法： 花を使用。溶剤(ヘキサン)抽出法。
特　徴： 黄色または茶色。高粘性。スミレに似た甘くフルーティな香り。

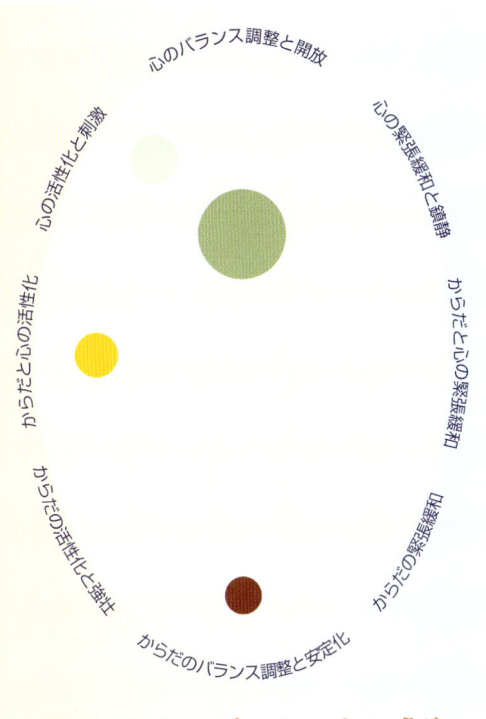

キンモクセイ・アブソリュートの成分

セスキテルペンケトン	🟢 25%（主にα-およびβ-イオノン）
モノテルペン	🟡 9-20%（主にオシメン）
オキサイド	🟢 12-16%（主にリナロールオキサイド）
モノテルペノール	🔴 2-25%（主にリナロール）

そのほか芳香を決定づける多くの成分が含まれています。

作　用

からだに対する作用： 消炎、鎮痛、喀痰溶解、非常に優れたスキンケア、皮膚再生、皮膚代謝活性化作用、創傷治癒。
精神に対する作用： 不安解消、バランス調整、気分高揚、精神安定、精神刺激。

実証済みの適応（症）

- フェイスケア
- スキンケア（特に傷んだ肌）
- ストレス
- 心配、悲嘆
- 心的外傷
- 気分の変動
- 試験恐怖症

副作用

生理的用量であれば、既知の副作用はありません。

備　考

キンモクセイオイルは、特にエチルアルコールに5%の割合で希釈された市販のものが良い香りがします。

パルマローザ

Cymbopogon martinii (Roxb.) Will. Watson var. motia
イネ科
別名：イーストインディアンゼラニウム、インディアンゼラニウム、トルコゼラニウム

イネ科には、少なくとも50種の植物が属します。その大半に見られる特徴は、葉に芳香性があることです。パルマローザオイルは、草丈3mのインド産のイネ科植物から抽出される精油で、「イーストインディアンゼラニウムオイル」とも呼ばれて、バラに似た香りをブレンドする際にとてもうまく使えます。

🌿 緊張を解きほぐし、心臓、神経、肌を保護するオイル

パルマローザオイルは、からだに対しては、免疫系を強化して、心臓循環器系と神経系のバランスを調整する作用を持っています。過剰に産生されたストレスホルモンを調節する作用があるため、ストレスを解消するのに使えます。

パルマローザオイルは、高濃度で使用しても皮膚に優しいことが知られているオイルの1つです。元来の皮膚の微生物叢を再生する作用があるため、さまざまな問題が生じやすい敏感な皮膚にもうまく使えます。ウイルスや細菌に対しても極めて有効で、真菌症の治療に適しています。

精神に対する作用も見過ごせません。精神疲労、意欲消失、抑うつ性不機嫌など精神的な問題のあるときに、パルマローザほど精神に刺激を与えることのできるオイルはまずないでしょう。

忍容性にも優れていることから、幼児など年齢を問わずに使うことができます。

🌿 データ

植　物： 草丈が3mにまで達する草本。葉は大半が細く平らで、花穂が密生します。
原産地： インド、ネパール、ブラジル、グアテマラ。
抽出法： 開花中の野生または栽培されたパルマローザを使用。水蒸気蒸留法。
特　徴： 無色。バラに似ている一方、草やハーブを思わせる香り。

🌿 作　用

からだに対する作用： 強い抗真菌作用、強い抗菌作用、抗ウイルス、心循環系の保護、神経系の強壮、特に優れたスキンケアと皮膚再生作用、免疫系のバランス調整、防虫。
精神に対する作用： 慰安、感情のバランス調整、ストレス解消、刺激。

🌿 実証済みの適応（症）

- 気管支炎
- 前頭洞炎、副鼻腔炎
- 中耳炎
- 免疫系の虚弱または異常
- 神経性心臓障害
- 過敏で刺激を受けやすい皮膚
- 皮膚の微生物叢の変化
- にきび
- 間擦疹とその予防
- 床ずれとその予防

パルマローザオイルの成分

成分	割合
モノテルペノール	🔴 80-85%（主にゲラニオール）
エステル	🔵 10-15%（主に酢酸ゲラニルと蟻酸ゲラニル）
モノテルペンアルデヒド	🟡 5%以下
セスキテルペン	🟢 2%以下
セスキテルペノール	🟢 1.5%

（円環ラベル）
- 心のバランス調整と開放
- 心の活性化と刺激
- 心の緊張緩和と鎮静
- からだと心の活性化
- からだと心の緊張緩和
- からだの活性化と強壮
- からだの緊張緩和
- からだのバランス調整と安定化

- 足の真菌症（水虫など）
- 糖尿病患者の足のケア
- 口腔カンジダ症
- 女性器の真菌症
- オムツかぶれ
- 防虫
- 赤ん坊や小児のケア
- 抑うつ性の不機嫌
- 心を苦しめる悲嘆や心配

副作用

既知の副作用はありません。

パチュリー

Pogostemon cablin (Blanco) Bentham
シソ科

　パチュリーはシソ科植物で、外見がペパーミントに似ています。そのため、Mentha cablinと表示されることもあります。その無類の香りに対する好みは極端に別れ、多くのひとが好ましいと感じる一方、「鼻が曲がってしまう」というほど嫌う人もいます。

　パチュリーの香りは、まさしくインドそのものです。パチュリーは、その官能的なタッチによって、パチュリーをインド旅行から持ち帰ったフラワーピープルやヒッピーという「68年代」全世代の間で大流行した香りでした。当時は、その強い防虫効果が高く評価されており、洗濯物、衣類、カーペットなどに香りを移していました。

肌をケアする煙のように繊細な香り

　パチュリーオイルは、歳月とともに熟してはじめて最高の香りを放つ精油の1つです。香水産業で重要視されている芳香物質に属し、フェロモン様の特徴があり、既知の香りの中でもっとも官能的であるとされています。パチュリーオイルの

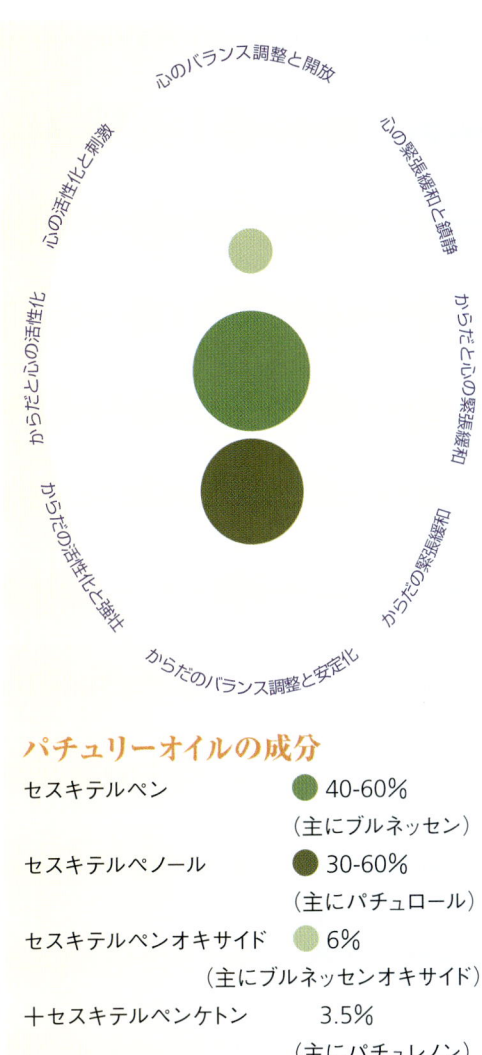

パチュリーオイルの成分

セスキテルペン	40-60%
	（主にブルネッセン）
セスキテルペノール	30-60%
	（主にパチュロール）
セスキテルペンオキサイド	6%
	（主にブルネッセンオキサイド）
＋セスキテルペンケトン	3.5%
	（主にパチュレノン）

成分は、希少な種類のセスキテルペン類とパチュリアルコールでほぼ100％占められています。自然界にあるほかの物質に、ここまで高い濃度でこれらの成分が含有されるものはなく、パチュリーオイルの類まれな香りの基となっています。

　パチュリーオイルだけを使用すると、夢中になる人と拒絶する人の両極端に別れますが、ほかの花ベースのオイルや柑橘油とブレンドしたときに現れる相乗効果にはパチュリーオイルが「苦手」だという人でさえ満足することが経験でわかっています。

神経に問題があると、皮膚の刺激性炎症という形で表面化することがよくあります。皮膚をとてもよくケアすると同時に、神経系を保護して精神を強くするパチュリーオイルは、こういった症状に最大の効果を発揮します。

データ

植　物：高さ60-90cmの低木で、幅が広く柔らかい毛皮のような葉をつけています。
原産地：インド、インドネシア、北スマトラ、中国、ブラジル、アフリカ。
抽出法：発酵後乾燥させた葉を使用。水蒸気蒸留法。1kgも精油を抽出するのに、33kgの原料が必要です。
特　徴：オレンジがかった茶色。低粘性。いぶしたようなエキゾチックな趣のある強い土の香り。

作　用

からだに対する作用：緊張緩和、鎮痙、スキンケア、皮膚再生、静脈強壮、軽度の抗真菌作用、防虫、寄生虫除け。
精神に対する作用：気分爽快、バランス調整、精神力向上、催淫。

実証済みの適応（症）

- 静脈瘤
- 痔
- にきび
- 皮膚の過敏症
- 神経皮膚炎
- 防虫
- ヒゼンダニなど皮膚の寄生虫
- 自律神経失調
- 神経過敏、興奮
- ストレス
- 依存症

副作用

既知の副作用はありません。

プチグレン・ビターオレンジ

Citrus aurantium L. ssp. amara var. pumilia
ミカン科
別名：ダイダイ

　（フランス語で小さな粒を意味する）「プチグレン」は、多種のシトラス類の葉、枝、ときには未熟の果実から抽出される精油の総称です。これとは反対に、「シトラスフルーツオイル、p.76」は、柑橘類の完熟果実を圧搾または蒸留して得られる精油のことをいいます。プチグレンオイルの香りはどれもよく似ていますが、成分はまったく異なり、それにしたがって特徴も違います。

　市場でもっとも出回っているプチグレンオイルは、ビターオレンジ（プチグレン・ビガラード）から抽出されたもので、香りはネロリオイルに似ていますが、もっと強く、もっとハーブに似たトーンです。希釈すると、甘くウッディで華やかな香りに変わります。香水産業では、ネロリオイルのネイチャーアイデンティカルオイルやオーデコロンのベースとして利用されています。

心を開くオイル

　ビターオレンジのプチグレンオイルは、比較的安価で品質も悪くはないのですが、アロマセラピーでは正当に評価されていません。このオイルは、主要成分がラベンダーオイルと同じで、ネロリオイルと同じように400種以上の成分を持っているのに、こうした評価があるのは残念なことです。

　プチグレン・ビターオレンジオイルは、精神に対する作用に優れており、神経過敏でイライラしていたり神経質になっているときに心を落ち着かせる一方、悲嘆していたり無気力なときには活力を高めます。微量しか含まれないものの強い香りを持つ多数の成分が、このような精神を安らかにする強い作用の基となっていると考えられています。

　プチグレンオイルと真正ラベンダーオイルは成

分が非常によく似ていることと、セラピーをとおした経験を鑑みると、この2つのオイルはからだに対する作用も似ていると考えてもいいでしょう。

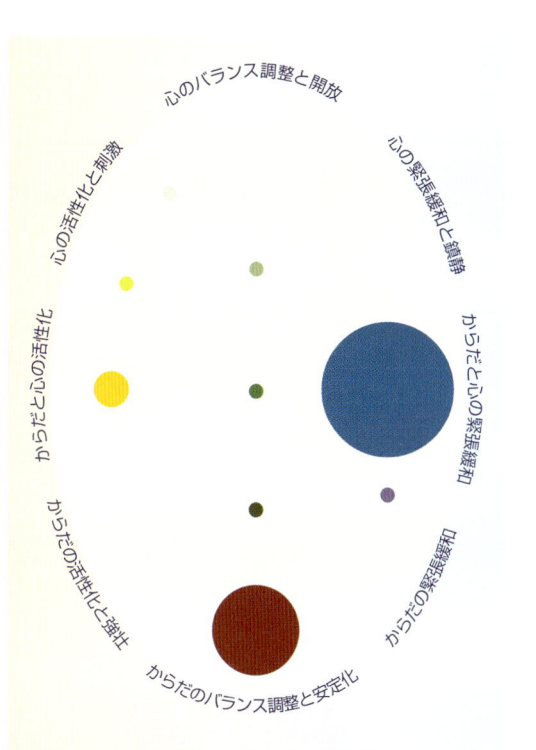

データ

植　物：常緑小高木で、白く薫り高い花を咲かせます。
原産地：元々は中国とインド原産ですが、最良のオイルはパラグアイ産です。
抽出法：若葉、若枝、緑の結実部を使用。水蒸気蒸留法。
特　徴：薄黄色。ピリッとした趣のある力強くフレッシュで草を思わせる香り。

作　用

からだに対する作用：抗菌、抗真菌、消炎、鎮痛、緊張緩和、鎮痙、バランス調整、血圧調整、睡眠促進。
精神に対する作用：バランス調整、精神力向上、強い気分爽快作用、緊張緩和。

実証済みの適応（症）

- にきび
- 真菌症（カンジダアルビカンス感染症）
- 腹部痙攣、胃痛
- 高血圧
- 痔
- 睡眠障害
- 神経過敏、イライラ
- 悲嘆、無気力
- 過度の気分変動
- 不安

副作用

既知の副作用はありません。

プチグレン・マンダリン

Citrus reticulata Blanco
ミカン科

もっとも高価なプチグレンオイルが採れるのは、マンダリンの木からです。マンダリンの花は、ほかの柑橘類の花と同じように素晴しい香りを放つほか、果実や果皮にも強い香りが含まれています。

プチグレン・ビターオレンジオイルの成分

エステル	60%（主に酢酸リナリル）
モノテルペノール	25-35%（主にリナロール）
モノテルペン	5-10%（主にオシメン、(+)-リモネン）
モノテルペンアルデヒド	3%以下
セスキテルペン	3%以下
セスキテルペノール	2%以下（主にスパスレノール）
セスキテルペンケトン	1%（β-ダマセノン、β-イオノン）
オキサイド	微量
芳香族アルデヒド	微量

このほか、香りを決定づける成分が微量ずつ含まれています。

葉でさえも、こすればわずかに香りが漂います。

🌿 心とからだのバランスを整えるオイル

プチグレン・マンダリンオイルは、まさに特別な精油です。この類まれなオイルを理解するには、成分組成も一見の価値があります。アントラニル酸メチルをほぼ50％も含むのは、数ある精油の中でプチグレン・マンダリンだけです。芳香族エステル類であるこの成分は、知られている中でもっとも緊張緩和作用の強い成分です。これに加えてプチグレン・マンダリンオイルは、ストレス解消作用のもっとも優れたオイルでもあり、臓器の問題がなくストレスが原因の疾患や睡眠障害にすぐれた効果を発揮します。2つの正反対の作用を持つ成分（芳香族エステル類とモノテルペン類）が相互に作用して、生体の多数の機能に働きかけてバランスを調整します。このオイルを使えば、疲れたときはフレッシュな気分になれますし、神経過敏なときは落ち着けます。

🌿 データ

植　物：常緑小高木で、白く薫り高い花を咲かせます。
原産地：アルジェリア、スペイン、フランス、シチリア島。
抽出法：若枝と葉を使用。水蒸気蒸留法。
特　徴：無色。強く新鮮で、繊細な花にもレモンにも似た香り。

🌿 作　用

からだに対する作用：消炎、調和、緊張緩和、鎮痙、活力向上。
精神に対する作用：精神の働きを調節、興奮と鎮静、ストレス解消、睡眠促進。

🌿 実証済みの適応（症）

- 高血圧
- 神経性心臓障害
- 耳鳴（補助療法）
- ストレス
- 不穏
- 燃え尽き症候群
- 神経性睡眠障害

🌿 副作用

既知の副作用はありません。

プチグレン・マンダリンオイルの成分

芳香族エステル	50%（主にアントラニル酸メチル）
モノテルペン	45-50%（主にγ-テルピネン）
セスキテルペン	3%以下（主にβ-カリオフィレン）
セスキテルペンオキサイド	0.5%以下
エーテル	0.5%以下

図中ラベル：
- 心のバランス調整と開放
- 心の緊張緩和と鎮静
- 心の活性化と刺激
- からだと心の緊張緩和
- からだと心の活性化
- からだの活性化と強壮
- からだの緊張緩和
- からだのバランス調整と安定化

ブラックペッパー

Piper nigrum L.
コショウ科

　熱帯性つる性低木であるコショウは、インド原産で、薬用植物として、またスパイスとして長く使用されてきました。ペッパーという名前は、サンスクリット語の「**ピッパリ***pippali*」に由来しており、これがラテン語で「*piper*」と呼ばれるようになったということです。ブラックペッパーの実（粒）の辛味は、その成分ピペリンに起因しており、消化液や酵素の分泌を促して胆汁の流れを円滑にします。

　コショウは古代以来、スパイスや薬草として栽培され、世界のいたるところで常に重要な商品として流通していました。

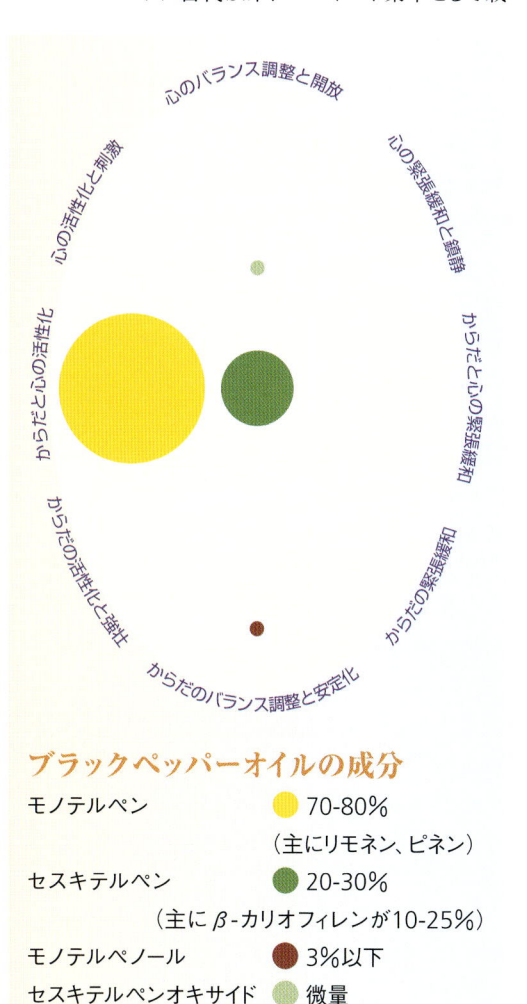

驚くほどマイルドなオイル

　ブラックペッパーオイルには、蒸留中にペパリンがオイルに混入しないため、コショウの実の辛味はありません。そのため、香りと成分の面でいえば、このオイルは非常にマイルドで、皮膚を刺激することがありません。

　このオイルは、からだの中と表面の寒さを解消したいときに、からだを温めて緊張をほぐし皮膚の代謝を活発にするブレンドに混ぜるとよいでしょう。間接的には精神に働きかけ、直接的には皮膚の血行を改善することで、からだと心の両面から筋肉の緊張をほぐします。

　わたしたちの経験から、「苦労の種」があるとき、過剰なストレスがかかっているとき、無気力や悲哀の感があるとき、要求が過大すぎると感じるときなどにこのオイルは特に有用であることがわかっています。

データ

植　物：ブドウのようにツルを伸ばす植物で、濃緑色の葉、白い花、赤い実をつけます。
原産地：マダガスカル、セイロン、インド、マレーシア、シンガポールなど熱帯諸国。
抽出法：熟した果実を使用。水蒸気蒸留法。1kgの精油を抽出するのに、500kgの原料が必要です。
特　徴：無色。スパイシーで暖かい香り。

作　用

からだに対する作用：消炎、血行促進、加温、鎮痛、鎮痙、活力向上、軽い喀痰溶解作用、皮膚の代謝促進。

精神に対する作用：気分爽快、活力向上、心の安定化、心の構造調整。

ブラックペッパーオイルの成分

モノテルペン	〇 70-80%
	（主にリモネン、ピネン）
セスキテルペン	〇 20-30%
	（主に β-カリオフィレンが10-25%）
モノテルペノール	〇 3%以下
セスキテルペンオキサイド	〇 微量

実証済みの適応（症）

- 脂性肌、にきび
- 筋肉緊張
- リウマチ性疾患
- ぎっくり腰（腰痛）
- 月経前症候群
- 更年期症候群
- 性欲減退
- 気力低下

副作用

生理的用量であれば、既知の副作用はありません。

備　考

未熟な果実からは、**グリーンペッパーオイル**が採れます。ブラックペッパーとは香りと味がわずかに違い、α-ピネンの含有率がより高いものの、治療上の有用性はほぼ同じです。

ペパーミント

Mentha piperita L.
シソ科
別名：セイヨウハッカ
ベルガモットミント(p.87)とナナミント(p.151)も参照のこと

ペパーミントの持つ優れた消化促進作用と治癒力は、すでに古代ギリシャ人、ローマ人、エジプト人の間に知れわたっていました。

ペパーミントに関してはじめて植物分類上の正確な記載がなされたのは、17世紀のイギリスでした。ロンドンの英国博物館内にある植物標本には、保存された古い純正ペパーミントの標本が展示してあります。

ミントは種類が豊富で、交配しやすく、そのために区別が難しくなっています。もっともよく知られ、アロマセラピーで非常に重要であるとされているミントは、純正ペパーミントです。これは1種の交配種で、300年前にはじめてイギリスで栽培されました。

その後、メントールの需要が世界中で高くなり、ペパーミントの栽培は主に低賃金諸国に移っていきました。かつてミュンヘンの数キロメートル西にあるダッハウアー苔地内のアイヘナウでは、ペパーミントの栽培が経済の重要な要因で、1950年代まで40万㎡の大農園に上質のペパーミントが栽培されていましたが、この事実を残しているのは、唯一アイヘナウにある小さな私設ペパーミント資料館だけです。

からだによくてフレッシュな香り

ペパーミントは、精油中にのみ治癒力がある数少ない植物の1つです。その新鮮な香りはメントールによるもので、含有率は50-90％におよびます。精油中に各成分がバランスよく含まれていれば、最高の治癒力を発揮します。したがって、ペパーミントは、メントールをはじめとするモノテルペノール類がほぼ40％、メントン（ケトン類）がほぼ20％含まれている時点で収穫する必要があります。これを踏まえて、多くの栽培業者は、毎年6月と8月の2回、ペパーミントを収穫して精油を抽出しています。6月に収穫されたペパーミントから抽出されるオイルには、メントンが最大40％含まれていますが、8月収穫分は基本的にモノテルペノール類（メントール）の含有率の方が高くなっています。こうした事情からセラピストは使用するペパーミントオイルの成分組成を正しく知っておく必要があります。

ペパーミントオイルは、消化管の平滑筋の緊張をといて鎮静する作用があることから、疝痛、下痢、嘔吐など特に消化障害に対する優れたオイルです。長年の経験から、ペパーミントオイルが頭痛や片頭痛に素晴しい効果があることがわかっています。またこのことは、ドイツで実施された科学的研究でも認められています。そのほか、

創傷や火傷、風邪の予防や治療にもとても役に立ちます。

🌿 データ

植　物： 匍匐枝が地面をはう多年生草本。葉は滑らかで油腺がついています。6-8月の開花期には、小さな薄紫色の花を咲かせます。

原産地： アメリカ合衆国、日本、ブラジル、スペイン、イタリア、イギリス、フランス、モロッコ、中国、パラグアイ、インド、オーストラリア。イギリスとイタリア産のペパーミントオイルが最高品質のもので、作用が穏やかであることからアロマセラピーに最適です。

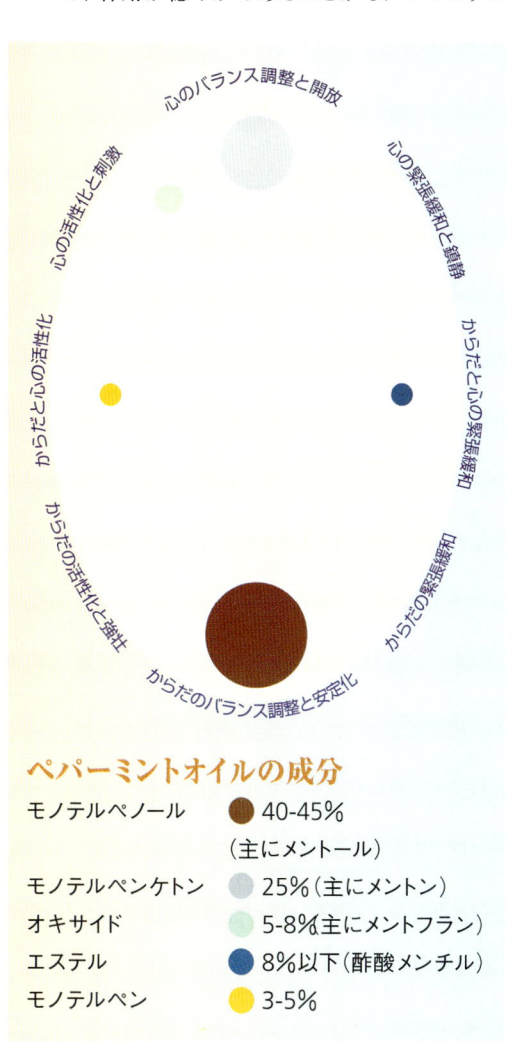

抽出法： やや乾燥させた全草を使用。水蒸気蒸留法。1kgの精油を抽出するのに、100kgの原料が必要です。

特　徴： 透明。低粘性。新鮮な香り。

🌿 作　用

からだに対する作用： 抗菌（特に黄色ブドウ球菌）、抗ウイルス、抗真菌、消炎、抵抗力増強、鎮痙、駆風、消化促進、解毒、浄化、細胞再生、上皮形成、肉芽形成促進、鎮痛、血行促進、解熱、発汗、加温、冷却。

精神に対する作用： リフレッシュ、心の問題解消、集中力向上。

🌿 実証済みの適応（症）

- 風邪
- 気管支炎
- 発熱
- 頭痛
- 片頭痛
- にきび、皮膚の汚れ
- スポーツによる外傷
- 創傷
- 火傷
- 口内ケア
- 胃腸痙攣
- 吐き気
- 術後の吐き気
- 妊娠中の吐き気
- からだと精神の疲労
- 疲労、気力低下
- 集中困難

🌿 副作用

　生理的用量であれば、既知の副作用はありません。

ペパーミントオイルの成分

成分	割合
モノテルペノール	40-45%（主にメントール）
モノテルペンケトン	25%（主にメントン）
オキサイド	5-8%（主にメントフラン）
エステル	8%以下（酢酸メンチル）
モノテルペン	3-5%

ペパーミント　169

⚠ 3歳未満の小児の顔面に使用すると、声門痙攣がおこり死亡する可能性もあるため、ぜったいに使用してはいけません。神経毒性のあるケトン類が含まれているため（20-25％）、セラピストは妊婦にペパーミントオイルを使用する場合は、経口以外の方法に制限して使用することとします。ペパーミントオイルには、からだ全体を冷やす作用（悪寒誘発作用）があり、対応が難しいため、入浴剤としては用いてはいけません。感受性の高い人であれば、1-2滴入れるだけで、体が冷えてしまいます。

備 考

ホメオパスの中には、ペパーミントオイルがホメオパシー療法の効果を相殺（拮抗）する作用があるとして併用を禁止する人も少なくありませんが、長年フィトアロマセラピーを実践してきた経験から言うと、この意見には合意できません。

ラバンサラ

Cinnamomum camphora CT 1,8-Cineol
クスノキ科
別名：からだによい葉

ラバンサラの木は日本と台湾原産で、200-300年ほど前に植民地支配者によってマダガスカルに伝わりました。ラバンサラはかなり寒い地方の高原に育ちますが、近年は、大農園で栽培されるようになりました。葉の一部は新鮮なまま蒸留され、残りはお茶用に乾燥されます。

ラバンサラはマダガスカル語で「からだによい葉」という意味で、マダガスカルの民間医療では、多くの感染症で免疫防御力を高めるために、煎じ茶が用いられます。

🌿 強い抗ウイルス作用を持つオイル

フランスで、また次第にドイツでもラバンサラオイルはアロマセラピーで重要視されるようになってきました。

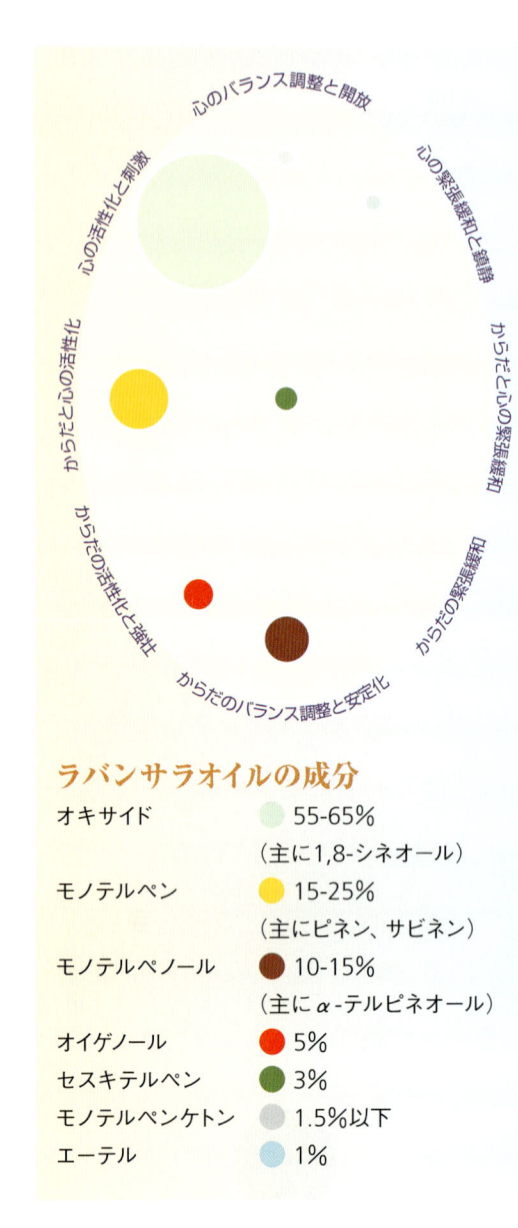

真正ラバンサラオイルは、マダガスカル原産のラバンサラ（*Cinnamomum camphora*）の葉から抽出されたものに限られ、ラバンサラから採れるほかのどの精油（備考を参照のこと）とも異なり、カンファーをほんの微量しか含んでいません。

ラバンサラオイルは作用範囲が広いにも関わらず、皮膚に非常に優しい精油です。特になん

ラバンサラオイルの成分

成分	割合
オキサイド	55-65％（主に1,8-シネオール）
モノテルペン	15-25％（主にピネン、サビネン）
モノテルペノール	10-15％（主にα-テルピネオール）
オイゲノール	5％
セスキテルペン	3％
モノテルペンケトン	1.5％以下
エーテル	1％

らかのウイルス性疾患に罹ったときなど、免疫防御力が低下して自力では治らなくなったときこそ、有効な治療が必要となりますが、たとえばラバンサラオイルを集中治療室で拡散させれば、気道感染症を引き起こす耐性微生物を何分の1にも減らすことができます。

データ

植　物：赤みがかった樹皮の木で、樹高は20mに達することもあります。葉は繊細な緑色です。
原産地：マダガスカル
抽出法：新鮮な葉を使用。水蒸気蒸留法。
特　徴：透明。新鮮で癒し系の香り。ユーカリを思い起こさせます。

作　用

からだに対する作用：抗ウイルス、抗菌、消炎、粘液溶解、去痰、神経と筋肉の強壮、免疫刺激、皮膚の代謝促進。
精神に対する作用：活力向上、精神力向上。

実証済みの適応（症）

- 風邪の予防と治療
- 気管支炎
- 口唇ヘルペス
- 帯状疱疹
- 水疱瘡
- 陰部疱疹
- 疲労
- 室内空気の殺菌

副作用

既知の副作用はありません。

備　考

ラバンサラオイルは、これまで間違ってラベンサラ（アロマティカ）オイルとして扱われてきました。**ラベンサラオイル**の名称で販売されている*Ravensara anisata*のオイルは、メチルカビコール含有率が高いため、まったく問題がないとはいえません。

ラバンサラのほかにも、*Cinnamomum camphmn*という学名で販売されている精油がいくつかあります。したがって、ケモタイプと蒸留される部分にも留意することが大切です。ラバンサラオイルには、Cinnamomum camphora CTリナロール（**ホーリーブオイル**）、Cinnamomum camphora CTカンファー（**カンファーオイル**）、Cinnamomum camphora CTサフロール（**中国サッサフラスオイル**）など、含有成分によってケモタイプが数種あります。（サフロールは、覚醒剤として用いられる化学化合物アンフェタミンの製造の前段階で悪用される可能性があるため、ヨーロッパでは、サフロールを多く含む精油の販売は規制されています）。

シャクナゲ

Rhododendron anthopogon
ツツジ科

黄色の花を咲かせるシャクナゲ（*Rhododendron anthopogon*）は、ヒマラヤ地域によく見られる植物で、標高3000-4800mで育ちます。擦れば新鮮で澄んだ力強い香りを放つ葉は、これまで長く伝統的な薫香材として用いられてきました。ジュニパーと似ており、シャクナゲにも洗浄、浄化、強壮作用があります。

ヒマラヤ原産のパワー溢れる香り

シャクナゲオイルの主成分は、活力向上、血行促進、精神刺激作用のあるモノテルペン類です。ピネンを多く含むシャクナゲオイルは、針葉樹から採れる精油を思い起こさせ、同じように消炎作用と鎮痛作用があります。

シャクナゲオイルには、コルチゾンに似た特徴があり、リウマチ疾患に対して非常に有用なオイルです。さらにインフルエンザ用のブレンドにも適しています。

わたしたちの経験から、シャクナゲオイルは、からだの免疫力を高めるとともに、心の抵抗力も活発化させるなど、精神面に非常に重要な役割を果たすことがわかっています。「背中が曲がって」、「肩が落ちて」しまったときや、忍耐力を得たいときなど、からだのバッテリーを充電して、再びパワーを得るのに役立ちます。シャクナゲのオイルには、心を清めて問題を解消する作用もあります。思考回路が停滞して、からだも心も硬直したように感じたときなど、気分が楽になって、また新しい考えが生まれるようになるでしょう。

入浴剤やマッサージオイルに加えれば、悪寒がして力が沸いてこないと感じる寒い季節に特に効果を発揮します。

データ

植　物： 黄色の花を咲かせる潅木で、北アジアの山岳地帯特有の植物です。
原産地： ネパール、ブータン、カシミール。
抽出法： 葉を使用。水蒸気蒸留法。
特　徴： 薄黄色。強く新鮮で清涼感があり、ややフルーティな香り。

作　用

からだに対する作用： 消炎、血行促進、鎮痛、コルチゾン様作用、抗リウマチ、免疫刺激。
精神に対する作用： 精神力向上、心の構造調整、心の問題解消。

実証済みの適応（症）

- 腰背痛
- 関節痛
- リウマチ性疾患
- 筋肉緊張
- 病気の回復期
- 疲労

副作用

既知の副作用はありません。

グランドファー

Abies grandis L.
マツ科
シベリアモミ（p.103）、パイン（p.119）、モンタナマツ（p.123）、ホワイトファー（p.209）も参照のこと

成長が早く、世界最大の針葉樹種でもあるグランドファーは北アメリカ西部原産ですが、ヨー

シャクナゲオイルの成分

モノテルペン　64%
（主にピネン40%以下、リモネン10%）
セスキテルペン　12%
（主にβ-カリオフィレン、カジネン）
セスキテルペノール　2%
モノテルペノール　2%

ロッパでも見られるようになりました。

たくましく力強く感じるようになれるオイル

グランドファーオイルは、はっきりとして力強く、すがすがしい癒し系の香りですが、意外にもほんの少しシトラス系の趣も備えています。軽く緊張を緩和して不安を解消する作用や、強壮作用があるため、寒い季節に使えば健康を維持できます。皮膚を刺激するおそれのあるモノテルペン類の含有率が少ないため、パインオイルよりも穏やかです。中でもこの木から採れる精油は、穏やかな作用でグランドファーの再起力を与えてくれます。

まだ背の低い華奢なある男の子が、私の前でつま先で立ち、大らかな笑顔を見せて、グランドファーオイルの作用について次のように語ってくれたことがあります。「今、僕、本当に強くなったよ。それに、ものすごく大きくなった感じがするんだ」。

データ

植　物： 樹高が90mに達する常緑樹。平らな針葉には、裏側に2本の明るい色の線が入っていることが多く、毬果（マツカサ）は垂直についています。
原産地： 北アメリカ、フランス。
抽出法： 針葉と枝を使用。水蒸気蒸留法。
特　徴： 薄い色。森のように新鮮で、またフルーティな香り。

作　用

からだに対する作用： 強い抗菌作用、抗ウイルス、免疫刺激、消炎、コルチゾン様作用、鎮痛、鎮痙。
精神に対する作用： 元気回復、気分爽快、不安解消。

実証済みの適応（症）

- 風邪、気管支炎
- 筋肉緊張
- 試験恐怖症
- 免疫力低下
- 室内空気の殺菌
- 自信不足

副作用

生理的用量であれば、既知の副作用はありません。

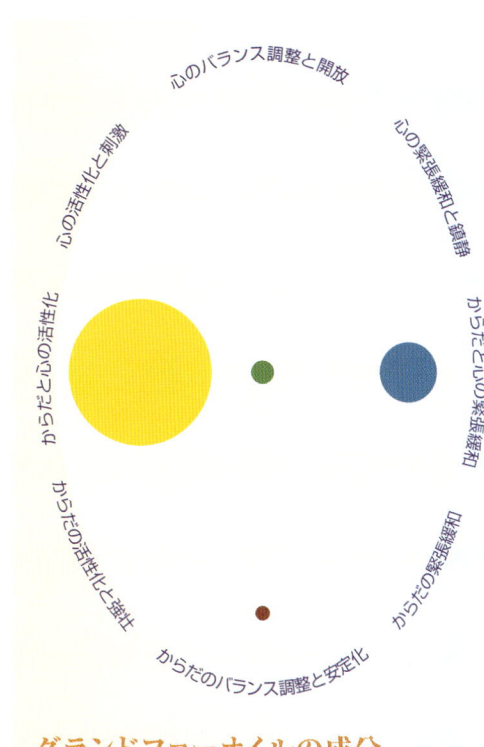

グランドファーオイルの成分

モノテルペン	🟡	60-70%
		（主にピネン34％、(-)-リモネン）
エステル	🔵	20%
		（主に酢酸ボルニル）
セスキテルペン	🟢	4%
		（多種がそれぞれ微量）
モノテルペノール	🔴	微量

ローズ（バラ）

ローズ・オットー（次項）、ローズ・アブソリュート（p.176）、ローズウォーター（p.237）も参照のこと

バラは、美、調和、完全無欠を意味し、花の女王と呼ばれています。言い替えると、バラの香りほどわたしたちの心を強く捉える香りはなく、それゆえに愛の象徴とも考えられています。トルコには、ナイチンゲールが白く咲くバラの花を愛するあまり飛びついて赤い花に変えてしまったという伝説があります。ある日、ナイチンゲールは、白いバラの茂みから漂う香りに心を奪われました。そしてその白い花に飛びついてしまいます。茨で傷ついた小鳥のからだからは血が流れ、白いバラを赤に染め上げたということです。

昔は、病人を抱いてバラのアーチをくぐれば、病気が治ると信じられていました。古い病院の庭や療養所に、バラのアーチを備えた素敵なアーケードが見られるのも、単なる偶然ではないようです。

夜明けに収穫されるバラの花

世界最大のバラの栽培地は、ブルガリアを走るバルカン山脈のふもとにあり、2番目はトルコのタウルス山脈の麓にあります。両地では何世紀も前から、ローズ・オットー（*Rosa damascena*）が栽培されています。この淡紅色の花をいっぱいに咲かせる野バラに似た低木は、連山に守られて砂と石の多い土壌にたいへんよく繁茂します。バラの花の最大の収穫期は、5-6月の間の30-40日間だけで、非常に短期間です。

バラ農家では家族全員が摘み取りを手伝わなければなりません。皆、夜明けには出かけて、古い慣習に則りバラの花を1つ1つ手で摘み取っていきます。収穫中、空気はうっとりするようなバラの香りに満たされます。温度が高くなるに従い精油が気化するため、収穫作業は常に時間との競争です。また、収穫時間帯に空が曇り、ほんのわずか風が吹いていれば理想的な収油量が得られるため、栽培業者はこうした気象を1番好みます。摘み取られた花は、銅製ボイラー（収容容積が20-75kgと大きく、木を燃料とするもの）にすぐに入れられます。農家の諺では、収穫量が最大なのは満月の日、最小なのはシーズンの初めだといわれています。

真正ローズオイルは、世界市場での取引価格は1kgあたり7500ユーロと高価です。そうしたことから、たとえばブルガリア人は、なにか特別に価値のあるものを見ると、「ローズオイルのように高価だ」と言います。

ローズ・オットー（ダマスクローズ）

Rosa damascena P Miller
バラ科

バラの花を蒸留する方法を開発したのは、偉大なアラビア人の医師そして哲学者であったアヴィケンナ（980-1037）であると考えられています。アラビアと極東の医学では、ローズオイルとローズウォーターは、今日でも重要な治療薬です。ブルガリアとロシアがローズオイルの効果について研究を実施したお陰で、アロマセラピーだけではなく近代医学で、この有用な精油が見直されるようになりました。

心を開く香り

ローズオイルは、精油の中でも大変複雑なオイルで、少なくとも400種の化学化合物が含まれており、まだ特定されていないものもあります。

ローズオイルはホルモン系を調節するため、強い調和作用とバランス作用があるほか、催淫作用のもっとも高いオイルの1つに数えられています。アヴィケンナによって「愛の香り」と命名されたこのオイルは、硬くなった心とからだを柔軟にして、自分に対しても他人に対しても心を開かせます。またとりわけ皮膚に優しいため、肌質や年齢を選びません。ローズオイルを使って、薫り高い美容クリームやボディオイルを自分で作るこ

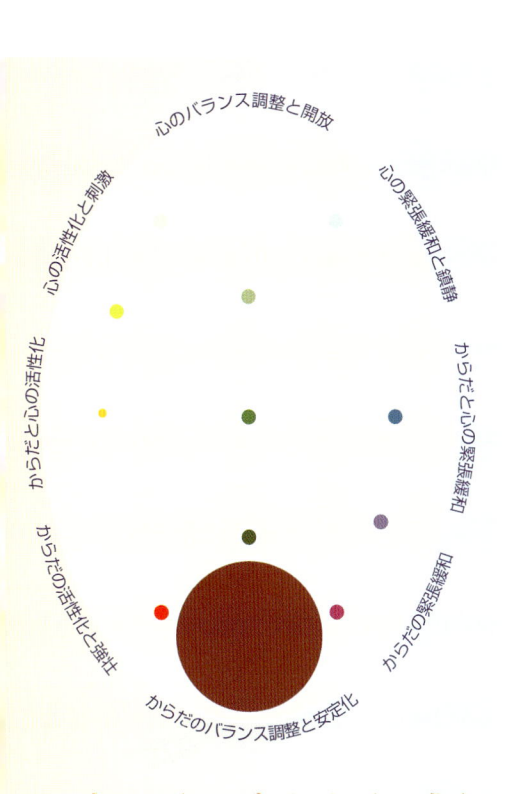

心のバランス調整と開放
心の緊張緩和と鎮静
心の活性化と刺激
からだと心の緊張緩和
からだの活性化
からだの緊張緩和
からだの活性化と強壮
からだの緊張緩和
からだのバランス調整と安定化

ローズオイル（ローズ・オットー）の成分

成分	割合
モノテルペノール	65-75%
（主にシトロネロール、ゲラニオール）	
エステル	4%以下
（主に酢酸シトロネリル、酢酸ゲラニル）	
芳香族アルコール	2-3%
（主にフェニルエチルアルコール）	
エーテル	2-3%
（主にメチルオイゲノール）	
セスキテルペン	1.5-3%
セスキテルペノール	1.5%
オキサイド	1%以下
（ローズオキサイド）	
セスキテルペンケトン	1%以下
（ローズケトン）	
オイゲノール	微量
モノテルペンアルデヒド	微量
モノテルペン	微量
芳香酸	微量

そのほかさまざまな成分が微量ずつ含まれています。

ともできます。また、化粧品と高級香水の製造上、重要な基礎成分です。

医術では、ビタミンCを豊富に含む野バラ（Rosa rubiginosa）の実ローズヒップや、核から抽出した貴重な脂肪油（p.229）も使われます。

データ

植　物： 淡紅色の多数の花弁を持つ花を咲かせる低木で、開花期は5-6月。
原産地： ブルガリア、トルコ、モロッコ、インド、ロシア（クリミアンローズ）。
抽出法： 花を使用。水蒸気蒸留法。1kgのローズオイルを抽出するのに、3500-5000kgのバラの花が必要です。これは、1滴のオイルを採るのに30枚の花弁が必要であることを意味します。
特　徴： 色は薄く透明。気温が下がるとゼリー状になり始めます。華やかで暖かく、人を夢中にさせる香り。

作　用

からだに対する作用： 強い抗菌作用、抗ウイルス、抗真菌、滅菌（消毒）、免疫刺激、消炎、リンパ流の促進、創傷治癒、皮膚再生、鎮痙、鎮静、神経と強心、ホルモン調節。
精神に対する作用： 精神力向上、バランス調整、調和、ストレス低減、開放、催淫。

実証済みの適応（症）

- 循環系疾患
- 神経性心臓障害
- 頭痛
- 神経炎
- 乳房切除術後のリンパうっ滞
- 口内ケア
- スキンケア
- 皮膚炎
- 口唇ヘルペス
- 水疱瘡
- 帯状疱疹
- 真菌症（カンジダアルビカンス感染症）
- 月経前症候群
- 更年期症候群
- 女性陰部の炎症
- 妊娠線

ローズ（バラ） ― ローズ・オットー（ダマスクローズ）

- 出産準備と分娩
- 乳腺炎
- 赤ん坊のマッサージ
- ストレス
- 神経性の筋肉緊張
- 睡眠障害。小児にも使用可
- 抑うつ性の不機嫌
- 不安
- 依存症
- ターミナルケア(末期介護)

副作用

既知の副作用はありません。

備考

ローズオイルは、良質のワインと同じように熟します。熟すと華やかで甘いフルーツのような香りのする化合物が形成され、正しく保存すれば(p.60)時間がたつにつれて香りに深みと重さが加わります。

ローズ・アブソリュート

Rosa damascena P. Miller
バラ科

　南フランスのグラース地方はかつて、キャベッジローズ(*Rosa centifolia*)の栽培と、このバラ種から抽出される高価な「コンクリート」と「アブソリュート」でよく知られていました。栽培と収穫は主に家業として営まれていましたが、必要不可欠な手作業が利に合わなくなってきたことから、こうした家族経営会社のほとんどが姿を消しています。

　ローズ・アブソリュートは長い間、キャベッジローズ(*Rosa centifolia*、「100枚の花びらを意味します」)であるメイローズと、レッドローズ(*Rosa gallica*)からも抽出され、その名前で取引きされていましたが、現在、世界市場で取引きされるローズ・アブソリュートは、ダマスクスローズから採取されたものです。

ローズ・アブソリュートの成分

成分	割合
芳香族アルコール	60-75%（主にフェニルエチルアルコール）
十芳香族エステル	5%（主に酢酸フェニルエチル）
モノテルペノール	8-10%（主にシトロネロール）
エーテル	0.4-3%（メチルオイゲノール）
オイゲノール	2%以下
セスキテルペン	0.5-1.5%
セスキテルペノール	1.5%以下
エステル	1.5%以下
オキサイド	微量（主にローズオキサイド）
セスキテルペンケトン	微量（主にローズケトン）
芳香酸	微量
モノテルペン	微量
モノテルペンアルデヒド	微量

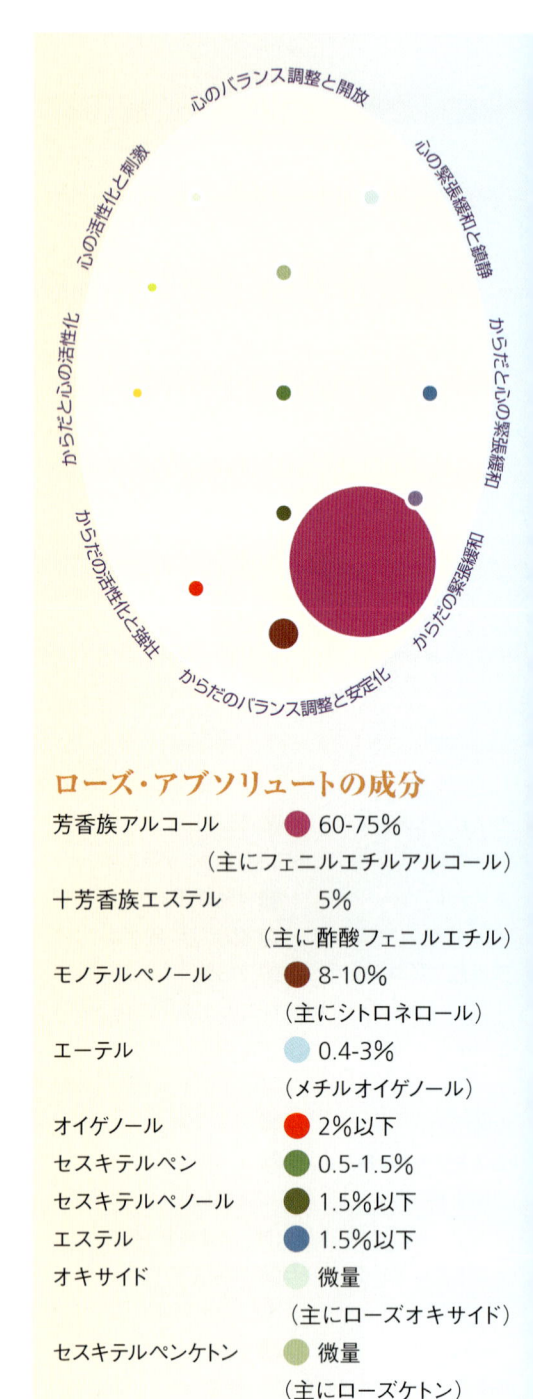

誰もが心を奪われるオイル

　バラの花から抽出したアブソリュートの香りは、水蒸気蒸留法で抽出したローズオイルよりも繊細で甘く、成分も大きく違います。アブソリュートの特徴は、芳香族アルコール類が多く含まれていることで、その魅力的な香りはこの小さな分子に起因しています。アブソリュートにはわずかに陶酔作用と鎮痛作用があります。ローズ・アブソリュートは、快感をもたらすブレンドに欠かせない貴重なオイルで、たとえばボディオイルにこの典型的な癒し系のバラの香りを1滴加えれば、それだけで独特なミドルノートが添えられます。

データ

植　物： 花びらを多くつけた淡紅色の花を咲かせる低木。開花期は5-6月。
原産地： モロッコ
抽出法： 花を使用。溶剤（ヘキサン）抽出法。約600mlのアブソリュートを抽出するのに、1-2tの花が必要です。
特　徴： オレンジ色。高粘性。典型的なバラの香りである柔らかで甘いフルーティな香り。

作　用

からだに対する作用： 鎮痛、鎮痙、強壮。
精神に対する作用： 強い気分爽快作用、調和、バランス調整、陶酔。

実証済みの適応（症）

- 腹痛
- 筋肉緊張
- 更年期症候群
- 産褥期のうつ病
- ストレス
- 不安
- ターミナルケア（末期介護）

副作用

　生理的用量であれば、既知の副作用はありません。

ゼラニウム・ブルボン

Pelargonium x asperum Ehrhart ex Willdenow Typ Bourbon
フウロソウ科
別名：ローズゼラニウム、ニオイテンジクアオイ

　ゼラニウムには多種あり、わたしたちの庭に咲く観賞用ゼラニウムやペラルゴニウもその中に含まれます。ただし精油が採れる種類は非常に限られています。代表的なものは、*Pelargonium asperum*、*P. graveolens*、*P. roseum*、*P. odoratissimum*です。経験から、この4つの精油は成分と特徴が非常によく似ていることがわかっています。したがって本書では、この4種を代表して*Pelargonium osperum Typ Bourbon*（ゼラニウム・ブルボン）について説明します。

　ゼラニウムオイルの中では、このマダガスカル産の「ブルボン・バイオ」が最も抗ウイルス作用に優れている上、上質です。マダガスカルでゼラニウムを有機栽培するのは重労働であるため、このオイルは決して安価ではありません。

心臓、皮膚、ホルモン系を喜ばせるオイル

　ゼラニウム・ブルボンオイルは、200種を超える成分を含む非常に複雑なオイルです。シトロネロールとゲラニオールの含有率が高いことから、ローズオイル（p.174）にもわずかに似ています。

　このオイルは、特に皮膚の上で強さを発揮します。とても肌に優しく、そのままでも使える上、傷を負った皮膚を治癒したり消毒し、痛みを抑えます。また帯状疱疹や青あざも消します。さらにさまざまな調節作用を持ち、ストレスが原因の障害を楽にします。たとえば、ゼラニウム・ブルボ

ンオイルの成分は脳内のメッセンジャーに働きかけて、過度のストレスホルモン（カテコールアミン、p.38）の産生を調節します。ほかにも、血圧動揺や心悸亢進など臓器に原因のない心臓循環器障害に対して有効であることが実証されていますが、こうした効能もおそらくはこのストレス調節機序に基づいていると思われます。以上をまとめると、ゼラニウム・ブルボンオイルは偉大なホルモンバランスオイルであり、ホルモン調節作用を持つ非ホルモンであるといえます。

データ

植　物：80cmに達する潅木様の全草で、さまざまな淡紅色の繊細な花を咲かせます。
原産地：エジプト、北アフリカ、レユニオン島、マダガスカル、中国。
抽出法：緑葉と花を使用。水蒸気蒸留法。1kgの精油を抽出するのに、300-500kgの原料が必要です。
特　徴：黄色-やや緑色。華やかでグリーンな癒し系の香りで、バラに似ています。

作　用

からだに対する作用：強い抗ウイルス作用、抗菌、抗真菌、滅菌（消毒）、免疫調節、リンパ流の促進、ホルモン調節、血圧調整、心臓循環系の調節と強壮、鎮静、鎮痙、鎮痛、スキンケア、創傷治癒、血腫溶解、皮膚と粘膜の微生物叢調整、防虫。
精神に対する作用：精神力向上、調和、バランス調整、「心の慰め」。

実証済みの適応（症）

- 免疫力低下
- 臓器に原因のない心臓循環系の障害
- 痔
- リンパうっ滞
- 傷んだ肌、ストレスのかかった肌
- にきび
- 間擦疹とその予防
- 床ずれとその予防
- X線照射からの保護

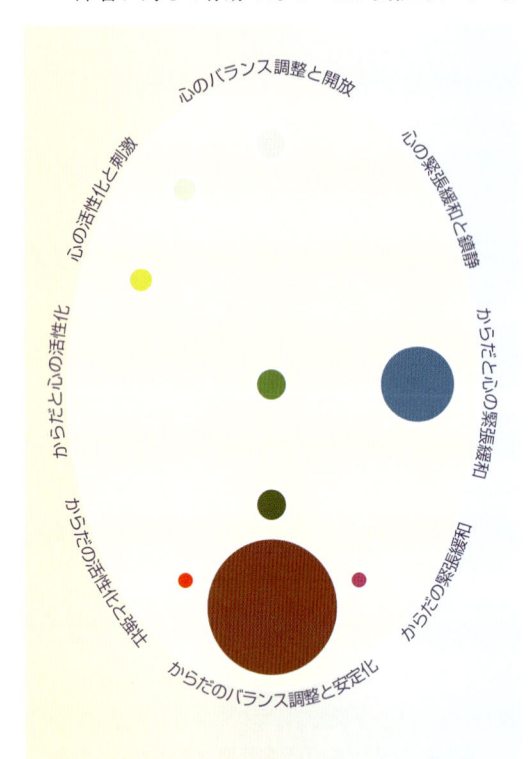

ゼラニウム・ブルボンオイルの成分

成分	割合
モノテルペノール	50-65%（主にシトロネロール、ゲラニオール）
エステル	15-30%（主に酢酸ゲラニル）
モノテルペンケトン	5-10%（主にイソメントン）
セスキテルペン	5-8%
セスキテルペノール	5-7%
モノテルペンアルデヒド	5%（主にシトラール）
オキサイド	3-5%（主にローズオキサイド）
芳香族エステル	微量
オイゲノール	微量

- 人工肛門のケア（ストーマケア）
- 内出血
- 防虫、寄生虫除去（主に蚊と虱）
- 足の真菌症（水虫など）
- 「糖尿病性足病変」
- 水疱瘡
- 帯状疱疹
- 女性器の真菌症
- 乳房切除術後の瘢痕ケア
- 更年期症候群
- ホルモンのアンバランス
- ストレス
- ターミナルケア（末期介護）

副作用

既知の副作用はありません。

ローズウッド

Aniba parviflora (Meissner) Mez.
syn. Aniba rosaeodora
クスノキ科

古代中国では、この上なく芳香植物が好まれていました。当時の中国人にとってこの特別な植物は、いわゆる「心の栄養」だったのです。国内に芳香植物が十分にあったものの、中国人は、海外から海を渡って香りの港「香港」に運ばれる品物をより好みました。唐の時代（紀元後930年前後）には、ある君主が宮殿内に芳香植物を使った模型都市を作らせたという記録が残っています。その模型では、建物は月桂樹の木質部を削って作られましたが、その固くバラ色の木からは、繊細で華やかなバラに似た香りが漂っていたため、「ローズウッド」と名づけられました。

ローズウッドの繊細でユリに似た香りは、芳香族ケトン類に起因しています。これはまたわずかにミモザやセイヨウサンザシも思い起こさせる香りで、官能的な趣があります。

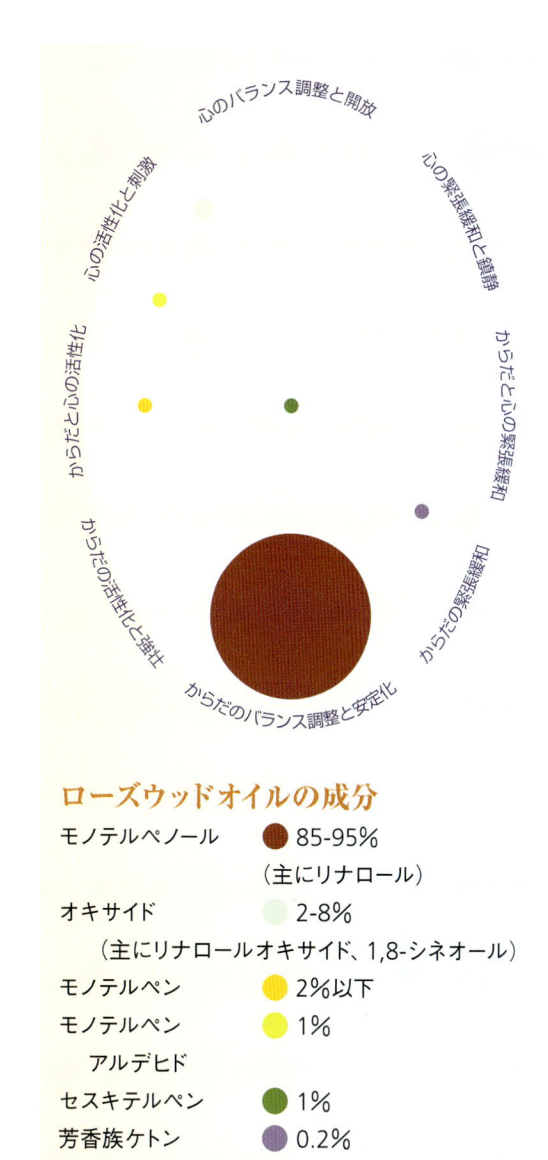

ローズウッドオイルの成分

モノテルペノール	●	85-95%
	（主にリナロール）	
オキサイド	○	2-8%
	（主にリナロールオキサイド、1,8-シネオール）	
モノテルペン	●	2%以下
モノテルペンアルデヒド	●	1%
セスキテルペン	●	1%
芳香族ケトン	●	0.2%

華やかな香りと木の力を備えたオイル

ローズウッドオイルは、作用が穏やかで忍容性に優れたオイルです。その香りは素晴しく繊細ですが、一方で嗅ぐ人に樹木の力を与えてくれます。特に感情的な状況にあるとき、神経質になりすぎていたり、神経が過度に消耗しているときは精神を落ち着かせて、緊張を緩和します。ロー

ズウッドオイルは、ストレスホルモン（カテコールアミン、p.38）が過剰に産生されるのを速やかに抑えます。皮膚と神経系を同じように鎮静します。この穏やかなオイルは、皮膚も粘膜も刺激せず、それどころか皮膚細胞の再生を促すため、年齢性別に関係なく誰でも使用できます。

　フランスでは、小児の治療（気道疾患、発熱性感染症など）や婦人科系疾患の治療に使われています。

データ

植　物： 樹高が40mに達する熱帯性常緑樹。木質部と樹皮は赤みがかっています。
原産地： ブラジル、ペルー。
抽出法： 細かく砕いた丸木部を使用。水蒸気蒸留法。
特　徴： 無色。華やかでフルーティ中に、バラの趣をたたえた香り。

作　用

からだに対する作用： 抗ウイルス、抗菌、抗真菌、解熱、免疫調節、神経系と心臓の強壮、スキンケア。
精神に対する作用： 緊張緩和、バランス調整、穏やかな元気回復作用。

実証済みの適応（症）

- 風邪。小児にも使用可
- 前頭洞炎、副鼻腔炎
- 中耳炎
- 扁桃炎
- 神経性の皮膚の痒み
- 間擦疹とその予防
- 床ずれとその予防
- 真菌症（カンジダアルビカンス感染症）
- オムツかぶれ
- 月経前症候群
- 更年期症候群
- 出産準備
- 分娩
- ストレス
- 抑うつ性の不機嫌

副作用

既知の副作用はありません。

ローズマリー

Rosmarinus officinalis L.
シソ科
別名：マンネンロウ
ローズマリー・シネオール（p.181）、ローズマリー・カンファー（p.182）、ローズマリー・ベルベノン（p.184）も参照のこと

　ローズマリーという名前はローマ人が付けたもので、*ros maris*（海のしずく）に由来しています。ローマ人たちは、夜の間にローズマリーの上に溜まる露から、強いハーブの香りが出ていると信じていたからだそうです。ただし、名前の由来については、別の見解がほかの文献にも見られます。

　針葉樹にも似た尖った形の葉を持つこの植物は、地中海地域では多様な種類が育っています。場所と気候の違いによって、さまざまなケモタイプがあり、それぞれ成分、香り、作用が異なります。ヨーロッパでは、ローズマリーCT 1,8-シネオール、ローズマリーCTカンファー、ローズマリーCTベルベノンの3種類が広範に見られます。

　何千年もの間、ローズマリーは強力な治療薬であると、また魔法の薬草であると考えられてきました。ローズマリーの葉は比較的硬く荘厳で涼しい感じがして、花も意外に小さく軽やかで優雅である一方、精油は情熱的で激しい香りがします。

　エジプトのファラオの墓の中にも、ローズマリーの枝が副葬品として捧げられているのが見つ

かっています。古代ギリシャでは、香りの強いローズマリーのことを「フランキンセンス(乳香)」を意味する「Libanotis」または「Dendrolibanon」と呼んでいました。これは女神アフロディーテへの捧げもので、貧しい民衆は宗教儀式で、当時上層階級にしか手に入らなかった本物のフランキンセンスの代わりにローズマリーの枝を燃やしました。そのためローズマリーは、「貧しい者のフランキンセンス」とも呼ばれていました。

ローマ人たちは、ローズマリーの枝を使って神像を装飾しただけではなく、闘士のために勝利の冠を編みました。ローズマリーはまた、当時のローマではすでに非常に重要な薬用植物でもありました。

中世になると、ローズマリーはベネディクト会修道士らによって、アルプスを越えてドイツにも紹介されました。その優れた消毒作用が見出されるまでに時間はかからず、診療所ではローズマリーの枝で香がたかれるようになりました。ペストが流行した1348年、医師たちはアンジェリカ、ラベンダー、レモンと同じようにローズマリーを使って感染を予防し病人の消毒をしました。当時、ローズマリーは生きる者だけでなく死者も悪霊から守ることができると信じられていました。

現在でもまだ、ローズマリーの枝は結婚式(新婦の花束)や葬儀で、愛、忠実、無常の象徴として伝統的に使われています。

ローズマリーは、香り付けや保存のために調理にも使われます。

備　考

ローズマリーオイルは、精油の正しい使用法がいかに重要であるかを示す好例です。著明なフランス人アロマセラピストであるジャン・ヴァルネは、ローズマリーオイルはてんかん発作を誘発するおそれがあるため、てんかん患者には高濃度で用いないように警告しています(Valnet 1991)。反対に、低濃度であれば痙攣を抑えるため、てんかんの治療にうまく使えます。これは決して矛盾ではなく、ローズマリーオイルを使用する際には、用量にも注意する必要があることを示すものです。

ローズマリー・シネオール

Rosmarinus officinalis L. CT 1,8-Cineol
シソ科

生命力を呼び覚ます香り

ローズマリーのケモタイプ、1,8-シネオールの主な作用物質は、活力向上作用のあるシネオール(オキサイド類)とカンファー(モノテルペンケトン類)です。どちらも外用すると、炎症過程(リウマチ)の進行と痛みを抑えます。また粘液を溶かして痰を喀出しやすくするため、呼吸器官の腫れが引きます。

ローズマリーオイルは、強い興奮作用があるため、低血圧の人や、「朝起き辛く」、なかなかうまく1日を始められない人などには理想的な精油です。さらに疲労状態にある人や、病気の回復期に使用しても効果があることが実証されています。

データ

植　物：あまり肥えておらず岩の多い乾燥した日当たりのよい場所に育つ常緑低木。葉は細長く革のように滑らかな緑色で、マツの針葉に似ています。葉の間には、繊細で水色の花が密集しています。開花期は3-6月で、12月には最初の花が見られます。強い太陽の光が当たったり、手で触れると、癒し系のカンファーに似た香りが溢れだします。

原産地：地中海全域

抽出法：開花中の枝先。水蒸気蒸留法。1kgの精油を抽出するのに、80kgの原料が必要です。

特　徴：無色-薄黄色。気道の上部に入り込むような、フレッシュで気分を高揚させる香り。

作　用

からだに対する作用： 抗菌（黄色ブドウ球菌と表皮ブドウ球菌）、抗ウイルス、強い滅菌（消毒）作用、抗真菌、消炎、喀痰溶解、去痰、鎮痛、血行促進、循環系と代謝系の活性化、皮膚の代謝促進。
精神に対する作用： 興奮、記憶力強化、集中力向上。

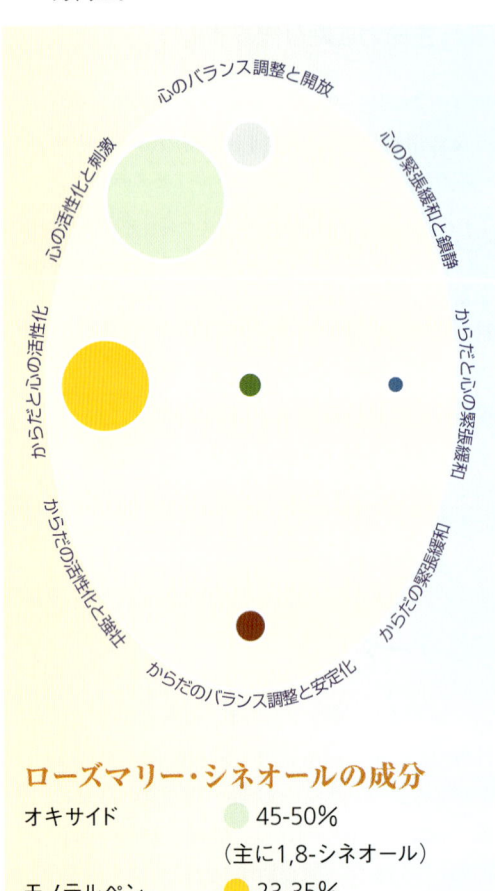

ローズマリー・シネオールの成分

成分	割合
オキサイド	45-50%（主に1,8-シネオール）
モノテルペン	23-35%（主にピネン、カンフェン）
モノテルペンケトン	10-15%（主にボルネオン＝カンファー）
モノテルペノール	5-8%（主にボルネオール）
セスキテルペン	5%
エステル	1-2%（主に酢酸ボルニル）

実証済みの適応（症）

- 風邪
- 中耳炎
- 細菌性気管支炎
- 低血圧
- リウマチ性疾患
- 真菌症（カンジダアルビカンス感染症）
- セルライト
- 月経困難
- 妊娠中の吐き気
- からだと心の疲労
- 病気の回復期

副作用

生理的用量であれば、既知の副作用はありません。

! 高血圧の人は、ローズマリーCT 1,8-シネオールを入浴剤として使用しないこと。このオイルには興奮作用があり、温水で温められるとこの作用が増強されることがあります。

ローズマリー・カンファー

Rosmarinus officinalis L. CT Kampfer
シソ科

心臓、痛み、筋肉に効くオイル

この精油を使うときは、特別に注意する必要があります。生理的用量（p.58）では興奮作用がありますが、用量を増やすと、たとえば血圧が大きく上昇したかと思うといきなり下がるなど、急に逆作用が起こることもあります。

低用量で吸引したり、ボディオイル用ブレンドに混ぜて使用すると、カンファーと1,8-シネオールの両成分が含まれていることから中枢神経系とともに心臓、循環器、呼吸を刺激します。真正ラベンダーとともに使うと特に高い効果が得られます。高用量で使用すると、関節や筋肉の炎症

に強い作用を発揮して、筋肉組織の緊張をほぐし痛みを和らげます。

データ

植　物： 細長い草のように滑らかな葉と薄青色の花を持つ常緑低木（p.181も参照のこと）。
原産地： 地中海全域
抽出法： 開花中の枝先を使用。水蒸気蒸留法。1kgの精油を抽出するのに、80kgの原料が必要です。
特　徴： 無色。カンファーに似たフレッシュな薬草の香り。

作　用

からだに対する作用： 低用量では、刺激、興奮作用。高用量では、消炎、鎮痙、鎮痛作用。
精神に対する作用： 低用量では、興奮、集中力向上作用。

実証済みの適応（症）

- 低血圧
- 筋硬化
- 筋肉痛
- ぎっくり腰
- スポーツによる外傷
- ストレス
- 心循環器の衰弱
- 筋肉緊張
- 筋肉の虚弱
- 関節炎
- 腱炎
- 疲労

副作用

生理的用量であれば、既知の副作用はありません。ただし次のことに注意してください。

⚠ この精油を使えるのは経験豊富なセラピストだけです。

低用量（0.5％ブレンド、p.58）で外用するのであれば問題はなく、好ましいオイルです。ただし小児と妊婦には使用してはいけません（モノテルペンケトン類の含有率が高いため、p.35）。

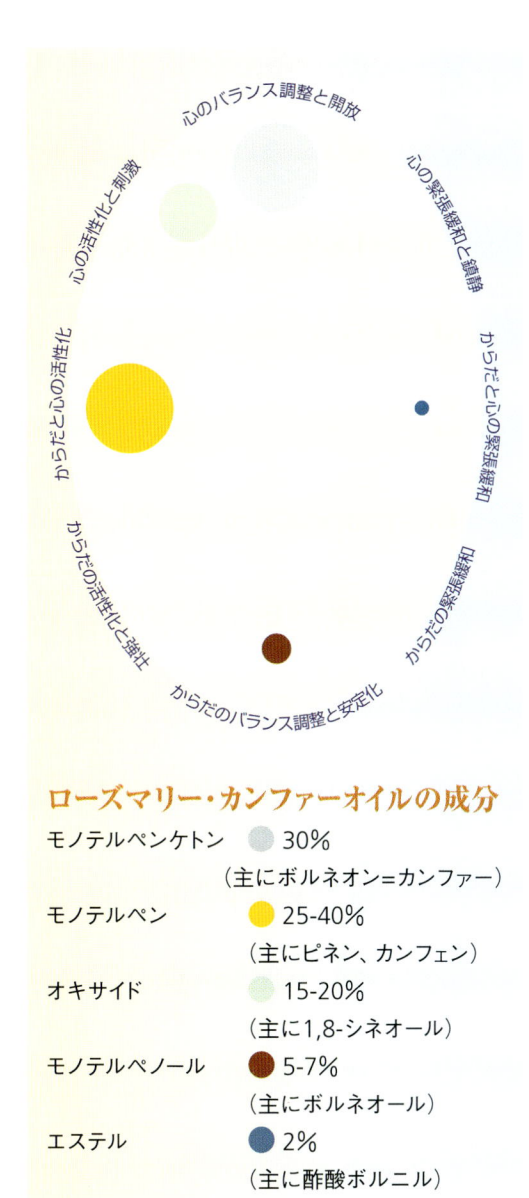

高血圧の人は、ローズマリーCTカンファーオイルを入浴剤として使用してはいけません。このオイルには興奮作用があり、入浴水によって温められるとその作用が増強されるおそれがあるためです。

ローズマリー・カンファーオイルの成分

成分	割合
モノテルペンケトン	30% （主にボルネオン＝カンファー）
モノテルペン	25-40% （主にピネン、カンフェン）
オキサイド	15-20% （主に1,8-シネオール）
モノテルペノール	5-7% （主にボルネオール）
エステル	2% （主に酢酸ボルニル）

（円環図の項目）
- 心のバランス調整と開放
- 心の活性化と刺激
- 心の緊張緩和と鎮静
- からだと心の活性化
- からだと心の緊張緩和
- からだの活性化と強壮
- からだの緊張緩和
- からだのバランス調整と安定化

ローズマリー・ベルベノン

Rosmarinus officinalis L. CT Verbenon
シソ科

肝臓に効くオイル

　ローズマリー・ベルベノンオイルの効果を最大に得るには、オイルを塗擦したり、肝臓部と腹部をオイルで湿布するなどの方法で外用するとよいことが経験でわかっています。特に肝臓に負担のかかる治療を受けた後や、断食療法の後などは、肝臓部への湿布がたいへん効果的です。湿布によって、肝臓細胞の胆汁分泌が促されて、肝臓内の毒素が排出されます。このオイルには、胆嚢に対する鎮痙作用もあるほか、腸蠕動の促進作用もあります。含有成分の相互作用によって、肝臓と胆嚢の機能がうまく維持されます。

　肝臓と胆嚢が、体質、ストレス、食事または毒素によってうまく機能しなくなると、精神的な問題が生じます。中国では、肝臓を「精神の宿るところ」と呼んでいます。そのため、ローズマリー・ベルベノンオイルも、片頭痛、抑うつ性の不機嫌、からだと精神の疲労など肝臓の問題に起因する障害に効果があります。

データ

植　物：細長い革のように滑らかな緑色の葉と、繊細な薄青色の花を持つ常緑低木（p.181も参照のこと）。
原産地：地中海全域
抽出法：開花中の枝先を使用。水蒸気蒸留法。1kgの精油を抽出するのに、80kgの原料が必要です。
特　徴：無色-薄黄色。華やかで繊細でありながらスパイスのようにピリっとした香り。

作　用

からだに対する作用：抗菌、抗ウイルス、喀痰溶解、去痰、胆汁の分泌促進、消化促進、解毒、鎮痙。
精神に対する作用：気分爽快、活力向上。

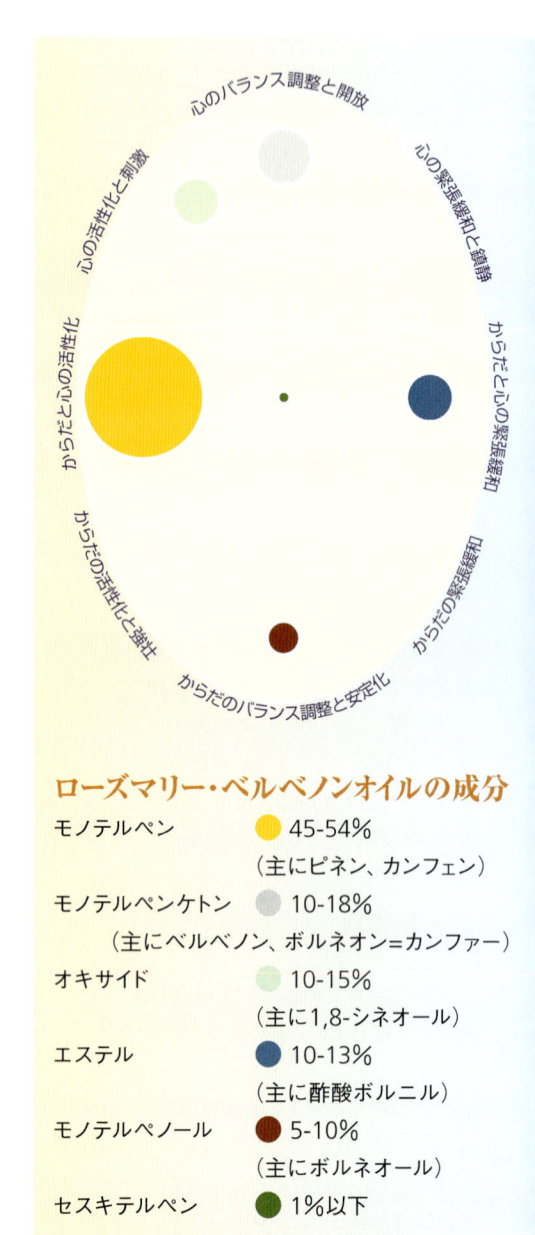

ローズマリー・ベルベノンオイルの成分

モノテルペン　　　　45-54%
（主にピネン、カンフェン）
モノテルペンケトン　10-18%
（主にベルベノン、ボルネオン＝カンファー）
オキサイド　　　　　10-15%
（主に1,8-シネオール）
エステル　　　　　　10-13%
（主に酢酸ボルニル）
モノテルペノール　　5-10%
（主にボルネオール）
セスキテルペン　　　1%以下

実証済みの適応（症）

- 気管支炎
- 片頭痛
- 肝臓負担
- 肝臓虚弱
- 胆石疝痛
- 腹部痙攣
- 肝臓障害に起因するからだと精神の疲労

副作用

生理的用量であれば、既知の副作用はありません。

セージ

Salvia officinalis L.
シソ科
別名：サルビア、コモンセージ

サルビア（Salvia）属には約900種あり、世界中に分散しています。それぞれ香りがまったく異なり、パイナップルに似た香りを放つものもあれば、クロスグリに似た香りのものもあります。

古代以来、セージの葉は永遠の命のシンボルであると考えられてきました。古い文献には「庭にセージが育つ家には死神は近づかない」と書かれています。それにしたがったのかどうか、たくさんのセージが栽培されました。セージの学名Salviaは、救うまたは癒すという意味を持つラテン語の*salvare*に由来しています。

脳を活性化するオイル

セージティーは忍容性が優れている反面、セージから採れる精油はツヨンの含有率が高く、非常に問題を起こしやすいオイルです（p.186）。セージオイルは、創傷のスペシャリストで、口腔や咽頭の粘膜の炎症や、咳、気管支炎などに効果があります。また脳代謝と脳の活動を活性化し

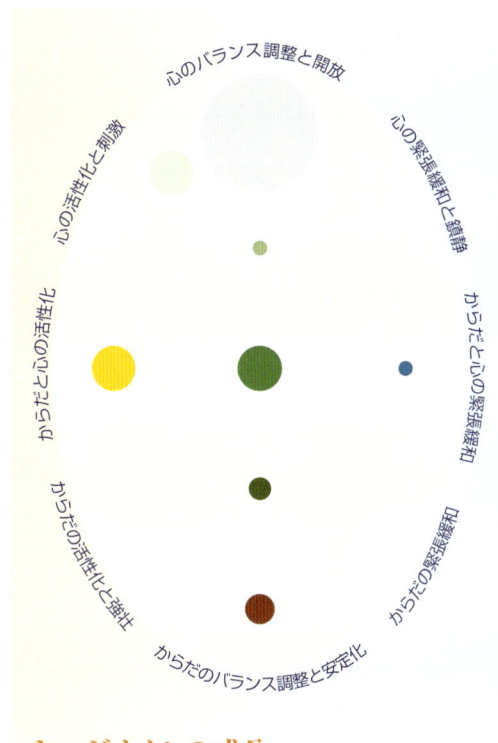

セージオイルの成分

成分	含有率
モノテルペンケトン	30-60%（主にツヨン）
オキサイド	8-15%（主に1,8-シネオール）
モノテルペン	5-15%（主にピネン、カンフェン）
セスキテルペン	5-15%
モノテルペノール	5-10%（主にボルネオール）
セスキテルペノール	1-4%
ジテルペノール	微量（サルビオール）
エステル	2%
セスキテルペンオキサイド	2%以下

ます。嗅覚を利用した（鼻を介した）方法でセージオイルを使えば、学習能力と記憶力が向上することが研究で証明されています。神経伝達物質アセチルコリンは、論理的思考と記憶に「関与」し、より速やかに情報が処理されるよう手配する理性のメッセンジャーですが、セージオイルは

この放出を活発にしたり調節します。

🌿 データ

植　物： 潅木状の常緑多年亜低木で、茎は多く枝分かれし、柔らかい緑-灰色の葉が付いています。
原産地： フランス、イタリア。
抽出法： 全草を使用。水蒸気蒸留法。
特　徴： 無色。スパイシーで草を思わせる中に華やかな趣のある香り。

🌿 作　用

からだに対する作用： 強い抗ウイルス作用、抗菌、抗真菌、粘液溶解、去痰、解熱、リンパ流促進、胆汁分泌促進、エストロゲン類似作用、駆風、創傷治癒、細胞再生、瘢痕形成促進。
精神に対する作用： 緊張緩和、心の問題解消、集中力向上、記憶力強化。

🌿 実証済みの適応（症）

- 咳嗽、気管支炎
- 口内炎（アフタ）
- 創傷治療
- 帯状疱疹
- 口唇ヘルペス
- 足の異常発汗
- 更年期症候群
- 注意集中障害

🌿 副作用

生理的用量（最大濃度0.5％、p.58）であれば、既知の副作用はありません。

❗ モノテルペンケトン類（p.35）含有率の高いほかの精油と同じように、神経毒性と流産誘発作用があるため、使用に際しては細心の注意を払う必要があります。したがってセージオイルの使用は、経験豊かなセラピストに任せましょう。

ただし、他のオイルとブレンドして低用量で用いるのであれば、セージオイルは非常に優れた作用を発揮します。たとえば5mlの基本ブレンドや、50mlのボディオイルに2-3滴加える程度であれば問題はありません。

サンダルウッド

Santalum album L.
ビャクダン科

　サンダルウッドは、インド、チベット、中国で、木彫品、寺院の装飾、お香として用いられています。さらに香水業界では重要な芳香物質です。

　インドのサンダルウッドの総面積は約12000km²と広く、森林の乱伐や密貿易を防ぐために、インド政府は法を定めて業者には認可を与え、年間を通じて管理するよう義務付けました。サンダルウッドを密貿易すると、厳しく処罰されます。

　多種多様の樹木から採れる多くの薫り高い木質部が「サンダルウッド」と呼ばれていますが、本物のサンダルウッドは、「東インドのサンダルウッド」である*Santalum album*だけです（p.77のアミリスと比較のこと）。

🌿 心の平穏とからだから溢れる輝きのためのオイル

　古い記録文書によると、サンダルウッドオイルが使用され始めたのは紀元前3500年にさかのぼります。心地よく甘い癒し系の木の香りと、香りを長く持続させる優れた特性を持つサンダルウッドは、今日ある全香水中80％以上で使用されています。

　サンダルウッドは、インドを代表する香りです。サンスクリット語で書かれた最古の文献には、「王者のようにすばらしい」と賞賛されています。アユルベーダの教えでは、サンダルウッドのマイルドな香りは心の平穏をもたらすとされていますが、これは成分を見ても明らかな上、経験で

サンダルウッドオイルはこの下垂体で、性ホルモンとストレスホルモンを穏やかに調節します。このホルモン調節作用に、サンダルウッドの香りが持つ強いフェロモン様の特徴が関連していることは否めません。サンダルウッドの香りは、男女の陰部の匂いや男性のわきの下の汗の匂いにわずかに似ています。こうした肉体的な香りを持つメッセンジャーが、年齢や性別を問わず心の深いところに達すると考えられています。

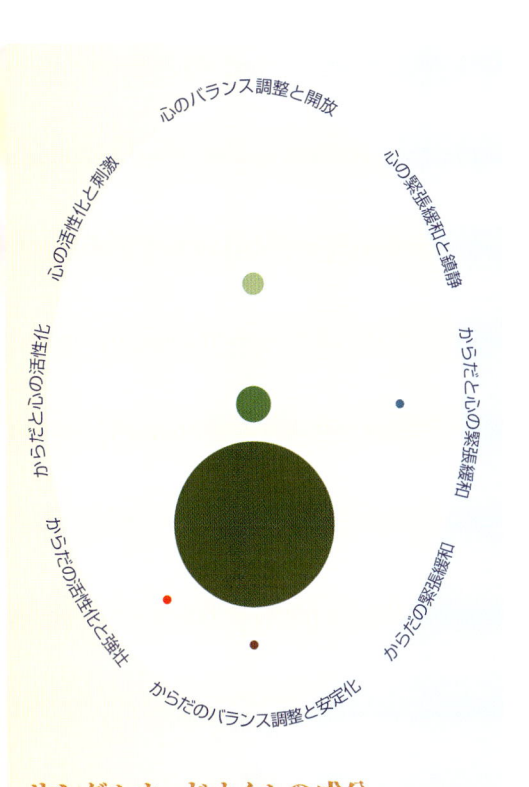

さらにアロマセラピーでは、サンダルウッドオイルの持つ歯肉や泌尿生殖器の粘膜に対する消毒作用が重んじられています。そのほかスキンケアオイルとしても非常に有用です。

サンダルウッドオイルを見れば、からだや精神の障害に対する治療薬として使う精油を、まったく問題なく化粧品、香水、催淫薬として使えることがよくわかります。

データ

植　物：樹高が4.5mに達する常緑樹で、3、4、9、10月に満開になります。半寄生植物であり、養分をほかの植物の根茎から得ているため、栽培が困難です。

原産地：東インド

抽出法：樹齢30年を超える成熟した木の心材と根茎を使用。水蒸気蒸留法。1kgの精油を抽出するのに、20kgの原料が必要です。

特　徴：無色-薄黄色。高粘性。森林の中にいるような甘い癒し系の香りですが、わずかに尿にも似ています。

心のバランス調整と開放
心の緊張緩和と鎮静
心の活性化と刺激
からだと心の緊張緩和
からだと心の活性化
からだの緊張緩和
からだの活性化と強壮
からだのバランス調整と安定化

サンダルウッドオイルの成分
- セスキテルペノール　85-95%（主にサンタロール）
- セスキテルペン　5-10%（主にサンタレン）
- セスキテルペンケトン＋セスキテルペンアルデヒド　5.5%
- オイゲノール＋誘導体　微量
- エステル　微量
- モノテルペノール　微量

も実証されています。サンダルウッドオイルは、精神安定剤のように神経への刺激を抑えますが、副作用はありません。

アユルベーダだけではなく、チベットの医術でも、精神障害や感情の不安定などにサンダルウッドは利用されました。また精神を刺激したり性欲増強にも役立てられました。サンタロールは珍しい成分で、下垂体（ホルモン分泌腺の管理センター、p.12）に直接働きかけます。

作　用

からだに対する作用：抗菌、弱い抗真菌作用、滅菌（消毒）、消炎、代謝活性化、リンパ流の促進、静脈強壮、ホルモン調節、皮膚再生、バランス調整。

精神に対する作用：精神力向上、元気回復、調和、刺激緩和、催淫。

実証済みの適応（症）

- 頭痛
- リンパうっ滞
- 歯肉炎
- スキンケア
- 真菌症（カンジダアルビカンス感染症）
- 陰部のケア
- 月経前症候群
- 生理痛（月経困難）
- 更年期症候群
- 性欲減退
- ストレス
- 睡眠障害
- 多動
- 気分の変動

副作用

既知の副作用はありません。

ヤロウ

Achillea millefolium L.
キク科
別名：ミルフォイル、セイヨウノコギリソウ

　特に環境を選ばず、耐久性のあるヤロウは、ヨーロッパ全土の野原、道端、草原の周辺に育ちます。

　民間医療では、重要な薬草で、ドイツ語の名称*Schafgarbe*は、「なんでも治すもの」を意味する*garwe*に由来しています。西暦50年には、ギリシャの医師で作家でもあるペダニウス・ディオスコリデスが、5巻からなる自身の著書『マテリア・メディカ』で、ヤロウを「1,000枚の葉を持つ兵士の薬草（*Herba militaris*）」として紹介しています。傷を治し出血を抑える作用を持つヤロウは、戦争で傷ついた兵士らを治療するのに用いられたということです。中世の文献では、歯痛、消化障害、疝痛、婦人科疾患にも勧められています。

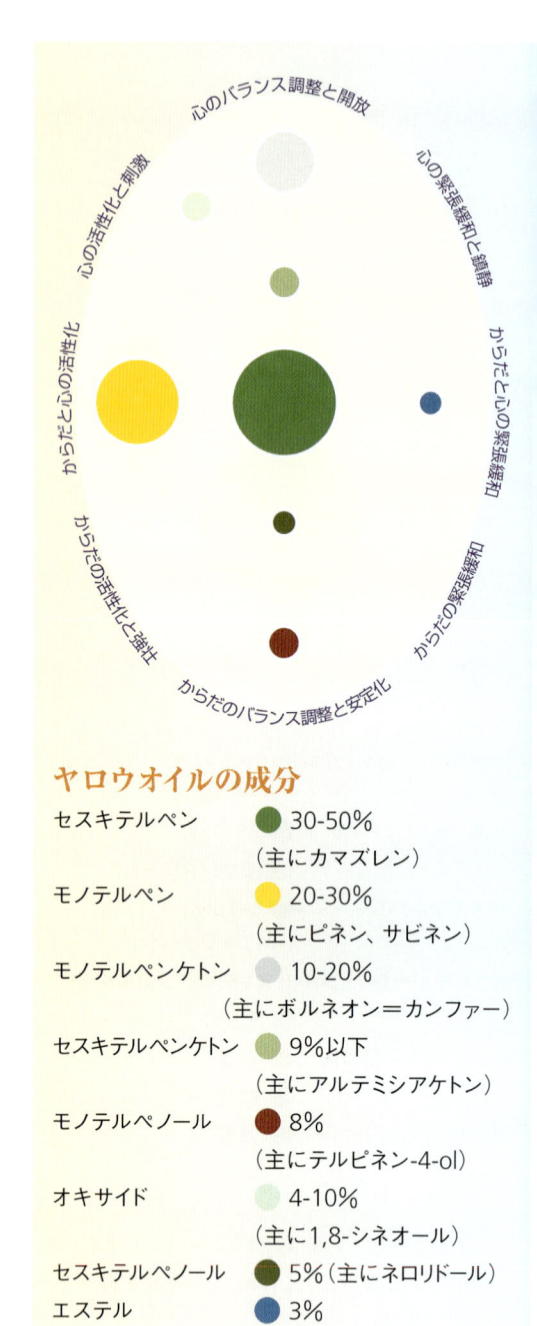

ヤロウオイルの成分

成分	割合
セスキテルペン	30-50%（主にカマズレン）
モノテルペン	20-30%（主にピネン、サビネン）
モノテルペンケトン	10-20%（主にボルネオン＝カンファー）
セスキテルペンケトン	9%以下（主にアルテミシアケトン）
モノテルペノール	8%（主にテルピネン-4-ol）
オキサイド	4-10%（主に1,8-シネオール）
セスキテルペノール	5%（主にネロリドール）
エステル	3%

　ヤロウには精油のほかにも、特に苦味素が多く含まれており、消化管に対する作用が非常に大きく、芳香性苦味薬（*Aromaticum amarum*）でもあります。ここから、「健胃草」と呼ばれることもあります。ただし、精油にはこの作用はありません。

「万病薬」

ヤロウオイルの最大の作用は、消炎作用です。成分組成が極めてまれな、優れた治癒効果とスキンケア効果を持つオイルです。

ジャーマンカモミール（p.114）と同じように、カマズレンの含有率が高く、オイル自体が濃青色をしています。

データ

植　物： まつ毛を思い出させる繊細な羽毛のような葉をつけた植物で、散形花序に並ぶ花の色は白から濃いピンクまでさまざまです。
原産地： ハンガリー
抽出法： 開花中の全草を使用。水蒸気蒸留法。1kgの精油を抽出するのに、600kgの原料が必要です。
特　徴： 青色。強くやや腐敗した香りで、カモミールを思い出させます。

作　用

からだに対する作用： 消炎、滅菌（消毒）、創傷治癒、瘢痕形成、鎮痙、緊張緩和。
精神に対する作用： 興奮、精神力向上。

実証済みの適応（症）

- 鼻炎
- 神経炎
- 神経痛
- 腱炎
- 捻挫、脱臼
- 新しい傷、治りにくい傷

副作用

低用量（0.5%ブレンド）で外用するのであれば、既知の副作用はありません。

スチラックス

Liquidambar orientalis Pococke
マンサク科
別名：蘇合香

コクタン種スチラックスの樹脂は、古代エジプトでもっとも珍重されていた芳香物質で、神の木であると信じられていました。スチラックスは、モーゼがエジプトから脱出する際に持って出た8種の薫香材の1つだと言われています。東方正教会では、スチラックスの樹皮と木質部を「キリストの木」（油に浸した木炭）として、儀式での薫香で使用します。

現代でも、樹脂は香料の成分としてその人気を失っていません。

治癒効果のある心地よい香り

スチラックスバルサムには強い滅菌作用があり、また傷ついた組織を再生するとともに優れたスキンケア効果もあります。もっとも活躍するのが、風邪と気管支炎の治療です。中国では、喀出困難な痰を出したり、胸部の痛みを解消するためにスチラックスバルサムが用いられます。

このオイルの強みは、素晴しい香りにも潜んでいます。咳嗽や風邪用のブレンドに加えると、どんなブレンドも心地よい香りの治療薬に変わります。スチラックスバルサムは、安心感や信頼を与える香りがするため、特に小児はスチラックスを加えた咳止め剤を好むようです。この「愛すべき」香りは、心のバルサムでもあり、年齢や肌質を問わず優れたケア用オイルでもあります。

データ

植　物： 樹高が20mに達する強い樹皮で覆われた木。樹皮に傷をつけると、蜂蜜のようなとろりとした分泌液が出ます。これを乾燥させたものが、お香として鎮重されています。

原産地： ホンジュラス、トルコ。
抽出法： 樹脂を使用。水蒸気蒸留法。
特　徴： 無色。森林の中にいるような癒し系の繊細で華やかな香り。スイセンやライラックを思い出すでしょう。

作　用

からだに対する作用： 滅菌(消毒)、消炎、上皮形成、肉芽形成促進、創傷治癒、去痰、穏やかな喀痰溶解作用、抗寄生虫作用(ヒゼンダニ)。
精神に対する作用： 緊張緩和、不安解消。

実証済みの適応(症)

- 風邪
- 咳嗽、気管支炎。特に小児に適しています
- 感染した創傷、治りにくい傷
- 下腿潰瘍
- スキンケア
- 床ずれとその予防
- にきび
- 凍傷
- ヒゼンダニ
- ストレス
- 心配、悲嘆

スチラックスバルサムの成分
主要成分：
芳香族エステル	● ベンジルエステル、桂皮酸エステルなど
＋芳香族アルコール	桂皮アルコール、ベンジルアルコールなど
芳香族アルデヒド	● バニリンなど
＋芳香酸	安息香酸など

副作用

既知の副作用はありません。

ティートリー

Melaleuca alternifolia Maiden
フトモモ科

ティートリーは元々、オーストラリアのニューサウスウェールズ州に広がる森林湿地帯原産です。非常に抵抗力が強く、天敵に対して有効な成分を自製します。

この精油の世界市場の需要を満たすために、大農園が設けられました。こうした農園では、機械で収穫できるように樹高を低く抑えてあります。

オーストラリア原住民であるアボリジニーらは、数千年来、自然療法の伝統を守り続け、このフトモモ科の植物の葉が持つ治癒力に関する知識を、逸話や民謡として伝えています。またキャプテン・ジェームス・クックと船員たちも、研究旅行でオーストラリアに滞在中、この知識の恩恵を受けました。そして、単純にその用途に基づいて、この木をティーツリーと名づけました。

何にでも使えるオイル

ほかの多くの精油と同じように、ティートリーオイルも化学組成や作用が一定ではありません。成分の違いは、生育地や収穫期によって変わります。シネオール(オキサイド類)を60％も含むものもありますし、3％だけのものもあります。総体的に、オーストラリアの冬に収穫された葉と枝から採れるオイルには、夏に収穫されるものよりもシネオールが多く含まれています。

ティートリーオイルは、精油の中でももっとも研究の進んだオイルの1つとなりました。その抗菌作用は特によく記録されており、そのために人気が上昇しました。治療効果ももちろん優れていますが、過大評価してはいけません。

本書では、シネオール含有率が低く、テルピネン-4-ol含有率の高いティートリー（Melaleuka-alternifolia）の精油の作用について記載してあります。このオイルは、単純な尿路感染症の治療や、抗生剤治療の補助療法として有効であることが実証されています。これは、モノテルペノールとモノテルペンがほぼ1対1で含まれているためです。

　ティートリーオイルには抗菌作用と皮膚再生作用があり、速やかに傷を治しながら健全な組織を損なわないため、治りにくい創傷にたいへん有効です。真菌症やウイルス性疾患をうまく治すには、ティートリーオイルと特定の効果をもたらすほかの精油とのブレンドを使うとよいことが実践で認められています。

　蚊にさされたときは、そのまま患部に塗ると、驚くほどよく効き、痒みがすぐに治まります。

　ティートリーオイルは、たいてい肉体に対する医学的作用ばかりが注目されます。また確かに匂いに対して抵抗のある人は少なくありませんが、成分を見ると、精神的な作用も備えていることがわかります。

データ

植　物：強靭で生育の速い常緑樹。樹高は8mにまで達しますが、栽培では1.5m程度に抑えられています。細いランセット形で光沢のある薄緑色の葉をつけ、強い芳香を放つ白っぽい花を咲かせます。樹皮は紙状であるため、英語ではPaper Barkとも呼ばれます。

原産地：オーストラリアのニューサウスウェールズ州。南アフリカ、アンゴラ、インド、マレーシアでも見られるようになりました。

抽出法：若い枝と葉を使用。水蒸気蒸留法。1kgの精油を抽出するのに、70kgの原料が必要です。

特　徴：無色-薄黄色。草を思わせる強い香りで、スパイシーな趣があります。マジョラムを思い出させる香りです。

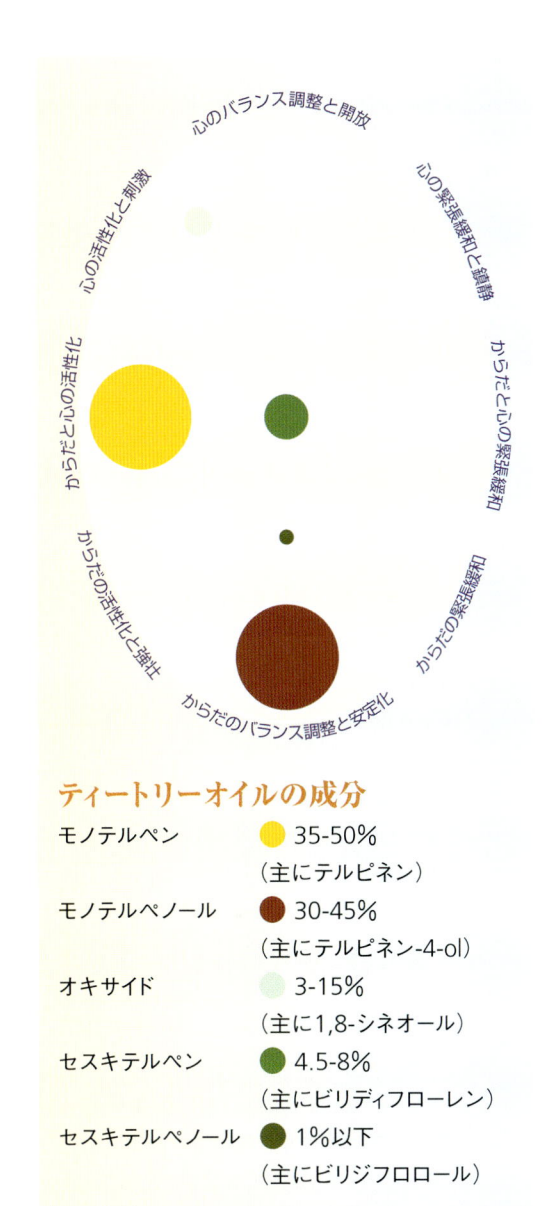

ティートリーオイルの成分

成分	割合
モノテルペン	35-50%（主にテルピネン）
モノテルペノール	30-45%（主にテルピネン-4-ol）
オキサイド	3-15%（主に1,8-シネオール）
セスキテルペン	4.5-8%（主にビリディフローレン）
セスキテルペノール	1%以下（主にビリジフロロール）

作　用

からだに対する作用：作用範囲の広い抗菌作用（グラム陽性ブドウ球菌、プロテウス菌などを含む腸内細菌）、抗ウイルス、抗真菌（カンジダルビカンス、トリコモナド）、滅菌（消毒）、消炎、

抵抗力増強、鎮痛、血行促進、駆水（脱水、備考を参照のこと）、皮膚再生、鎮掻痒（特に虫刺されのとき）、防虫。
精神に対する作用： 精神安定、活力向上。

実証済みの適応（症）

- 口内ケア
- 歯肉炎、アフタ
- にきび
- 創傷
- 床ずれとその予防
- 女性器の真菌症
- 足の真菌症（水虫など）
- 防虫
- 痒み
- アタマジラミ（頭虱）
- 下腿潰瘍
- 痔
- 尿路炎症
- 悪露
- 虚弱、疲労

副作用

生理的用量（1%）であれば、既知の副作用はありません。

ティートリーオイルは、肌に優しいとよく記載されていますが、高用量で長期にわたり外用すると、皮膚が乾燥します。ただし、真正ラベンダーオイルと併用すると、肌の乾燥を予防できることが経験でわかっています。

ティートリーオイルによるアレルギー作用がよく報告されていますが、通常は、使用頻度が高すぎたり、使用期間が長いことや、正しく保管していなかったためにオイルが酸化していたり、正しい方法で抽出されていなかったために品質が不良であったことなどが原因です。

備考

モノテルペノール類のテルピネン-4-olには、ミネラル成分（電解質）を排出せずに、解毒したり排尿を促す作用があります。合成利尿剤よりも優れたこの特別な作用は、駆水作用と呼ばれています。

タイム

Thymus vulgaris L.
シソ科
タイム・リナロール（p.193）、タイム・ツヤノール（p.194）、タイム・チモール（p.195）も参照のこと

タイムの香りを嗅ぐと、太陽、暖かさ、地中海を思い浮かべるはずです。しかし、タイム属は非常に種類が多く、ほぼ150種がアイスランド、グリーンランドに至るヨーロッパ全土をはじめ、アフリカ、バルカン半島や、そこからつながる中近東にまで広がり生育しています。

タイム属ブルガリス種は、植物学的に見ると1つの特有の単位を形成しており、その遺伝型はまったく不変です。農業で利用する際には、タイムは生態系の条件に適応して、さまざまなケモタイプ（p.25）を形成するため、この点に注意する必要があります。

したがって、同じタイム属の中に、精油の化学特性（ケモタイプ）が異なり、それに応じて芳香と特徴も異なる種ができあがります。タイム属ブルガリス種（Thymus vulgaris）から採れる精油は、地理上の地域、気候、土壌、標高、日射など生育地域の条件によって、成分の含有率が非常に変動します。

中央ヨーロッパや南ヨーロッパでは、丘陵や高原の密な石灰岩上には、ケモタイプのチモールしか育たず、標高が低く湿度の高い泥灰岩質土壌の上には、ケモタイプのツヤノール-4とリナロールが育ちます。ヨーロッパの北部では、ケモタイプのリナロールがもっともよく見られます。

こうしたケモタイプは、それぞれ成分組成が違

い、タイムオイルの効能もケモタイプによって異なります。したがって、単に「『タイムオイル』を使います」というのではなく、たとえば「『タイムCTリナロール』を使います」など、特定のケモタイプを明示しましょう。

タイム・リナロール

Thymus vulgaris L. CT Linalool
シソ科

🌿 小児用タイム

タイムCTリナロールの精油は、皮膚と粘膜にとても優しいオイルで、小児の免疫を刺激して抵抗力を増強するのにも使えます。その成分組成を見ればわかるように、穏やかでも、耳鼻咽喉部はもとより泌尿器に対しても効果の高いオイルです。

そのほか、心とからだの抵抗力を強くする神経強壮剤としても理想的です。すぐに勇気を失ったり、落胆したり、「そんなことできるわけがない」といった感情と戦う人たちには効果的です。内向的で、自分を認めてもらえないと考えがちな子供や、家族問題で心を病んでいる子供に、気分を爽快にして、刺激を与える特徴のあるこの精油を使用すれば、新しいパワーとエネルギーが沸いてきます。

🌿 データ

植　物：茎が4角で、数mmの大きさの葉をつける低木。花は穂の形をして、色はピンク、淡い紅色または白です。開花期は5-7月。
原産地：フランス、スペイン。
抽出法：開花中の全草。水蒸気蒸留法。
特　徴：透明。レモンのようにすっきりとした香り。

🌿 作　用

からだに対する作用：抗菌、抗ウイルス、抗真菌、免疫刺激、心循環系強化、鎮痙、スキンケア。
精神に対する作用：バランス調整、気分爽快、活力向上、精神力向上、集中力向上。

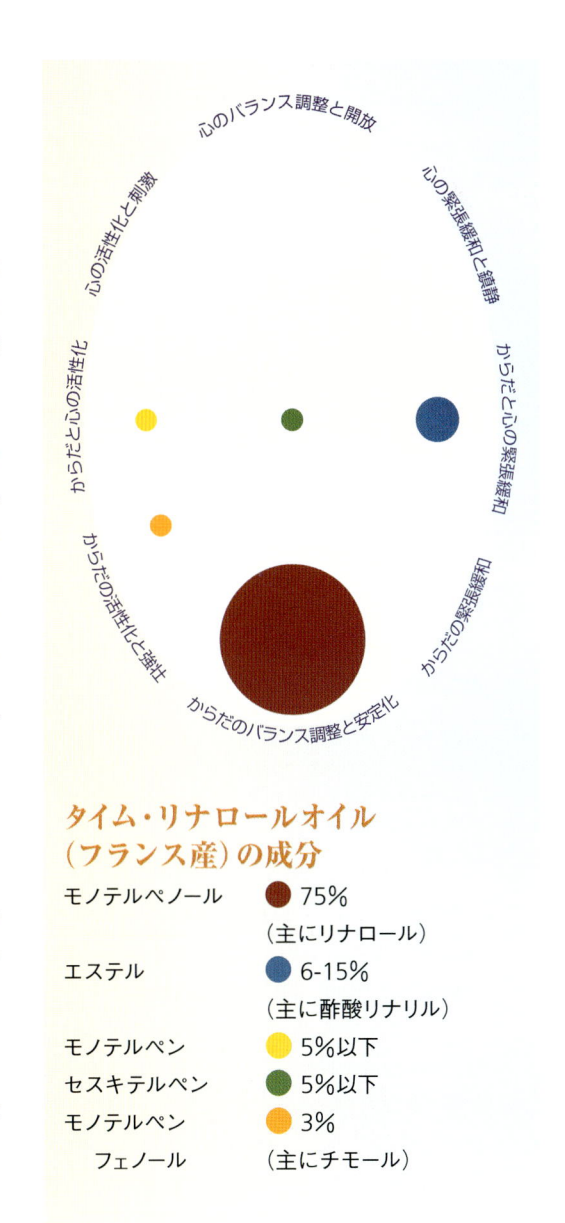

心のバランス調整と開放
心の活性化と刺激
心の緊張緩和と鎮静
からだの緊張緩和
からだの活性化と強壮
からだの緊張緩和
からだのバランス調整と安定化

タイム・リナロールオイル（フランス産）の成分

モノテルペノール	●	75%（主にリナロール）
エステル	●	6-15%（主に酢酸リナリル）
モノテルペン	●	5%以下
セスキテルペン	●	5%以下
モノテルペンフェノール	●	3%（主にチモール）

実証済みの適応（症）

- 風邪
- 痙攣性咳嗽
- 中耳炎
- 免疫力低下
- 消化障害
- 膀胱炎
- スキンケア
- 床ずれとその予防
- 口腔カンジダ症
- オムツかぶれ
- 女性器の真菌症
- 集中困難
- 無気力

副作用

既知の副作用はありません。

備考

原産国によって、リナロールの含有量が多少違います。たとえばフランス産のオイルは75％、スペイン産のオイルは30-40％です。したがって、使用する際には原産国にも留意しましょう。

タイム・ツヤノール

Thymus vulgaris L. CT Thujanol-4
シソ科

ケモタイプツヤノール-4のタイム（Thymian vulgaris）は、タイム・リナロールやタイム・チモールほど頻繁に見られず、栽培も非常に困難です。

タイム・ツヤノールは、フランスのピレネー山脈の麓にある地方で野生しており、この地で蒸留用に収穫されます。タイム・チモールの苗木の寿命は8-10年であるのに対し、タイム・ツヤノールは3年たつと徐々に枯死します。そのため、数が少なく耐性の低いこの種から採れる精油は高価です。

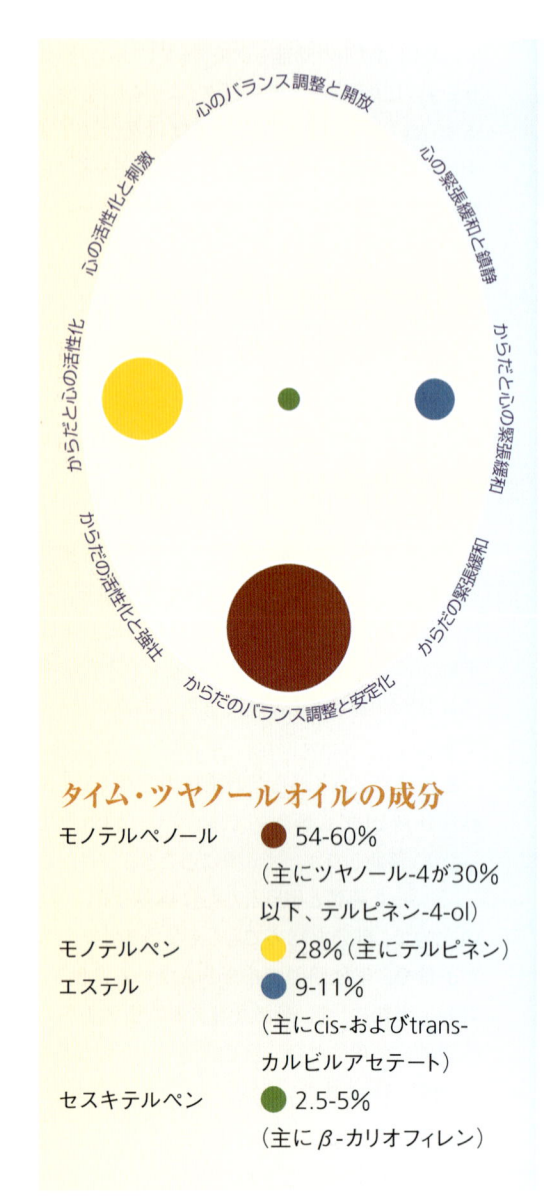

タイム・ツヤノールオイルの成分

成分	割合
モノテルペノール	54-60％（主にツヤノール-4が30％以下、テルピネン-4-ol）
モノテルペン	28％（主にテルピネン）
エステル	9-11％（主にcis-およびtrans-カルビルアセテート）
セスキテルペン	2.5-5％（主にβ-カリオフィレン）

細菌（クラミジア菌）感染症によく効くオイル

タイム・ツヤノールには、環状アルコールのツヤノール-4をはじめとするモノテルペノール類が非常に多く含まれているため、クラミジア菌感染症に特に効果があります。またカンジダアルビカンスやB群連鎖球菌による婦人科感染症は再発し

やすい疾患ですが、これに対してもタイム・ツヤノールは非常に有効で、その上、粘膜を傷つけることがありません。尿路、皮膚、消化器官、気道などに現れるウイルス性や細菌性の感染症にも、高い効果を発揮します。そのほか、肝細胞と免疫系にも働きかけます(IgAを上昇させます)。免疫調節作用があり、治癒しやすくします。

　皮膚と粘膜に優しいため、使用法を問わず、小児にも成人にも、また特に高齢者の肌にも使用できます。カプセルに入れるほか、脂肪油または植物性乳化剤(ソルボール、p.236)に数滴溶かして内用するか、膣坐剤として使用します。

データ

植　物：4角の茎と大きさが数mmの葉をつける低木。穂状花序で、ピンク、淡い紅色または白色の花を咲かせます。開花期は5-7月。
原産地：フランスのピレネー山脈
抽出法：開花中の全草。水蒸気蒸留法。
特　徴：薄い色。ハーブ調のスパイシーな香り。

作　用

からだに対する作用：抗菌(クラミジア菌)、強い抗ウイルス作用、抗真菌、消炎、鎮痛、肝細胞刺激、強い免疫強化作用、鎮痙。
精神に対する作用：神経強壮、バランス調整。

実証済みの適応(症)

- 風邪
- 気管支炎
- 中耳炎
- 口内炎
- 膀胱炎
- 肝臓虚弱
- 皮膚炎
- 真菌症(カンジダアルビカンス感染症)
- クラミジア菌感染症
- 関節症
- 関節炎
- 腱炎
- 全身虚弱(無力症)

副作用

既知の副作用はありません。

タイム・チモール

Thymus vulgaris L. CT Thymol
シソ科
別名：―

優れた防腐作用のあるオイル

　タイムCTチモールには、多くの防腐剤よりも優れた殺菌作用があるため、消毒石鹸によく添加されています。

　モンペリエ大学薬学部のJ.ペレキュエー教授が、タイム・チモールオイルの殺菌作用について調べたところ、オイルの濃度を変えても細菌の発育を阻止できることがわかりました。このことから、タイム・チモールオイルは1,000倍に希釈しても有効であるといえます(Pellecuer 1976)。

　含有成分チモール(p.39)には、合成フェノール(石灰酸として知られる悪評の高い物質)の25倍もの強さの殺菌力があります。

　またモノテルペンフェノール類とモノテルペン類が多く含まれているため、鎮痛作用と消炎作用に優れています。特に気道疾患の治療で、その強さを発揮します。

データ

植　物：4角の茎と大きさが数mmの葉をつける低木。穂状花序でピンク、薄紅色または白色の花を咲かせます。開花期は5-7月。
原産地：南フランス、スペイン、モロッコ、トルコ、北アメリカ。

抽出法：開花中の全草。水蒸気蒸留法。1kgの精油を抽出するのに、120kgの原料が必要です。
特　徴：赤みがかった色。刺激的でスパイスのようにピリッとした香り。

作　用

からだに対する作用：抗菌（大腸菌、B群連鎖球菌）、抗真菌、強い減菌（消毒）作用、消炎、免疫刺激、喀痰溶解、去痰、気管支痙攣抑制、血行促進、血圧上昇、加温、消化促進、食欲増進、鎮痛、麻酔作用、全身強壮。

精神に対する作用：活力増強、精神力向上。

実証済みの適応（症）

- 風邪とその予防
- 気管支炎
- 細菌性扁桃炎
- 防虫
- 足の真菌症（水虫など）
- 筋肉緊張
- 関節痛
- 関節症
- 膀胱炎
- 全身虚弱（無力症）

副作用

! タイムCTチモールオイルは非常に有効な精油ですが、注意して使用しなければならず、専門知識が必ず必要です。高用量（1％を超える濃度）で使用できるのは成人と青年のみで、妊婦（子宮収縮作用があるため）や幼児、さらに皮膚が敏感な人に使う際には注意を要します。またタイム・チモールオイルは、高率で希釈しても効果が失われないため、低用量でも十分に効果が得られます。気管支用の1％ブレンド（p.58）に1-2滴加える程度であれば、まったく問題はありません。そのまま使用すると、皮膚と粘膜が刺激されて炎症を起こすことがあります。

　肝毒性がよく報告されますが、これはフランスのアロマセラピーでよく行なわれるように、カプセルで長期間使用した例に限られています。

タイム・チモールオイルの成分

モノテルペン		30-55%
フェノール		（主にチモール）
モノテルペン		20-40%
		（主にp-シメン）
モノテルペノール		3-10%
		（主にリナロール）
セスキテルペン		2-5%
オキサイド		2%（1,8-シネオール）

タイム・マストキナ

Thymus mastichina
シソ科

　タイム・マストキナ（Thymus mastichina）は、タイム属の中でも単独の種であり、ブルガリス種（Thymus vulgaris、p.192以降）とは比較できません。

　タイム・マストキナはイベリア半島で野生していますが、何十年も前から栽培、蒸留もされています。この精油は、スペインでは「スペインのフォレストマジョラム」という名称で販売されています。スパイシーでユーカリに似た香りは、事実マジョラムを思い起こさせます。

気道疾患のスペシャリスト

　タイム・マストキナオイルは、高い効果を持つだけではなく、作用が非常に穏やかで忍容性に優れています。

　シネオールに加えてモノテルペノール類が多く含まれているため、気道疾患治療にたいへん効果的で、特に小児には胸部と足に塗擦するほか、エアゾールで室内の空気に噴霧させて使うことができます。同じように老人医学でも、免疫系と脳の活動を強化することが実証されています。

　特に薫り高く優れた効果を持つこのタイムオイルが、非常に手に入りにくいことは残念です。

データ

植　物：40cmの高さに達する常緑亜低木。枝がいくつにも分かれており、繊細で淡いピンク色の花を咲かせます。
原産地：スペイン
抽出法：乾燥させた開花中の全草のうち先端部分を使用。水蒸気蒸留法。
特　徴：無色。ユーカリに似た華やかで草のようにフレッシュな香り。

作　用

からだに対する作用：強い抗菌作用、抗ウイルス、滅菌（消毒）、粘液溶解、喀痰溶解、去痰、

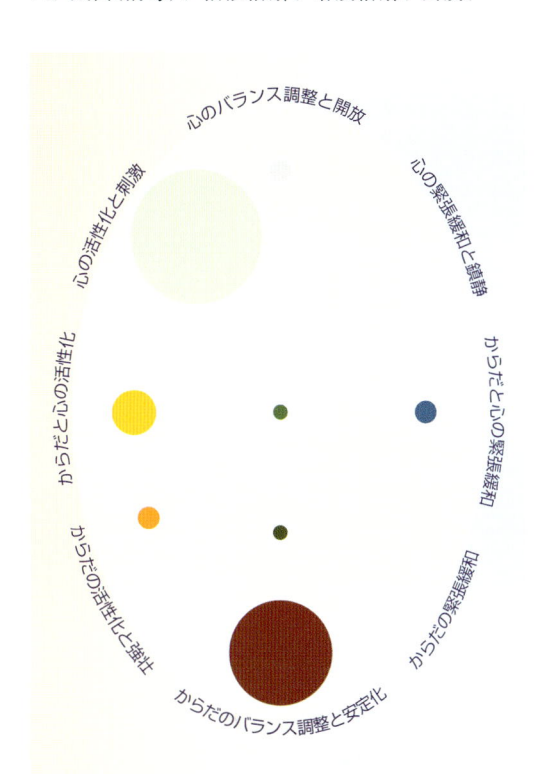

タイム・マストキナオイルの成分

オキサイド	50-65%
	（主に1,8-シネオール）
モノテルペノール	30-40%
	（主にリナロール）
モノテルペン	9-14%
	（主にピネン、テルピノレン）
エステル	5%以下
	（主に酢酸テルピニル）
モノテルペンケトン	4%以下
	（主にボルネオン＝カンファー）
モノテルペノール	4%未満
	（カルバクロール）
セスキテルペン	1-2%
セスキテルペノール	1-2%

免疫刺激、スキンケア、皮膚の代謝促進、強壮。
精神に対する作用：精神の強壮、活力向上。

実証済みの適応（症）

- 風邪
- 前頭洞炎、副鼻腔炎
- 扁桃炎
- 気管支炎
- 中耳炎
- 喉頭炎
- 肺炎
- 長い闘病生活による呼吸障害
- 免疫力低下
- 室内空気の殺菌
- スキンケア
- 精神疲労

副作用

既知の副作用はありません。

トンカビーンズ

Dipteryx odorata Wild
マメ科

トンカビーンズエキスの成分

クマリン　　　　　　　60％
　　　　　　（α-ベンゾピロン＝クマリン）
芳香族アルデヒド　微量
そのほかエチルアルコールなど溶剤も含まれています。

思い出を呼び覚ます香り

　トンカビーンズの香りは、説明のしようがありません。シナモンでも、クローブでも、カルダモンでも、バニラでもなく、しかしどれにも似ているような気がします。クッキーやシュトレン（ドイツのクリスマスケーキ）の描かれたクリスマスの絵が心の中に現れ、アーモンドペーストやキャラメルも出てきそうな気がすることでしょう。その一方、トンカビーンズの香りは、幸せな夏の日や色とりどりの花畑、干し草、それに春のそよ風とクルマバソウやクローバーなどを思い出させます。トンカビーンズから抽出したオイルを嗅げば、その「美しい思い出が詰まった香り」を再現できることでしょう。

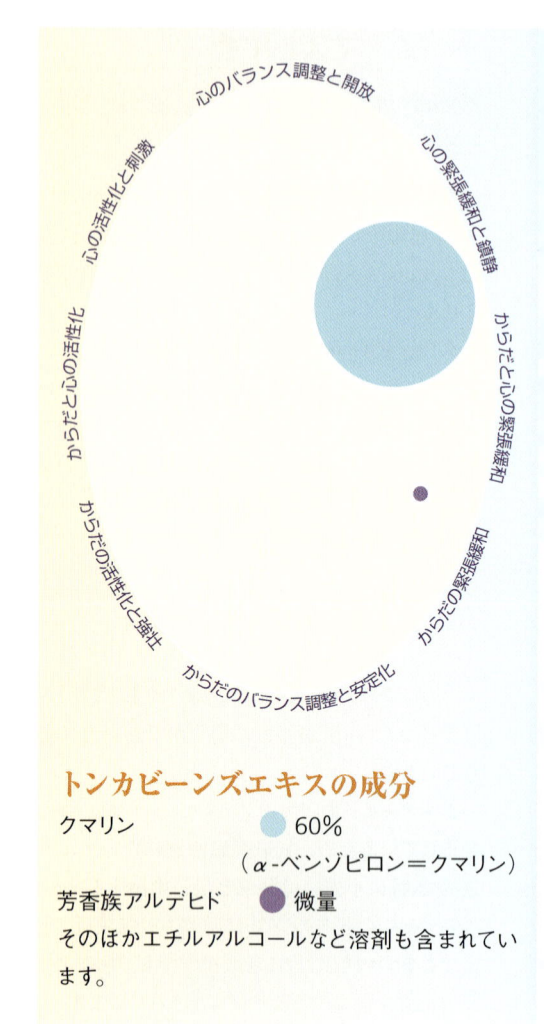

　このオイルの主成分はクマリンです（そのほかの成分は、エチルアルコールなど溶剤です）。クマリンは、微量ではクルマバソウなどの植物に典型的な春と夏の香りをもたらし、高濃度では、独特のピリッと味のある香りがしたり、クリスマスの香りに変わります。

　トンカビーンズエキスオイルの最大の強みは、「馴染みのある」香りで、この香りを嗅ぐと安心感や信頼感が得られて、穏やかに不安が解消されます。クマリンが多く含まれているため、中枢神経系とそこにつながる筋肉の緊張がとてもよく緩和されます。またセロトニンのバランスを穏

やかに整えて、睡眠を促進し、慢性の痛みも緩和することから、多くの病院施設で、鎮痛用のブレンドに加えられるようになりました。

トンカビーンズエキスは、快楽と催淫をもたらす香りのする治療用ブレンドに加える理想的なオイルであるとともに、痛みを和らげてリンパうっ滞を解消する薫り高いオイルの1つでもあります。

データ

植　物： 樹高が20-25mに達する森木で、その種子(豆)からエキスが抽出されます。
原産地： ブラジル、ベネズエラ、ギアナ、アジア、アフリカ(ナイジェリア)。
抽出法： 粉砕したトンカビーンズのエキスを火酒で抽出。
特　徴： 茶色っぽい色。低粘性。暖かでスパイシーな香りで、アーモンドに似ています。

作　用

からだに対する作用： 消炎、リンパ流の促進、血行促進、加温、鎮痛、強い鎮痙作用、緊張緩和、睡眠促進、ホルモン調節、皮膚再生。
精神に対する作用： 気分爽快、バランスを調整しながら活力向上、穏やかな不安解消作用、催淫。

実証済みの適応(症)

- 腹痛
- リウマチ性疾患
- 慢性疼痛
- セルライト
- 睡眠障害
- 不安
- ぎっくり腰(腰痛)
- 小関節の炎症
- リンパうっ滞
- ストレス
- 抑うつ性の不機嫌
- 悲嘆

副作用

既知の副作用はありません。
トンカビーンズエキスに含まれるクマリン(α-ベンゾピロン)は、フロクマリンではないため、日光過敏性(p.41)を誘発しません。

チュベローズ

Polianthes tuberosa L.
リュウゼツラン科
別名：ゲッカコウ(月下香)

チュベローズは、特に夜になると香りを発散させるため、マレーシアでは「夜の女王」と呼ばれています。名称にローズと付いていますがバラとは関係なく、英語で塊茎を意味する*tuber*に由来します。

非常に高価な精油の1つでもあるチュベローズオイルを抽出するには、夜明け前に白く輝く花を摘み取らなければなりません。

からだと精神の緊張を和らげるオイル

地に足が着いていない感じがしたり、「うんざりして」何でもかんでも壊したくなったとき、人生の素晴しい面から目をそむけてしまうとき、チュベローズオイルがすばやく効果的に作用します。ティースプーン1杯分のチュベローズオイル5％ブレンド(この濃度を超えないこと)を手のひらにとって擦り合わせ吸い込んでみてください。するとすぐにオイルの不安解消作用と鎮静作用が始まるのが感じられるはずです。こうした作用は、主として含有成分の1つでエーテルの1種であるイソメチルオイゲノールに起因しています。気分を快適にする作用と、人を夢中にさせる華やかな香りの中に、ややピリッとした趣を持つチュベローズを嫌う人はまずいないでしょう。

データ

植　物： 草丈30cmほどの植物で、白くユリに似た花を咲かせます。
原産地： インド、フランス(プロヴァンス)、イタリ

ア、スペイン、モロッコ、エジプト、コモロ諸島。
抽出法： 溶剤（ヘキサン）を使用して花からエキスを抽出。
特　徴： オレンジ-茶色。人を夢中にさせる甘く華やかで調和のとれた香り。

作　用

からだに対する作用： 鎮痙、鎮痛、緊張緩和、スキンケア。
精神に対する作用： 不安解消、精神安定、鎮静、催淫。

チュベローズ・アブソリュートの成分

エーテル　　　　　　　　　　50％以下
　　　　　　　（主にイソメチルオイゲノール）
芳香族エステル＋芳香族アルコール　　20％以下
　　（メチルベンゾアート、アントラニル酸メチル、
　　　サリチル酸メチル、ベンジルアルコール）

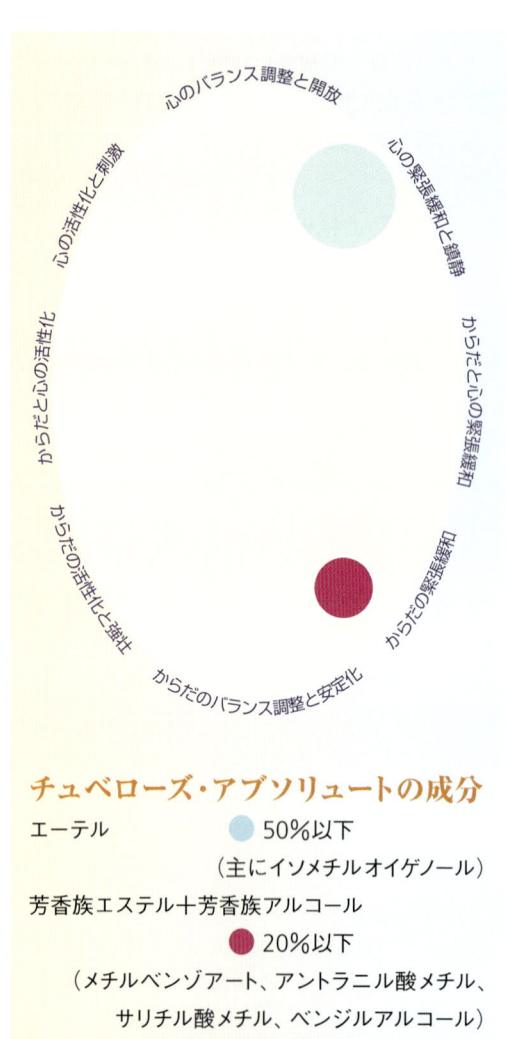

実証済みの適応（症）

- スキンケア
- 神経性腹痛
- 筋肉緊張
- 心的外傷
- 抑うつ性の不機嫌
- 不安

副作用

生理的用量であれば、既知の副作用はありません。

備　考

チュベローズオイルは、5％に希釈されたものが販売されています。これは安価でもよく効くオイルです。チュベローズオイルは、強い香りが長く続くため、低用量で用いるようにしましょう。

トゥルシー（ホーリーバジル）

Ocimum sanctum L.
シソ科
別名： カメボウキ、トゥラシー

　トゥルシーは1種のバジルで、インドと熱帯アジア地域原産です。伝統インド医学では、この「神聖なバジル」は高く評価されており、ヒンドゥー教ではもっとも大切な植物の1つでもあります。トゥルシーの種子で、祈祷用の数珠が作られます。トゥルシーは、多産、健康、性的魅力の象徴として、ヒンドゥー教の女神ラクシュミーに捧げられました。ヴィシュヌ（ヒンドゥー教の神）の教えに従い、家々にはトゥルシーを入れた器が置かれています。人々は毎日この器を拝み、毎年、家族の祝いの日に、トゥルシーをヴィシュヌ神に嫁がせます。
　トゥルシーは、「卓越性」を意味します。そして、事実そのとおりです。トゥルシーには多くの治癒

効果があり、精油でもその価値が広く認められています。

活力を向上させるオイル

伝統インド医学では、トゥルシーオイルは心を開き、魂を澄みわたらせ、免疫系を強化するとされています。活力を向上させる強壮剤として使われて久しく、多種多様のストレスに対する抵抗力をつけ、心臓が虚弱しているときは、心臓を強壮し、正しい用量で用いれば血圧も調節します。

オイゲノール類とエーテル類の含有量が高いため、炎症や細菌性およびウイルス性疾患に対してたいへん効果的ですが、残念ながら皮膚に優しいオイルとはいえません。

データ

植　物： 草丈70cmほどの1年草で、白色または深紅色の小ぶりの花を咲かせます。
原産地： インド、熱帯地域。
抽出法： 全草を使用。水蒸気蒸留法。
特　徴： 薄黄色。心地よく少しピリッとしてハーブのように新鮮で芳香性の高い香り。

作　用

からだに対する作用： 抗ウイルス、抗菌、消炎、解熱、血行促進、強心、鎮痛、鎮痙、子宮強壮（高用量で）、強い活力向上作用、免疫力強化。
精神に対する作用： 精神力向上、活力向上。

実証済みの適応（症）

- 細菌性感染症、ウイルス性感染症
- 抵抗力虚弱
- 心臓虚弱
- 腹部痙攣（マッサージ用）
- 筋肉緊張
- ストレス性疲労

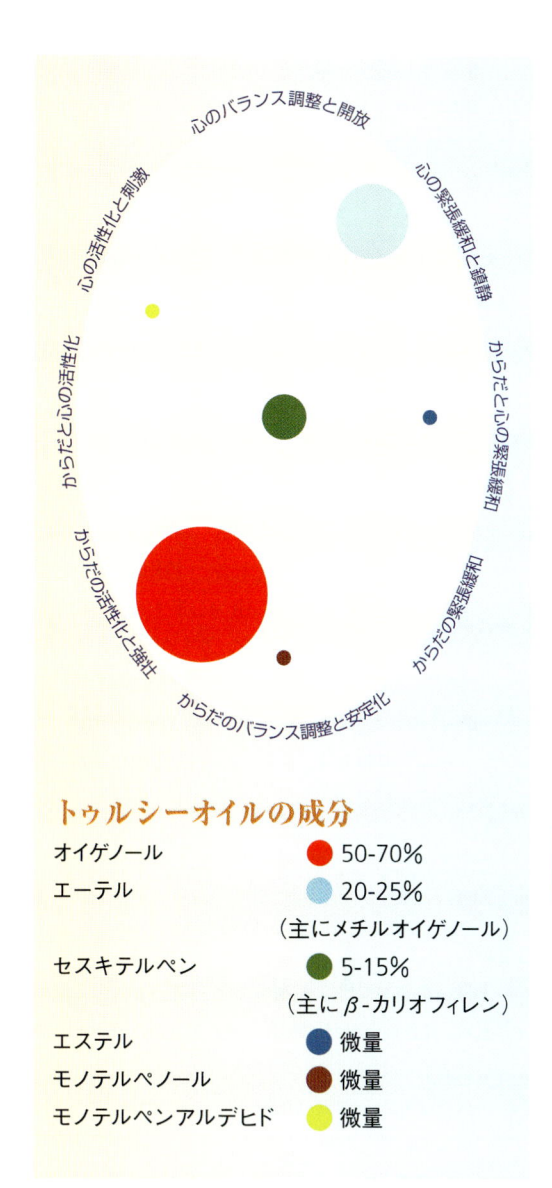

トゥルシーオイルの成分

成分	割合
オイゲノール	50-70%
エーテル	20-25%（主にメチルオイゲノール）
セスキテルペン	5-15%（主にβ-カリオフィレン）
エステル	微量
モノテルペノール	微量
モノテルペンアルデヒド	微量

副作用

トゥルシーオイルは正しい用量で使用しなければいけません。1%ブレンド（p.58）であれば問題はありませんが、これを超えると皮膚と粘膜を刺激して炎症を起こす可能性があります。濃縮されたものは、組織を刺激することもあります。

肝毒性がよく報告されますが、1%を超える濃度のカプセル剤を長期的に使用した症例に限

ります。子宮収縮作用があるため、妊娠中は使用してはいけません。ただし、ボディオイルに1-2滴加える程度であれば問題はないでしょう。

バニラ

Vanilla fragrans L. syn. Vanilla planifolia Andr.
ラン科

　バニラはつる植物で、中央アメリカの熱帯雨林原産です。アメリカンインディアンの間では、薬用植物として、またスパイスとして重要な植物でした。16世紀になると、スペイン人によってヨーロッパにも紹介されました。バニラという名称は、「小さなさや」というスペイン語に由来します。現在では、マダガスカル、インドネシア、カリブ諸島でも栽培されるようになりました。もっとも高価な種(ブルボン・バニラ)は、レユニオン島で育ったものです。

　バニラの香りは、さやが徐々に発酵していく過程で生まれます。

甘く、心地よい、安らぎを与える香り。

　バニラの香りを表現すると、、暖かさ、リラックス、甘さ(バニラは砂糖と並んであらゆるお菓子に入れられるスパイスです)といえるでしょうか。ベンゾイン・シアム・レジノイド(p.83)と同じように、バニラの香りを嗅ぐと安心感が得られます。

　バニラエキスの香りには、フェロモンと同じ作用(p.17、18)がありますが、これは雄ナンキンムシの性フェロモンである芳香物質バニリンが含まれているためです。

　赤ん坊の頭皮と頸部からは、ほんの少しバニラの香りが漂いますが、この香りは信号物質(ひなの匂い)として、「守って欲しい」「不安な気持ちにならないように抱いて欲しい」というメッセージを伝えています。馴染みのある居心地のよい香り、そして繊細で官能的な香りを放つバニラを嗅げば、多くの人が子供の頃を思い出し、不安が解消

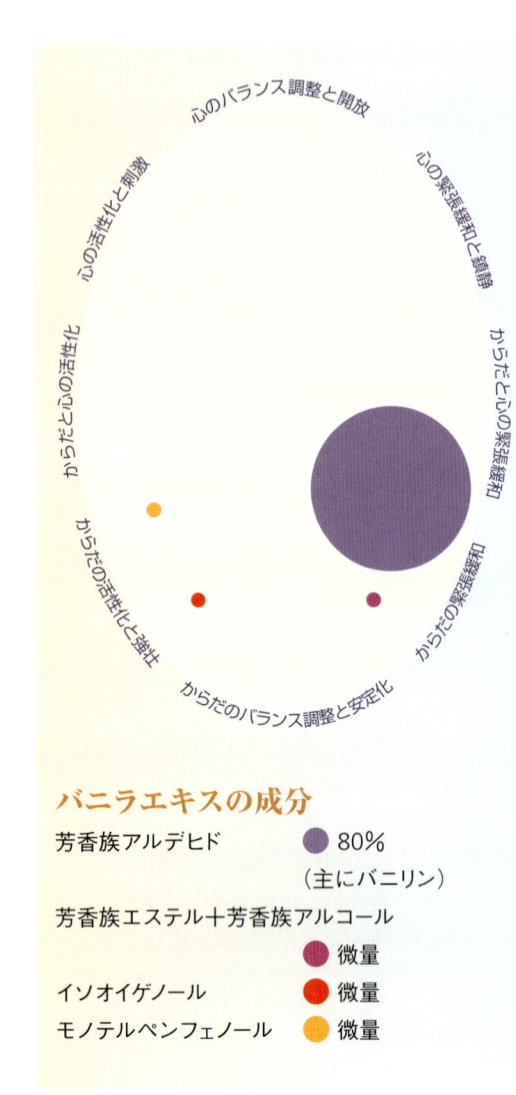

バニラエキスの成分

成分	割合
芳香族アルデヒド	80%(主にバニリン)
芳香族エステル＋芳香族アルコール	微量
イソオイゲノール	微量
モノテルペンフェノール	微量

されたり、気分が爽快になり、うつ症状も改善されることでしょう。またバニラには、セロトニンの放出量を調節する作用(p.13)もあることが実証されています。バニラエキスは、成分を見るとからだに対する効果も期待できそうですが、身体的な健康障害に利用されることはまずありません。

データ

植　物： バニラは、長さが数10mまで伸びるつる性のラン科植物のさやです。

原産地： 中央アメリカ、インドネシア、カリブ諸島、マダガスカル。

抽出法： さやからエキスをエチルアルコールで抽出。1kgのエキスを抽出するのに、3kgのバニラのさやが必要です。

特　徴： 濃色。高粘性。甘く暖かで癒される香り。

作　用

からだに対する作用： 抗菌、抗真菌、消炎、鎮痙、鎮痛（特に慢性疼痛）。

精神に対する作用： 睡眠促進、鎮静、バランス調整、安心感と暖かさを伝える作用、催淫。

実証済みの適応（症）

- 慢性疼痛
- 腹部痙攣、腹痛
- 真菌症（カンジダアルビカンス感染症）
- ストレス
- 燃え尽き症候群
- 睡眠障害
- 抑うつ性の不機嫌
- 無感情
- 悲嘆、無気力
- 不安

副作用

既知の副作用はありません。

ベチバー

Vetiveria zizanoides (L.) Nash
イネ科
別名：ベチベルソウ、クスクス

　ベチバー（ベチベルソウ）は、インド原産です。根が非常に丈夫で、洪水やかんばつ期にも耐えることができるので、（亜）熱帯地域では土壌の浸食を防ぐために栽培するところもあります。湿地でもっともよく繁茂します。そのほか、土着の人たちは根線維を使って薫り高いマットを編み、害虫を防いだり、小屋の屋根にします。ベチベルソウは、インドでは「香草」を意味する**クスクス**（*cus-cus*）または**カスカス**（*khas-khas*）と呼ばれています。

根付く力の強いオイル

　ベチバーの根は、手または機械で収穫されます。収穫したての根茎には、乾燥したものよりも多くの精油が含まれます。根茎は貯蔵すると、新鮮な根茎よりも蒸留中に精油が遊離する速度が遅く、収油量も低くなります。ただしゆっくりと蒸留されることで、新鮮な根茎から採れる精油よりも粘度が高く、より薫り高い精油が得られます。6ヵ月ほど熟成させると、香りのタイプが変わり、質が向上し、はじめは草や土のような匂いがするものの、時間が経つにつれて、熟成して充実した重厚な甘い香りになります。

　このふたつとない香りは、好みが両極端に分かれますが、ボディオイルに加えればほとんどの人が気に入るはずです。ベチバーオイルは、子供の頃の思い出をたくさん甦らせます。ワクワクするものを見つけた古くてかび臭い地下貯蔵室の光景や、湿った苔や密集したマツの木々の匂いが立ちこめる森の中をドキドキしながら散策した光景などを思い出すことでしょう。それと同時に、このオイルの香りを嗅ぐと、母親に守られているような気がします。

　ベチバーオイルには、自身の感情に触れる手のような働きがあります。多くの苦悩から開放させて、「足を地に着かせ」て、気分を新たにさせてくれます。さまざまな感情から身を守るために築かれた心の壁が取り壊されて、新たに傷つくことを恐れずに感情を再び表わせるようになるでしょう。

　これまで多くの人たちがこの作用の恩恵を受けて、心を（再び）開き、自信と他人への信頼感

を得られるようになりました。こうしたことから、ベチバーオイルは精神的な問題を治療するのに大いに役立つオイルといえます。

ストレスを解消する作用があり、内分泌腺のバランスをうまく調整するほか、慢性の皮膚疾患にも効果があります。

データ

植　物： 草丈が2mに達するイネ科植物で、根茎は強く地下3mまで伸びます。

原産地： インド、レユニオン島、セイチェル諸島。ジャワ。最近ではハイチ、アンゴラ、ブラジル、中国、日本でも栽培されるようになりました。

抽出法： 根茎を使用。水蒸気蒸留法。1kgの精油を抽出するのに、50kgの原料が必要です。

特　徴： 赤みがかった茶色。高粘性。奥行きのある土と木のような癒し系の趣をたたえた暖かくスパイシーで、やや腐臭のする強い香り。

作　用

からだに対する作用： 抗菌（グラム陽性菌）、抗真菌、消炎、穏やかな喀痰溶解作用、抗アレルギー、鎮掻痒、皮膚再生、ホルモンのバランス調整、免疫刺激、静脈強壮。

精神に対する作用： 気分爽快、心の安定化、再生、心の構造調整、バランス調整、神経鎮静。

実証済みの適応（症）

- 神経性の皮膚の痒み
- 防虫
- 真菌症（カンジダアルビカンス感染症）
- 生理痛（月経困難）
- 更年期症候群
- ストレス
- 疲労
- 集中困難
- 神経過敏
- 睡眠障害
- 抑うつ性の不機嫌
- 不安
- 依存症

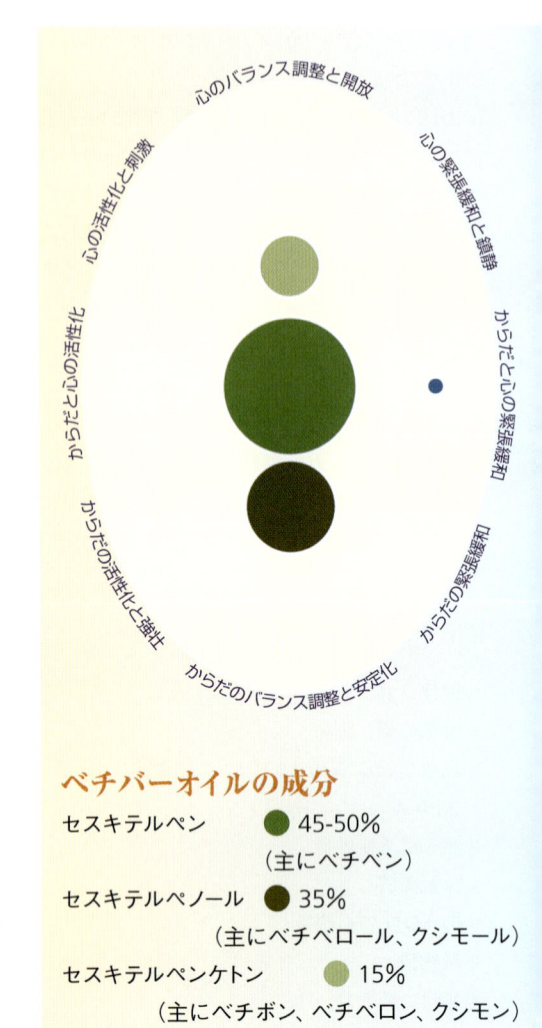

ベチバーオイルの成分

成分	割合
セスキテルペン	45-50%（主にベチベン）
セスキテルペノール	35%（主にベチベロール、クシモール）
セスキテルペンケトン	15%（主にベチボン、ベチベロン、クシモン）
エステル	微量（ベチベリルアセテート）

副作用

既知の副作用はありません。

ジュニパー

Juniperus communis (L.)
ヒノキ科
別名: セイヨウネズ
バージニアジュニパー(p.206)も参照のこと

ジュニパーの木は、樹齢が2000年に達することがあることから、古来より長寿の象徴とされています。また、成熟するまで3年を要するため、同じ木に未熟で緑色のベリーと熟した濃紺のベリーとが共存します。したがって収穫も容易ではなく、収益率は高くありません。

ジュニパーは、ヨーロッパでは昔から薬用植物として、またスパイスとして重要な植物です。古代の文献には、消化障害、排尿困難、蕁麻疹に対する有効性が記載されています。エジプトでは、紀元前1550年にはすでに、「排尿調整のための治療薬」として認められていました。

ジュニパーの枝は、かつて「北欧の乳香」と呼ばれ、心を浄化して問題を解消する作用があることから、伝統的な薫香材として長く用いられていました。

洗浄と浄化のためのオイル

これまで伝えられてきたジュニパーの特徴は、ほとんどがすでに実証済みです。以下にまとめてみましょう。まずジュニパーには、尿路と尿路につながる臓器の洗浄を促進したり、穏やかな利尿作用や駆水作用(電解質を失わずにからだから水分を排出する作用)、消炎作用もあります。また尿路とその周辺の平滑筋の痙攣を抑えて、消化器の働きを調節し、特に肝臓と胆嚢、それに伴い全身の代謝を調整します。そのほか結合組織も強化します。

ジュニパーオイルは、非常に優れた「神経強壮剤」であり、心を浄化し、集中力を強化します。また、穏やかな解毒作用と代謝産物を取り除き排出する作用があるため、からだでも精神でも清浄が必要な部位に働きかけます。ボディオイルとして濡れた皮膚に外用するのが一番効果的です。

データ

植物: 葉が針の形をした常緑樹または常緑低木。地面に近いところから枝分かれし、緑色と濃紺色の液果(ベリー)をつけています。
原産地: 地中海全域

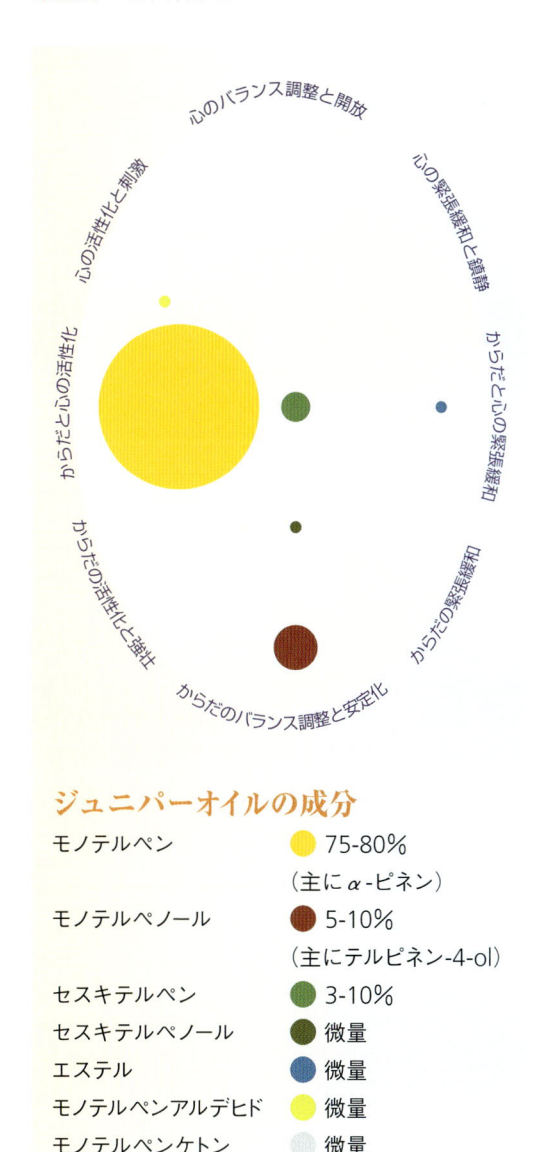

ジュニパーオイルの成分

成分	割合
モノテルペン	75-80% (主にα-ピネン)
モノテルペノール	5-10% (主にテルピネン-4-ol)
セスキテルペン	3-10%
セスキテルペノール	微量
エステル	微量
モノテルペンアルデヒド	微量
モノテルペンケトン	微量

抽出法： 熟した液果を使用。水蒸気蒸留法。1kgの精油を抽出するのに、200kgの原料が必要です。

特　徴： 無色。強いフルーティーな香り。

作　用

からだに対する作用： 抗菌、消炎、代謝活性化、毒素排出、駆水（電解質を失わずに脱水）、穏やかな利尿作用、消化促進、血行促進、鎮痙、鎮痛、コルチゾン様作用。

精神に対する作用： 心の問題解消、活力向上、刺激、集中力向上。

実証済みの適応（症）

- 静脈瘤
- 痔
- 静脈炎
- リンパうっ滞
- 脚が疲れて重たく感じるとき
- 肝臓虚弱
- 筋肉痛
- セルライト
- 膀胱炎
- 精神疲労

副作用

生理的用量であれば、既知の副作用はありません。

ジュニパーオイルを内用すると、腎実質性障害が起こるおそれがあると書かれているのをよく見ますが、最新の研究では、そうした事実は確認されていません（Teuscher 2003）。

備　考

枝と液果から採れるオイルは、モノテルペンの含有率が最大90％含まれています。そのため、このオイルは炎症性の障害により効果的です。

バージニア・ジュニパー

Juniperus virginiana L.
ヒノキ科
ジュニパー（p.205）も参照のこと

静脈系を強くするオイル

バージニア・ジュニパーオイルは、静脈瘤と結合組織の虚弱に対するスペシャリストです。含有成分セドロール（セスキテルペノール類の1種）が、リンパ液の循環を調節して、結合組織を強化しながら、毒物を排出します。サイプレスオイルとブレンドすると、非常に効果的です。

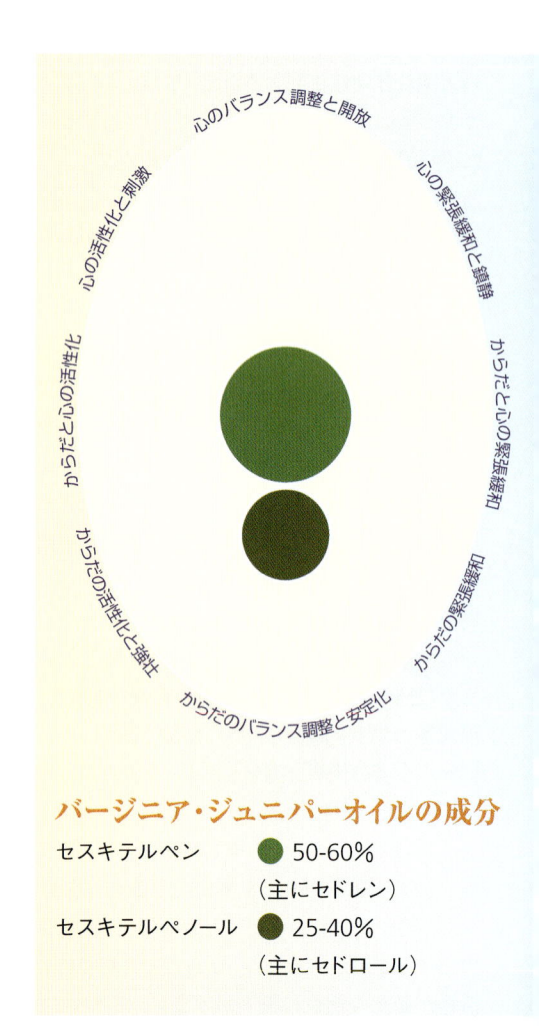

心のバランス調整と開放
心の緊張緩和と鎮静
からだの緊張緩和
からだの緊張緩和
からだの活性化と強化
からだの活性化と刺激
からだと心の活性化
心の活性化と刺激
からだのバランス調整と安定化

バージニア・ジュニパーオイルの成分

セスキテルペン	50-60%
（主にセドレン）	
セスキテルペノール	25-40%
（主にセドロール）	

スキンケア効果の高いバージニア・ジュニパーを加えたマイルドなシャンプーで洗髪すると、頭皮が再生され美しくなり、また毒素も排出されます。また地肌が炎症を起こしているときは、イランイランとラベンダーを一緒にブレンドするとよいでしょう。地肌が脂性の場合は、サイプレスオイルとブレンドします。

このオイルは、神経性の不安や緊張を鎮めたり、意気消沈しているときに力を与えるので、もっと強い自信が持てるようになります。

データ

植　物：樹高が30mに達する柱形の細い常緑樹。
原産地：元々はアメリカ合衆国とカナダの原産でしたが、現在では観賞用樹木として世界中で広く栽培されています。
抽出法：木くずを使用。水蒸気蒸留法。
特　徴：無色-薄黄色。粘性。ややタバコの趣があるウッディな癒し系の香り。

作　用

からだに対する作用：静脈強壮、リンパ流促進、毒素排出、スキンケア、皮膚再生、ホルモン調節。
精神に対する作用：感情のバランス調整、精神安定。

実証済みの適応（症）

- 静脈瘤
- クモ状静脈
- 痔
- セルライト
- スキンケア
- 頭髪ケア
- 心の不均衡
- 不安

副作用

既知の副作用はありません。

フランキンセンス・アラビア

Boswellia sacra syn. carterii Birdw.
カンラン科
別名：乳香、オリバナム

木から「薫り高い涙が流れる」南アラビアと北東アフリカでは、何千年も前からフランキンセンスが抽出されてきました。最初の取引きは、7000年前までさかのぼるといわれています。どの地域でも、薫香儀式で必ずフランキンセンス（オリバナム）が焚かれます。

抽出法は当時のままです。アフリカのシュロ酒（樹液から作られるアルコール）採取販売人らは、フランキンセンスの木が育つ地域に集まり、樹木を乾燥させないように最大の注意を払って樹皮に切り込みを入れ、貴重なフランキンセンスの樹液を採取します。

樹脂は主に、アデン（イエメン）とエリトリアで取引きされ、この2つの地にならってフランキンセンスの種名が付けられています。この2種のフランキンセンスから採れる精油は、互いに香りと含有成分が大きく異なります。アデン種の方は、肉体の障害に効果があり、エリトリア種の方は精神の障害に有効です。

香水業界では、通常、それぞれの長所が生かされるように、アデン種とエリトリア種を2対1の割合でブレンドしています。

データ

植　物：幹から分枝し、それぞれの枝が茎となり、垂直に伸びています。最高5mまで成長します。
原産地：アデン種はイエメンで、エリトリア種はエチオピアとエリトリアが原産です。
抽出法：樹脂を使用。水蒸気蒸留法。
特　徴：無色-薄黄色。アデン種は森林の中にいるような癒し系でテルペンチン（松ヤニ）に似た官能的な香り。エリトリア種は樹脂のほのかな香りをしたためた充実した癒し系の甘い香り。

フランキンセンス、アデン／イエメン

イエメン種のフランキンセンスから採れる精油は、官能的で樹脂特有の松ヤニに似た香りがしますが、これは主要成分であるモノテルペン類によるものです。そしてこのモノテルペン類が含まれているため、優れた血行促進作用、消炎作用そして鎮痛作用を持つ有用なオイルとなっています。慢性の炎症や弱った免疫系もうまく治療します。

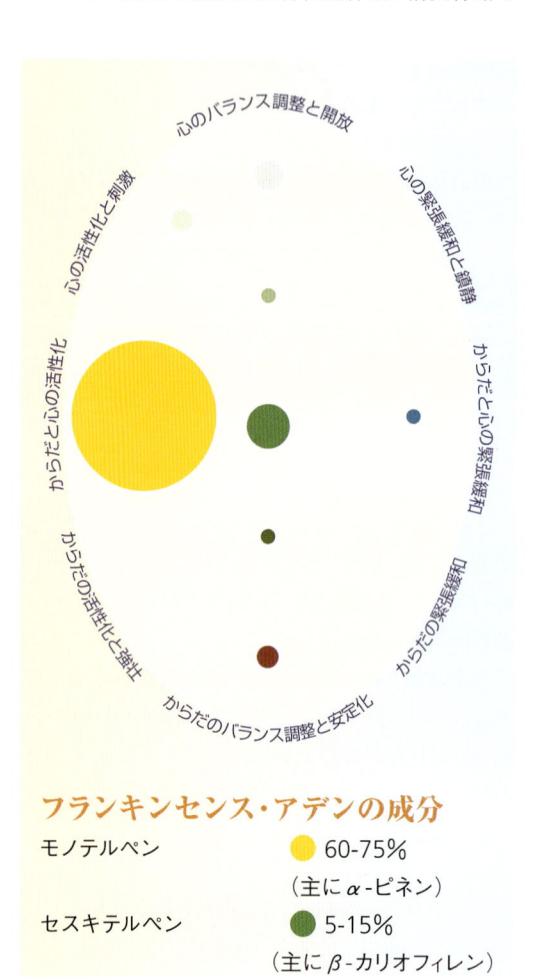

作　用

からだに対する作用：抗ウイルス、抗菌、滅菌、消炎、喀痰溶解、去痰、鎮痙（平滑筋に作用）、鎮痛、血行促進、免疫刺激、副腎皮質類似作用（副腎皮質ホルモンの分泌調節）、瘢痕形成促進、皮膚再生、脂性肌の皮脂分泌調整、収斂。
精神に対する作用：精神刺激、不安解消。

実証済みの適応（症）

- 気管支炎
- 喘息
- 潰瘍
- スキンケア
- にきび
- リウマチ性疾患
- 関節炎
- 免疫力低下
- 抑うつ性の不機嫌
- 不安

副作用

生理的用量であれば、既知の副作用はありません。

フランキンセンス・エリトリア／エチオピア

フランキンセンス・エリトリア／エチオピアは、アデン種とはまったく違う特徴を持っており、香りは柔らかく甘く、森林の中にいるような気分になります。主要成分は酢酸オクチルで、これはオレンジに似た香りのエステル類で、強い緊張緩和作用と痙攣抑制作用を持つ一方、皮膚の忍容性も比較的高い成分です。

そのほかの重要な成分には、ジテルペノール類であるインセンソール（ラテン語では*incensum*といい、発火フランキンセンス、つまり発火するという意味）があり、この成分が含まれるのは、エリトリア種とエチオピア種だけです。イン

フランキンセンス・アデンの成分

成分	割合
モノテルペン	60-75%（主にα-ピネン）
セスキテルペン	5-15%（主にβ-カリオフィレン）
モノテルペンケトン	6.5%（主にベルベノン）
モノテルペノール	5%
オキシド	5%以下
エステル	1-2%
セスキテルペノール	1-2%
セスキテルペンオキシド	1%

緊張緩和。

実証済みの適応（症）

- 月経困難
- ストレス
- 睡眠障害
- 更年期症候群
- 筋肉緊張
- 抑うつ性の不機嫌

副作用

既知の副作用はありません。

! 精油の小瓶に原産地が「小さく」印刷されていることもあります。

ホワイトファー

Abies alba Mill.
マツ科
別名：シルバーファーニードル、ヨーロッパモミ
シベリアモミ（p.103）、パイン（p.119）、モンタナマツ（p.123）、グランドファー（p.173）も参照のこと

ホワイトファーは、蒸し暑い気候の肥えた土壌に育ちます。こうした地域では、ウイルスや細菌の危険が大きく、植物はこれに対抗するためウイルスや細菌を殺伐する強い成分を自製します。

ホワイトファーは、ケルト人やゲルマン人らにとって稀に見る魔力を持った樹木であり、強さと希望の象徴でした。

モミ、トウヒ、マツは、民間医療でたいへんよく利用される植物で、わたしたちの祖母は、若枝で咳止めシロップを作っていました。針葉樹から採れる精油は、西洋医学では、気道疾患に非常に有効な薬物の1つに数えられています。

強い抗ウイルス作用と抗菌作用を持つオイル

針葉樹から採れるオイルのほとんどと同じように、ホワイトファーオイルにもモノテルペン類が最も多く含まれています。ただし面白いことに、ほ

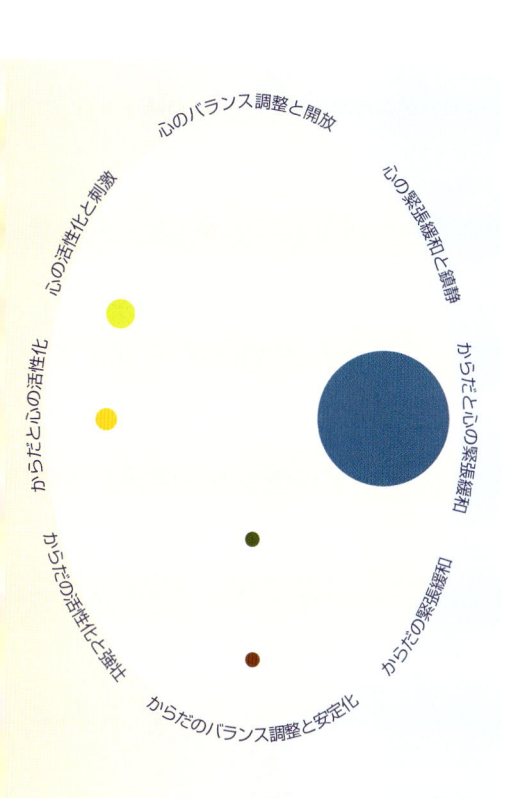

フランキンセンス・エリトリアオイルの成分

- エステル 55%（主に酢酸オクチル）
- モノテルペンアルデヒド 8%（主にオクタナール）
- モノテルペン 5%
- ジテルペノール 2.5%（主にインセンソール）
- モノテルペノール 3%

心のバランス調整と開放
心の緊張緩和と鎮静
心の活性化と刺激
からだと心の緊張緩和
からだと心の活性化
からだの緊張緩和
からだの活性化と強壮
からだのバランス調整と安定化

センソールは、各種ホルモンを調節する作用があると考えられています。また含有成分が作用し合って、苦境をうまく乗り越えるのに必要な力と冷静さを与えます。

作　用

からだに対する作用： 強い緊張緩和作用と鎮痙作用、ホルモン調節。
精神に対する作用： 精神力向上、バランス調整、

つ非常に重要な特徴です。針葉から採れるこのオイルの新鮮な香りには、強い気分爽快作用があるほか、全身状態が迅速に改善されて、思考が明瞭となり、はっきりと理解した上で物事を判断できるようになります。

データ

植　物：50mの高さに達する常緑針葉樹。白銀色の樹皮が際立っていることから、シルバーファーと呼ばれることもあります。
原産地：南ヨーロッパ
抽出法：針葉と若枝を使用。水蒸気蒸留法。
特　徴：透明。暖かくフレッシュで癒されるウディ系の香り。

作　用

からだに対する作用：強い抗ウイルス、抗菌および免疫刺激作用、鎮痛、消炎、血行促進、加温。

精神に対する作用：気分爽快、精神力向上、元気回復、心の問題解消。

実証済みの適応（症）

- 風邪
- 室内空気の殺菌
- 筋肉緊張
- 関節炎
- 関節症
- 虚弱状態
- 病気の回復期
- 集中力薄弱
- 精神疲労

副作用

生理的用量であれば、既知の副作用はありません。

ホワイトファーオイルの成分

- モノテルペン　　　　80-90%
  （主に(-)-リモネン54%以下、α-ピネン）
- エステル　　　　　　4.5-10%
  （主に酢酸ボルニル）
- セスキテルペン　　　2-6%
- モノテルペノール　　微量

（心のバランス調整と開放／心の活性化と刺激／心の緊張緩和と鎮静／からだの活性化／からだの心の緊張緩和／からだの活性化と強壮／からだの緊張緩和／からだのバランス調整と安定化）

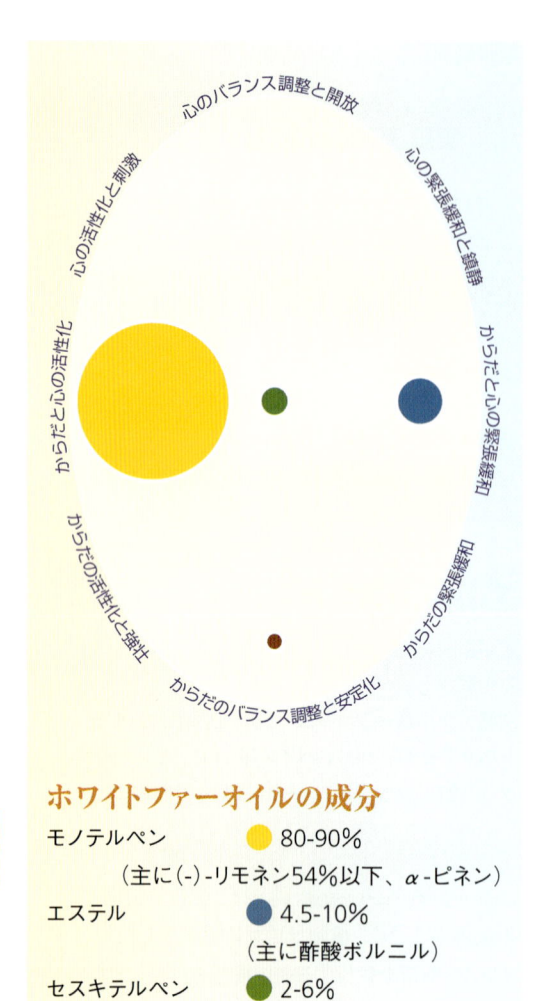

かの針葉樹オイルとは違い、ホワイトファーオイルはピネンの含有率が高く、さらに(-)-リモネン（モノテルペン類）が最大54%も含まれます。シトラスオイルに含まれる右旋性の(+)-リモネンとは異なり、ホワイトファーオイルは、松ヤニにも似たフレッシュで澄んだ香りがします。

ホワイトファーオイルは、風邪を引きやすい季節に室内の空気を殺菌するのに利用できるたいへん有効なオイルで、シトラスオイルとブレンドすれば、室内の細菌数が大きく減少します。また風邪の治療にも効果的です。

精神に対する作用も、ホワイトファーオイルの持

ウィンターグリーン

Gaultheria fragrantissima Wall.
ツツジ科
別名：トウリョクジュ、ヒメコウジ

多種多様な治癒効果を持つこの北米原産のツツジ科植物は、数100年来アメリカンインディアンによって使われ続けており、発熱や関節痛をはじめとする全身の痛みがあるときに、葉を噛んだり、葉でお茶を煎れて飲まれています。現在でも、このお茶は「カナディアンティー」としてとても人気があります。

ウィンターグリーンオイルは、歯磨き粉やチューインガムの典型的な原料でもあり、また化粧品や香水にも使われます。

痛みを和らげるオイル

ウィンターグリーンオイルは、とくに消炎作用と鎮痛作用の強いオイルです。この作用の基は含有成分であるサリチル酸メチルです。この成分は、マッサージや塗擦によって皮膚を通して吸収されると、サリチル酸に分解されます。そしてこのサリチル酸が、プロスタグランジン合成酵素（p.11）の分泌を抑制し、病的原因によって炎症伝達物質が大量に生成されるのを部分的に抑えるという仕組みです。また、含まれている微量成分によって忍容性にも非常に優れています。

データ

植　物： 常緑灌木で、幅広の葉をつけ、白い鐘形の小さな花を咲かせます。
原産地： アメリカ合衆国の北部とカナダなど主に北半球地域。
抽出法： 葉を使用。水蒸気蒸留法。1kgの精油を抽出するのに、145kgの原料が必要です。
特　徴： 無色-やや黄色。芳香性が非常に高く強い香りですが、希釈するとすっきりした心地よい香りになります。

作　用

からだに対する作用： 強い消炎および鎮痛作用、鎮痙。
精神に対する作用：（低用量で使用した場合）緊張緩和、陶酔。

実証済みの適応（症）

- リウマチ性疾患
- 筋肉緊張
- ぎっくり腰
- 凍傷
- 抑うつ性の不機嫌

ウィンターグリーンの成分

芳香族エステル	● 99%（サリチル酸メチル）
セスキテルペン	● 微量
モノテルペン	● 微量
モノテルペノール	● 微量

副作用

生理的用量であれば、既知の副作用はありません。

！ウィンターグリーンは必ず外用すること。 0.5％ブレンドで使用すれば、忍容性が高く鎮痛作用も優れていることがアロマセラピーとアロマケアで実証されています。これを超える濃度（市販されている6％ブレンド）で使用すると、皮膚を刺激します。

ウィンターグリーンオイルの毒性に注意を喚起する文献がありますが、こうした毒性は薬理学試験では証明されていません。ただし、サリチル酸に対する過敏症のある人は、慎重に使用してください。

イランイラン

Cananga odorata (Lam.) Hook. f. et Thomson
バンレイシ科
別名：花の中の花、フラワーオブフラワーズ

イランイランの花は、薬草として長く使われてきました。モルッカ諸島では、ヤシ油、イランイランの花、ウコンの花で「ボリボリ」というクリームを作り、発熱や皮膚疾患のあるときに軟膏として使ったり、髪や体の手入れに使います。インドネシアでは、婚礼を終えたカップルのベッドにイランイランの花を撒き散らす風習があります。これは「花の中の花」つまりイランイランの花の香りにうっとりするような催淫作用があるためです。

強い香りのする美しい黄色の花は、精油抽出のために手作業で摘み取られます。この収穫作業を楽にするために、イランイランの木は、枝がまるで地上に向かって下に伸びているかのように整枝されます。花は一年中咲いていますが、主な収穫期は5-7月と11-12月です。イランイランの花は非常に繊細であるため、花に貴重な精油が残るように、日の出前に収穫し、すぐに蒸留する必要があります。イランイランオイルの芳香の質は、さまざまな要素によって変わります。栽培時にきちんと手入れすること、完全に開いた花を収穫すること、収穫直後に分留することなどが重要な要素です。

「分留」とは、15-20時間の間に5段階に分けて同じ原料から精油を抽出する工程で、最初の15分間で抽出されたものを**エクストラ・スーパー**、次の1時間で抽出されたものを**イランイラン・エクストラ**、その次の1時間で抽出されたものを**イランイラン1級**と呼び、その後は分留開始から6時間以内に抽出されたものを**イランイラン2級**、12時間以内に抽出されたものを**イランイラン3級**、約20時間内に抽出されたものを**イランイラン・コンプリート（カナンガ）**と呼びます。アロマセラピーとアロマケアでは、エステル含有率の高い**イランイラン・エクストラ**と、セスキテルペン含有率の高い**イランイラン・コンプリート（カナンガ）**がもっともよく使用されます。

催淫とリラックスのためのオイル

イランイランオイルは、香水業界ではもっとも女性的な精油として知られており、何十年にもわたって、「オリエンタルな」香りのする香水のほとんどにミドルノートとして使われています。アロマセラピーとアロマケアでは、暖かでエロチックなブレンドに混ぜて使い、男性にもとても好評です。イランイランは、暖かさと安心感を与える香りで、特に強い心理的圧迫を受けて、自分のための時間や余暇を持てないと考えている人たちに効果的です。そういう人たちにとっては、まさに毎晩のリラックスのための理想的な精油でしょう。マッサージ、入浴、スキンケアなどにイランイランブレンドを使えば、自分のからだをもっと知るのに役立ち、自己認識ができるようになるでしょう。最新の経験から、イランイランオイルを加えたブレンドを用いると、拒食症のアジュバント療法として使えるほか、慢性疼痛にも効果があることがわかっています。

独特な香りを持つイランイランは、精神問題に

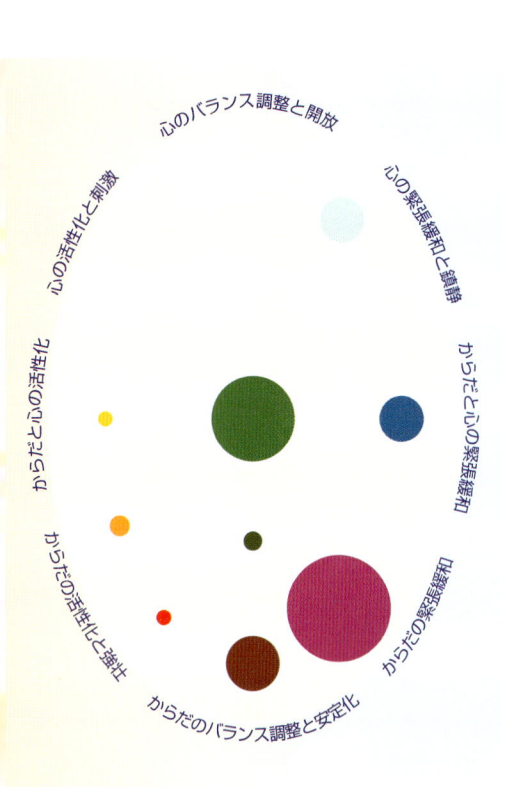

イランイラン・エクストラオイルの成分

成分	割合
芳香族エステル	🟣 40-45%
（主に酢酸ベンジル、安息香酸ベンジル）	
＋芳香族アルコール	微量
セスキテルペン	🟢 26%
（主にゲルマクレン、β-カリオフィレン）	
モノテルペノール	🟤 10-24%
（主にリナロール）	
エーテル	🔵 7-15%
（p-クレゾール-メチルエーテル）	
エステル	🔵 7-12%
（主に酢酸ゲラニル）	
セスキテルペノール	🟢 1-1.5%
モノテルペンフェノール	🟠 1%
オイゲノール＋ 　　イソオイゲノール	🔴 微量
モノテルペン	🟡 微量

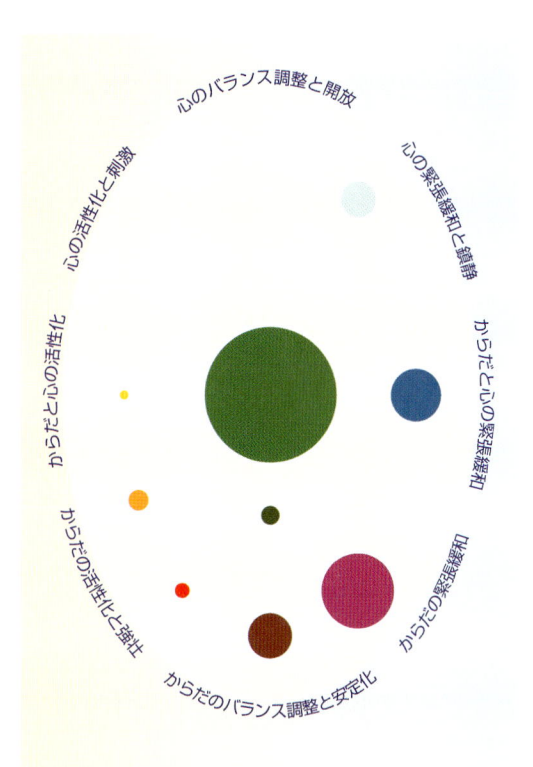

イランイラン・コンプリート（カナンガ）

成分	割合
セスキテルペン	🟢 55-70%
（主にゲルマクレン、β-カリオフィレン）	
芳香族エステル	🟣 15-20%
（主に安息香酸ベンジル、酢酸ベンジル）	
＋芳香族アルコール	微量
モノテルペノール	🟤 10-20%
（主にリナロール）	
エーテル	🔵 7-15%
（主にp-クレゾール-メチルエーテル）	
エステル	🔵 12%
（主に酢酸ゲラニル）	
セスキテルペノール	🟢 1-1.5%
モノテルペンフェノール	🟠 1%
オイゲノール ＋イソオイゲノール	🔴 微量
モノテルペン	🟡 微量

使われることが多いオイルですが、治療経験で、特に皮膚疾患や婦人科疾患にも効果があることがわかっていることから、からだに対してもさまざまな好ましい作用を持つことを考えれば、これは不当な評価であるといえます。

イランイラン・エクストラは、芳香族エステル類の含有率が高く、主にからだの不調に使われ、痙攣を抑えたり炎症を緩和する作用があります。

イランイラン・コンプリート（カナンガ）は、セスキテルペン類と芳香族エステル類という珍しい組成のオイルです。不安を解消し、直観や創造力を養うほか、「毎日が充実している」と感じさせるほど、暖かさや安心感を与えます。

データ

植　物：枝がやや垂れ下がっている樹木で、花冠が舌の形をした黄色の花が強い香りを放ちます。
原産地：コモロ、マヨット島、マダガスカル。
抽出法：花を使用。水蒸気蒸留法。
特　徴：透明または薄黄色-薄橙色。華やかで甘くエキゾチックなオリエンタル調の香り。

作　用

からだに対する作用：（イランイラン・エクストラ）免疫調節、緊張緩和、鎮痙、鎮痛、体力増強、スキンケア、強壮（イランイラン・コンプリート）抗アレルギー、鎮掻痒、消炎、細胞再生、創傷治癒、免疫調節。
精神に対する作用：気分爽快、活力向上、心の安定化、バランス調整、鎮静、催淫。

実証済みの適応（症）

- 皮膚の痒み
- 肌と髪のケア
- 神経性胃痛
- 慢性疼痛
- 月経困難
- 月経前症候群
- 更年期症候群
- 性欲減退
- ストレス、燃え尽き症候群
- 抑うつ性の不機嫌
- 思春期危機
- 不安
- 依存症

副作用

既知の副作用はありません。

ヒソップ匍匐性

Hyssopus officinalis L var. montana (ex decumbens)
シソ科
別名：ヤナギハッカ

古代の著明な医師ヒポクラテスは、ヘブライ語で「聖なる薬草」を意味する*esop*または*azop*と自身の名前を合わせて、この植物にHyssopusという名前を付けました。

旧約聖書には、ヒソップ（Ysop）は「浄化作用のある植物」として記載されています。また重要な万能薬でもあり、「ヒソップほど徳があれば十分である」という古い格言があるほどです。ヒポクラテスは、傷や肋膜の炎症、喘息、カタル、胃腸障害などにヒソップを使うよう勧めました。そしてその正当性は、これまでに実証されてきました。ただし実証されたのはヒソップ種「Hyssopus officinalis」(p.215)の作用です。本書では、効果が高く問題の少ない穏やかなヒソップ（Ysop decumbens）について記載します。

咳、鼻かぜ、かすれ声に効くオイル

咳止めや気管支用のブレンドにヒソップ匍匐性オイルを加えると、効果が高まります。これは、オキサイド、モノテルペン、モノテルペンケトンという成分が、風邪のあらゆる症状に効く組成であるためです。強い抗ウイルス作用、消炎作用、喀痰溶解作用が働くとともに、呼吸と血行を促進することで、はやく治癒します。

さらにこのオイルは、まさに脳活性剤でもあり

ます。病気にかかっているときに、充実感を高めて、活力を喪失していたり疲労している状態から救い出すことによって、早く回復できるようにします。

データ

植　物： 地を這うように伸び、青い花を咲かせる亜低木。
原産地： フランス、イタリア、旧ユーゴスラビア。
抽出法： 開花中の全草を使用。水蒸気蒸留法。
特　徴： 無色。芳香性が高くすっきりと甘い香り。

作　用

からだに対する作用： 強い抗ウイルス作用、抗菌、抗真菌、消炎、粘液溶解、去痰、血行促進、血行増進、皮膚の代謝促進。
精神に対する作用： 活力向上、精神力向上、集中力向上。

実証済みの適応（症）

- 風邪
- 急性と慢性の気管支炎
- 喘息
- 真菌症（カンジダアルビカンス感染症）
- 集中力薄弱
- 疲労

副作用

生理的用量であれば、既知の副作用はありません。

備　考

ヒソップ匍匐性（Ysop-decumbens）オイルは、同じように市販されている**ヒソップ（Ysop-officinalis）オイル**と同程度の抗ウイルス作用がありますが、副作用はありません。ヒソップ（Ysop officinalis）から採れる精油には、モノテルペンケトン類が多く含まれています（原産地によって含有率は40-70％、主に問題がないとはいえないイソピノカンフォンが含まれています、p.35）。強い抗菌作用（特に肺炎球菌とブドウ球菌）があることから、セラピーでは人気のあるオイルです。ただし、ヒソップ（Ysop-officinalis）オイルの使用は、経験豊富なセラピストに任せましょう。

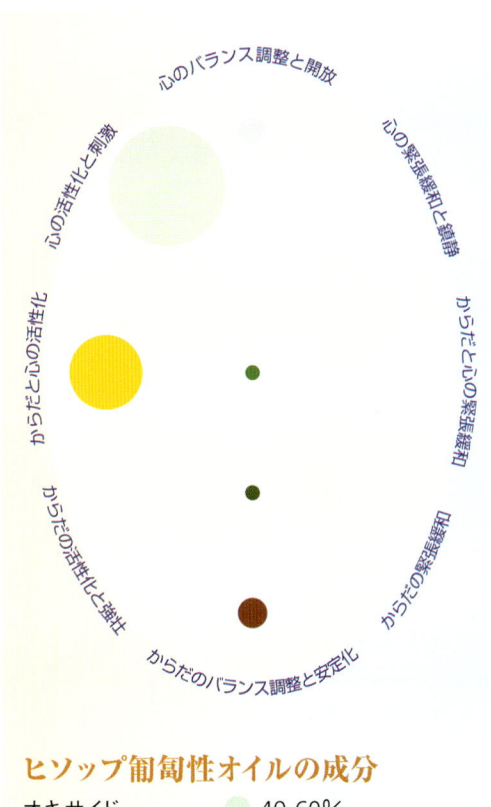

ヒソップ匍匐性オイルの成分

成分	割合
オキサイド	40-60％（主に1,8-シネオール）
モノテルペン	20-30％（主にβ-ピネン）
モノテルペノール	6％
モノテルペンケトン	6％（主にイソピノカンフォン）
セスキテルペン	2％
セスキテルペノール	1％

シダーウッド

Cedrus atlantica Manet
マツ科
別名：シダーウッド・アトラス、ホワイトシダー

フランス南部プレピレネーに、南ヨーロッパ最大のシダーウッド・アトラス地帯があります。この森の中のシダーウッドの木の下にしばらく腰を下ろしていると、大きな木が放出するパワーと静けさを感じ、シダーウッドが「力の木」とも呼ばれる理由も自ずとわかるはずです。そして人はとりわけ不安があるときに、こうしたパワーを必要とします。

シダーウッドは硬く、耐候性、保存性に優れ、防虫作用もあることから、古代エジプトで最も利用された木材でした。レバノン山脈の中の有名な神の森のスギは、わずか400本ほどしか残っていませんが、その中の数本は樹齢が2500年を超えています。

エジプトのファラオの墓で、副葬品の中に数千年前のシダーウッドオイルの入った容器が発見されました。探検家らは、なおも強く放たれていた香りに驚いたそうです。

「力の木」から採れる素晴らしいオイル

習慣を捨てて新しい未知の事柄に着手する必要が起こり、自分の人生に大きな転機が訪れたとき、わたしたちは不安に陥ることがあります。人を積極的にさせる力を持つシダーウッドオイルを使えば、困難な境遇の中でも自信を失わず、勇気を持って新しい道を切り開くことができるでしょう。

シダーウッドオイルの成分組成を見ると、非常にまれなセスキテルペン類が多く含まれていることがわかります。このセスキテルペン類は、皮膚と粘膜に大きく働きかける成分で、抗アレルギー（抗ヒスタミン）作用があることが実証されています。シダーウッドオイルは、肥満細胞の細胞膜を安定させて、ヒスタミンの放出を抑えます。こうした強い抗アレルギー作用のあるシダーウッドオイルとサイプレスオイル(p.222)を併用した結果、花粉症に悩む多くの人たちの症状が軽減されました。

シダーウッドオイルはまた、常にどこかで広まっている髪と皮膚の寄生虫に対しても有効です。

データ

植　物：高い針葉常緑樹。樹幹が非常に太く、そこから多くの枝が四方に伸びています。灰色がかった緑色の針葉は、（カラマツに似た）小さなバラの形を作って枝の上に並び、枝には卵形の毬果が付いています。
原産地：フランス、モロッコ。
抽出法：樹齢20年の心材のくずを水蒸気蒸留して得られたオイルが最高級品。1kgの精油を抽出するのに、30kgの原料が必要です。
特　徴：蜂蜜色。粘性。癒し系で暖かい木の香り。

作　用

からだに対する作用：消炎、鎮掻痒、抗アレルギー（抗ヒスタミン）、鎮痛、喀痰溶解、去痰、抗寄生虫。
精神に対する作用：気分爽快、精神力向上、鎮静、調和、不安解消。

実証済みの適応（症）

- 咳嗽、気管支炎
- 百日咳
- 喘息
- アレルギー性鼻炎（花粉症）
- 高血圧
- 皮膚の痒み
- 虱
- 皮癬ダニ
- 防虫

副作用

既知の副作用はありません。

備　考

一般的に針葉樹オイルがシダーウッドオイルとして偽って販売されています(p.26)。そして、シダーウッドオイルには流産誘発作用のあるツヨンが含まれているので使用には注意すること、という注意書きがアロマセラピー関連書籍で再三再度見られます。この注意は正しくありません。本物のシダーウッドオイルには、ツヨン（モノテルペンケトン類）は含まれておらず、問題の少ないセスキテルペンケトン類(p.35)がわずかに含まれるだけです。わたしたちがアロマセラピーで使用するのは、アトラスシダー（Cedrus atlantica）から採れる本物のシダーオイルまたはシダーウッドオイルだけです。

シナモンリーフ

Cinnamomum ceylanicum Blume
syn. *Cinnamomum verum*
クスノキ科
シナモンバークオイル（p.219）も参照のこと

シナモンの木は約275種あり、そのうち少なくとも5種がシナモン採取用に栽培されています。中でもセイロン産のシナモンの木が最もよく知られています。精油は葉と樹皮から採られますが、それぞれ成分が非常に異なります。

シナモンバークオイルよりも作用が穏やかで安価なシナモンリーフオイル

シナモンリーフオイルに必要な原料は、シナモンバークオイルよりもはるかに少ないため低価格です。主要成分も、シナモンバークオイルがシンナミックアルデヒドであるのとは異なり、作用のやや穏やかなオイゲノール（80%）です。したがって、皮

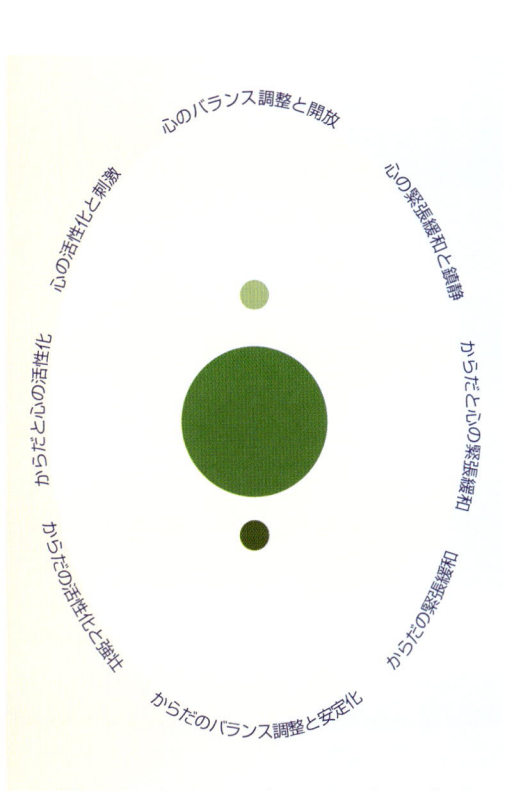

シダーウッドオイル（ホワイト）の成分

成分	割合
セスキテルペン	75-80%（主にヒマカレン）
セスキテルペノール	3-15%（主にヒマカロール）
セスキテルペンケトン	3-12%（主にアトラントン）
＋セスキテルペンオキサイド	1%（主にヒマカレンオキサイド）

- 更年期症候群
- 妊娠線
- 出産準備、分娩
- 睡眠障害。小児にも使用可
- 小児の「精神的腹痛」
- 思春期危機
- 抑うつ性の不機嫌
- 悲嘆
- 不安、決別への不安
- 依存症

膚に対する作用もはるかに穏やかで、忍容性にも優れています。ただし、シナモンバークオイルのような暖かで包み込むような香りはありません。

シナモンリーフオイルは、クローブリーフオイル（p.155）によく似ていますが、緊張緩和作用のあるオイゲニルアセテート（芳香族エステル類）が含まれていません。

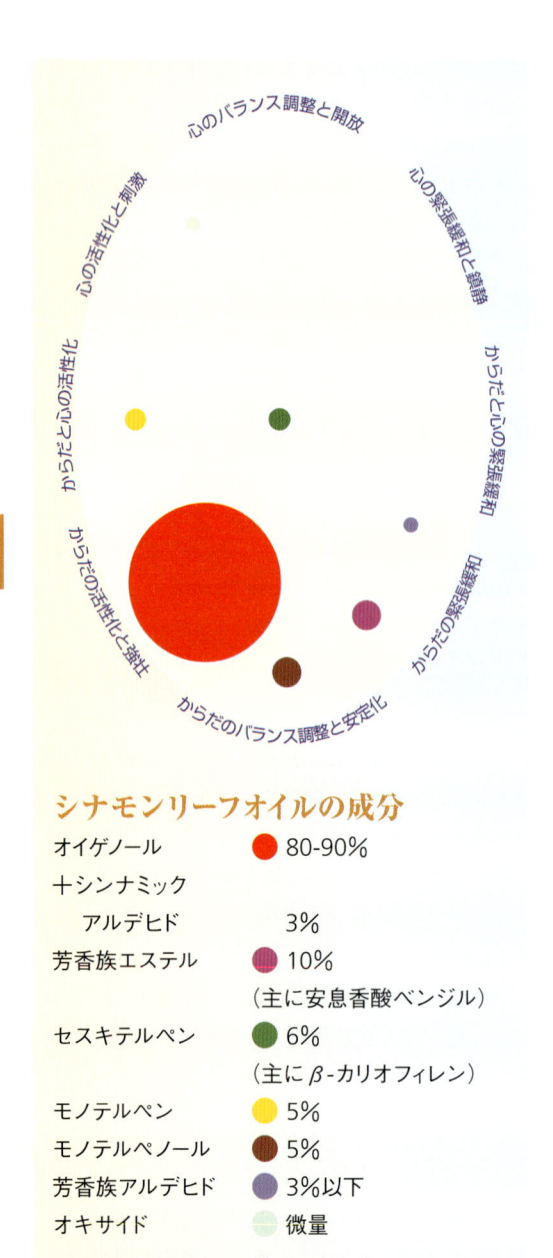

シナモンリーフオイルの成分

成分	割合
オイゲノール	80-90%
＋シンナミックアルデヒド	3%
芳香族エステル	10%（主に安息香酸ベンジル）
セスキテルペン	6%（主にβ-カリオフィレン）
モノテルペン	5%
モノテルペノール	5%
芳香族アルデヒド	3%以下
オキサイド	微量

データ

植　物：樹高が12mに達する常緑樹で、最大20cmの大きさになる卵形の葉がバラ状に並んでいます。葉は、はじめは輝くような赤色ですが、時間が経つと濃い緑色になります。

原産地：マダガスカル、インド南西部、スリランカ。

抽出法：葉を使用。水蒸気蒸留法。1kgのシナモンリーフオイルを抽出するのに、60kgの葉が必要です。

特　徴：透明。強いピリッとした香り。

作　用

からだに対する作用：広範で強い抗菌作用、強い抗真菌作用、抗ウイルス、消炎、血行促進、加温、強い筋肉鎮痙作用、麻酔（感覚麻痺）作用、強い鎮痛作用、全身強壮（子宮にも働きかけます）、消化促進。

精神に対する作用：活力向上、興奮、精神力向上。

実証済みの適応（症）

- 風邪
- 消化障害
- 筋硬化
- 足の真菌症（水虫など）
- 虚弱状態
- 気管支炎
- 疝痛
- 関節炎、関節痛
- 疲労

副作用

シナモンリーフオイルを使用するときには、用量に注意しましょう。低用量（0.5%以下）で外用するのであれば、忍容性が非常に高く、アレルギー反応が起こる可能性もほとんどありません。

! 濃縮オイルは、皮膚と粘膜を刺激して炎症を起こすおそれがあります。

肝毒性作用についてよく報告されますが、長

期的に高用量を内用したときに限ります。

　子宮収縮作用があるため、妊娠中は使用してはいけません。ただしボディオイルに1-2滴加える程度であれば問題ないでしょう。

シナモンバーク

Cinnamomum ceylanicum Blume
syn. *Cinnamomum verum*
クスノキ科
別名：セイロンシナモン
シナモンリーフオイル（p.217）も参照のこと

　シナモンの木の樹皮は、古代にはすでに貴重なスパイスでした。シナモンは、インドとアラビアの料理で使われるスパイスミックスに欠かせない材料です。

　シナモンの香りを嗅ぐと、子供の頃のクリスマスの思い出がすぐに甦ってくるでしょう。暖かい部屋で皆と一緒に過ごした時間、降り積もる雪、焼きリンゴから漂うおいしそうな香り……。寒い季節に安心感を与える典型的な「冬の香り」です。

心を温めて強くするオイル

　シナモンバークオイルは、あらゆる細菌、微生物、真菌に対して非常に高い効力があります。主成分はシナミックアルデヒドで、精油の成分の中でも強力で効果の高い成分です。

　シナミックアルデヒドには、皮膚に染み込み心を揺さぶるという非常に優れた精神的作用があります。また、からだと心を温める作用もあります。この作用は、特に夏冬に関係なく常に「寒い」と感じている人に効果的です。

! シナミックアルデヒドの含有率が高いことで、上記のような好ましい作用がある反面、皮膚や粘膜を傷める可能性があり、使用時に問題となることもあります。そのため、シナモンバークオイルを扱えるのは、十分な知識を有した経験豊富な人かセラピストのみです。

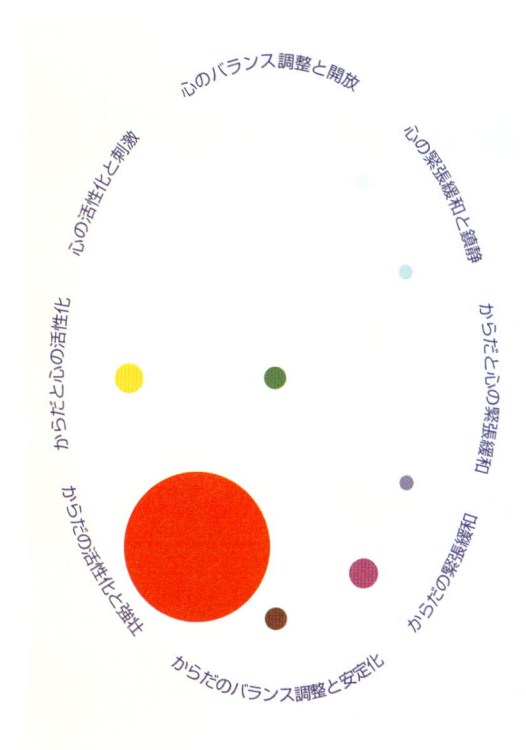

シナモンバークオイルの成分

成分	割合
シンナミックアルデヒド	55-75%
＋オイゲノール	5-10%
芳香族エステル	5-7%
（主に酢酸シナミル、安息香酸ベンジル）	
＋芳香族アルコール	1%
モノテルペン	6-8%
モノテルペノール	5%以下
（主にリナロール）	
セスキテルペン	2-4%
クマリン	微量
エーテル	微量
芳香族アルデヒド	微量

データ

植　物：樹高が12mに達する常緑樹。最大20cmになる葉は卵形でバラのように並び、色ははじめは光沢のある赤色で、時間とともに濃い緑色に変化します。

原産地： マダガスカル、インド南西部、スリランカ。
抽出法： 乾燥させた樹皮の削りくずや切れ端を使用。水蒸気蒸留法。1kgの精油を抽出するのに、150kgの原料が必要です。
特　徴： 薄黄色。甘くて暖かくスパイシーな香り。

作　用

からだに対する作用： 強い抗菌作用（B群連鎖球菌、D群連鎖球菌、大腸菌、黄色ブドウ球菌、表皮ブドウ球菌）、抗ウイルス、抗真菌、血行促進、加温、鎮痛。

精神に対する作用： 興奮、活力向上、精神力向上。

実証済みの適応（症）

- 風邪の予防と治療
- 扁桃炎
- 気管支炎
- 室内空気の殺菌
- 足の真菌症（水虫など）
- 非炎症性関節炎
- リウマチ性疾患
- 筋硬化
- 更年期症候群
- 月経前症候群
- ストレス
- 悪寒

副作用

シンナミックアルデヒドの含有量が高いため（p.40）、シナモンバークオイルを使用できるのは、十分な知識を持つ人かセラピストのみです。

1％濃度のボディオイルに2-4滴加える程度であればまったく問題はなく、最大の効果を引き出すにはこの濃度が最適であることが経験からわかっています。

シナモンバークオイルはアロマ料理にスパイスとして使用されることがありますが、その際に急性または慢性の毒性が発生したという報告はこれまでのところありません（Teuscher, 2003）。肝毒性についてよく記載されていますが、これはフランスのアロマセラピーで実施されるように、長期的に高用量で（カプセル剤として）内用したときに限っています。

備　考

シナモンは、香水業界、飲料業界、食品業界でよく使用されますが、これが原因で、シナモンに対する感受性の高い人の数が増えています。疑わしいときは、皮膚テスト（p.56）をした方がよいでしょう。

レモン

Citrus limon (L.) Burm. f.
ミカン科
シトラスフルーツオイル（p.76）も参照のこと

レモンの木は中国原産で、すでに紀元前10世紀には栽培されていたことが確認されています。レモンはインドをわたってペルシャに伝えられ、アレキサンダー大王によってギリシャにわたりました。その後、レモン（アラビア語でlimun）は、アラビア人や十字軍従軍騎士らによってヨーロッパに伝えられました。

ドイツでは、15世紀以降、死者崇拝の重要な要素で、皇帝の館やシュヴァーベン（かつてのドイツ南西部の公国）では、棺側葬送者や弔問客らが葬儀中レモンを持ち、死者の棺にはレモンの果実が添えられました。アーレン一帯では、慣習的に墓の十字架にレモンとローズマリーの小枝を付けていました。この慣習のはじまりは伝えられていませんが、レモンとローズマリーの香りで死者の臭いを紛らわせるためか、棺側葬送者に死が感染しないようにするためではないかと推測されています。あるいは、死神を寄せ付けないようにするためかもしれません。というのも、ローズマリーの香りは強く、亡霊からの守り神であると考えられていたからです。いずれにせよ、理由は現在まではっきりと知られていません。ただし、この風習が始まった時期はペストが流行したときであることが古い文献の中で何度も紹介されています。たとえば1565年に発刊された

ヒエローニュムス・ボックの草本図鑑には、「レモンの樹皮で煙を起こし…(中略)…ペスト菌が蔓延する空気に効果がある」と記載されています。

清潔さと新鮮さを提供するオイル

レモンオイルは、これまで十分に研究されてきました。レモンオイルには優れた治癒作用があり、風邪の季節に驚くほどの効果が見られます。風邪の季節に、特に室内空気の微生物を殺滅したり消毒する作用について報告があり、どれも実証済みです。日本では、レモンオイルを職場で使用した結果、罹患率が50%に低下した上、作業能率が50%上昇したことが確認されました。

イギリスでは何年も前から、数種の精油の抗腫瘍(腫瘍細胞成長抑制)作用に関して研究されていますが、レモンオイルは対象精油の1つです(Crowell 1999)。

レモンオイルは、炎症プロセスをうまく抑えます。また低用量で使用すれば、気分が晴れて新鮮で快活な気持ちになれますし、創造力が高まり精神的なバランスも整います。爽やかな香りを放つ香水やオーデコロンの多くに添加されているオイルです。

レモンの香りは「清潔さと新鮮さ」の象徴です。とくに広告業界では衛生と清潔のシンボルとされていることから、洗浄剤や清掃剤のラベルには、たいてい「レモンの香り配合」という文字が印刷されています。ただし当然ですが、こういった製品に本物のレモンオイルが配合されることはなく、添加されているのはレモングラスやリツェアクベバから抽出した芳香成分シトラールか合成芳香物質です。

円環図（時計回りに）：心のバランス調整と開放／心の緊張緩和と鎮静／からだと心の緊張緩和／からだの緊張緩和／からだのバランス調整と安定化／からだの活性化と強化／からだと心の活性化／心の活性化と刺激

レモンオイルの成分

成分	割合
モノテルペン	90-95%
（主に(+)-リモネン60-80%）	
モノテルペンアルデヒド	3-10%
（主にシトラール）	
モノテルペノール	3%以下
クマリン	1.5%
（主にフロクマリン）	
セスキテルペン	1-3%

そのほかセスキテルペンケトンとエステルが極めて微量ずつ含まれています。

データ

植物：樹高が5mに達する高木。1年を通して心地よい香りを放つ白い5枚花弁の花を咲かせ、さまざまな熟度の実がなっています。葉は卵形で周辺が波打っており、革のように滑らかで常緑(深緑色)です。

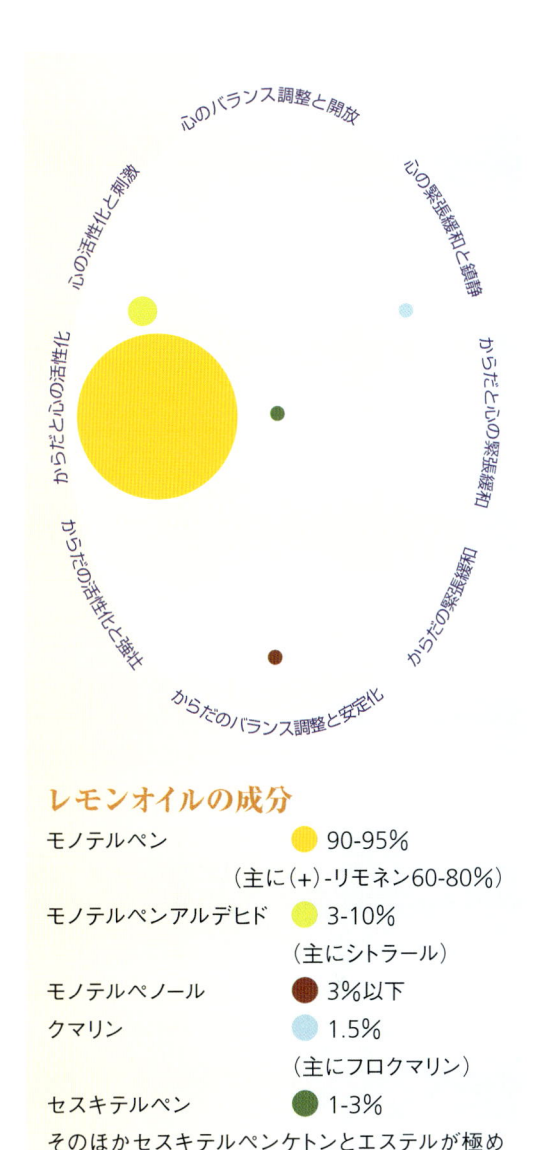

原産地：イタリア(シチリア島)、ギリシャ、イスラエル、アフリカ、ブラジル、アルゼンチン、アメリカ合衆国。

抽出法：果皮を使用。コールドプレス法。1kgの精油を抽出するのに、200kgの原料が必要です。

特徴：薄黄色。新鮮でフルーティな香り。まさにレモンそのものの香りです。

作　用

からだに対する作用： 滅菌（消毒）、消炎、解熱。

精神に対する作用： 気分爽快、心の活性化、集中力向上。

実証済みの適応（症）

- 風邪
- 気管支炎
- 室内空気の殺菌
- 発熱
- 免疫力低下
- 病気の回復期
- 集中力薄弱
- 気力低下

副作用

生理的用量であれば、既知の副作用はありません。

！含有成分であるフロクマリンには、特に肌の色が薄い人が高用量で使用した後で日光に当たると、皮膚が過敏になることがあります。

またモノテルペンも含まれているため、皮膚が繊細で乾燥しているときに使用したり、小児または高齢者が使用すると皮膚が刺激されて炎症を起こすこともあります。ただし低用量（0.5％）で用いれば、問題はありません。

備　考

時々記載されているのが見られますが、レモンオイルにはビタミンCは含まれていません。ビタミンCが含まれるのはレモンの果汁のみで、精油は外果皮から抽出されるためビタミンCが含まれることはありません。

最良のレモンオイルは、昔からシトラスフルーツが栽培されているシチリア島産のものです。火山土と長い日照時間という気象条件を背景に、とりわけ良質でとりわけ素晴しい香りが生まれます。その中でも最も好ましいのは、殺虫剤処理されていない「調整有機栽培」の果実から得られる精油です。

サイプレス

Cupressus sempervirens L.
ヒノキ科

どこまでも続く地中海の丘陵にそびえ立つ細いサイプレスの木は、基点とでもいうか、静寂を促して心を集中する場所のように見えます。サイプレスの木は鎧をかぶっているかのごとく強く、どんなに激しい嵐でもその静寂を破ることができません。

多くの民族にとって、サイプレスは楽園の木であり、また死者の木でもあり、宮殿の中庭、寺院や墓地の前に静粛に並んでいるのがよく見られます。光の神を信仰するペルシア人の宗教「ゾロアスター教」では、サイプレスの木は聖なる炎の象徴であり、ゾロアスターによって地上に植えられた楽園の木であると考えられていました。

サイプレスにちなんで名づけられたキプロス島では、この木が生えているところには神が存在すると考えられています。ローマ人と同じようにギリシャ人にとっても、サイプレスの近くには地神と死神がいると考えられていたために、悲しみと死の象徴でした。その後、サイプレスはキリスト教徒によって永遠の命の象徴であると考えられるようになりました。

エフェソスにあるディアナ神殿の門とバチカンの最初の聖ペテロ寺院の門、さらに神像、碑文、棺などもサイプレスの木で作られました。この木は決して壊れないと考えられていたため、フェニキア人の商船やアレキサンダー大王の艦隊にも使われました。また、ローマの詩人ホラーツの時代（紀元前65-8年）には、この木を使って原稿収納箱や、日常生活に必要な大型の日用品も作られたということです。

心の構造を打ち立てて集中力を高めるオイル

サイプレスオイルは、支柱のように心の構造を打ち立てて、「自分自身の方針」を見つけるのに

役立つオイルです。このオイルの最大の強みは、人を元気づけて集中力を高める作用がある点です。したがって、特に人生の目的をはっきりさせて秩序を打ち立てるのが苦手な患者や、極端に気分が変動する患者に向いています。また、考えすぎるとき、注意が散漫するとき、感情を「抑えられない」ときなどに効果があります。

シダーウッドオイルとともに使えば、とりわけ花粉症によく効くほか、結合組織の疾患治療の補助療法としてもうまく利用できます。

データ

植　物： 樹高が25mに達する細い常緑樹。樹齢は2000年におよぶこともあります。小さな葉に覆われた枝は四方に広がって伸びる点は、枝を平らに広げるコニファー(Chamaecyparis)やニオイヒバ(Thuja occidentalis L)とは異なります。

原産地： 地中海全域

抽出法： 枝と毬果を使用。水蒸気蒸留法。1kgの精油を抽出するのに、70kgの原料が必要です。

特　徴： 透明-薄黄色。樹脂のような澄んだスパイシーな香り。

作　用

からだに対する作用： 滅菌(消毒)、消炎、鎮掻痒、抗アレルギー(抗ヒスタミン)、穏やかな収斂作用、血管収縮(毛細気管支領域は拡張させる)、鎮痙、うっ滞解消、鎮痛、穏やかなホルモン調節作用、防臭、防虫。

精神に対する作用： 集中力向上、精神構造の健全化、バランス調整、精神力向上、心の問題解消。

実証済みの適応(症)

- 百日咳
- アレルギー性鼻炎(花粉症)
- 静脈瘤
- 痔
- 浮腫
- セルライト

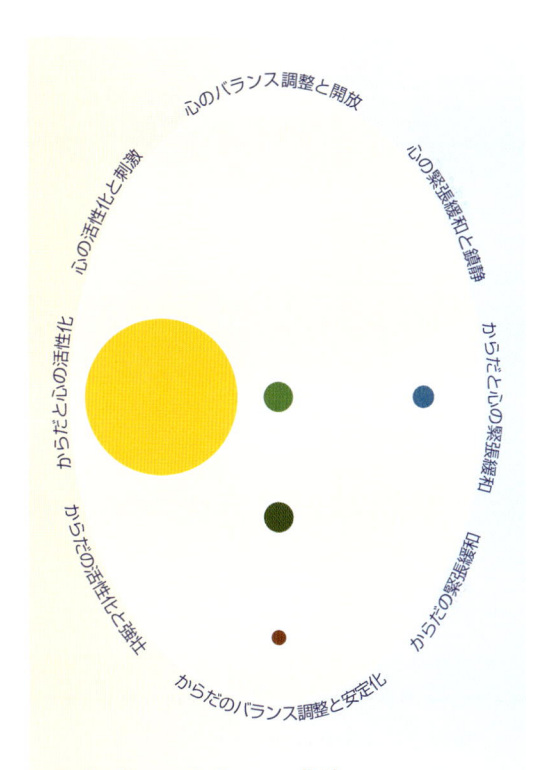

サイプレスオイルの成分

モノテルペン	65-85%
	(主にα-ピネン62%以下、δ-3-カレン)
セスキテルペノール	10%以下
	(主にセドロール)
ジテルペノール	0.5%
	(主にアビエノール)
セスキテルペン	5-10%(主にセドレン)
エステル	5%以下
モノテルペノール	微量

- 皮膚の痒み
- 防虫
- 足の異常発汗
- リウマチ性疾患
- 注意集中障害
- 気分の変動

副作用

生理的用量であれば、既知の副作用はありません。

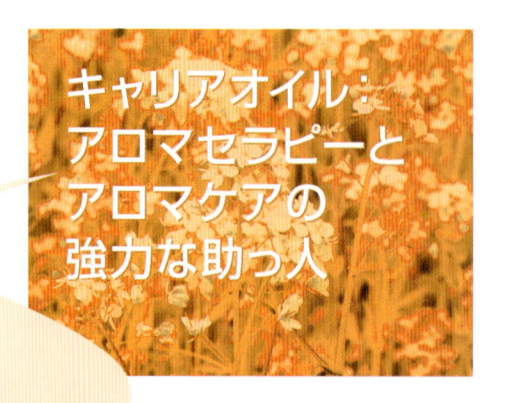

キャリアオイル：アロマセラピーとアロマケアの強力な助っ人

まれな例外を除いて、精油はそのまま皮膚に塗ることはできません。そのためにキャリアオイルが必要となります。キャリアオイルとして適しているのは、「植物性脂肪油」です。植物油は、精油と同じように植物の代謝産物であるため、互いに相反することがない上、互いの作用を補助しあいます。人類は過去数千年の経験から、果実、ナッツ、種子から得られる天然の植物油には非常に高い治癒効果とスキンケア効果があり、からだと皮膚が担う重要な機能を補助するとともに、多くの障害を予防したり治癒するということ知っていますが、これは現在までに科学的研究でも確認されています（Wagner u. Wiesenauer 2003）。

おもなキャリアオイル（油脂）に関する情報は、p.304とp.305にまとめてあります。

キャリアオイル（植物油と植物性脂肪）の化学特性

油と脂肪は植物の代謝産物で、ほとんどの植物が油や脂肪を産出しますが、その濃度はまちまちです。油の含有量が特に多いのは、ナッツ、種子そして実生です。油と脂肪の役割は、まず第一に植物のエネルギーを保存することです。

植物に関して言えば、油と脂肪はほぼ同じものを指しており、室温（24℃未満）でまだ液状である脂肪物質成分を油と呼び、約24℃以上になると固まるものを脂肪と呼びます。

植物油の特徴を決定する脂肪酸

自然のままの油には同じ組成のものがなく、人に対する作用もさまざまです。

植物性脂肪と植物油はどれも基本構造は同じで、グリセリン（3価アルコール）1個といわゆる脂肪酸3個の化学結合を持っています。この脂肪酸が化学結合の構造の中で植物油や植物性脂肪ごとに異なり、これに応じて人のからだに独特の作用と反応を引き起こします。以上のことから、脂肪酸が植物油の特徴を決定付けているといえます。

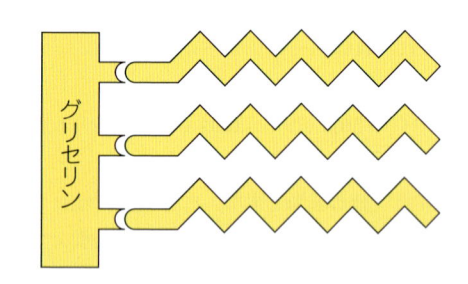

トリグリセリドは、動物性および植物性の脂肪と油で、グリセリンと3個の脂肪酸からできています。グリセリンは、1個の3価アルコールが3個のOH基と結合したもので、トリグリセリドではこのOH基それぞれに脂肪酸が1個ずつ結合しています。

脂肪酸の「飽和度」

生化学の分野では、化学構造の違いによって脂肪酸を飽和脂肪酸、一価不飽和脂肪酸、多価不飽和脂肪酸に分類しています。

飽和脂肪酸：
不活性で皮膚をケアする物質

飽和脂肪酸は、構造が飽和状態にあり活性がありません。この状態を化学では「不活性」と呼び、不活性脂肪酸は、ほかの分子と早急に結合しない脂肪酸という意味です。

飽和脂肪酸は、スキンケア効果と皮膚保護作

用に非常に優れており、特にヤシ油（p.230）とシアバター（p.235）に多く含まれています。

不飽和脂肪酸：生体内で代謝され多大な治癒力を持つ物質

不飽和脂肪酸は、ほかの物質と結合したり、反応を起こしたりするのに貪欲であるため、非常に活発に代謝されます。この脂肪酸は、エネルギーを放出しながら二重結合と呼ばれる結合をすばやく解消して、自由になった「手」をほかの分子と結合させます。脂肪酸が持つ二重結合の数が多いほど、活性が高い（代謝活性が強い）ということです。

- **一価不飽和脂肪酸**：たとえば、オリーブオイルやアーモンドオイルのオレイン酸などがあります。この脂肪酸は二重結合を持ち、うまく代謝されます。言い替えると、脂肪酸は体内ですばやく有用な物質に変化するということです。また総体的にかなり長持ちします。主として一価不飽和脂肪酸を含む油は、普通肌と乾燥肌のマッサージオイルやスキンケアオイルとして使えます。
- **二価不飽和脂肪酸**：もっとも代表的なものはリノール酸で、グレープシードオイルと月見草油に高濃度で含まれています。この脂肪酸は2個の二重結合を持ち、非常に反応を好みます。皮膚に迅速に浸透し、普通肌から脂性肌にうまく使えます。保存加工されておらず、すぐに臭くなるため、高いスキンケア効果はあるものの、保存力のある油と混ぜない限り、あまり理想的な物質であるとはいえません。
- **三価不飽和脂肪酸**：3個の二重結合を持つ不飽和脂肪酸です。脂肪酸の中でももっとも反応しやすい物質で、すぐに代謝されます。代表的な物質は、α-リノレン酸（アマニ油、麻実油など）とγ-リノレン酸（月見草油、ボラージオイルなど）ですが、それぞれ作用はいくらか異なります。このグループの油は、丁寧に精製されているものは別ですが、空気に触れるとせいぜい2週間しか保存できません。

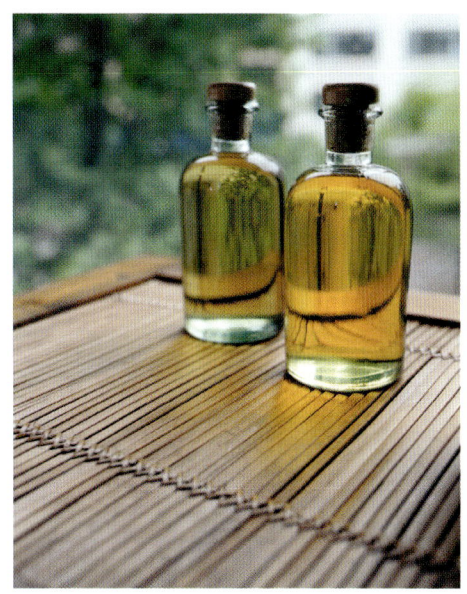

天然の植物性油脂は、精油の作用をうまく補ったりカバーして治癒やスキンケアを促す有用な物質です。

特に多価不飽和脂肪酸は、代謝に必要である上、体内で合成できないことから、からだと皮膚が生きるのに不可欠（エッセンシャル）な物質です。したがって、多価不飽和脂肪酸は「ビタミンF」または「スキンビタミン」とも呼ばれます。ただし、ビタミンといっても、私たちが知るビタミンを意味するものではありません。

乾性、半乾性、非乾性

脂肪酸の組成によって、植物油の作用とともに皮膚に塗ったときの乾燥度が決まります。そして空気に触れたときにどの程度乾燥するかによって、乾性、半乾性、不乾性の3種類に分けられます。

- **乾性オイル**には、60％以上も不飽和リノール酸とリノレン酸が含まれており、反応しやすいという特徴があるために、空中で迅速に酸素と結合し（酸化）、樹脂化します。その結果、皮膚の上にはフィルム状の乾燥した膜が形成されます。代表的なオイルはアマニ油です。乾性オ

皮膚に塗ったときの植物性油脂の酸化状態

オイル	乾性	半乾性	不乾性
アボカドオイル			●
カロフィラムオイル		●	
ローズヒップオイル	●		
ヘンプシードオイル	●		
マカダミアナッツオイル			●
アーモンドオイル			●
月見草油	●		
オリーブオイル			●
ヒッポファエオイル	●		
菜種油			●
セサミオイル		●	
グレープシードオイル	●		

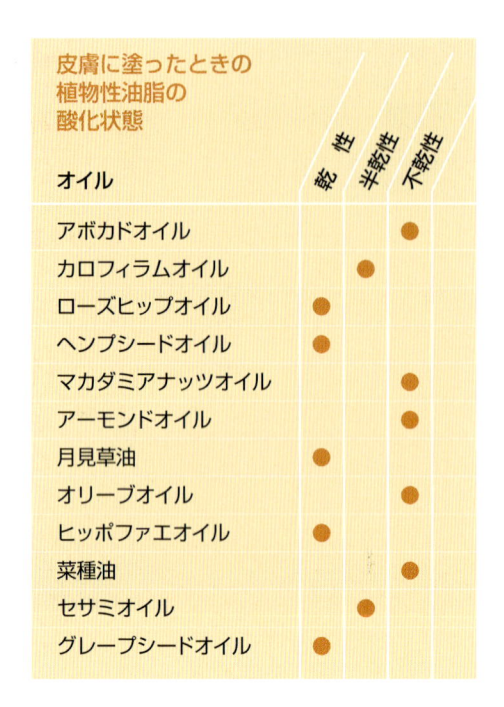

イルはすばやく皮膚に浸透します。

● セサミオイルなど**半乾性オイル**は、多価不飽和脂肪酸を最大60％含んでいます。すぐには酸化されないため、乾性オイルほど早く皮膚に浸透しません。

● オリーブオイルやアーモンドオイルなど**不乾性オイル**には、最大20％の多価不飽和脂肪酸が含まれています。この種のオイルは、皮膚上に長時間にわたり心地よさと滑らかさが続くオイル層を形成します。

少量でも大活躍──脂肪微量成分

不飽和脂肪酸は、優れた脂肪微量成分があってこそ100％効果を発揮します。また脂肪微量成分も不飽和脂肪酸がなければ十分に効果を発揮できません。ここでもまた、成分が集合することが重要であるということになります。

脂肪微量成分は、植物油にほんの僅かな量含まれる成分で、植物色素、フィトステロール、微量成分、芳香物質、ビタミンが属します。

脂肪微量成分は、オイルを皮膚に浸透吸収させ、深部まで行きわたらせて、最適なケア効果を発揮できるようにします。また皮膚の湿度を適度に保ち、皮膚細胞の成長と再生を促して、結合組織と支持組織の基質を活性化させます。

色素、ビタミンetc.

重要な脂肪微量成分と、各成分を外用または内用したときに現れる特有の作用を以下に説明します。

● **フラボノイド**（植物色素）は、免疫系を強化して、皮膚細胞と粘膜細胞の成長と再生を促し、皮膚の若さとみずみずしさが維持されるように角質化をコントロールします。

> 衣服に色素が沈着するおそれがあります。カロフィラムオイル、セントジョンズワートオイル、ヒッポファエオイルを使用する際には特に注意してください。

● **ビタミンE**（トコフェロール）は、心臓、循環系、神経系を強化し、細胞呼吸と血行を促し、遊離基を除去（抗酸化）する最大の皮膚細胞保護物質です。

● **カロチノイド**（プロビタミンAなど）は、皮膚と粘膜を再生して、夜盲症を防ぎます。

● **フィトステロール**は、特にコレステロール値を低下させたり、刺激による皮膚の炎症や痒みを抑えます。またトリテルペンアルコールなどほかの脂肪微量成分のように、細胞間に一種の「細胞防御膜」を形成して角質細胞間の空間に水分を維持することにより、皮膚を柔らかく滑らかに保ち、水分が失われないようにします。

● **レシチン**は、コレステロール値を下げて、肝臓と脳の機能を促し、皮膚をケアします。

● **微量成分**は、僅かな濃度で細胞の重要な反応を調節します。

● **芳香物質**は、特に炎症を抑えて皮膚の再生を促します。

スキンケアと健康

わたしたちの皮膚は、単なる「カバー」ではなく、多彩な機能を持つ最大の臓器でもあります(p.7)。特に皮膚は免疫系の一部であり、細胞に特殊な抵抗力を与える遮蔽シールドです。ただし皮膚は健全で適切にケアされていないと、その抵抗力を十分に発揮することができません。

皮膚に植物油を塗ると、バイオ活性物質がすぐに浸透して、防御機能と抵抗系の働きを促します。また不足しているものを補い、再生と修復を促して、若く張りのある皮膚を保ちます。皮膚の状態が改善したことがはっきりとわかることでしょう。

鉱油を含んだスキンケア製品

鉱油を含んだスキンケア製品をよく見ますが、たいていは含有量が非常に多く、成分表にも一番上に「Mineral oil」と表示されています。

鉱油は石油から得られるオイルで、ほかにも石油の誘導体として、パラフィンやヴァセリンなどに含まれる石油系脂肪があります。どれも長鎖飽和炭化水素を持ち、炭素と水素（ＣとＨ）だけで組成されている物質であるため、ほとんど分解されたり代謝されません。

また、体内で合成される脂肪とは完全に異なり、皮膚に吸着するだけ、つまり皮膚の表面に蓄積されるだけです。皮膚の表面に蓄積されると、膜を形成して、ある種の防御的な役割を果たします。
● 長所は、非常に長く保存できることと、製造コストが低いことです。
● 短所は、植物油とは大きく違う点でもあるのですが、細胞再生の促進、免疫系の補助、遊離基の捕捉など皮膚が担う重要な役割を一切補わず、皮膚の自己防衛機能を助けないという点です。石油ベースのケア製品は、時間がたつと活性を失い乾性となるため、何度も塗布する必要があります。電子顕微鏡で見ると、細胞間の空間にあるバリア（細胞防御膜）の役割を果たす結晶構造が変化して、ここから水分が放出されて、皮膚が乾燥していくのが確認されます。

! 鉱油ベースの製品には、担体機能(p.7)があるため、精油と混合してはいけません。

植物油を使って自然に則したケアを実践

これとは反対に、植物油は皮膚の油脂に非常に似ているため、皮膚に吸収されて深部に浸透し、一緒に代謝されます。植物油は表皮の免疫系を強くして、その機能を内部から活性化するため、何度も塗りなおす必要がありません。また表皮角質層の深部にまで浸透して、細胞間の空間に水分を蓄えます。同時に油分も供給するため、乾燥の症状（皮膚がピンとつっぱった感じ、過敏、刺激など）が消えて、滑らかでみずみずしい皮膚になります。

皮膚の免疫系は、赤ん坊や小児では成長過程にあり、高齢者では後退しているため、ボディケアには植物油や植物性脂肪が特に重要となります。

! 鉱油から植物油に変えるとき、特に高齢者のケアでは、使用中に鱗屑（フケ）が現れることがありますが、1週間後にはなくなり皮膚は柔軟性を増します。

品質を重要視しましょう

内用でも外用でも、植物油の持つ多彩な効果を十分に得るためには、品質のよいオイルを使用する必要があります。精製されたオイルからは多数の脂肪微量成分が除かれている上、脂肪酸も部分的に化学変化していることもあるため、必ず加工されていない天然オイルを優先させます。オリーブオイル、菜種油、ココナッツ油脂など良質の食用油脂は、スキンケアに最適で、皮膚の機能を長期的に補い、治癒を促します。

キャリアオイル
（油脂）のすべて

アロエベラオイル

浸出油（p.232）の項を参照のこと。

アルニカオイル

浸出油（p.232）の項を参照のこと。

アボカドオイル

Persea americana
クスノキ科

主成分： オレイン酸70％、パルミトレイン酸（p.231のマカダミアナッツオイルを参照のこと）6％、飽和脂肪酸15％、リノール酸10％、脂肪微量成分2.6-8％。

考古学の発掘調査で、紀元前7800年にはすでにアステカ人がオアハガ現メキシコ南部の州）でアボカドの木を栽培していたことが確認されています。アボカドの果実は当時から食用されていた一方、オイルは治療用として、また主要なケア用品として重大な意味を持っていました。これは現在でも変わっていません。

アボカドオイルは、特に乾燥肌に適した最良のスキンケアオイルです。含有成分が、環境の影響から皮膚を長く保護して、滑らかで柔らかく若々しい皮膚を維持します。また痒みや炎症も抑えます。そのほか指数3-4程度の天然の紫外線防止効果を持っています。以上のように、アボカドオイルはさまざまな用途に使えるほか、アーモンドオイルとうまくブレンドできます。

カレンデュラオイル

浸出油（p.232）を参照のこと。

カロフィラムオイル

Calophyllum inophyllum
オトギリソウ科

主成分： オレイン酸30-35％、リノール酸17-39％、飽和脂肪酸30％、脂肪微量成分14-20％（樹脂など）。

カロフィラム（Calophyllum inophyllum）は、インド洋と太平洋の海岸地方に育つ低木で、原住民らは聖なる木として崇拝しています。果実の種子（核）からオリーブ色でラベージ（セリ科の多年草）にもわずかに似た強くピリッとした香りのオイルが抽出されます。原住民らは、傷痕、火傷、フィステル、静脈瘤、坐骨神経痛、関節痛の治療にカロフィラムオイルを用いています。

ドイツではこのオイルの持つ優れた治癒力はまだあまり知られていませんが、フランスのアロマセラピーではブレンドには欠かせない材料という地位を確立してます。坐骨神経痛症候群、リウマチ疾患、痛風に対する鎮痛と消炎作用があります。特に静脈瘤と痔に対する静脈安定作用がすでに実証されています。軽い抗凝固作用（血液の凝固を抑える作用）があるため、動脈の血行障害の治療にうまく使えます。そのほか、炎症性の皮膚疾患や新しい傷痕の治療にも役立ちます。さらに抗ウイルス作用があるため、帯状疱疹治療用のブレンドにキャリアオイルとして加えれば非常に効果的です。

> ！ オイルの成分含有率はどれも概数です。

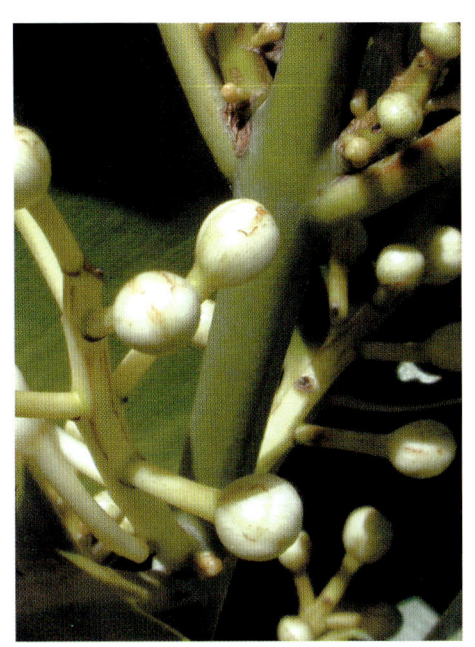

カロフィラム（Calophyllum inophyllurn）の木についた芽。この核から、非常に高い治癒力を持ち、強くピリッとした香りを放つオリーブ色のオイルが得られます。

センテラオイル

浸出油（p.232）を参照のこと。

ローズヒップオイル

Rosa rubiginosa, Rosa mosqueta
バラ科

主成分： リノール酸40%、α-リノレン酸40%、脂肪微量成分1%。

アンデスと南チリに野生するバラ科植物で、ドッグローズともチリのワイルドローズとも呼ばれる花です。何年も前から、このローズヒップの種子を使ってオイルが抽出され、注目を浴びています。

不飽和脂肪酸の含有率が高いこのオイルは、細胞膜をうまく機能させるほか、細胞分裂を活発化させることで皮膚の再生を促します。水分が失われないようにするとともに、皮脂腺の機能を調節したり、炎症を抑えるほか、傷口の瘢痕化と治癒を促すことが研究で認められています（Seitz 2001）。またコラーゲンの合成や微小循環（最小血管の血行）が改善されて、その結果、皮膚の老化が抑制されると考えられています。

コールドプレス法で抽出されるローズヒップオイルは、不飽和脂肪酸の含有率が高いため長く保存できません。そこで酸化を防ぐために、カプセルに「梱包」されます。精製オイルは純粋のものよりも長く保存できる上、価格もそれほど高くなく、スキンケア効果も劣りません。

ヘンプシードオイル（麻実油）

Cannabis sativa
クワ科

主成分： リノール酸54%、α-リノレン酸17%、γ-リノレン酸4%、オレイン酸13%、飽和脂肪酸10%、脂肪微量成分1%。

ヘンプ（麻実）は、世界で最も古い栽培植物の1つです。元々は中央アジアの原産でしたが、さまざまな気候に住む人々に広まり、受け入れられてきました。

今日、麻実と聞けば、有用な植物というよりもハシッシュ（麻薬）が思い浮かびますが、ヨーロッパでは品種が改良され、陶酔成分THC（テトラヒドロカンナビノール）はほとんど含まれておらず、麻実の種子にもオイルにもTHCは含まれていません。ヘンプシードオイルには、リノール酸とα-リノレン酸が3対1という最適な割合で含有されており、特に免疫系と細胞構造に非常にうまく働きかけます。そのほか、月見草油など数少ない例外を除き植物油中にはめったに見られない貴重なγ-リノレン酸が含まれています。γ-リノレン酸は、中央ヨーロッパの植物から採れるヘンプシードオイルには比較的多く含有されていますが、熱帯地域のものにはまっ

たく含まれていません。

最近になって、ヘンプシードオイル中にほかの不飽和脂肪酸が含まれていることが示されました。これはオメガ-3-ステアリドン酸で、ホルモンバランス、神経、筋肉、血圧の機能に重要な役割を担います。

ヘンプシードオイルは内用でも（ホホバオイルとブレンドして）外用でも、神経皮膚炎をはじめとする皮膚疾患に対して有効であり、このことはすでに実証されています。また価格も手ごろなこのオイルは、内用すれば健康維持に役立ちます。

ヘンプシードオイルは、スキンケアに最適なオイルで、表皮の免疫力を強くして、皮膚の刺激や痒みを穏やかに抑えます。ホホバオイルやココナッツ油脂とうまくブレンドできます。
ただしすぐに匂いが変わってしまうため、スキンケアには最近市販されるようになった精製されたものを使うようにします。

セントジョンズワートオイル

浸出油（p.232）を参照のこと。

ホホバオイル

Simmondsia chinensis
ツゲ科

主成分： 含有成分は、ワックスと脂肪微量成分（主にビタミンとカロチノイド）にほぼ限られています。

貴重なホホバオイルは、低いホホバの木に生るオリーブ大の種子（ナッツ）から採れます。ただし「オイル」とはいっても実際には液状の植物ワックスであって、化学構造は食用油とは異なり、含まれているのも脂肪酸とグリセリンのエステル（p.224）ではなく、不飽和脂肪酸と脂肪アルコールのエステルです。ワックスは300℃まで液状のままで、冷蔵庫に入れると凝固します

が、室温に戻すと溶解し、品質も変わりません。最大の長所は、時間がたっても匂いが変わらない点です。

1970年代半ばに、化粧品にマッコウクジラの頭部からとれる脳油（鯨蝋）を使用することが禁止されて以来、その代用になるホホバオイルは化粧品業界で非常に高く評価されています。ホホバオイルには、鯨蝋とほぼ同じように希少価値の高いスキンケア効果があり、わたしたちの皮脂とよく似ています。皮膚にも均一によくのびて浸透しやすく、皮膚を長く保護します。皮膚は脂ぎることはなく、シルクのような健康的な輝きを見せるだけで、滑らかで柔らかくなります。皮膚の奥深くまで効果が浸透して、水分バランスが整い、脂肪と水分でできた被膜（皮脂膜）が安定するため、皮膚に痒みのあるときや神経皮膚炎が起こっているときには特に有効です。ホホバオイルには、指数4程度の紫外線防止作用があります。

脂性肌には、少なめに使用してください。

ホホバオイルは、どの植物油ともうまくブレンドできます。日持ちのしないオイルと混ぜれば、安定性が増して臭くなりにくくなります。

ココナッツオイル（ココナッツ油脂）

Cocos nucifera
ヤシ科

主成分： 飽和脂肪酸90％（主にラウリン酸50％、メリスチン酸17％）、オレイン酸8％、脂肪微量成分1％。

ココナッツ油脂はココヤシの実から採れる半固形の油脂で、24℃で液化します。そのため、この油脂は原産地である24℃を超える暑さの熱帯地域では、ココナッツオイルとも呼ばれます。

最近、自然食品店や健康食品店などで精製され且つ脂肪微量成分が失われていないココナッツオイルが販売されるようになりました。ココナッツオイルはスキンケアに最適です。ほか

の油脂や不乾性オイル(p.225)とは違い、ココナッツオイルはすばやく皮膚に浸透します。これはラウリン酸の分子(12C-原子)とミリスチン酸の分子(14C-原子)が比較的小さいためです。

ココナッツオイルは乾燥肌や敏感肌、刺激を受けた肌などに有効です。皮膚の冷却、保護、安定作用を持つことから、神経皮膚炎に有効であることが実証されています。ただし必ず精製されたものを使ってください。

ボロっとした状態の油脂を滑らかな液状にするためには、相乗効果を利用します。たとえば、わずかに温めたココナッツオイルとホホバオイルを1対1の割合で混ぜればよいでしょう。赤ん坊、小児、高齢者のケアには、アーモンドオイルやオリーブオイルとのブレンドも使えます。

マカダミアナッツオイル

Macadamia integrifolia
ヤマモガシ科

主成分： オレイン酸60％、パルミトレイン酸25％、飽和脂肪酸15％、脂肪微量成分(ビタミンA、B、E、ミネラル)1％以下。

マカダミアナッツは、世界でもっとも美味で栄養価の高いナッツであると評価され、「ナッツの女王」と呼ばれています。

マカダミアナッツオイルは、オレイン酸の含有率が高く、非常に好ましいオイルです。オレイン酸は、オイルが皮膚に浸透するのを助け、滑らかで心地よい皮膚にします。マカダミアナッツオイルにはオレイン酸のほかにも、パルミトレイン酸が含まれています。パルミトレイン酸は、動物性脂肪にほぼ限定された成分で、皮膚元来の脂肪酸によく似ています。したがって、マカダミアナッツオイルは、肌に優しく忍容性に優れているといえます。また皮膚再生作用があるため、皮膚の抵抗力を高めて強くし、角質化を調節します。そのほか、指数3-4の紫外線防止効果もあります。

スイートアーモンドオイル

Prunus amygdalus var. dulcis
バラ科

主成分： オレイン酸80％、リノール酸15％、飽和脂肪酸6％、脂肪微量成分1-2％。

アーモンドの木は、数千年前にはすでにアジアで栽培されており、この木から採れるオイルは、古代にはすでに美容のために欠かせないオイルとなっていました。アーモンドには、スイートアーモンド(Primus amygdalus var. dulcis)とビターアーモンド(Prunus amygdalus var. amara)の2種があり、コールドプレス法によってそれぞれの種子からオイルが抽出されます。両者の違いは、苦味と毒性の基であるアミグダリンという成分の含有率です。ビターアーモンドにはアミグダリンが多いときで85％も含まれますが、スイートアーモンドには0.1％ほどしか含まれません。

!「スイートアーモンドオイル」と明記されていないときは、内用したり、小児に使ってはいけません。できればスキンケアには使用しない方がいいでしょう。

スイートアーモンドオイルは、スキンケア用オイルの中でも有用なものの1つです。オレイン酸を80％も含み、皮膚に美しさと柔らかさを与えます。また刺激を抑えて、皮膚が美しく保たれるように保護します。特にかさつきやすく、ひび割れたり、痒みのある乾燥肌によいでしょう。アーモンドオイルは忍容性に非常に優れているため、敏感肌にも最適で、赤ん坊のケアにも申し分のないオイルです。マッサージオイルとしても優れており、アロマケアでも人気の高いベースオイルです。

化学組成の似ているものに、アプリコットカーネルオイル、ピーチカーネルオイル、ハーゼルナッツオイルがあります。

浸出油

浸出油は、ハーブからその成分を「抽出した」植物油で、一定期間ハーブを油脂に漬け込み、脂溶性の作用物質を植物オイルに吸収させたものです。こうした浸出油にはオイルとハーブの効力の両方が含まれるため、内用でも外用でもたいへん効果的です。使用するハーブによって、浸出油には鎮痛、鎮静、活力向上、気分改善などの効果が加わります。

- **アロエベラオイル**は、セサミオイル、菜種油、大豆油にアロエ(*Aloe barbadensis*)の成分を抽出したもので、皮膚の鎮静、冷却、引き締め、水分供給などの作用があります。

- **アルニカオイル**は、オリーブオイルにアルニカ(*Arnica montana*)の成分を抽出させたオイルで、鎮痛と軽い消炎作用があります。

- **カレンデュラオイル**は、オリーブオイルかサンフラワーオイルにキンセンカ(*Calendula officinalis*)の成分を抽出させたオイルで、乾燥肌、敏感肌、刺激を受けた肌を整えて保護し、皮膚の代謝を活発にします。

- **センテラオイル**は、アーモンドオイル、セサミオイル、ココナッツオイルにインディアンペニーワートとも呼ばれているツボクサ(*Centella asiatica*)を漬け込んで抽出したものです。インドでは数千年も前から医術に用いられてきました。「ラサヤナ」という、いわゆる若返りの薬に属します。お茶として内用すると、脳の働きをよくする効果もあります。浸出オイルは、潰瘍、炎症、創傷など、さまざまな皮膚疾患に有効であることが実証されています。アーモンドオイルを使った浸出油には、軽い組織引き締め作用、組織再生作用、強い酸化防止作用があり、瘢痕化をうまく進めます。センテラオイルを使うと(トリテルペン酸の含有率が高いことが主な理由で)皮膚のコラーゲン合成システムが活発化して、元来の補修システムがうまく働くようになることが研究でわかっています(IMPAG News 2000)。

- **セントジョンズワートオイル**は、オリーブオイルに斑点のあるセントジョンズワート(*Hypericum perforatum*)の花を漬けた特に治癒力の強い浸出油です。色が赤いため、レッドオイルと呼ばれることもあります。リウマチ疾患の痛みを和らげる優れた効果があり、経験豊富な看護師らは、「骨にまで浸透する作用」と表現してやみません。このほかにもセントジョンズワートオイルには、創傷治癒、消炎、筋肉の緊張緩和作用がある上、スキンケア効果もあり、皮膚の神経系を落ち着かせて、刺激されたり炎症を起こした問題のある皮膚をうまく治療します。痛みを抑えて神経を落ち着かせる作用があることから、「神経に効くアルニカ」とも呼ばれています。(*アルニカは鎮痛と鎮静効果の高い植物です。)セントジョンズワートオイルには、相乗作用があるため、多くの健康障害で精油を使用する際、こうした精油の作用を増強します。

- **バニラオイル**は、セサミオイルにバニラ(*Vanilla planifolia*)の鞘を漬け込んだ心地よい香りの浸出油で、簡単に作ることができます。鎮静作用とバランス調整作用があり、特にウェルネスで使うボディオイルのベースとしてうまく使えます。バニラオイルの作り方は次のとおりです。バニラの鞘を5本用意して、縦方向に切り目を入れ、有機栽培されたセサミをコールドプレスして抽出したセサミオイル $\frac{1}{2}\ell$ とともに茶色のガラス瓶に入れます。蓋をして、暖かで暗い場所に4週間保存します。その後、保存と使い勝手をよくするために、100㎖容量の茶色のガラス瓶に詰め替えます。

月見草油

Oenothera biennis
アカバナ科

主成分： リノール酸67%、γ-リノレン酸14%、オレイン酸11%、飽和脂肪酸8%、脂肪微量成分1.5-2.5%。

月見草は、元々北アメリカ原産で、北アメリカのインディアンの間では重要な治療薬でした。アルゴンキン族（インディアンの1部族）は、すでに500年前には砕いた月見草の種子を皮疹の治療に用いていたということです。

月見草の薬理学的特徴は、近年になってようやく研究によって科学的に実証されました（Wagner u. Wiesenauer 2003）。種子から採れる有用なオイルは、特に皮膚と免疫系を強くする作用があり、また数多くの皮膚疾患に対する「応急処置」に使えます。さらに、細胞代謝、皮脂腺の生成、皮膚の弾性と再生を調節します。

月見草油は、γ-リノレン酸を含む数少ないオイルの1つです。多価不飽和脂肪酸は、健康な皮膚細胞に必須の成分で、体内で自然に生成される消炎および鎮掻痒メッセンジャーを調整し、肌の免疫系を強くします。そのため、神経皮膚炎に非常に有効です。

外用するときは、ベースオイルとしてホホバオイルやココナッツオイルを使いブレンドするとよいでしょう。たとえば50mlのベースオイルに月見草油（精製されたもの）を10ml加えてください。ボディオイルやフェイスオイルに混ぜてもかまいません。

似た化学構造を持つオイルに、**ボラージオイル**と**カラント（スグリ）オイル**があります。

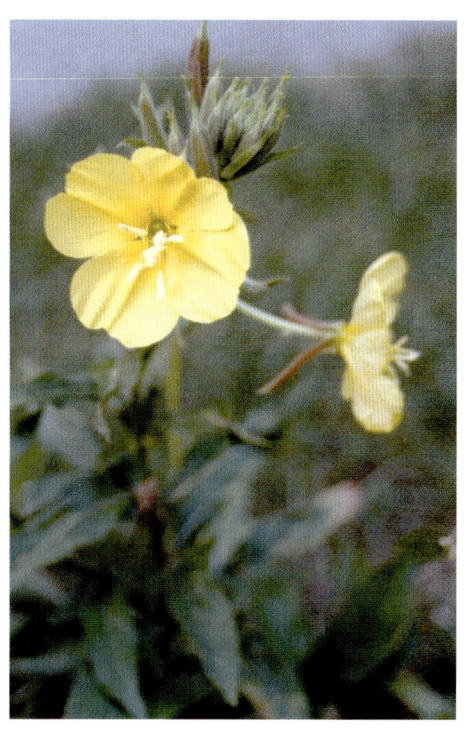

月見草の花は、特に夜になるとその官能的な香りを放ちます。種子から採れる油脂はすぐれた効能を持ち、主に神経皮膚炎に効果があります。

オリーブオイル

Olea europaea L.
モクセイ科

主成分： オレイン酸75%、飽和脂肪酸15%、リノール酸10%、脂肪微量成分0.5-1.5%（フェノール化合物、α-トコフェロール、ビタミンE）。

こぶのあるとても古い木。これがオリーブオイルが与える印象です。この木が集まったロマンチックな林は、地中海諸国に見られる典型的な光景です。オリーブの木は、いつの時代でも地中海の人々にとって幸福、繁栄、平和のシンボルでした。

冠循環系と消化器系に対して好ましい作用を持つことから、オリーブオイルは古代よりずっと食料品としてだけではなく、健康管理にも用

いられてきました。

　経験療法分野では、特に関節の痛みにオリーブオイルが外用されます。オリーブオイルにセントジョンズワートを漬け込んだ浸出油（p.232）を用いると、筋硬化や関節の炎症と痛みにとりわけ高い効果が見られます。

　オリーブオイルはまたスキンケア用オイルとしても長く用いられてきました。オレイン酸とフェノール化合物が多く含まれており、スキンケア、血行促進、加温、鎮痛、皮膚再生などの効果が非常に高いオイルです。乾燥肌や、血行が悪くひび割れてかさついた皮膚に最適です（ただし、皮膚を温めすぎるおそれがあるため、神経皮膚炎には用いてはいけません）。フェノール化合物は、遊離基と紫外線から効果的に皮膚を守ります。サンフラワーオイルと1対1の割合でブレンドしてもかまいません。

　オリーブオイルはケア効果が高く、乾性ではないため、特に老人ホームや病院で使うのに適しています。長期的に使うとよいでしょう。

菜種油

Brassica napus
アブラナ科

主成分： オレイン酸60％、リノール酸20％、α-リノレン酸6％、飽和脂肪酸13％、脂肪微量成分1.5％（主にビタミンE、プロビタミンA）。

　菜種油は、数年前から中央ヨーロッパとカナダでコールドプレス法によって抽出されるようになりました。ただし、販売は生産地域に限定されています。ボディケアに使えるのは、こうしたコールドプレス法による高品質のオイルだけです。

　菜種油の特徴は、一価不飽和脂肪酸であるオレイン酸の含有率が高いことで、この点ではオリーブオイルに似ています。また効果の高いリノール酸とα-リノレン酸がバランスよく含まれています。栄養生理学的に非常にバランスのよい脂肪酸の組み合わせと、ビタミンEとプロビタミンAが高い割合で含まれていることから、菜種油は食用としてだけではなく、スキンケア用としてもうまく使えるオイルです。菜種油には皮膚を再生し安定させる作用があります。

　これまで、高齢者、赤ん坊、小児のスキンケアで使用し、好評を得てきました。

ヒッポファエオイル

Hippophae rhamnoides
グミ科

主成分： リノール酸30％、α-リノレン酸30％、パルミトレイン酸34％、脂肪微量成分4％（ビタミンE、プロビタミンA［カロチノイド］、ビタミンB群、ビタミンC、ビタミンK、フラボノイド、フィトステロール）。

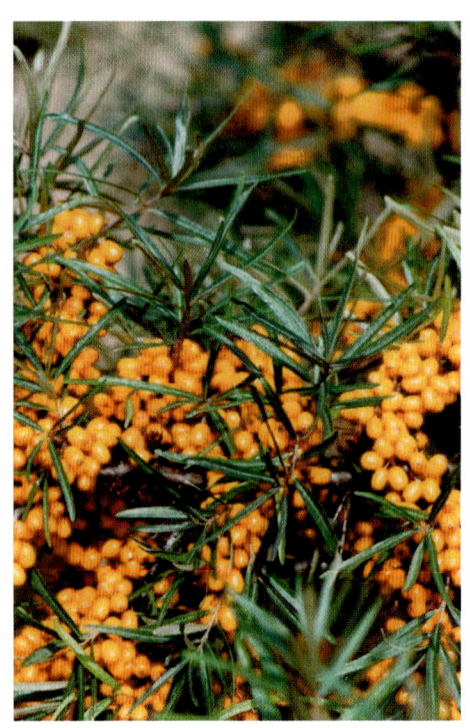

ヒッポファエオイルは、その原料であるヒッポファエ（別名サジー）の液果と同じ光沢のあるオレンジ色をしています。このオイルは、湿疹のできた皮膚や、刺激を受けて炎症を起こした皮膚、創傷のある皮膚の治療に効果があることが実証されています。

ヒッポファエ（サジー）の液果から抽出されたオレンジ色のオイルは、環境の影響から皮膚を守るのに最適です。

　ヒッポファエオイルは、ロシアでは薬局方に記載されており、紫外線の照射による皮膚疾患や、癌治療の放射線療法の前後療法、火傷、床ずれ、完治しにくい創傷の治療、特に重症のにきびや蜂巣炎などの治療に使われます。

　不飽和脂肪酸の含有率が高いため、ずいぶん前から、湿疹ができた皮膚や、刺激を受けて炎症を起こした皮膚に用いられています。また、このオイルには皮膚再生効果がありますが、これはわたしたちの皮脂に含まれる脂肪酸にたいへんよく似たパルミトレイン酸が含有されていることも一因です。

　フラボノイド（植物色素）は、うまく遊離基を捕捉して、抵抗力を高め、病原細菌の活動を抑え、細胞膜を密にして、病気になりにくくします。ヒッポファエオイルを使えば、皮膚独自の修復能が高まり、老化を遅らせることができます。

　スキンケアに最適なオイルを作るには、植物油100㎖に対してヒッポファエオイルを10%（20滴）ほど加えれば十分です。

セサミオイル

Sesamum indicum
ゴマ科

主成分： オレイン酸42%、リノール酸44%、飽和脂肪酸14%、脂肪微量成分1-1.8%（主にフェノール［セサモールなど］、フィトステロール、リグナン［セサミン、セサモリン］）。

　セサミ（ゴマ）はアフリカ原産で、最古の油脂植物であると考えられています。中国とインドでは、何千年も前から栽培されてきました。

　オイルは、通常、圧搾、抽出、精製の工程を経て作られます。ただし最高品質のオイルは、コールドプレスの後にろ過したものです。こうして作られたオイルは、優れた食用油としてだけでなく、独特のスキンケアオイルでもあり、世界中で販売されている油脂の中でも高価なものの1つです。

　セサミオイルは、インドではもっぱらスキンケアオイルとして用いられています。このオイルは、皮膚の免疫系を強くして、抵抗力を高め、さらに抗酸化作用によって、皮膚の治癒を促します。いくらか鎮痛作用と加温作用もあり、皮膚の血行をよくするので、マッサージオイルとしても最適です。

> ❗ 血行促進作用と加温作用があるため、神経皮膚炎や炎症が進行している箇所には用いないこと。

シアバター

Butyrospermum parkii
アカテツ科

主成分： オレイン酸50%、飽和脂肪酸47%、脂肪微量成分6-10%（うち、トリテルペンアルコール75%、そのほかビタミンE、プロビタミンA、アラントイン）。

　シアバターは、中央アフリカに自生する木で、樹高は15mに達することもあります。最長4cmの大きさになるシアナッツの果肉は、ほぼ50%が脂肪です。シアバター（英語圏ではシーバターと呼ばれる）は、アフリカでボディケア用として、また食用として長く愛されています。

　シアバター（別名カリテ）は、ほかの植物脂肪や植物油とは異なり、脂肪微量成分の含有率が高い上、トリテルペンアルコール類の量が非常に高いため、特にスキンケア作用に優れています。これらの成分は、植物性および動物性ワックスの成分で、乾燥や微生物による疾患から皮膚を守ります。そのほか、傷や炎症を起こした皮膚を早く治します。また、水分を保つ作用もあります。これは、含有成分であるトリテルペンアルコール類に、水分を蒸発しにくくして皮膚の柔軟性と潤いを与える「細胞防御膜」の働

きがあるためです。シアバターは、皮膚の角質化を穏やかに調節します。これは硬くなったり角質化した皮膚を柔らかくしながら、薄すぎる皮膚に角質層を形成して抵抗力をつけるという意味です。また、真皮のコラーゲン組織に好ましい影響を与えて、皮膚の老化とシワ形成を防ぐと考えられています。

グレープシードオイル

Vitis vinifera
ブドウ科

主成分： リノール酸70％、オレイン酸23％、飽和脂肪酸7％、脂肪微量成分0.5-1.3％（主にフラボノイド［プロシアニジン］）。

コールドプレス法で抽出された高品質のグレープシードオイルが販売され始めたのは、ここ数年のことです。中世の頃は、皮膚のケアと保護に使われる高価で貴重なオイルでした。当時は傷の手当にも使われていました。グレープシードオイルは、貴重で健康的な食用油の1つであるとともに、精選されたスキンケアオイルでもあり、すでに多くの化粧品に添加されています。このオイルはリノール酸の含有率が高いことを特徴とするほか、リノール酸を多く含む植物油とは異なり、プロシアニジン（フラボノイドの1種で、OPC＝オリゴメリック・プロアントシアニジンとも呼ばれます）を多く含むため、それほど早く脂臭くなりません。プロシアニジンは優れた遊離基捕捉物質で、ビタミンC、E、βカロチンの抗酸化作用にも勝ります。したがって、グレープシードオイルは、最高のアンチエイジングオイルと言えるでしょう。皮膚細胞の再生だけでなく、皮膚の老化を防ぐのにも役立ちます。また、皮膚の微小循環を活発にして、皮膚の免疫系を長期的に強化します。

バニラオイル

浸出油（p.232）を参照のこと。

キャリア物質ソルボール

ソルボール196Rは、アルコールや化学溶剤を含まない植物性の複合体で、精油の乳化に非常に適した物質です。親油性基と親水性基を持つ界面活性剤で、親油性基側が内側になって、精油の最小粒子を均等に「包み込み」ます（ミセル形成）。外側を向いた親水性基は、水か芳香蒸留水の中で揺り動いてミセルを乳化（溶剤に混合）させます。
● **経口で使用**する際には、ソルボール1㎖、精油1㎖、水または芳香蒸留水4㎖の割合でブレンドします。精油粒子を包み込んだソルボールのミセルは、胃液に溶けず、腸の粘膜の中で必要に応じた部分に接触します。すると十二指腸内にある消化酵素が、ミセルの外膜を「破り」、精油を放出させます。放出した精油は加水分解されて、徐々に腸に吸収されていきます。
● **皮膚に塗布して使用**する際には、ソルボールと精油のブレンドをかなり希釈してから用います（1㎖のブレンドを100㎖の水または芳香蒸留水で希釈）。この濃度であれば、ブレンドは皮膚または粘膜を通してすばやく均等に吸収されます。また、こうした乳濁液を使えば、口すすぎ水や洗浄剤をうまく作ることができます。
ソルボール乳濁液は、使用前に必ず振り混ぜてください。

芳香蒸留水——美と健康を与える水

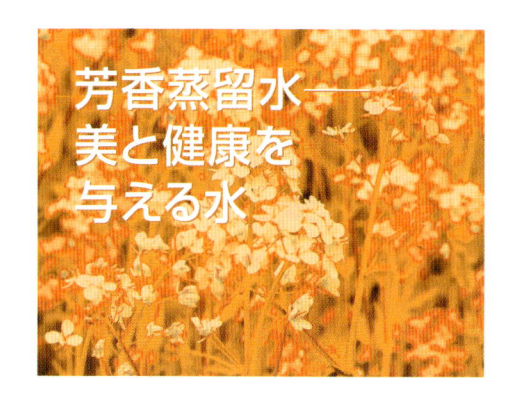

水蒸気蒸留法で精油を採取する際にできる水（Hydrolat）は、プラントウォーター、蒸留水、フローラルウォーター、芳香水、プラント蒸留水、ハイドロゾルなどさまざまな名称で呼ばれますが、中でももっとも一般的な名称は芳香蒸留水でしょう。

蒸留水の長い歴史

フランスでは1830年頃にはじめてフランス薬局方CODEXに、医薬品の正確な製造基準と治療基準が記載されました。この中に、芳香蒸留水も治療目的で使用されていたことが載っています。この薬局方を見ると、芳香蒸留水は、植物原料を蒸留したときに得られる揮発性成分を含む蒸留水であると定義されています。

アラビア人は、すでに7世紀には、植物の「隠れた力」を採るために、蒸留法を実施していました。芳香蒸留水は、治療、健康維持、美容のための水として使用されました。特にローズウォーターは、アラビア人にとって重要な輸出品でもありました。

何世紀にもわたり、芳香蒸留水と、ハーブを蒸留したワインやフルーツブランデーなどの「火酒」は、万能薬であると考えられてきました（p.4）。19世紀に入ると、ヨーロッパでは徐々に忘れられていましたが、アロマセラピーが見直されると、芳香蒸留水にもルネッサンスが訪れました。

芳香蒸留水は、地中海諸国、北アフリカ、トルコ、イランなどの国々では、現在でも日常的に使われており、多くのハーブ、花、種子、根茎が大きな蒸留槽で蒸留されて、健康維持、スキンケアに用いられています。イランでは、現在でもワインのきき酒のように芳香蒸留水の味と品質を調べる試飲会が一般的に実施されています。

抽出法

水蒸気蒸留法（p.20）では、蒸気が液化されてできた水に、親水性の精油がある程度含まれています。飽和点に達すると、蒸留水中の過剰な精油が表面に集まるため、これをすくいとります。この残りの水を芳香蒸留水と呼びます。

芳香蒸留水の大部分は、精油抽出のための蒸留工程でできる副産物です。たとえば、ペパーミントウォーターは、ペパーミントオイルの蒸留で得られる芳香蒸留水です。

特に価値のある芳香蒸留水は、これを作ることを目的として蒸留法を実施します。その代表的なものは、ローズウォーターです。

特別な芳香蒸留水：ローズウォーター

ローズウォーターには3つの等級があります。最高品質のものは、原料1kgから最終的に1ℓの芳香蒸留水が得られますが、その中には最大300mgの精油が含まれます。2番目の等級のものは、100-150mgのローズオイルを含みますが、芳香蒸留水を作ることを目的とするのではなく、精油抽出を目的として蒸留した際の副産物です。この副産物は、何度も繰り返して蒸留されます。蒸留プロセスが全部終了した後、もう1度蒸留されて、精油が引き出されます。この段階で得られるあまり品質の高くない芳香蒸留水には、ローズオイルはほんの僅かしか含まれません。

芳香蒸留水と精油の違い

芳香蒸留水は、精油とはかなり違います。モノテルペン類、セスキテルペン類、エステル類など疎水性の分子、つまり非水溶性分子は、芳香

蒸留水中にはほぼ見られません。たとえば、ラベンダーウォーターには独特の香りを与えている重要な主要成分エステル類が含まれていないため、ラベンダーの香りがしません。したがって、ラベンダーオイルと同じ作用は期待できません。一方セージウォーターは、セージオイルと同じように、モノテルペンケトン類の1種でわずかに親水性であるツヨンが主要成分として含まれているため、セージオイルと特徴がよく似ています。

芳香蒸留水によく見られる成分は、モノテルペノールと酸です。

芳香蒸留水にはカルボン酸が多く含まれるため、弱酸性の特徴があります。pH値は、通常3.0-5.0です（たとえばアップルジュースのpH値はおよそ3.0です）。芳香蒸留水は、希釈度の高い水溶液であり、内用でも外用でも問題なく使えます。

経験療法

経験療法の分野では、芳香蒸留水の持つ高い効果はよく知られていますが、まだ科学的には実証されておらず、こうした作用成分の含有率の低いフィトセラピー治療薬が持つ効果については、総合科学的に説明されていません。芳香蒸留水を使うと、からだ独自の調節システムに好ましい影響が与えられる、つまり自己治癒力が活発化すると考えられています。芳香蒸留水を一度使ったことのある人ならだれでも、その偉大な効果を知っています。

実践のためのヒント

使用期限

芳香蒸留水は使用期限が短く、比較的簡単に細菌が繁殖します。したがって、濃い色の瓶に入れて、冷暗所に保存しましょう。市販されている芳香蒸留水は、細菌の繁殖を防ぐために、たいていはアルコールで希釈されています。

芳香蒸留水に含まれる精油の量が多いほど、保存期間は長くなります。その好例は上質のローズウォーターです。ただし正しく保管しないと、精油分が気化してしまいます。

保存期間の長さは、含有成分によって変わることもあります。たとえばチモールの含有率の高いタイムウォーターは、長く保存できます。

また、pH値も保存期間を決める重要な要素で、芳香蒸留水が酸性であるほど長く保存できます。

使用法

● **服用**：芳香蒸留水には精油がわずかしか含まれていないため、基本的に内用しても構いません。1日1-2回、グラス1杯の水に小さじ1杯（小児には$\frac{1}{2}$杯）を入れて服用します。
● **外用**：芳香蒸留水をそのまま皮膚の当該部位に塗布するか噴霧します（使用法とその作用は下の表を参照のこと）。

よく知られている芳香蒸留水とその効果

芳香蒸留水	内用したときの効能	外用したときの効能
ラベンダーウォーター	特に腸内で異常増殖する細菌に対する抗菌、免疫力強化	皮膚の活性化と強壮
ネロリウォーター	免疫力強化	皮膚のケア、強壮、鎮静
ペパーミントウォーター	消化促進	皮膚のケア、冷却、消炎、鎮掻痒
ローズウォーター	強心、消化管の消炎	消炎、創傷治癒

精油を使った症状別治療法

- アロマセラピーによる治療の概要
- 症状別治療法―単独療法または補完療法としてのアロマセラピー
- 女性特有の健康障害、小児の健康問題、精神障害の治療法
- 効果がすでに実証されている多数のブレンドと使用法

疾患や障害の軽減と治癒

本章では、精油を使ってうまく治療できるからだと心の障害を紹介しています。また、こうした障害に対する医師や自然療法の治療を補完する精油の使い方も記載しました。

- 症状は、風邪、皮膚疾患、婦人科疾患などの大項目に分類してあります。小児特有の健康障害も、別項としてまとめました。どの健康障害（疾患）も索引（p.311以降）に掲載してあります。
- 症状別に、適切なブレンドと使用法を掲載しています。
- 本章で紹介する健康障害は、精油を使って自分で治療できるものが大半です（p.51とp.53の「セルフトリートメント」を参照のこと）。

からだと心を総合的に治療する

精油はからだと心の両方の障害に照準を合わせて働きかけます。言い替えると、「一般的な」医薬品のように症状に対して作用すると同時に、自然薬のように心にも働きかけて総合的に作用するということです。

一例を挙げましょう。火傷を負ったときにラベンダーオイル（p.125）を使うと、強い鎮痛作用と創傷治癒作用によって火傷そのものが治るだけではなく、緊張緩和作用と鎮静作用が精神にも働きかけ、こうした事故で受けることの多いショックも軽減されます。

心のバランスが崩れると、からだは健康障害という形でそれを表現します。健康障害を総合的に見て、原因や精神問題との関連性を確認すれば、個々の需要に合った適切な精油を見つけることができるため、もっとうまく的を絞って精油を使えるようになります。患者のからだと心の両方を治療しなければ、本当に治癒したとはいえません。

治療ステップ

- **病状を確認する：** 各症状の欄には、典型的な症状、病因、ほかの治療法など重要事項を紹介しています。
- **正しい精油を見つける：** それぞれの症状に対して治療に使える精油またはブレンドを多数紹介しています。紹介してある精油はどれもその症状に対してはほとんど同じ作用を持っていますが、心とからだに対する総合的な作用を見るとそれぞれ重点が異なります。この点を鑑みて個人に合ったオイルや正しいブレンドを選ぶ方法は、p.53以降に詳しく記載してありますので参照してください。（ブレンド選択法概略）病歴の確認-勧められている精油のデータチェック-香りのテストの実施。

「精油とキャリアオイルのすべて」の章には、精油（p.76以降）、油脂（p.224以降）、芳香蒸留水（p.237以降）の詳細データを紹介しています。

基本ブレンド

多くの健康障害に使えるのが、基本ブレンドです。

5ml（約100滴）入る茶色のガラス小瓶に精油を混ぜて入れておき、必要に応じてこの小瓶から数滴ずつ使います。

基本ブレンドを用意しておけば、風邪などの健康障害で、複数回使うとき、頻繁に使うとき、同じブレンドを複数の方法で使うとき、さらに必要量が低いときなど非常に便利です。

成分とその作用の詳細データは、「成分」の章（p.24以降）を参照してください。

- **症状に合った使用法を決める：** 使用法を選ぶ最大の基本条件は、疾患の程度と必要な効力です。ただし、遵守しやすい、時間をとりやすいといった患者の意志ももちろん重要です。たとえば風邪をひいたときは、アロマランプよりも吸引の方が高い効果を得られます（使用法はp.64ページ以降を参照のこと）。
- **正しい用量を選ぶ：** 正しい用量を選らばなければ、精油を使った治療は成功しません。多すぎると、緩和や治癒は望めない上、やっかいな副作用が起こることもあります。アロマセラピー初心者や始めたばかりの人は、できるだけ本書で推奨しているとおりにブレンドしてください。経験と知識を積んでいくうちに、自分の需要に合うようにブレンドを調整できるようになるでしょう（p.61以降の「ブレンドの手引き」を参照のこと）。
- **材料を揃える：** 治療やケアに必要なもの（精油、キャリアオイル、使用するための器具）はどれも薬局か自然食品店で入手できます。精油を購入する際には、必ず純度を確認しましょう（p.59）。

! 家族ができる治療の限界、患者自身の限界、セルフトリートメントの限界に留意してください（p.50-p.52）。特に小児、妊婦、循環器障害のある人、高齢者など精油の用量や使用を制限する必要がある場合は、特記してあります。吸引では、小児や高齢で虚弱な人は、熱湯傷の危険があるため必ず誰かが側に付き添うようにします。入浴時にも付き添いが必要です。アロマランプは、幼児の手の届かないところに置きましょう。

発　熱

発熱は、重要で自然なからだの抵抗反応であるため、医薬品ですぐに解熱してはいけません。熱が高くなると（39℃を超えると）、循環器に非常に負担がかかります。その場合には、できるだけ穏やかで自然な方法を使って解熱します。

パックと冷湿布の方法は、p.68を参照してください。

解熱作用のある精油： これまでの経験から、ベルガモット、ベルガモットミント、カユプテ、ユーカリグロブルス、ユーカリ・ラジアータ、真正ラベンダー、トルコ・マートル、ネロリ、ペパーミント、レモンはどれも同程度の解熱作用があることがわかっています。

下肢パック： 精油を使えば下肢パックの解熱効果が高まります。
- 1ℓの水（温度は使用時の体温より2-3℃低めにします）に、解熱作用のある精油を3-5滴加えます。

! 患者の足が冷たいとき、循環器が弱っているときは下肢パックをしてはいけません。胸部パックの方が適しています。

胸部パック： 下肢パックよりも胸部への冷パックの方が穏やかに解熱できる上、気管支炎や肺炎にも効果があります。
- 1ℓの水（温度は使用時の体温より2℃低くします）に上述の解熱作用のある精油を3-5滴加えます。就寝時にパックして、1晩つけたままにしておきます。

額への冷湿布（胸部パックと併用）**：** 250mℓのローズウォーターまたは冷水（水道水の温度）にローズ1滴またはベルガモットミント1滴を加えます。

精油を使った症状別治療法

5

からだと心を総合的に治療する　241

気 道

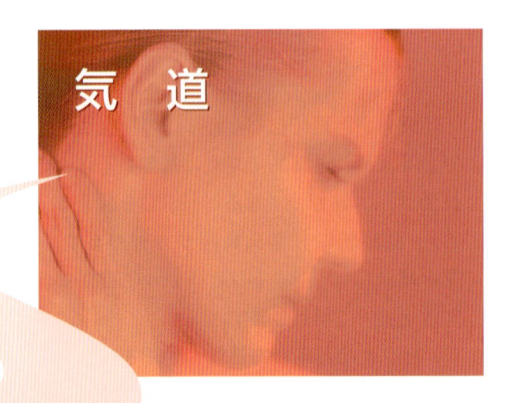

風 邪

風邪にかかるのはたいてい、多大なストレスがかかり、免疫系が弱くなってからだが早急に休息を必要とするときです。

ちょっとした風邪でも、体調は大きく崩れ、頭が「働かなくなり」、鼻は詰まるか鼻水が止まらなくなり、本当に病気だという感じではないけれど、「ボロ雑巾」のように疲れきってしまいます。喉の痛み、鼻炎、咳など辛い症状を緩和するのに、精油はとても役に立ちます。

インフルエンザの季節にできる予防法

特に秋と春はインフルエンザが流行る季節ですが、その予防に次のブレンドは非常に効果があります。

風邪の予防

5mlのガラス小瓶を使用：
基本ブレンド1： ライム30滴、グレープフルーツ20滴、ローレル20滴、ラバンサラ10滴、ベンゾイン20滴。
基本ブレンド2： レモン40滴、ラバンジン20滴、トルコ・マートル30滴、アンジェリカルート10滴。
● **応急処置：** ハンカチに基本ブレンドを1-2滴落として、1日数回吸引します。

● **アロマランプ：** 基本ブレンドを5-6滴使います。
● **全身浴：** 基本ブレンド6-8滴をコップ半分の生クリームか全乳または適量の蜂蜜に加えます。入浴法はp.65以降を参照してください。
● **口内洗浄液：** p.253を参照してください。

インフルエンザの治療

インフルエンザは、まれに細菌性のものもありますが、たいていはウイルスが原因で発現する発熱を伴う全身の疾患です。ほとんどの場合、鼻炎、咳、喉の痛みなど上気道に障害が現れます。

発熱の治療法はp.241を参照してください。各症状に対する治療法は、p.243とp.244に紹介してあります。

罹りそうだと思ったときのブレンド

ブレンド： ラバンサラ、カユプテ、真正ラベンダーを各1滴ずつ。
● **応急処置：** ブレンドを手のひらに直接とり、1日3回足の裏に擦り込みます。小児にも使えます。

インフルエンザ用坐薬

坐薬は作用が穏やかな上にたいへんよく効きます。薬局で作ってもらいましょう。坐薬の基剤には、Stadimol、Adepsol（いずれも製品名）、カカオバターなどの脂肪油が適しています（温度が上がると軟化するので注意してください）。
成人用坐薬200mg/2g、
小児用坐薬100mg/1g：
ネロリオイル（Ol. Citrus aurant. Flores）.......100mg
ユーカリラジアータオイル
　（Ol. Eucalyptus radiata）...................20mg
モロッコ・マートルオイル
　（Ol. Myrtus com. Cr Myrtenylacetat）.....30mg
Stadimol適量
● 1日3回坐薬1錠を肛門から挿入します。

咽喉痛（喉の痛み）・扁桃炎

喉の痛みは、風邪をひいたときに最初に現れる症状です。喉は赤くなって痛みを伴い、嚥下が辛くなります。こうした症状を改善するのに精油は非常に役に立ちます。

反対に急性扁桃炎では、扁桃腺が炎症して化膿しているため、必ず医師の診断を受けましょう。急性扁桃炎は急に現れる疾患で、発熱のほか悪寒を伴ったり、激しい咽頭痛、含み声（マフラーを巻いたような声）、リンパ節が腫れて嚥下が困難になるなどの症状が見られます。クリニックでは、フィトセラピー製剤またはホメオパシー製剤と一緒に精油を使用したところ、こうした症状が大きく緩和され、その上完全に治癒したこともあります。

小児の咽頭痛については、p.276も参照してください。

口内洗浄液（含嗽液）

基本ブレンド1： レモン6滴、ラバンサラ6滴、スパイクラベンダー5滴、タイム・マストキナ2滴、タイム・チモール1滴。

基本ブレンド2： マンダリン・レッド6滴、ローレル4滴、コリアンダー4滴、セージ2滴、リナロールウッド3滴、シナモンバーク1滴。

1mlのソルボールか蜂蝋に上述のいずれか1つの基本ブレンドを入れます。これに沸騰水、ペパーミントウォーター、セージウォーターのいずれか100mlを加えてよく振って混ぜます。

● **うがい水：** コップ半分の微温水に基本ブレンドを小さじ1杯加えます。1日数回、1-2分間うがいします。終わったら吐き出します。

● **服用：** 水50mlに基本ブレンドを小さじ半分加えたものを1日3回服用します。

喉パック

● **喉の湿布（1回分）：** カユプテ3滴、スパイクラベンダー1滴、ローズウッド4滴を熱湯500mlに加えます。

● **鎮静効果もある喉のオイルパック（1回分）：** カユプテ5滴、真正ラベンダー5滴、100％メリッサ2滴を人肌温度のオリーブオイル20mlに加えます。

詳しいパックの方法はp.65以降を参照してください。

鼻炎（鼻風邪）

通常の鼻炎であれば、喀痰溶解、消炎、消毒作用のある精油を使って、うまく症状を緩和したり治癒できます。

アレルギー性鼻炎についてはp.245を参照してください。

鼻詰まりを解消するペパーミントオイル

● ペパーミントオイルを1滴だけ手の甲に落として舐めます（6歳未満の小児には適していません）。

就寝のための応急措置

● ペパーミントオイルかユーカリグロブルスオイルを1-2滴手のひらにとり、枕に擦りつけます（6歳未満の小児には適していません）。

基本ブレンド

思考が完全に「止まってしまい」、「鼻が詰まって一杯」のとき：

基本ブレンド1： リツェアクベバ5滴、モロッコ・マートル5滴、真正ラベンダー5滴、シダーウッド10滴、ローズウッド5滴。

基本ブレンド2： ホワイトファー10滴、ローズマリー・シネオール5滴、ネロリ5滴、ベンゾイン5滴。

基本ブレンド3： オレンジ5滴、グレープフルーツ5滴、アンジェリカルート5滴、バジル3滴、フェンネル2滴、パイン10滴。

● **アロマランプ：** 上記いずれかの基本ブレンドを5-7滴使います。夜間に使ってもとても効果的です。

● **吸引：** 上記いずれかの基本ブレンド1-2滴を熱湯に加えます。

● **全身浴：** コップ半分の生クリームに上記いずれ

かの基本ブレンドを7滴加えて、入浴水に入れます。詳しい入浴法はp.65以降を参照してください。

前頭洞炎と副鼻腔炎

　頭部の圧迫感や前頭部の痛みがあり、頭を前に傾けるとひどくなるときは、前頭洞炎か副鼻腔炎の可能性があるため、医師の診断が必要となります。何度も再発するときは、抗生剤耐性菌が原因であることが多く、そのために炎症が慢性化します。

　クリニックでフィトセラピー製剤かホメオパシー製剤とともに精油を使用したところ、症状が大きく緩和され、その上完全に治癒したこともありました。

症状を緩和する点鼻用オイル

　このブレンドは症状を緩和するだけではなく、鼻周辺の傷ついた皮膚もケアします。また予防にも使えます。

ブレンド1： アンジェリカルート1滴とバジル1滴またはアニス1滴とカユプテ1滴のいずれかを、スイートアーモンドオイル5mlとヒッポファエオイル1滴に加えます。

ブレンド2： タイム・マストキナ2滴、モロッコ・マートル1滴、ベンゾイン1滴をスイートアーモンドオイル5mlとヒッポファエオイル1滴に加えます。

● 点鼻用オイルを綿棒か清潔な指につけて、1日数回鼻の穴と鼻周辺に塗ります。さらに額と頬骨の辺りにもオイルを優しく擦り込みます。

咳嗽（咳）と気管支炎

　毛細気管支の粘膜が刺激されると咳が出ます。咳に加えて発熱や呼吸時の痛みがあるときは、細菌性またはウイルス性の気管支炎か肺炎が疑われます。その際には必ず医師の診断を受けてください。咳の治療や、気管支炎または

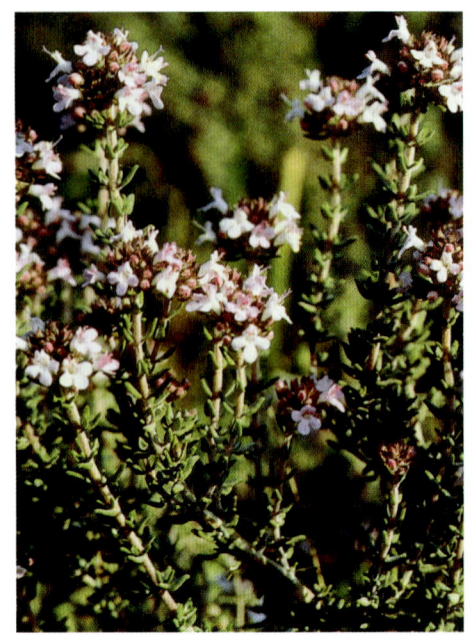

タイム（Thymus vulgaris）から採れる精油は、気道疾患にたいへんよく効きますが、ケモタイプによって忍容性が異なります。

肺炎に対する補充治療として精油を使用したところ、非常に有効であることが認められました。**小児の百日咳**はp.276を参照してください。

吸引、胸部パック

基本ブレンド1： グレープフルーツ20滴、プチグレン・ビターオレンジ10滴、ローズマリー・シネオール10滴、マジョラム20滴、グランドファー10滴。

基本ブレンド2： レモン10滴、マンダリン10滴、タイム・チモールまたはクローブ5滴、カルダモン15滴、フランキンセンス・エリトリア10滴。

基本ブレンド3： レモン10滴、ライム10滴、スパイクラベンダー5滴、シベリアモミ5滴、モロッコ・マートル5滴、ベンゾイン5滴。

● **吸引：** 沸騰水1ℓに上記いずれか1つの基本ブレンドを1-2滴入れます。

● **胸部マッサージオイル：** ホホバオイル5mlに上記いずれか1つの基本ブレンドを5滴加えます。

● **アロマランプ：** 基本ブレンドを5滴使います。

● **解熱効果もある胸部パック：** 37℃に温めた

オリーブオイル30mℓに上記いずれか1つの基本ブレンドを5滴加えます。
使用法はp.65以降を参照してください。

咳止め用坐薬

インフルエンザ感染症や細菌性の気道疾患に非常に効果的で穏やかに作用するのは坐薬です。坐薬は薬局で作らせることができます。基剤にはStadimol、Adepsol（いずれも製品名）またはカカオバターを使います（温度が上がるとすぐに柔らかくなるため注意してください）。

成人用座薬200mg/2g、小児用坐薬100mg/1g：
パインオイル（Ol. Pinus silvestris）..................75mg
タイム・マストキナオイル
　（Ol. Thymus mastichina）..................30mg
スパイクラベンダーオイル
　（Ol. Lavandula latifolia）..................40mg
ラバンサラオイル（Ol. Cinnamomum
　camphora CT Cineol）..................30mg
Stadimol適量

● 1日3回座薬1錠を肛門から挿入します。

中耳炎

耳痛の原因は多岐にわたりますが、いずれにせよ必ず医師の診断を受けなければいけません。化膿性中耳炎であれば、頭部に起こるあらゆる化膿性炎症と同じように、感染が広がるおそれがあります。中耳炎の原因の中で一番多いのは、鼻炎や咽頭炎を伴う風邪です。

中耳炎の応急処置には、真正ラベンダーとタイム・マストキナが適しています。この2つの精油は、痛みを和らげて、初期の炎症を抑えたり、治癒することもあります。

精油使用開始から24時間経過しても改善が見られないときは、すぐに薬剤で治療するか、場合によっては専門医の診察を受けましょう。

小児の中耳炎についてはp.277を参照してください。

応急処置

● 真正ラベンダーかタイム・マストキナ1-2滴を脱脂綿に含ませます。これを慎重に耳道の中に入れ、朝晩取り替えます。

!　精油を直接耳の中に入れないこと。鼓膜を傷つけて（穿孔）、精油が中耳に入り込み、その結果、中耳粘膜が刺激を受けて炎症が増悪するおそれがあります。

アレルギー性疾患

アレルギー性鼻炎

アレルギー性鼻炎の原因であるアレルゲンにはさまざまなものがありますが、中でも花粉（春の花粉症）、食品、獣毛、家ダニ、羽毛布団、職場に見られるアレルゲン（セメント、小麦粉など）が代表的です。

クリニックで、アレルギー性鼻炎患者にサイプレス、シダーウッド、マヌカの精油を使用したところ、症状が大きく緩和されました。この3つの精油の成分は、肥満細胞の細胞膜を安定させて、ヒスタミン放出量を抑えます。その結果、からだはアレルゲンに対して過大に反応しなくなり、場合によっては症状がたいへん楽になります。これまでの経験では、内用がもっとも効果的でした。

最初の花粉が散乱する前に、「長期使用ブレンド」（p.246）の服用を開始して、予防するのが一番効くようです。緊急の場合は、次の救急ブレンドがよいでしょう。

救急ブレンド

ブレンド： シダーウッド30滴（1.5mℓ）、マヌカ10滴（0.5mℓ）、サイプレス60滴（3mℓ）を5mℓの茶色のガラス小瓶に入れます。

● **服用：** 角砂糖1個に上記ブレンド2滴を含ま

せて1日2回舌の上で溶かします(粘膜を通すと成分が吸収されやすいことを利用した方法です)。サイプレスのモノテルペン類含有率が高いため、2週間以上服用してはいけません。

長期治療

アレルギー性鼻炎には、たいてい長期的な治療が必要であるため、低用量で服用するのがよいでしょう。効果的なのは、1滴ずつ出せる小瓶か喉用スプレーといった形の抗花粉症ブレンドです(持ち歩くのに便利です)。

ブレンド： シダーウッド10滴、サイプレス20滴、マヌカ10滴、ソルボール40滴(または蜂蝋40滴)を30mℓ容器か小さめのスプレー容器に入れてから、容器をローズウォーターで満たします。

- **使用法：** 症状が消えるまで、1日3回10滴ずつ服用するか、1日数回咽頭に吹き付けます。

喘 息

喘息の原因の多くは、アレルギーか精神問題で、必ず医師の治療を受けなければいけません。精油を使えば、そうした医師の治療を補い、症状も緩和されます。

急性の喘息発作は、基本的に精油の適応症ではありません。ただし、発作には常に不安が伴うことから、気分爽快作用と鎮痙作用のある精油をボディオイルとしてブレンドし、腹腔神経叢(太陽神経叢、いわゆるみぞおち)に塗れば、落ち着きを取り戻してリラックスできるようになるでしょう。

リラックス用ブレンド

ブレンド： マンダリン2滴、グレープフルーツ4滴、カルダモン2滴、シダーウッド2滴。

- **アロマランプ：** 水に上述の精油を加えます。
- **ボディオイル：** 50mℓのアーモンドオイルに上述の精油を加えます。これを腹部と背部に擦り込みます。

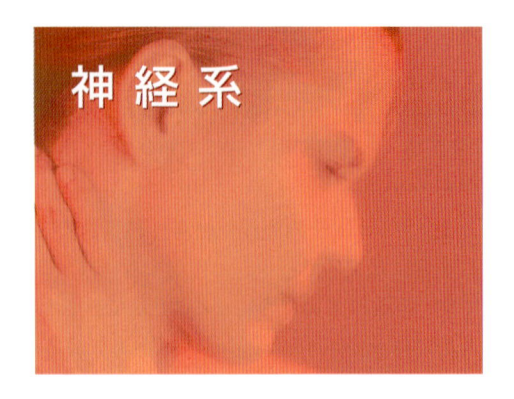

神経系

頭 痛

頭痛はまさに現代病で、特に「文明」国では頭痛に苦しむ人が増加しています。統計的には、頭痛に悩むのは、男性よりも女性の方が多く、小児にも増加傾向が見られます。

頭痛の大きな原因は、からだまたは精神への負担で、頭痛を意味する表現は、たとえば「頭が痛くて我慢できない」「頭がぼうっしている」「頭ががんがんする」などをはじめいくつもあります。非常によく見られる頭痛は緊張型頭痛で、たいていは首筋の筋肉が緊張しているために起こります。こうした頭痛には、緊張緩和作用、鎮静作用、強壮作用のある精油がたいへん役に立ちます。

! このほか頭痛の原因には、臓器疾患や代謝障害もあります。頭痛が何日も続くときは、必ず正確な診断を得て原因を知り、必要に応じて治療しましょう。

小児の頭痛についてはp.27を、**筋肉緊張**についてはp.282を参照してください。

精神への過剰負担が原因の頭痛

この場合、特にアンジェリカルートオイルとバジルオイルを使えば、「重い頭」を解消して、リラックスできるでしょう。

- **応急処置：** アンジェリカルートまたはバジルを1-2滴、ハンカチに落とします。
- **アロマランプ：** グレープフルーツ2滴または

ベルガモット3滴、ネロリ1滴、バジル1滴、アンジェリカルート2滴。
● **再生作用のあるバスオイル：** アロマランプ用ブレンドをコップ半分の生クリームに加えて撹拌し、湯をはったバスタブに入れます。
● **リラックス作用のあるフットマッサージ：** グレープフルーツ5滴、ローズ1滴、真正ラベンダー2滴、サンダルウッド1滴をベースオイル50mlに加えます。
それぞれ実施法はp.65以降を参照してください。

緊張型頭痛

頸部や肩の緊張（p.282も参照のこと）が原因の頭痛には、頸部や側頭部（こめかみ）を優しくマッサージすると楽になります。
● **ペパーミントオイルを使った応急処置と頭部マッサージ：** 下の「気象感受性」の項を参照してください。
● **ボディオイル：** グレープフルーツ6滴、バジル1滴、ジャスミン1滴をホホバオイル10mlに加えて、ローラー付き容器か10ml小瓶に入れます。このブレンドを使って額と首筋を擦ります（強擦）。実際に使用してみて、このブレンドがペパーミントオイルに忍容性のない人に適していることがわかっています。

気象感受性、二日酔い

気象感受性や、酒の飲みすぎやタバコの吸いすぎによる「二日酔い」が原因の頭痛には、ペパーミントオイルが最適です。
ペパーミントオイルを使った特によく効く頭部マッサージ：即効性のあるオイルで、頭痛が治まり頭の中がすっきりするとともに、体調が回復します。
● **応急処置：** ペパーミントオイルを1-2滴落としたハンカチで首筋とこめかみを擦ります。
● **驚くほど効く頭部マッサージ：** ペパーミント5滴、アイスキューブ1個、タオルまたは冷風ドライヤー。ペパーミントオイルを両手の指に塗り、額から首筋まで頭皮全体を何度も擦ります（強擦）。首筋にアイスキューブを走らせてから、そ

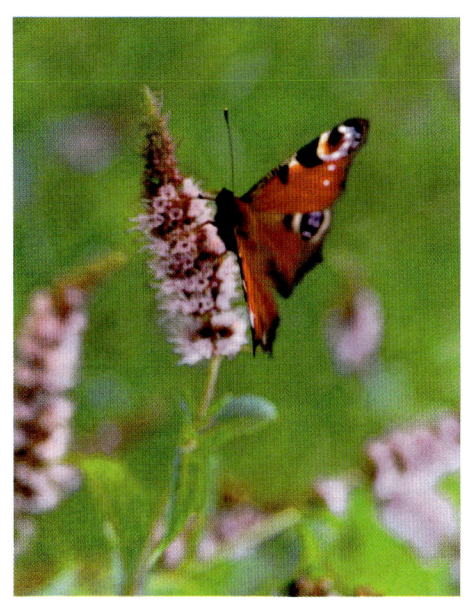

ペパーミントオイル（Mentha piperita）から採れる精油を使えば、頭痛など瞬く間に飛んでいきます。

の部分をタオルであおぐか、ドライヤーで冷風を当てます。
このマッサージには興奮作用があり、入眠を妨げる可能性があるため、就寝前にはしないこと。

❗ 6歳以下の小児には適していません。

耳鳴

耳鳴はからだに原因があるだけでなく、精神的な問題にも起因することがあるため、必ず医師の診断と治療を受けなければいけません。耳鳴の特徴や強さ（ピューピュー、シューシュー、ブンブンなど音のタイプ）は非常に差があり、患者の生活の質が大きく妨げられたり、患者が自暴自棄に陥ることすらあります。耳鳴は長く続くほど治癒しにくくなるため、できるだけ早く相応の治療を始める必要があります。血行促進作用と気分爽快作用のある精油を併用すれば、医師による治療をうまく補完できるでしょう。

耳鳴に効くマッサージオイル

ブレンド： プチグレンマンダリン3滴、チャンパカまたはジャスミン1滴、クローブ1滴、トンカビーンズ5滴をスイートアーモンドオイル30mlに加えます。

● **マッサージ法：** 1日3回、首筋に向かって撫でるように、耳のうしろを優しくマッサージします。

神経炎（神経痛）

　神経炎は痛みを伴う疾患で、その原因には通風や感染症（帯状疱疹など、p.262）がありますが、ほかにも神経が圧迫されて起こったり（ぎっくり腰、p.267）、椎間板ヘルニアに起因することもあります。医師に原因を診断してもらう必要があります。

　また三叉神経痛など顔面神経痛も非常に強い痛みを伴い、自暴自棄に陥る人も少なくない上、たいていは治療が困難です。

　医師の治療と併用して次のマッサージオイルを使うとよいでしょう。このマッサージオイルは、腰背痛（p.267）にも効果があります。

鎮痛作用のあるマッサージオイル

フェイスマッサージ用ブレンド： カユプテ5滴、真正ラベンダー3滴、ローズ1滴、メリッサ100％1滴をセントジョンズワートオイル30mlとホホバオイル20mlに加えます。

ボディマッサージ用ブレンド： カユプテ7滴、真正ラベンダー7滴、トルコ・マートル5滴をセントジョンズワートオイル70ml、セサミオイル30ml、ヒッポファエオイル5滴に加えます。

● **マッサージ法：** マッサージする部分に応じたブレンド（フェイスオイル、ボディオイル）を患部に塗って、1日数回、症状が軽くなるまで慎重にマッサージします。

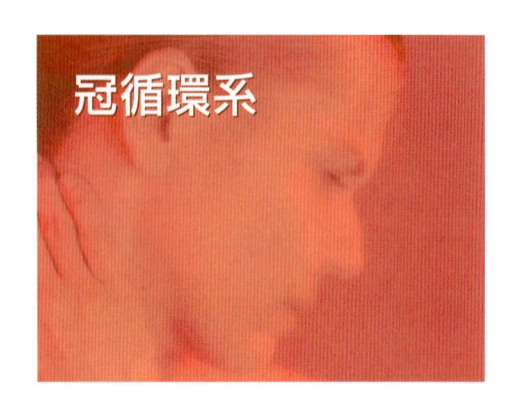

冠循環系

循環系疾患

　低血圧や高血圧など循環系の疾患は、原因がさまざまであるため、医師の診断が必要です。効果が実証済みの精油が数種ありますから、併用するとよいでしょう。

低血圧

　血圧が低すぎるときには、たくさんからだを動かすのが血液循環を安定させるのにもっとも有効です。定期的にシャワーソルトを使って冷温交互シャワーをすれば、血液循環が促進されて、快適に1日をスタートできるでしょう。また、ビネグレット（気つけ薬瓶）も、毎日使えてとても便利です。

応急処置

● **ビネグレット：** ベルガモット4滴、ライム6滴、ローズマリー・シネオール5滴を茶色の5mlガラス小瓶に入れます。

● **吐き気のあるときに服用できるオイル**についてはp.255を参照してください。

シャワーソルト

ブレンド： ライム10滴、ローズマリー・シネオール8滴、ホワイトファー2滴、細粒海塩200g、セサミオイル大さじ1杯をジャムの瓶に入れて十分に混ぜます。

● 濡らしたからだに小さじ1杯程度のシャワーソルトを擦り付け、最後に水で流します。セサ

ミオイルが入っているため、浴室が滑りやすくなっていますから注意してください。

高血圧

高血圧は、臓器疾患が原因であるほか、怒りやストレスなど精神の緊張などにも起因し、原因に応じて原発性高血圧と二次性高血圧に分類されます。高血圧患者のほぼ90％が原発性高血圧で、原因疾患は認められません。そしてほぼ10％が二次性高血圧患者で、腎臓疾患、医薬品や甲状腺機能異常によるホルモン障害、脳圧亢進、血管狭窄など原因疾患があります。後遺症や合併症のおそれがあるため、必ず医師に診断してもらいましょう。

原発性高血圧には、緊張や硬直を解消して血圧を下げるのに、ボディオイルが役に立ちます。

リラックス作用のあるボディオイル

ブレンド1： プチグレン・ビターオレンジまたはプチグレン・マンダリン2滴、ローズ1-2滴、ベルガモットミント7滴、シダーウッド5滴。
ブレンド2： ベルガモット6滴、ジャスミン1滴またはイランイラン2滴、サンダルウッド4滴。
● **マッサージ法：** 上記いずれか1つのブレンドをスイートアーモンドオイルまたはホホバオイル50㎖に加えます。朝晩、このオイルで腹部または全身をマッサージします（詳しい方法はp.72を参照のこと）。

神経性の心臓障害

神経性の心臓障害には、発作性心頻拍、期外収縮、心房細動などがあり、夕刻の心悸亢進や、就寝中の不整脈によって目が覚めることなどが典型的な症状です。

甲状腺機能異常や心欠陥が西洋医学で治療できなかったときは、場合によっては緊張を緩和する方法で精油を使えば、ストレスを解消し、心臓の機能を落ち着かせることができます。

心臓の障害に効くオイル

ブレンド1： プチグレン・ビターオレンジ1滴、ベルガモット4滴、ローズ1滴、カルダモン2滴、サンダルウッド3滴またはナルデ1滴。
ブレンド2： リツェアクベバ1滴、ベルガモット4滴、メリッサ100％1滴、ローズウッド4滴。
● **マッサージ法：** 上記いずれか1つのブレンドをスイートアーモンドオイル30㎖に加えます。症状が消えるまで、このオイルを1日3回心臓付近に塗ります。

アロマランプ

ブレンド： ベルガモット4滴、バーベナ100％1滴、ローマンカモミール2滴。

静脈疾患

静脈瘤

静脈瘤（静脈が蛇行、拡張、表面化する疾患）が現れるのは主として脚で、よくある素因は、結合組織の虚弱、家族歴、体重過多、妊娠などです。静脈瘤は、見た目の問題だけではなく、内科的な問題につながり、社会生活にも支障をきたしうるため、医師の治療が必要となります。

一次性静脈瘤は、静脈弁不全や静脈壁の虚弱が原因で起こります。二次性静脈瘤は、たとえば深部静脈血栓症の続発症です。深部静脈の還流が阻害されると、静脈弁が機能しなくなり、その結果、血流量が増えて表在静脈に負担がかかります。

静脈の機能不全が慢性化すると、チューブのような青色の静脈と、結び目のような浮腫という形で主に現れる静脈瘤ができます。浮腫のほかにも、色素過剰（皮膚が茶色または青色に変色した状態）が見られることが多く、その結果、皮膚が萎縮することもあります（羊皮紙状皮膚）。

冷温交互シャワーをすれば、組織を強化できますし、弾性ストッキングを着用すれば浮腫の形成を防ぐことができます。精油とキャリアオイルを使えば、結合組織を強壮し、リンパ流を促進することで浮腫を解消するほか、スキンケア効果もあります。

ボディオイル

ブレンド1： グレープフルーツ8滴、真正ラベンダー4滴、サイプレス5滴、ジュニパー3滴をカロフィラム30㎖、セントジョンズワート30㎖、ホホバオイル40㎖、ヒッポファエオイル5滴に加えます。

ブレンド2： リツェアクベバ4滴、イモーテル1滴、シストローズ1滴、ニアウリ3滴、パチュリー1滴をセサミオイル30㎖とカロフィラムオイル20㎖に加えます。

● **塗擦法：** 上記いずれか1つのブレンドを脚から心臓に向かって圧力をかけずに1日数回塗ります。

詳しい使用法はp.65以降を参照してください。

クモ状静脈

クモ状静脈は、皮膚内で毛細血管が拡張する疾患で、典型的には網状または花輪状で現れます。クモ状静脈は静脈瘤の前駆症状です。治療法については、静脈瘤（上述）を参照してください。

下腿潰瘍

下腿潰瘍は、静脈がうっ滞して血管内部に過度の圧力がかかることが原因で下腿の下3分の1に現れる潰瘍で、罹患者の大半が高齢者です。組織に常時圧力がかかると、負担の大きな「下肢がうっ血」した状態が続きます。こうなるとなかなか治癒しません。

本書で推奨するアロマセラピーを利用して、うっ滞解消作用のある脚パックをしたり弾性ストッキングをはき、解毒作用のあるお茶を飲めば非常に効果があり、数日後には血管が目立たなくなっていることに気づくでしょう。

弾性バンドやストッキングは、起床前に履いておくと、上昇している血管内の圧力に強い外圧をかけて抑えることができます。また運動（長時間の歩行）をすれば効果が上がります。ただし、運動は必ず弾性ストッキングを装着して行ないます。

フットバス（足浴）

バスソルト： レモン30滴、ニアウリ30滴、ティートリー10滴を死海の塩200gを入れたガラス瓶に加えて十分に撹拌します。

● **フットバス法：** 小さじ山盛り1杯のバスソルトを36℃のお湯5ℓに加えます。これで1日1回夜10-15分足浴します。足浴が終わったら、傷のある部分に消毒済みの圧迫ガーゼを軽く押し当てて乾かします。

スキンケア

毎回包帯交換時に：

● **ボディオイル：** セントジョンズワートオイル30㎖とカロフィラムオイル20㎖を混ぜます。これを傷の周辺に塗ります。

● **傷のカバー：** 消毒済みの圧迫ガーゼ（またはOleotüllガーゼ（R）に上述のボディオイル用ブレンドを浸して、潰瘍部分に当てた後、ニアウリオイルを3滴落とします。ガーゼの包帯を巻くか、リンゲル液または塩化ナトリウム（NaCl 0.9%）に浸した湿布で カバーを覆います。

! このオイルを使った後で、鉱油ベースの軟膏を使ってはいけません。接触アレルギーを起こして小さな潰瘍ができ、治癒しにくくなります。

痔

痔は、静脈が集まる後腸領域で静脈が拡張して瘤状になる疾患で、湾曲、亀裂、出血する

こともあります。肛門に痙攣様の痛みや灼熱感があることが多く、非常に苦痛です。特に便秘がちの人は、よくこの苦痛に悩まされます。

また痔は肝臓障害や静脈の血液循環障害の症状である場合もあります。そのため、必ず医師に原因を診断してもらいましょう。

こうした苦痛を和らげるには、充実感を与えて痙攣を抑え痒みを止める作用のあるボディオイルを使うと効果があります。

応急処置

ブレンド： ジュニパー5滴、サイプレス3滴、ニアウリ2滴、クラリセージ2滴、真正ラベンダー5滴、ジャーマンカモミール3滴を、カロフィラム20mlとセントジョンズワートオイル30mlに加えます。

● **塗擦：** 肛門と痔のできた部分をまず慎重に洗浄してから上述のオイルを塗ります。これを1日数回実行します。

! 洗浄には市販されているウェットティッシュを使わないこと。接触アレルギーが起こり痒くなることがあります。

動脈疾患

間欠性跛行

この疾患は、脚の動脈が詰まった結果起こります。罹患者は独特の行動を起こします。これがまるで突然ショーウィンドーの前で釘付けになったように見えることから、ドイツでは「ショーウィンドー病」とも名づけられています。ただし、罹患者は確かに長時間歩くことを苦痛に感じており、特に寒い季節や、階段や坂を昇るのは腓腹筋が痛みたいへんですが、経験から少し休むと楽になることを知っています。休息すると筋肉に十分に血液が流れて数分後には痛みも消えます。しかし、また歩き出すと痛みが戻ってきます。

この疾患の原因は血管狭窄で、フランスの外科医Dr.ルネ・フォンテインが、血行不良の段階に従い次の4つに分類しています。

● Ⅰ度： 症状はありません。たいていは末梢動脈拍動が欠損しているということで偶然見つかります。

● Ⅱ度： 間欠性跛行（時おり脚を引きずること）があり、痛みを伴います。

● Ⅲ度： 筋肉への血流が不足して、安静にしていても患部四肢に痛みがあります。下肢を垂らした状態にすると痛みが弱まることもあります。

● Ⅳ度： 踵や足指など圧迫されている部位に潰瘍形成や壊死が見られます。痛みはないこともあります。

血行障害の段階を確認し、治療法を決定するために、必ず専門医（血管外科医）の診断を受けてください。

アンジェリカオイルを使ったボディオイル

アンジェリカオイルは、補完療法として驚くほど効果があります。下に示すボディオイル用ブレンドは、フォンテイン分類のどの段階でも使えて、血流を促進するだけではなく、痛みを抑えたり止めることもあります。

これまでの経験から、次に示すとおり高用量で使わないと最適な効果が得られないことがわかっています。

ブレンド： アンジェリカルート25滴、カユプテ10滴、真正ラベンダー12滴、リツェアクベバ3滴をセントジョンズワートオイル30mlとカロフィラムオイル20mlに加えます。

● **塗擦：** 上述の5％オイルを患部に1日3回擦り込みます。急性の場合は普通に塗擦し、Ⅳ度のときは慎重に塗ってください。

長期的に数週間続けて使うときには、このブレンドを2.5％に薄めます。同じ用量の精油をベースオイル100mlに加えてください。

リンパ系

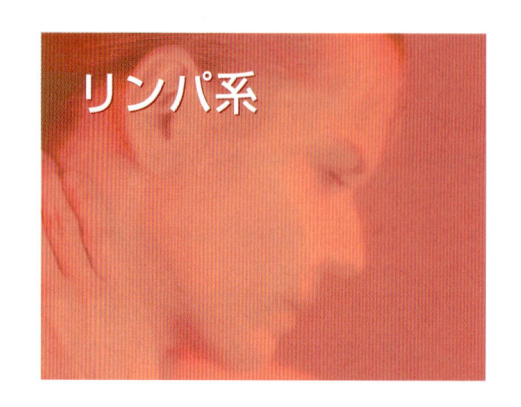

🌿 脚が疲れて重たく感じるとき

旅行で乗り物に長く座っていたり、長時間立ったままや座ったままでいなければならない仕事に就いていると、リンパ液がうまく流れなくなります。こうした問題を予防したり、リンパ液の流れを活発にするには、次のボディオイルが効果的であることが認められています（p.273「脚部の体液うっ滞」の項も参照のこと）。

マッサージオイル

ブレンド1： オレンジ4滴、マンダリン2滴、ローズ・アブソリュート1滴、シストローズ1滴、ローレル2滴、トンカビーンズ4滴をセサミオイル50mlに加えます。

ブレンド2： グレープフルーツ6滴、ローズマリー・カンファー2滴、ジュニパー3滴をセサミオイル50mlに加えます。

● **塗擦：** 頚椎はリンパ周辺、脚は鼠径部（ももの付け根）に向かってボディオイルを擦り込みます。

🌿 乳房切除術後のリンパうっ滞

乳癌治療のための乳房切除術は、どんな女性にとっても、からだだけでなく、特に精神的に辛い手術です。

そういうときに、アロマランプで精油を使えば非常に役立ちます（p.284「苦しみから解放するブレンド」と「毎日を明るくするブレンド」の項も参照のこと）。

患者の安全のために、たいていの場合、腋窩（わきの下のくぼみ）にあるリンパ節も一緒に切除されます。その際に細いリンパ管が傷つけられて、リンパ流が損なわれることが多く、その結果、その領域にリンパ液がうっ滞します。こうしたときにはリンパマッサージ（リンパ液誘導術）が必要となりますが、これを実施できるのは訓練を受けた理学療法士とセラピストのみです。次に挙げるボディオイルは、患者が自分で使用できるもので、うっ滞解消作用と気分爽快作用があるため、治癒を促すのにとても有効です。

リンパマッサージオイル

ブレンド： ベルガモット6滴、オレンジ4滴、真正ラベンダー3滴、ローズ1滴、シストローズ2滴、イモーテル1滴、サンダルウッド3滴をローズヒップオイル20mlとスイートアーモンドオイル80mlに加えます。

● **塗擦：** リンパ液誘導術後に、優しく撫でるように優しく患部に上述のボディオイルを塗ります。

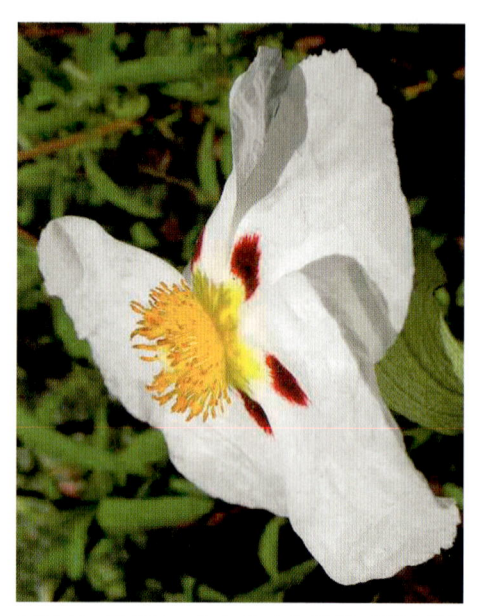

シストローズ（Cistus ladanifer）オイルは、繊細な花からではなく、葉と枝から抽出されます。創傷に非常によく効く上、特にリンパの流れをうまくコントロールする働きがあります。

消化器系

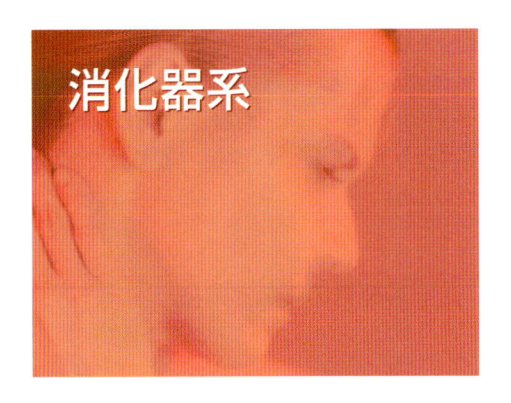

口腔歯科疾患

口内ケア

　虫歯、歯周病、歯肉炎は、必ず歯科医の治療が必要ですが、予防したり治療を補完するには、リフレッシュ作用、滅菌作用、抗菌作用が実証済みの口内洗浄液を精油を使って作ることができます。

　歯列矯正ブラケットや義歯を入れている人は、この口内洗浄液を定期的に使えば、歯肉と口内粘膜の血流が改善されて強くなるため、歯肉からの出血がなくなります。さらに痛みのあるアフタ（口内粘膜にできる開口した炎症で表面に白っぽい苔が見られます）や、口臭にも効果があります。そのほか、患者が自分で歯の手入れをできなくなったときなど病院での口内ケアにも使えることが認められています。

　歯周病用ブレンドは、特に歯肉退縮に効果的であると同時に、歯科治療後の歯痛にも応急処置として使えます。

消毒作用のある口内洗浄液

基本ブレンド： レモン6滴、ラバンサラ10滴、ホワイトファー5滴、ペパーミント4滴、ミルラ4滴、シナモンリーフ1滴をソルボール3mℓとともに茶色の100mℓガラス小瓶に入れます。ここに蒸留水、ミネラルウォーター（炭酸なし）、ペパーミントウォーター、セージウォーターのいずれかを入れて小瓶を満たし十分に撹拌します。

- **毎日の歯磨き後の口内ケア：** コップ半分の室温水に上述の基本ブレンドを小さじ1杯入れます。これを口に含んで1-2分間口内を洗浄し、終わったら吐き出します。1日3回行ないましょう。
- **風邪の季節には**、小さじ半分のブレンドを水で希釈して1日1回飲むと抵抗力が高まります。
- **歯肉出血、アフタ、歯痛のあるとき：** 必要に応じて口内洗浄液を薄めずにそのまま綿棒に含ませて、炎症部分に塗りつけます。

歯周病用ブレンド

基本ブレンド： マヌカ10滴、ミルラ10滴、ニアウリ10滴、ペパーミント20滴、ティートリー10滴を蜂蝋5mℓに加えます。

- **歯肉強化用：** この基本ブレンド1滴と適量のクレイ（治療用粘土）を混ぜます。これを歯ブラシにのせて1日1回歯を磨きます。

⚠ 合成材製の義歯を使用している人には適していません。精油が合成材の外装を損なうことがあります。

- この基本ブレンドは、毎日の口内ケア用洗浄液を作るのにも適しています。作り方は上述の「口内洗浄液」の項を参照してください。
- 歯科治療の後に歯痛があるときに使える湿布（罨法）用： 基本ブレンド3滴を500mℓの冷水に加えます。ここにハンドタオルを浸して絞り、頬に当てます。これを何度も繰り返してください。

歯痛

　緊急のときは、次の精油を使えば、痛みが和らぎ、歯科医の予約時間まで我慢できるでしょう。

応急処置

- **塗擦：** カユプテオイル、ニアウリオイル、クロ

精油を使った症状別治療法 5

ーブオイル、ローレルオイルのいずれかを薄めずそのまま痛みのある歯周辺の歯肉に塗ります。

! 痛みが続くときは、必ず歯科医に行くこと。

胃腸障害

偏った食生活、腐敗した食物、あわただしい食事、ストレス、多大な精神負担などがあると、消化管が総体的にうまく機能しなくなり、過敏性胃腸症候群、消化障害、腸内ガス、食欲不振、胃腸痙攣、膨満感、胸焼け、下痢、便秘が起こります。そのほか、麻酔後の便秘や術後の腸内ガスも、非常に大きな痛みを伴うことがあります。

こうした障害には、精油を使った腹部マッサージや温湿布(p.68)がとても役に立ちます。ただし、原因を知るために必ず診断を受けてください。

腸内ガス(鼓腸)

腸内ガスが原因の腹痛には、多くの場合、駆風作用と鎮痙作用のある次のボディオイルを使った穏やかな腹部マッサージが効果的です。また緊張緩和作用のある入浴や温湿布をすれば、鎮痙、鎮痛、鎮静効果があるため、腸内細菌のバランスがすばやく元に戻ります。

小児の腸内ガスについてはp.279を参照してください。

駆風作用のあるマッサージオイル

ブレンド1: プチグレン・ビターオレンジ2滴、アニス2滴、タラゴン2滴、スイートフェンネル2滴、コリアンダー2滴をスイートアーモンドオイルまたはセサミオイル50mlに加えます。

ブレンド2: マンダリン4滴、カルダモン2滴、ジンジャー2滴、クミンまたはキャラウェイ1滴、トンカビーンズ3滴をスイートアーモンドオイルま

たはセサミオイル50mlに加えます。

● **マッサージ法:** 必要に応じて、上述のいずれか1つのマッサージオイルで時計回りに優しく腹部をマッサージします(詳しい方法はp.72を参照のこと)。

神経性の腹痛と胃痛

自分の感情の中で「消化しがたい」問題に対して、まさに胃腸が非常に敏感に反応してしまう人は少なくありません。多くの場合、不安、ストレス、過大な要求などが原因となって、非特異性の(原因が1つに限らない)腹痛、胃痛、吐き気が起こります(p.13も参照のこと)。

肉体的な原因が診断されないときにも、「腹痛の原因は何か」、「胃に重たくのしかかっているものは何か」、「胃の調子を狂わせているのは何か」を見つける努力をしましょう。こうした原因を解決しなければ、症状は必ず再発します。

小児の腹痛についてはp.279を、**腸内ガス**については上述を参照してください。

応急処置

● **塗擦:** バジル2滴を薄めずにそのままへその上側にある腹腔神経叢に擦り込むか、オリーブオイル小さじ1杯にバジルオイルを2滴加えて、時計回りに腹部を軽くマッサージします。

鎮痙作用のあるブレンド

ブレンド1: ベルガモット4滴、マンダリン2滴、ローレル2滴、ネロリ4滴、ベンゾイン3滴をスイートアーモンドオイル50mlに加えます。

ブレンド2: マンダリン6滴、ローズ・アブソリュート1滴、トンカビーンズ3滴をスイートアーモンドオイル50mlに加えます。

ブレンド3: ベルガモット6滴、バジル2滴、ジャスミン1滴またはイランイラン2滴、ホーリーバジル2滴またはクローブ2滴、ジンジャー3滴をマ

カダミアナッツオイルまたはヘンプシードオイル50mlに加えます。
ブレンド4: マンダリン4滴、プチグレン・ビターオレンジ2滴またはプチグレン・マンダリン2滴、ベルガモットミント3滴または真正ラベンダー3滴、アンジェリカルート2滴、シダーウッド2滴をセントジョンズワートオイル50mlに加えます。
● **ボディオイル:** 上述のうちいずれか1つのブレンドで時計回りに腹部を優しくマッサージします。
● **全身浴:** コップ半分の生クリームに上述のブレンドを加えます。緊張を緩和し痙攣を抑えたいときにこのブレンドを加えて全身浴をするとよいでしょう。
詳しい入浴法はp.65以降を参照してください。

吐き気

ペパーミントオイルは、食事が重たすぎたとき、船や乗り物に酔ったとき、妊娠中(p.272)、さらに低血圧(p.248)など、原因を問わずあらゆる吐き気にすばらしい効果があります。

応急処置

● **服用:** 必要に応じて、手の甲にペパーミントオイルを(最大)1滴だけのせて舐めます。
この方法は、6歳未満の小児には適していません。

肝臓負担、胆嚢疾患

解毒臓器の中枢でもある肝臓には、さまざまな負担がかかっています。精油を使った肝臓パックが、肝臓の機能をうまく補えることが認められています。

この肝臓パックは、治療で肝臓に負担がかかるときに補助療法として利用するのに適しており、肝細胞の胆汁分泌が促進されて、肝臓の

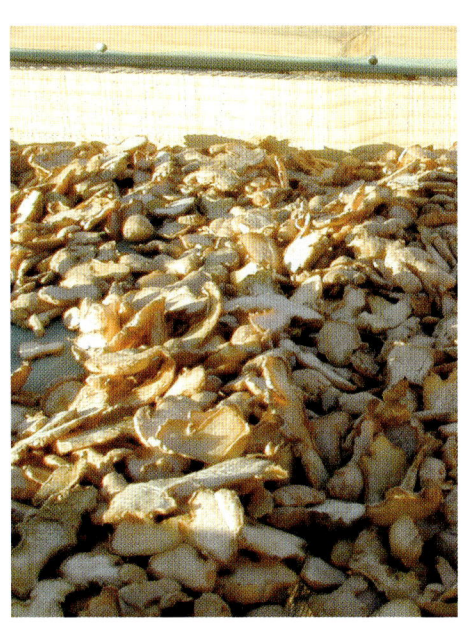

ジンジャー(根)は、写真のとおり、蒸留前に乾燥させます。ジンジャー(Zingiber officinalis)から採れる精油は非常にマイルドで、精神のバランスを調整して安定させる作用があるほか、特に精神問題に起因する腹痛に効果があります。

解毒機能が向上します。また、このパックには胆嚢の痙攣を解消する作用があり、胆嚢疾患のあるときに、疝痛、吐き気、疼痛に対して効果があります。

これまでの経験で、肝臓パックは、肝臓障害が原因の片頭痛にも本当に驚くほどよく効くことがわかっています。

肝臓パック

基本ブレンド: ローズマリー・ベルベノン40滴、タイム・ツヤノール20滴、メリッサ30%10滴。
● **温パック法:** ほぼ沸騰している熱湯に上述のブレンドを10滴加えます。詳しい方法はp.68以降を参照してください。
午後1-3時の間に肝臓パックをすれば、最大の効果が得られます。中医学では、この時間帯に肝臓の働きが「鈍る」とされています。

皮 膚

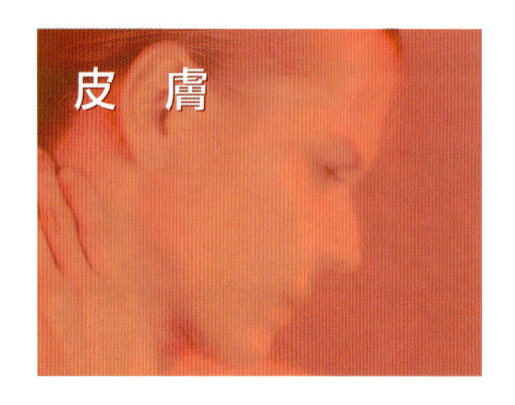

精油は皮膚から体内に浸透する際、まずこの皮膚に対して働きかけます。皮膚は、わたしたちのからだの中で最大の器官であり、単にからだを「覆って」いるだけでなく、多彩な機能も持っています(p.7、p.8)。そうした機能の中でも、皮膚は免疫系の1部として、特別な抵抗機能を持った遮蔽シールドの役割を担っています。この機能がうまく作動するには、皮膚が健康できちんと手入れされていなければいけません。

皮膚、免疫系そして精神は密接に関わりあっています(p.9、p.10)。そのため、皮膚疾患のほとんどが、精神の不均衡と免疫力の虚弱化が重なった結果現れます。

皮膚の過敏症と炎症

皮膚炎とその応急処置

皮膚炎の症状は、発赤、腫れ、疼痛です。こうした症状が現れたときには、鎮静作用のある湿布が応急処置として適しています。そのほかの治療法は、以下、症状別の項目を参照してください。

応急処置

● **冷湿布：** ローズウォーター100ml、ジャーマンカモミール2滴、コットンパフを用意します。
詳しい湿布法は、p.68を参照してください。

結膜刺激（炎症）

長時間にわたる仕事や、モニターの前での集中力を必要とする作業の後など、眼が疲れきっていたり、それに加えて頭痛があるときには、鎮静作用と冷却作用のあるローズウォーターで湿布すれば早くリフレッシュできます。結膜炎がたびたび再発するようであれば、眼科医に原因を診断してもらいましょう。湿布は医師の治療をうまく補えるほか、特に痒みを長く抑えることができます。

すっきりする眼の湿布

● **冷湿布：** コットンパフにローズウォーターを含ませて、十分に絞ってから眼に当てます。10分程経って、冷却作用がなくなったらコットンパフを外します。1日2-3回行ないましょう。

皮膚の痒み

皮膚の痒みはさまざまな原因で起こります。まず原因をはっきり知ることが大切です。多くの場合は、アレルギー性です。特に高齢者に強い痒みが見られるときは、血糖値が高いこと、いわゆる糖尿病が原因である可能性があります。その反対に、はっきりとした病因のない神経性の皮膚の痒みは、過敏になって、わけもなく肌がイライラしてしまい現れることもあります。

肉体と精神に好ましい影響を与える精油は、原因に関係なくどんな痒みに対しても非常に高い効果が実証されています。

鎮静作用のあるボディオイル

ブレンド1： メリッサオイル100%2滴、ローズ1滴、真正ラベンダー7滴、ベチバーまたはナルデ1滴を月見草油20ml、アボカドオイル20ml、ローズヒップオイル10ml、ヒッポファエオイル5滴に加えます。
ブレンド2： シストローズ2滴、ベルガモットミント3滴、ネロリ2滴、イモーテル1滴、ローズウッド

2滴をローズヒップオイル20ml、セントジョンズワートオイル30ml、ヒッポファエオイル5滴に加えます。
● **塗擦：** 洗浄後またはシャワー後に、全身または痒みのある部位に、上述のいずれか1つのオイルを優しく擦り込みます。

リラックス作用と神経強壮作用のある入浴剤

● **全身浴：** プチグレン・ビターオレンジまたはプチグレン・マンダリン2滴、ローズ1滴、マヌカ3滴、ベンゾイン4滴をコップ半分の生クリームに混ぜて、湯をはったバスタブに加えます(p.67)。

虫刺され

虫刺されからからだを100％守る方法は残念ながらありません。ただし、虫除け効果に優れていることがわかっている精油がいくつかあります。

蚊よけオイル

● **ボディオイル：** ユーカリシトリオドラ10滴、パルマローザ5滴、レモングラス5滴、ベルガモットミント10滴をスイートアーモンドオイル50mlに加えます。虫に刺されそうな部位にこのオイルを塗ります。

蚊除け用アロマランプ

基本ブレンド： ユーカリシトリオドラ20滴、レモングラス10滴、パルマローザ10滴、ゼラニウム・ブルボン10滴、ベルガモットミント20滴。
● **アロマランプ：** アロマランプに上述のブレンドを5-7滴入れます。

応急処置

蚊にさされたときに、ティートリーオイルほど早急によく効くオイルはありません。辛い痒みはすぐに消えて、炎症も起きません。

同じ効果は、蜂をはじめ何らかの虫に刺されたときにも認められています。刺された直後にティートリーオイルを塗れば、腫れることもありません。刺されてから時間が経っていても、素晴しい効果が見られます。直後に塗ったときよりも腫れがひくまでにやや時間がかかりますが、痛みはすぐに治まります。

● **使用法：** 刺された箇所に、ティートリーオイルを薄めずそのまま1-2滴落とします。痒み、痛み、腫れなどが治まるまで、必要に応じてこれを繰り返します。

にきび

にきびは、思春期だけではなく、成人になってからも現れます。にきびの原因は、ホルモン、精神問題、食生活などですが、多くの場合、遺伝的な素質もあるようです。

皮脂腺で皮脂が多量に生成されるようになると、毛穴がふさがってしまい、にきびができます。吹き出物や膿疱は、皮膚が不潔になったため炎症を起こしたり化膿した結果現れるにきびです。膿疱を(汚れた指で)潰すと、醜い傷痕が残ります。

皮膚の表面を治療しただけでは、期待したほどの成果が得られないことが多いようです。自然療法の法則にしたがい、食生活を変えて、解毒し、皮膚を治療し、精神的な問題を解決するなど、からだの内外から総体的に治療すると効果があります。

にきびができた皮膚は非常に敏感で、酸外套(皮膚表面を酸性に保ち、細菌から皮膚を守る皮脂膜)が弱くなっています。このように傷を負い、炎症を起こし、細菌で不衛生になった皮膚は、治癒に時間を要します。

皮膚をいたわり、徹底的に洗浄して消毒するには、芳香蒸留水と精油を浸した温湿布(決して熱くしてはいけません)が適しています。またその後、クリームを使って皮膚の手入れをするとよいでしょう。

洗浄と消毒

基本ブレンド： プチグレン・ビターオレンジ10滴、真正ラベンダー20滴、ローレル10滴、ティートリー5滴、ニアウリ5滴。

- **洗浄と湿布：** 基本ブレンド3滴とソルボール6滴を微温水1ℓに加えます。
- **スキンローション：** 基本ブレンド5滴とソルボール10滴を芳香蒸留水(ペパーミント、ローズ、シストローズ、ウィッチヘーゼル、ラベンダーなど)に加えて十分に振り混ぜます。コットンパフに含ませて、顔面を優しく拭いて洗浄します。

スキンケアクリーム

ブレンド： シアバター30g、ローズヒップオイル20mℓ、ヒッポファエオイル3滴、カカオバター1g、バーベナ1滴またはリツェアクベバ1滴、シストローズ1滴、ベンゾイン3滴。

シアバター、カカオバター、油脂を湯煎にかけて(60℃を超えないこと)温めます。シアバターとカカオバターが完全に溶けたら少し冷まし、精油を加えます。アルコールで消毒したクリーム容器に入れて、完全に冷まします(保管方法と使用期限はp.67を参照のこと)。
- **洗浄とケア：** 1日2-3回、まずスキンローションで顔面を洗浄してからクリームを塗ります。続けて行ないましょう。

乾癬

乾癬は、遺伝的素因を持った人が罹りやすい慢性の皮膚疾患で、たいていは再発増悪します。この病気に罹ると、皮膚表皮の細胞が通常よりも早く生成されて、角化が亢進しすぎます。乾癬の集まった部位は炎症を起こして赤く、周辺との境界がはっきりとわかる上、痒みを伴わないものの銀色に輝く皮膚鱗屑に覆われています。

好発年齢は特にありません。苦痛を緩和するには、精神と肉体の両方を総合的に治療する必要があります。皮膚鱗屑の主な病因は、感染症、外傷、医薬品、ストレスです。

スキンケアクリーム

ブレンド： シアバター50g、グレープシードオイル50mℓ、ヒッポファエオイル小さじ1杯、カカオバター2g、プチグレン・ビターオレンジ4滴、マヌカ4滴またはシストローズ1滴、ネロリ2滴またはローズ1滴、キャロットシード2滴、ベンゾイン3滴。

シアバター、カカオバター、油脂を湯煎(60℃を超えないこと)にかけて温めます。シアバターとカカオバターが溶けたら、少し冷まし、最後に精油を加えます。アルコールで消毒した50gのクリーム容器2個に詰めて、完全に冷まします(保管方法と使用期限はp.67を参照のこと)。
- **使用法：** 1日2回患部に塗布します。

頭皮湿疹

強い痒みがあり、なかなか治らない頭皮の湿疹には、ヒッポファエオイルをそのまま塗るとすぐに楽になります。

そのほか、次のような簡単な処方も効果が実証されています。

シャンプー

ブレンド： シストローズ3滴とヒッポファエオイル5mℓを中性シャンプー剤(Bio品質)に加えて、十分に撹拌します。
- **使用法：** このシャンプーで頭皮を優しくマッサージするように洗髪します。

間擦疹

どんな病気もそうですが、間擦疹の最善の治療法は予防です。罹りやすい部位(p.263)を定期的に手入れしてください。その際に、ケアオイルを使うとよいでしょう。このオイルはオムツかぶれにも効果があります。

スキンケアオイル

ブレンド： パルマローザ10滴、真正ラベンダー10滴、ローレル5滴、ニアウリ5滴、ローズウッド

10滴、タイム・リナロール10滴をセントジョンズワートオイル100mlに加えます。
- **使用法：** 患部に1日数回塗布します。

🌿 床ずれ

手術台や病床などで横たわっている時間が長くなると、腰背部、臀部、かかとに圧迫潰瘍ができることがあります。

これまでの経験から、圧迫潰瘍が起こりやすい部位を予めケアしておくと、床ずれのリスクを最小限にできるだけでなく、床ずれを防ぐこともできることがわかっています。

予防と手当には、次のスキンケアオイルが最適であることが認められています。その上、この香りを嗅げば、患者は充実感を得られることでしょう。

スキンケアオイル

ブレンド： プチグレン・ビターオレンジ3滴、ティートリー5滴、真正ラベンダー6滴、ゼラニウム・ブルボン2滴、ミルラ4滴をセントジョンズワートオイル50mlに加えます。
- **使用法：** 患者が横たわっている期間中、患部に1日数回塗布します。

🌿 X線照射からの保護（放射線療法時）

X線照射によって腫瘍を死滅させた後は、多くの場合、皮膚炎症が見られます。その際、真正ラベンダーとニアウリが非常に有効であることが認められています。

予防用

ブレンド： 真正ラベンダー10mlとニアウリ10mlを30ml入りのスプレー容器（香水スプレー）に入れます。
- **エアゾールスプレー：** 照射後、マークされた皮膚領域にスプレーします。

照射後の手当用

全照射が終了したら、ボディオイルで皮膚をケアします。

ブレンド： 真正ラベンダー25滴とニアウリ25滴をセントジョンズワートオイル80ml、ヘンプシードオイル20ml、ヒッポファエオイル1mlに加えます。
- **使用法：** ボディオイルを照射された領域に1日2-3回塗布します。気持ちよいと感じられなくなり、効果も見られなくなるまで続けてください。

🌿 ストーマケア（人工肛門）

ストーマとは、手術で管腔器官（腸や尿管など）を体外に誘導して造設した排泄口のことをいいます。大腸（結腸）ストーマや小腸（回腸）ストーマなど人工肛門は、初めのうちは、ほとんどの患者にとってからだだけでなく精神的にも苦痛ですから、特別なケアが必要です。患者がストーマに慣れるまで、特別な教育と訓練を受けたストーマセラピストや、病院、移動型医療品販売専門店、リハビリテーション施設のストーマケア訓練を受けた看護師が、あらゆる方法でストーマ保有者を支援しています。

こうしたケアに加えて精油を使えば、精神とともに肉体に対しても効果がある上、その心地よい香りで、患者の自尊心も高まります。

次のアドバイスは、精油を使って非常にうまく患者をケアしていらっしゃるストーマ専門看護師の方々から提供してもらいました。

ストーマ保有者の皆さんへ――
装具をうまく交換するためのヒント

日々のワンピース装具交換時や、ツーピース装具の面板交換時、また大便や尿が付着したときなど、皮膚は刺激を受けて炎症を起こすことがあります。そのため、交換時には次の点に特に注意してください。

1. 皮膚を刺激したり、傷つけないように、面

皮膚の過敏症と炎症 | 259

板は上から下に向かってゆっくりと剥がします。

2. ストーマとストーマ周囲を乳酸リンゲル液（薬局で入手可）か水で洗浄します。洗浄には柔らかいガーゼを使い、皮膚とストーマを傷つけないようにします。それからストーマに次の芳香蒸留水ブレンドを吹きかけます。

ブレンド： 真正ラベンダー5滴、ペパーミント5滴、ニアウリ4滴、ゼラニウム・ブルボン3滴、ベンゾイン5滴を、ローズウォーター60mlと乳酸リンゲル液40ml（またはローズウォーター100ml）に加えて、100ml入りスプレー容器（香水スプレー）に入れます。

- **エアゾールスプレー：** 十分に振ってからストーマに吹きかけます。乾いたらもう1度スプレーします。

3. ガーゼで皮膚の水分を拭き取ります。これで新しいストーマ装具の装着準備が整いました。芳香蒸留水ブレンドは皮膚上に油分を残さないため、最新のストーマ装具についている皮膚保護剤は、通常どおり粘着します。

! ケア中、頻繁に皮膚のトラブルが見られるときには、担当医師かストーマセラピストに必ず報告してください。

手と足のケア（手入れ）

手や足の皮膚がひび割れたり裂けたとき

ひどい痛みを伴うことの多い皮膚の問題が生じるのは、指先とかかとです。

手浴と足浴の後で、炎症抑制作用と皮膚再生作用のあるスキンケアクリームを塗るとよいでしょう。

痛いかかとの亀裂は、たいてい角質層を取るために擦りすぎたことが原因で生じますから、フットケアは専門家に任せた方がよいでしょう。

快適なケア

基本ブレンド： ライム6滴、ジャスミンまたは好みのフラワーオイル1滴、モロッコ・マートル3滴、エレミ2滴、ベンゾイン3滴。

- **手浴と足浴：** 基本ブレンドと海塩200gを蓋付きガラス瓶に入れて、強く振ります。

このバスソルト大さじすり切り1杯を5ℓの温水（37℃）に入れます。1日1回、5-10分間、手または足をこの中に浸します。

- **スキンケアクリーム：** シアバター100g、ホホバオイル30ml、ココナッツオイル（コールドプレス）20g、カカオバター3gを湯煎（60℃を超えないこと）にかけて温めます。完全に溶けたら、少し冷まします。

最後にヒッポファエオイルを小さじ1杯と基本ブレンド小さじ1杯を加えます。

アルコールで消毒した30g用クリーム容器3個に詰めて、完全に冷まします（保管方法と使用期限はp.67を参照のこと）。

治るまで1日2回、患部にこのクリームを塗ります。治ってからも、定期的に使うとよいでしょう。

爪床の炎症（爪囲炎）

爪囲炎は、化膿した手指や足指の爪（爪床）の炎症で、多くの場合、小さな外傷が細菌に感染した結果起こります。爪周辺または爪下が、炎症を起こして化膿し、痛みます。こうした炎症は、ニアウリオイルをそのまま付けるとうまく治すことができます。ニアウリオイルは発泡軟膏と同じ作用があり、膿を排出して炎症をすばやく抑えます。

応急処置

- 1日数回、爪床と周辺にニアウリオイルをそのまま塗ります。

足の真菌症（水虫など）

現在、残念なことに、足の真菌症は非常に広まっています。好発部位は、湿気が多く温か

な足指の間で、痒み、炎症、落屑などが生じます。足の真菌症は、感染します。特に、糖尿病患者など免疫力が弱く、真菌症に罹りやすい人によく見られます。

　感染巣は、屋内スポーツ場、プール、サウナ、ホテルなど特に大勢の人が訪れる場所です。こうした場所を訪れる際には、感染を避けるために、ゴムサンダルやスリッパを履くようにしましょう。

　足が真菌症に罹ったら、煮沸洗濯できる綿の靴下を履き、毎日取り替えてください。スポーツシューズは、足が十分に「呼吸」できないため、できるだけ履かないようにします。

　予防のためには、入浴やシャワーの後は、必要に応じてドライヤーを使うなどして、必ず足指の間をしっかり乾かし、最後に足の真菌症用オイルを塗ります。

足の真菌症用オイル

ブレンド： パルマローザ10滴、マヌカ5滴、ベイ5滴、ゼラニウム・ブルボン1滴をスイートアーモンドオイル50mlに加えます。
- **使用法：** 1日3回、患部に擦り込みます（消毒作用）。

! 1週間たっても改善が見られないときは、必ず医師に病原菌を調べてもらいましょう。

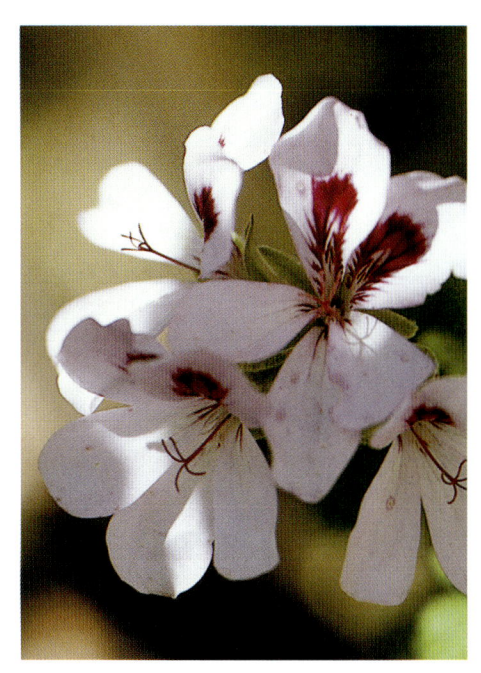

ゼラニウム・ブルボン（Pelargonium asperum）から採れるオイルは、とても肌に優しく、そのまま塗布できます。このオイルは、とりわけ滅菌、創傷治癒、鎮痛、スキンケア作用に優れています。

足の異常発汗

　足の異常発汗が認められるときは、サイプレスオイルとラベンダーオイルを使ったフットバスを定期的に行なえばよいでしょう。

　天然素材のストッキング（靴下）を履き、決してスポーツシューズを履かないようにします。

フットバス（足浴）

ブレンド： サイプレス5滴とラベンダー3滴を生クリームか蜂蜜大さじ1杯に加えて混ぜます。
- **フットバス：** ブレンドを5ℓの温水（37℃）に加えた中に5-10分間足を浸けます。終わったら十分に足を乾かして、天然素材の暖かなストッキングか靴下を履きます。1日1-2回行ないましょう。

糖尿病性足病変

　糖尿病に罹ると、足への血行が悪くなったり、末梢神経が損傷されやすくなります。こうした「糖尿病性足病変」があると、けがをしたり感染症に罹ったときに非常に危険です。血行を促し、皮膚の抵抗力を高めるには、定期的な足の手入れが必要となります。

フットケアオイル

ブレンド： パルマローザ8滴、真正ラベンダー6滴、ゼラニウム・ブルボン4滴、ペパーミント4滴、ニアウリ3滴をカロフィラムオイル20mlとセントジョンズワートオイル30mlに加えます。
- **使用法：** 1日数回、肌に優しいこのオイルを両足に擦り込みます。

ヘルペス感染症

🌿 唇にできる熱性疱疹（口唇ヘルペス）

世界中で、単純疱疹感染症が増え続けています。口唇ヘルペス（唇上にできる熱性疱疹）は、ヘルペスウイルスによる疾患の中でもよく知られているものの1つです。この病原ウイルスは単純疱疹ウイルス1型で、2型は、性器粘膜に病変を起こします（下記参照のこと）。

初感染は小児期ですが、たいていは症状が出ません。このウイルスは体内での潜伏期が長く、その間障害は見られません。疾患、強い日光照射、精神負担などで免疫系が弱ると、潜伏していた疱疹ウイルスが活性化します。

抗疱疹オイル

1種だけで効果のあるオイル： ラバンサラ、ティートリー、メリッサ100％、セージ。応急処置に使えます。

基本ブレンド： ラバンサラ10滴、ティートリー10滴、メリッサ30％10滴、カユプテ10滴、セージ10滴。

● **使用法：** 口唇ヘルペスの徴候がはっきりと見られたら、すぐに上述のオイル1種か基本ブレンドを薄めずに少量ずつ患部に塗ります。病変がなくなるまで1日数回繰り返して塗ります。

🌿 帯状疱疹

多大なストレスがかかっているときなど抵抗力が弱くなっているときには、水疱瘡（p.278）の後、何年も潜伏していた水痘-帯状疱疹ウイルスが再び活性化して帯状疱疹を起こします。これは非常に痛みの強いウイルス性疾患です。

疾患の経過を抑えるには、早期治療が重要です。医師の診断がまだ確定しておらず、疱疹が見られなくても、予防措置を講じておくこともできます。

疱疹を早く確認するには、ゼラニウム・ブルボンから採れる精油を患部皮膚領域に塗るとよいでしょう。2-24時間で痛みがなくなれば帯状疱疹で、まだ痛むときは帯状疱疹ではなく、神経痛（p.248）だと考えられます。

精油は痛みを非常によく和らげます。帯状疱疹のある皮膚領域に精油を使う際には、花に水を遣るときや香水を入れるのに使われるような細かい霧吹き（スプレー）を使って精油を噴霧する方法が適しています。帯状疱疹のある人は、患部に触れられるととても敏感に反応する上、罨法（湿布）も嫌います。

鎮痛作用のあるブレンド

基本ブレンド1： ティートリー5滴、メリッサ100％1滴、真正ラベンダー5滴、ゼラニウム・ブルボン5滴、ローマンカモミール3滴。

基本ブレンド2： カユプテ5滴、ゼラニウム・ブルボン5滴、マヌカ5滴、ラバンサラ5滴。

● **救急時のエアゾールスプレー：** 上述のいずれか1つの基本ブレンドをローズウォーター100㎖に加えます。これをスプレー容器に入れて、1日数回患部に吹きかけます。

● **疱疹がなくなった後のアフターケア用ボディオイル：** 上述のいずれか1つの基本ブレンドをセントジョンズワートオイル100㎖に加えて、1日1回8日間皮膚に優しく擦り込みます。

🌿 陰部疱疹

陰部疱疹とは、単純疱疹ウイルス2型による非常に痛みが強くうつりやすい感染症で、生殖器と肛門周辺部に現れます。性行為が多様化したことやセックスツアーなどによって、近年、陰部疱疹がますます広まっています（p.270）。この感染症は、性病である梅毒や軟性下疳の初期症状でありうるため、自然療法士ではなく必ず専門医の治療を受けなければいけません。ただし、専門医と相談の上で、抗ウイルス作用

と抵抗力増強作用のある精油を併用することもできます。

患部皮膚のアフターケアと手入れには、次のボディオイルを使うと痛みが軽減されることがわかっています。

ケアオイル

ブレンド： ラバンサラ5滴、メリッサ100%1滴、ニアウリ3滴、トルコ・マートル3滴、カユプテ3滴をセントジョンズワートオイル50mlに加えます。
● **使用法：** 1日2回患部に塗布します。その際には、必ずゴム手袋を着けましょう。

カンジダアルビカンス真菌症

カンジダアルビカンスは、酵母菌様真菌で、鵞口瘡菌とも呼ばれます。実は誰もが持っており、誕生から数週間で、生体に常在するようになります。この真菌は「健全な」生体にも見られ、生体内で他の微生物と同じように独自の任務を遂行しています。カンジダ菌と生体のこうした共生は、科学的によく知られた事実です。

両者は平和に共存し、互いの進化に重要な有益性を共有しているわけですが、これも人体の免疫系がうまく稼動していなければ支障をきたしてしまいます。

免疫系が弱くなっていたり、経口抗生剤を使うと、この共生が損なわれ、真菌が激増し、病気になります。さらに外因として、たとえば気候が暖かくて湿気があれば、特定領域の皮膚に真菌症が生じやすくなります。

好発部位は、口、鼻、咽頭腔、消化管の皮膚と粘膜、外陰部です。肥満患者では、わきの下、鼠径部（太ももの付け根）、肛門周辺や、間擦疹（p.258）が起こりやすい胸の下側領域など皮膚がたるんで重なり合った部位に非常によく発症が見られます。オムツかぶれと同じ治療法が使えます（後述を参照のこと）。

乳児の皮膚では、オムツが当たっている領域に皮膚炎症が起こります。これをオムツかぶれといい、失禁患者もビニール製の失禁パンツを着用することがあることから、病人や高齢者の看護業務でも治療の必要性が増大しています。

口内粘膜に発生する口腔カンジダ症

口内粘膜がカンジダ菌に侵されると、なかなか拭い取れない白っぽい膿胞が点在したり、層のように一面に広がり、剥がそうとすると出血します。

口内洗浄液

ブレンド： パルマローザ5滴、ローズウッド5滴、タイム・リナロール5滴をローズウォーター30mlに加えます。茶色のガラス瓶に入れて、十分に振り混ぜます。
● **使用法：** 使用前にもう1度振り混ぜます。ブレンドを浸した綿棒を使い、1日数回、罹患した口内粘膜にブレンドを塗布します。

オムツかぶれ

オムツかぶれは、生殖器とその周辺の炎症で、この部分にはカンジダアルビカンスとともにブドウ球菌による疾患も起こります。オムツかぶれは、ゴムシーツに熱がこもったり、ビニール製のパンツ型オムツ内で起こる尿分解の経過の中で発症します。

ゴムシートを使わず、パンツ型オムツを頻繁に交換するほか、定期的にケアオイルで皮膚の手入れをするとよいでしょう。**赤ん坊のオムツかぶれの治療法は、p.278を参照してください。**

成人の治療では、肌に優しい精油を使った5%ブレンドが最も有効であることが実証されています。次のブレンドは、オムツかぶれだけではなく、真菌症に罹ったほかの部分の皮膚にも使えます。

ボディオイル

ブレンド： パルマローザ10滴、真正ラベンダー10滴、ローレル5滴、ニアウリ5滴、ローズウッド10滴、タイム・リナロール10滴をセントジョンズワートオイル100mlに加えます。

● **使用法：** オムツを交換するたびに、オムツが当たる部位にブレンドを塗布します。

女性器の真菌症

これまでの経験から、女性器の真菌症は、精油を使えばうまく治療できることがわかっています。この真菌症の特徴は、かゆみと分泌物です。罹患した人は、必ず婦人科医の診察を受けなければいけません。

感染した人と性交渉を持ったときには、予防措置として一緒に治療を受けます。男性は、泌尿器科専門医に診断してもらい、陽性であれば、次に挙げるブレンドのいずれかを外用できます。

タンポン

ブレンド： パルマローザ7滴、リツェアクベバ4滴、スパイクラベンダー2滴、ゼラニウム・ブルボン2滴、マヌカ4滴、クラリセージ3滴、ティートリー2滴を、セントジョンズワートオイル30mlとアロエベラオイル20mlに加えます。

● **使用法：** 茶色の50mlガラス瓶（できれば開口部が大きいもの）にブレンドを入れて、十分に撹拌します。タンポンをここに浸してから、膣内に挿入し、朝、昼、夜に交換します。生理中は、治療を中止します。

膣口洗浄／ビデ

1日1回、膣口を洗浄すればタンポンで使用するブレンドの効果が増大します。パートナーも感染している場合は、パートナーも生殖器を洗浄するとよいでしょう。

基本ブレンド： パルマローザ30滴、リツェアクベバ10滴、スパイクラベンダー10滴、ゼラニウム・ブルボン10滴、マヌカ10滴、ニアウリ15滴、ティートリー5滴、ベンゾイン10滴。

● **使用法：** 基本ブレンド5滴とリンゴ酢大さじ2杯を洗面器に入れた温水200mlに加えます。浣腸器（薬局で入手可）を使って、膣口を洗浄します。膣口を拭いて洗浄するのであれば、布巾は毎日交換し、煮沸洗濯するか、使い捨て布巾を使います。

! 症状が治まったら、必ずもう1度医師の診察を受けましょう。

膣坐剤

膣を洗浄する代わりに、膣坐剤を使うこともできます。その際に精油を併用すると、効果が高まることが少なくありません。

坐剤200mg／2g用：

パルマローザオイル
　(Ol. Cymbopogon mart.)................................75mg
ゼラニウム・ブルボンオイル
　(Ol. Pelargonium x asp.)..............................30mg
マヌカオイル (Ol. Leptospermum scop.).......30mg
ティートリーオイル (Ol. Melaleuca alt.)............20mg
Stadimol適量

● **使用法：** 1日3回、膣内に坐剤を挿入します。

創　傷（外傷）

火傷と熱湯傷

火傷と熱湯傷は、3つの重症度に分類されます。

● **Ⅰ度：** 表皮のみが損傷しているもの。症状は、皮膚の発赤、腫れ、痛みです。皮膚は完全に再生します。

● **Ⅱ度：** 損傷が表皮だけに限らず真皮にまで達していることがあるもの。Ⅰ度の症状に加えて、水疱もできます。皮膚は再生します。

- **Ⅲ度：** 皮膚とともに、組織も完全に損傷したもの（壊死）。最終的には植皮が必要となります。

! Ⅰ度とⅡ度の火傷や熱湯傷で、範囲が手のひらよりも小さいものは、自分で治療できます。Ⅰ度とⅡ度でも範囲が手のひらよりも大きなものと、Ⅲ度の火傷や熱湯傷は、応急手当（下記を参照のこと）の後、すぐに医師に診せるか、病院で治療を受けます。

応急処置

● 火傷と熱湯傷の応急処置には、ラベンダーオイル（真正ラベンダーまたはラバンジン）が最適です。すぐに患部に塗れば、痛みがすぐに治まり、組織が腫れて水疱ができるのを防ぎます。数時間経てば、触っても痛くなくなります。ラベンダーオイルは、このように損傷治癒力が非常に優れているだけではなく、鎮静作用も卓越しており、火傷で必ず受ける精神的なショックを大きく軽減します。
次の**日焼け**の項も参照してください。

! Ⅱ度とⅢ度の火傷には、決して油脂（p.226）を塗ってはいけません。

日焼け

夏や冬のスキーで日焼け予防をしていても日に焼けてしまったときのため、また他の軽い火傷（前項を参照のこと）用として、次に紹介する非常に効果的な創傷ブレンドかブレンド中の精油のうちいずれか1種を用意しておけばよいでしょう。

これまでの経験で、火傷には冷却作用と鎮炎作用のあるペパーミントオイルを真正ラベンダーオイルとともに使えば、とても効果的に創傷を治癒できることがわかっています。

火傷と熱湯傷の応急手当

1. 皮膚に癒着していない衣類を慎重に脱がせるか、取り除きます。

2. できれば火傷や熱湯傷を負った部位を冷たい流水か冷湿布ですぐに冷やします。これが無理であれば、すぐにラベンダーオイルを塗ります。

3. 火傷や熱湯傷を負った部位に、ラベンダーオイルを何度も塗りなおします。自分で治療できる火傷や熱湯傷の場合は（前項を参照のこと）、痛みが完全に治まるまで必要に応じてラベンダーオイルを塗り続けます。

● 損傷面積が手のひらよりも大きなⅠ度とⅡ度の火傷や熱湯傷とⅢ度の火傷と熱湯傷は、損傷部位にラベンダーオイルを滴下してから、消毒済みの包帯で慎重に覆います。その後、早急に医師の治療を受けます。

日焼けしてしまったら

● **応急処置：** ペパーミント、真正ラベンダー、ラバンジンのいずれかをそのまま塗布します。
ブレンド： ペパーミント5滴と真正ラベンダーまたはラバンジン5滴をセントジョンズワートオイル50mlに加えます。
● **使用法：** 治癒するまで1日数回、患部（Ⅰ度の火傷のみ、p.264）に塗布します。

! 日焼けが重度の火傷になることもあります（皮膚の発赤、痛み、水疱）。そうなったときは、まず応急手当をしてから（囲み欄を参照のこと）、早急に医師の治療を受けてください。

創 傷

創傷の応急処置には、「応急用ブレンド」（シストローズ、真正ラベンダー、イモーテルを同量

でブレンド）が有効であることが実証されています。このブレンドを使えば、シストローズと真正ラベンダーが創傷を治癒し、患部を消毒し、鎮痛し、イモーテルが内出血をすばやく解消します。またこの3種の精油のすばらしい相乗作用によって、傷が治癒し、皮膚が再生されます。複数の病院から、感染した創傷も、この3種の精油を使って治療できたという驚くべき成果が報告されています。

小児の創傷はp.279を参照してください。

応急用のブレンド

このブレンドは、家庭に常備しておき、旅行の際にも一緒に持って行くとよいでしょう。
基本ブレンド： シストローズ3㎖、真正ラベンダー3㎖、イモーテル3㎖。
● **使用法：** 患部とその周辺に薄めずそのまま数滴たらします。

痛みとストレスに効果のあるブレンド

どんな傷でも、負った人はストレスも受けるものです。そのため、創傷と新しい傷痕のアフターケアには、皮膚再生作用のほかにも鎮痛、緊張緩和、気分爽快作用のあるブレンドを使うとよいでしょう。
ブレンド： ベルガモット6滴、ジャスミンまたはローズ・アブソリュート1滴、ベンゾイン3滴、トンカビーンズ5滴、上述の応急用基本ブレンド10滴を、スイートアーモンドオイル65㎖、ローズヒップオイル30㎖、ヒッポファエオイル5㎖に加えます。
● **アフターケア：** 患部にボディオイルを軽く擦り込みます。面積が大きいときは、包帯用ガーゼを利用します。

内出血

外傷といえば、イモーテルオイルです。内出血を驚くほど早く消し、腫れをひかせ、痛みを止めて傷を治癒します。

応急処置

● **薄めずに：** イモーテルオイルをそのまま1日数回塗布します。その際に消毒済みの綿棒をつかってもよいでしょう。開いた傷口にも使えます。

瘢痕ケア

瘢痕は、深いときは特に、体調妨害領域となり、さまざまな障害の原因になることがあります。術後、頭痛や不眠に悩んでいるという患者も少なくありません。そうしたときに瘢痕を治療すると、障害が突然消えることがあります。

瘢痕ケアオイル

ブレンド： 応急用ブレンド（前出を参照のこと）6滴、ナナミント2滴、キャロットシード1滴を、セントジョンズワートオイル10㎖、ローズヒップオイル10㎖、アボカドオイル10㎖に加えます。
● **マッサージ：** 痂皮（かさぶた）が取れたての瘢痕は柔らかく弾力があるので、すぐに瘢痕ケアを始めます。傷痕ができてからの時間を問わず、1日3回、ケアオイルで傷痕を優しくマッサージします。

乳癌摘出術後のケア

瘢痕ケアは、心のケアでもあります。特に、乳癌摘出術を受けた女性は、自分の「女という性」を傷つけられたように感じています。このようなときにこそ、傷痕だけではなく、心もケアしなければいけません。痛みとストレスに効果のあるブレンド（前出）が最適でしょう。

放射線療法が必要なときは、皮膚の炎症を防ぐという意味でも精油が役に立ちます（X線照射からの保護、p.259）。

運動器官

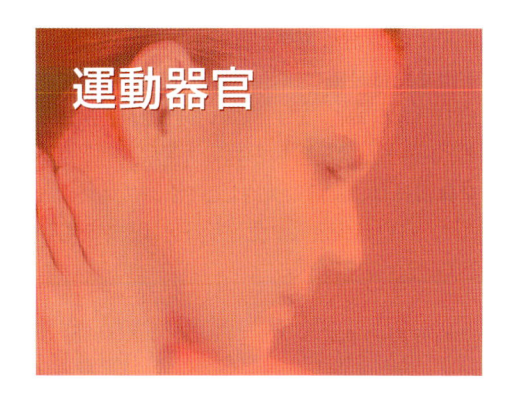

筋肉痛と肉離れ

筋肉痛と肉離れは、長期間の休みの後にスポーツを再開したときなど、急にからだを酷使したときや、また患者が術後や外傷後に使っていなかった筋肉のトレーニングを始めたときにも現れることが知られています。

筋肉が緊張していたり、痛んだりするときは、精油を使った入浴でリラックスしたり、精油でマッサージすると、非常に効果があります。

筋肉痛に効果のあるブレンド

基本ブレンド： カユプテ8滴、クラリセージ6滴、ジュニパー2滴、ジンジャー4滴。

● **入浴剤：** 基本ブレンドをコップ半分の生クリームに混ぜて、湯をはったバスタブに入れます。できるだけ熱いお湯で15-20分間入浴し、その後はゆっくりと休憩します。

！ 小児、妊婦、循環器障害のある人は、ブレンドを半量にします。また湯の温度は37℃以下として、入浴時間は決して15-20分を超えないようにします。

● **ボディオイル：** ブレンドをスイートアーモンドオイル50mlか、セントジョンズワートオイル30mlとスイートアーモンドオイル20mlを混ぜたオイルに加えます。このブレンドを患部に擦り込みます。

腰背痛

ストレス下にある人は、無意識のうちに常に筋肉を緊張させています。その結果、特に肩と背中の**筋肉が硬直して痛みを伴う**ようになります（p.282とp.246の頭痛の項も参照のこと）。また変な動きをして**ぎっくり腰（坐骨神経痛症候群）**になると、その部分と周辺の筋肉が硬直します。

ストレスが原因であったり、長時間立ったままや座ったままでいた後など、筋肉が硬直して痛みをともなうときには、次のブレンドが一般的に役に立ちます。このブレンドには、精神と魂の緊張を緩和する作用もあります。ブレンドを使うのと同時に、硬直した部分と周辺を温めればより効果的でしょう。

！ 腰背痛が再三再度起こったり、ブレンドを使っても症状が改善しないときには、原因を追究する必要があります。

緊張緩和作用のあるマッサージオイル

ブレンド1： リツェアクベバ4滴、ローズ・アブソリュート1滴、ブラックペッパー3滴、カルダモン4滴、シナモンリーフ2滴、トンカビーンズ4滴、ベイまたはクローブ2滴をマカダミアナッツオイル50mlに加えます。

ブレンド2： グレープフルーツ4滴、ラバンジン3滴、マジョラム3滴、ユーカリシトリオドラ4滴、ウインターグリーン4滴、ローズマリー・カンファー2滴をセントジョンズワートオイル30mlとカロフィラムオイル20mlに加えます。

● **マッサージ：** 1日数回、緊張した筋肉にマッサージオイルを擦り込みます。

スポーツによる外傷

スポーツによる外傷に応急処置を施す際には、応急用のブレンド（p.266）が最適です。このブレンドは、短時間で痛みを止めるだけでなく、強い細胞再生作用があることから、内出血や出

血している創傷や切傷もすばやく治癒します。

⚠ 外傷が重度であったり、原因がわからないとき、創傷面積が広いときは、早急に医師の診察を受ける必要があります。

創傷治療

- **応急処置**についてはp.266を参照してください。

腫れたとき

- **冷湿布**：ペパーミント2-3滴を冷水1ℓに加えます。湿布法はp.68を参照してください。

リウマチ性疾患

リウマチは、関節、筋肉、腱、神経が痛む病気で、引っ張られるような痛みを特徴とします。リウマチ性疾患の原因は、現在まで完全には解明されていません。炎症性リウマチ疾患の病状は、一部の関節に見られる一時的な関節炎疹（損傷が残ることはありません）から、重度の進行性関節炎におよびます。さらに炎症を起こした関節が破壊されて、永続的に身体障害にいたることもあります。

アロマセラピーでリウマチ性疾患を治癒することは不可能ですが、鎮痛作用、消炎作用、気分爽快作用のある精油を使えば、苦痛を緩和できます。

たいていの患者は温めると痛みが軽減しますが、反対に冷やすといいという患者もいます。これは試してみないとわかりません。

加温作用のあるオイル

基本ブレンド：マンダリン5滴、アンデス・マートル4滴、クローブまたはベイ2滴、シャクナゲ3滴、カシア2滴、トンカビーンズ4滴。

- **ボディオイル**：基本ブレンドをマカダミアナッツオイル50mℓに加えます。1日3回、痛みのある関節に擦り込みます。
- **入浴剤**：基本ブレンドを重曹（炭酸水素ナトリウム、薬局で入手可）200gと一緒にガラス瓶に入れて、十分に撹拌します。

手浴または足浴には、入浴剤大さじ1杯を温水（37℃）5ℓに加えます。これで1日2回、5-10分間、手浴または足浴します。

全身浴には、入浴剤大さじ2杯をバスタブに入れて、1日1回入浴します。入浴法はp.67を参照してください。

冷却作用のあるオイル

ブレンド：オレンジ4滴、カユプテ5滴、スパイクラベンダー3滴、ユーカリシトリオドラ2滴、フランキンセンス・アデン6滴を、セントジョンズワートオイル30mℓとカロフィラムオイル20mℓに加えます。

- **使用法**：1日3回、痛みのある関節に擦り込みます。

痛風

痛風は、血中尿酸濃度が高くなる代謝障害です。血中の尿酸が増えると結晶化して特に関節に蓄積されます。これに反応して痛みの強い炎症が起こります。

急性痛風発作には、アンジェリカを含むボディオイルブレンドが非常に効果が高いことが実証されています。このブレンドには、消炎作用、腫脹解消作用、強い鎮痛作用があることから、動脈の血行障害（間欠性跛行、p.251）にも使えます。

ただし、このブレンドは濃度が高いため、長期治療には使用できません。精油での治療よりも、食生活の改善と、尿酸値を下げる薬の服用を優先させましょう。

アンジェリカを含むボディオイル

ブレンド：アンジェリカルート25滴、カユプテ10滴、真正ラベンダー12滴、リツェアクベバ3滴をセントジョンズワートオイル30mℓとカロフィラムオイル20mℓに加えます。

- **使用法**：1日数回、炎症を起こしている関節にブレンドを擦り込みます。炎症が治まるまで続けましょう。

女性特有の健康障害

精油には精神に対する作用とともにからだに対する作用もあることから、まさに女性の健康障害の治療に理想的な助っ人です。精油を使えば、元気が与えられて、ホルモンが調節されるほか、真菌や病原細菌にも優れた作用があり、皮膚と粘膜も手入れできます。

婦人科疾患

月経困難

強い腹痛を伴う月経困難には、ストレス、臓器障害のほかにも間違った食生活などさまざまな原因があります。しかし、原因を追究せずに、やたらと強い鎮痛剤を服用するケースが多すぎるようです。

月経前症候群（PMS、月経が始まる前の精神とからだに現れる障害）と月経困難（たいていは臓器に原因がない月経痛）は、多くの場合、精油で治療できます。たとえば、緊張緩和作用と鎮痙作用のあるボディオイルブレンドを使った穏やかな腹部マッサージは、腰椎への塗擦と同じように鎮静効果と鎮痛効果があります。こうすればたいていの場合、鎮痛剤は不要です。

精油を選ぶ際には、必ず香りのテストを実施して、その精油の香りと特徴が使用する女性の好みにぴったり合うものにします。

鎮痛作用のあるボディオイル

ブレンド1： グレープフルーツ4滴、プチグレン・ビターオレンジまたはプチグレン・マンダリン2滴、ローズ1滴、真正ラベンダー2滴、フランキンセンス・エリトリア3滴をスイートアーモンドオイルまたはホホバオイル50mlに加えます。

ブレンド2： マンダリン4滴、グレープフルーツ2滴、イランイラン・エクストラ3滴、クラリセージ2滴、サンダルウッド5滴をスイートアーモンドオイルまたはホホバオイル50mlに加えます。

ブレンド3： ライム4滴、ベルガモット2滴、ジャスミン1滴またはネロリ4滴、モロッコ・マートル1滴、シストローズ1滴、シダーウッド1滴をスイートアーモンドオイルまたはホホバオイル100mlに加えます。

ブレンド4： グレープフルーツ4滴、マンダリン2滴、イランイラン・エクストラ2滴またはベルガモットミント4滴、ゼラニウム・ブルボン2滴、ベチバー1滴をスイートアーモンドオイルまたはホホバオイル50mlに加えます。

● **マッサージ：** 上記いずれか1種の基本ブレンドで朝晩腹部をマッサージ（p.73）します。必要に応じて回数を増やしてください。

セルライト

多くの女性が、「オレンジピールスキン」とも呼ばれるセルライトに悩んでいます。セルライトは決して病気ではなく、結合組織の弾力性に起因する女性特有の状態です。しかし、鏡を恨めしそうに見ることはあっても、この女性の証を誇りに思う女性は1人としていません。

必ず消えるという謳い文句で高価な商品も出回っていますが、セルライトを除く魔法の薬はありません。ただし、妊婦を見てきたこれまでの経験から、激しく伸張した組織でも元に戻りうることがわかっています。

生体全体について言えるように、皮膚にとっても、十分な運動、十分な水分補給、ビタミンと

ミネラルの豊富な食事は重要です。その上で、毎日冷温交互シャワーや、足先から心臓に向かってブラシを動かすブラシマッサージをすればよいでしょう。こうして組織に十分血液を循環させ栄養を行きわたらせておいてから、問題の部位をセルライト用オイルで定期的にマッサージすれば、皮膚の構造は明らかに改善されるはずです。

セルライト用オイル

ブレンド1： グレープフルーツ6滴、マンダリン4滴、オレンジ4滴、ローズマリー・シネオール5滴、サイプレス3滴を、ホホバオイル70mlとアロエベラオイル30mlに加えます。

ブレンド2： グレープフルーツ6滴、ライム5滴、リツェアクベバ2滴、イモーテル2滴、トンカビーンズ5滴を、ホホバオイル70mlとアロエベラオイル30mlに加えます。

- **マッサージ：** 円を描くようにして、問題の部位をマッサージします。できれば毎日実行しましょう。

陰部の感染症

陰部の感染症は、細菌、ウイルス、真菌などが原因で起こります。必ず婦人科専門医の診察を受けてください。非常によく見られるのは、カンジダアルビカンス感染症（酵母菌の1種、p.263）ですが、トリコモナド感染症（膣トリコモナス、原虫、単細胞動物）、陰部疱疹（単純疱疹ウイルス2型）も増加の傾向があります。どれも主として性交渉で感染します。

こうした感染症は、膣に元々備わっている防御機能（酸外套）と免疫防御力が弱っているときや、たとえば抗生剤や精神問題で免疫系のバランスが崩れているときに発生します。

通常、粘膜は、感染症に対する自己防衛として酸性を保っています。しかしホルモンの影響（受胎準備、妊娠、経口避妊薬の服用など）下にあると、膣内がアルカリ性に変わり、感染症が起こりやすくなります。また市販されている陰部用のローションで頻繁に洗浄したり、スプレーを使用していると、膣内細菌叢が損なわれてしまいます。

女性器の真菌症はp.264、**陰部疱疹**はp.262、**膀胱炎**は次項を参照してください。

! 精油や油脂を含んだケアオイルは、ラテックス材を腐食させるため、性交渉時にラテックス材製のコンドームを使っても、精液の侵入を防いだり、感染症を予防できません。したがって、確実な保護のためには、必ずポリウレタン製のコンドームを使用しましょう。

膀胱炎

膀胱炎の原因は、冷えと細菌の感染です。膀胱炎を放っておいたり、十分に治療しないと、すぐに発熱したり、腎盂炎に至ることもあります。

医師の治療と同時に、座浴をしたり膀胱を温める下腹部用パッドを使用するとよいでしょう。その際に、微生物の殺滅作用、血行促進作用、鎮痙作用のある精油を含んだブレンドが有効であることが実証されています。

座浴と膀胱を温める下腹部用パッド

冷えが原因の膀胱炎に対する基本ブレンド： ジャーマンカモミール1滴、メリッサ30％3滴またはメリッサ100％1滴、真正ラベンダー3滴。

細菌性の膀胱炎に対する基本ブレンド： ベルガモット4滴、タイム・チモールまたはタイム・ツヤノール2滴、真正ラベンダー3滴、ニアウリ3滴、クラリセージ2滴、ジュニパー1滴。

- **座浴：** 上記いずれか1つの基本ブレンドを温水1-2ℓに加えます（座浴の方法はp.66を参照のこと）。
- **膀胱を温める下腹部用パッド（簡単なパッドの準備法）：** 上記いずれか1つの基本ブレンドにオリーブオイル大さじ1杯を加えて混ぜ、小さな布（柔らかいティッシュなど）に塗ります。この布をラップに包んで湯たんぽなどで温めます。布が温まったらラップを外し、タオルなど別の布

に包んで膀胱付近に当て、その上に湯たんぽを置きます。

座浴や下腹部用パッドは、膀胱炎が治るまで、1日2回、できれば朝晩使用しましょう。

男性の膀胱炎

まれですが、男性も膀胱炎に罹ることがあります。長期的にカテーテル（尿道管など）を使っていたり、特に免疫系が弱くなっているときに起こるようです。こうした膀胱炎には、前述の下腹部用パッドが効果的です。

更年期症候群

更年期は疾患ではなく、自然の「推移」です。更年期の開始によって、女性は人生の中で重要な局面を迎えるわけです。更年期にはまったく正常なホルモンの変化が現れますが、これは短期間に生じるわけではなく、少しずつ起こっていきます。更年期の始まりは個人差があります。45-60歳の間に生理が止まった人では、ホルモンの変化が全身状態に大きく影響を与える可能性があります。

典型的な症状は、のぼせ、夜間にも起こる過剰発汗、乾燥、膣粘膜と外陰の炎症好発、睡眠障害、心悸亢進、気分の変動などで、そのほか抑うつ性の不機嫌もまれではありません。多くの女性が、突然年をとり、魅力がなくなったと感じます。

こういうときに精油を使えば、自分を女性だと思う気持ちが強くなる上、気分が爽快になります。また精油のホルモン調節作用(p.13)によって、ホルモン生成のバランスが整います。

精油にはまた「香りの効果」という思いがけないうれしい副作用があり、使用する本人だけではなくパートナーも一緒に性欲が増大します。

ホメオパシー製剤やフィトセラピー製剤を精油と併用すれば、更年期に見られる障害が大きく緩和されますし、障害が完全に消えることもあります。

これまで実践してきた経験から、精油を選ぶ際に、成分と作用だけではなく、好みの香りも重要な要因であることがわかっています。

充実感を得るためのブレンド

陰部のケア

乾燥したり過敏になった膣粘膜をうまくケアするホルモン調節作用と気分爽快作用のあるブレンド：

ブレンド1： ライム6滴、ゼラニウム・ブルボン1滴、イランイラン2滴、フランキンセンス・エリトリア2滴、シダーウッド2滴を、スイートアーモンドオイル30㎖、アボカドオイル20㎖、ヒッポファエオイル3滴に加えます。

ブレンド2： プチグレン・ビターオレンジ1滴、ベルガモット4滴、ローマンカモミール3滴、セージ2滴を、スイートアーモンドオイル30㎖、アボカドオイル20㎖、ヒッポファエオイル3滴に加えます。

● **使用法：** ボディオイルを清潔な指を使って膣粘膜に塗ります（陰部のケア、p.270）。

穏やかなマッサージ

気分が変動するときに充実感を与えて気分を爽快にさせるブレンド：

ブレンド1： ライム4滴、グレープフルーツ3滴、ジャスミンまたはチャンパカ1滴、サンダルウッド2滴を、ホホバオイル50㎖とヒッポファエオイル3滴に加えます。

ブレンド2： ベルガモット4滴、リツェアクベバ2滴、ローズ・アブソリュート1滴、ベンゾイン3滴を、ホホバオイル50㎖とヒッポファエオイル3滴に加えます。

催淫、活力向上、活性化作用のあるブレンド：

ブレンド3： マンダリン4滴、リツェアクベバ3滴、ジャスミンまたはチャンパカ1滴、ジンジャー2滴、ブラックペッパー2滴、カルダモン3滴、クミン1滴、カシアまたはシナモンバーク1滴、トンカビーンズ3滴をマカダミアナッツオイル100㎖に加えます。

● **マッサージ：** ボディオイルを腹部と腰椎の辺りに優しく擦り込みます。しばらくの間、朝晩続けてマッサージしましょう。

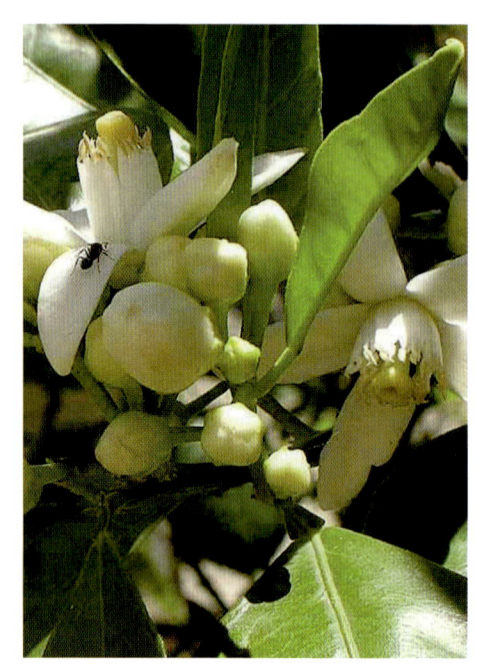

ダイダイ（ビターオレンジ）の花から、強い抗菌作用と気分爽快作用を持つ官能的な香りのネロリオイルが採れます。

神経を強壮し睡眠を促す入浴用ブレンド

ブレンド： ベルガモット4滴、メリッサ100％1滴、ベルガモットミント5滴、マートル3滴、ナルデ1滴をコップ半分の生クリームに加えます。
● これをバスタブにはった温水に入れて、**全身浴**をします（全身浴の方法はp.67を参照のこと）。

ひどいのぼせと突然の発汗に効果のある局所洗浄

ブレンド： セージ1滴、ペパーミント1滴、サイプレス1滴を250mlの温水に加えます（洗浄1回分）。
● **使用法：** 必要に応じて、この温水で暑くなったり発汗した部位を洗います（p.68）。

❗ のぼせがひどくなることもあるので、香辛料を使った辛い食事、アルコール、コーヒーなど刺激物は摂取しないようにしましょう。

妊娠と出産

妊娠中、出産準備期、分娩中こそ、こうした時期に伴うさまざまな障害をからだと心の両面から自然な方法で乗り切るために精油が非常に役に立ちます。

妊婦が健康で、医師による定期健診を受けて指示に従っており、精油を適切な用量で外用するのであれば、心配無用です。総体的に充実感を高めたり、母親自身と赤ん坊に贅沢な気分を与えたり、時おり襲ってくる落ち込んだ気持ちを乗り越えるのに、アロマランプやボディオイルはまさにうってつけです。

❗ 医師がはっきりと許可しない限り、妊娠中は精油を内用しないこと。例外は文中に明示してあります。

妊娠中の吐き気（つわり）

妊娠の初期3ヵ月間は、ホルモンの変化による吐き気や悪心に多くの女性が悩まされます。

応急処置

● **内用：** 朝、手の甲にペパーミントオイルを（最大）1滴落とし、これを舐めてからしばらくの間、口に含んでおきます。
● **ビネグレット：** 瓶にレモンオイル、オレンジオイルまたはグレープフルーツオイルを入れて持ち歩きます。必要に応じて瓶に鼻を近づけて匂いを嗅ぎます。瓶から漂うフレッシュな精油の香りが、吐き気を抑えてくれるでしょう。

「悪心を抑えるブレンド」

基本ブレンド： マンダリン10滴、オレンジ20滴、ライム10滴、ネロリ5滴、ローズマリー・シネオール5滴。
● **アロマランプ：** 水に基本ブレンド5滴を加えます。

- **ボディオイル：** 基本ブレンド10滴をスイートアーモンドオイル100mℓに加えます。これで腹部を優しくマッサージします。
- **入浴剤：** 基本ブレンド10滴をコップ半分の生クリームに加えてから、湯をはったバスタブに入れます。

入浴法はp.65以降を参照してください。

脚部の体液うっ滞

妊娠中に脚がむくむ(浮腫)女性は少なくありません。このむくみは決してあなどってはいけない症状です。これは妊婦特有の疾患である子癇前症(妊娠中毒症とも呼ばれています)の初期段階であるおそれがあります。

! 中毒症のおそれがあるため、産婦人科の診断を必ず受けてください。

こうした症状には、フィトセラピーとホメオパシーによる治療が非常に役立ちます。治療と並行して、また予防として、脚パックをしたり、脚と足のマッサージをするのもよいでしょう。こうしたケアで組織の代謝とリンパ流が促され、軽い脱水作用とうっ滞解消によって、苦痛が大きく軽減されます。

そのほか、妊娠したらできるだけ足を高く上げるようにすると楽になります。

妊娠していなくとも、夏や長時間立ちっぱなしの後で脚がむくんだり、脚が重たいと感じるときにも、パックやマッサージが効果的です(p.252)。

うっ滞を解消するブレンド

基本ブレンド： オレンジ5滴、真正ラベンダー3滴、イモーテル1滴、ジュニパー1滴。
- **冷パック：** 基本ブレンドと果実酢大さじ1杯を微温水1ℓに加えます。1日2回、下腿部(膝から下)にこの冷パックを当てます。
- **マッサージオイル：** 精油をセサミオイル50mℓに加えて、1日1-2回このオイルで足指の先から心臓に向かってマッサージします。

パック方法はp.68を、マッサージ法はp.69以降を参照してください。

妊娠線

妊娠線は、妊娠中に結合組織が極度に伸張した結果できるほか、妊娠していなくとも、結合組織が弱い人や、体重が急に大きく増加した人にも現れます(皮膚萎縮線条)。困ったことに、組織が細かく亀裂することもあります。時間の経過とともに薄くはなりますが、決して消えることはありません。

できるだけ早い時期から定期的に腹部、大腿部、胸部を優しくマッサージしておけば、妊娠線ができるのを防ぐことができます。アロママッサージは、皮膚の血行を促進し、結合組織を強化するほか、母親と赤ん坊にも充実感を与えます。

予防のためのボディオイル

ブレンド： リツェアクベバ3滴、ベルガモットミントまたは真正ラベンダー3滴、ネロリ2滴、シストローズ1滴、シダーウッド2滴をスイートアーモンドオイルかホホバオイル100mℓに加えます。
- **マッサージ：** 1日2回、胸部、腹部、大腿部など妊娠線ができやすい部位にボディオイルを塗り、時計回りに優しくマッサージします(p.69)。

出産準備

子宮口を柔らかくして(赤ん坊の頭が出やすいようにして)、会陰切開をしなくてもすむように、出産前に**会陰**を**マッサージ**するとよいでしょう。助産婦に、効果が実証済みの次のブレンドを見せてください。

ブレンド： ベルガモット5滴、ローズ1滴、クラリセージ2滴、ローズウッド2滴をスイートアーモンドオイル50mℓに加えます。

- **会陰マッサージ：** 助産婦の指導に従って、使用する時期とマッサージの実施法を決定します。

出産

　精油は、出産時にも非常に役に立ちます。とりわけローズオイルは、調和とバランスをもたらす作用と「女性的な」香りがあることから、昔から出産の供として使われてきました。
　ローズの作用で、女性は分娩が楽になり、これから父親になろうとしている男性は、自身の子供の誕生に対して気持ちの準備がうまくできるようになります。
　1629年に発刊されたルイーズ・ブルゴワの『助産婦教書』には、ローズオイルが、当時すでに出産に際して洗浄に使われたり塗擦されていたことが記されています。
　現在でも自宅出産では、問題なくアロマランプを使うことができます。反対に病院で出産する際には、理解されないかもしれません。ただし最近では、出産準備や出産時に精油を使う助産婦や産婦人科医師の数も増えてきています。精油の香りは、からだの緊張を緩和して痛みを和らげるだけではなく、特に精神的にも非常に高い充実感をもたらすほか、鎮静作用や不安解消作用もあるため、出産に関わる人たちにも好ましい影響を与えます。

アロマランプ

- **分娩室に充実感をもたらすブレンド：** マンダリン4滴、ライム2滴、ジャスミンまたはローズ・アプソリュート1滴、ベンゾイン3滴。
- **緊張を緩和させるブレンド：** ベルガモット6滴、ローズ1滴、ローズウッド3滴。

陣痛時のオイル

ブレンド： ベルガモット4滴、ネロリ1滴、真正ラベンダー2滴、シダーウッド3滴をスイートアーモンドオイル50mlに加えます。

- **マッサージ：** 陣痛時または陣痛の合間に腹部と腰椎周辺を優しく時計回りにマッサージすると、分娩中の妊婦はとても気分が楽になります。さらにもうすぐ父親になろうとしている男性も、妻を積極的に助ける絶好の機会を得ることができます。

悪露

　悪露は、子宮の創液で、出産後に子宮内の傷が癒え始めたときに漏出します。悪露が出るのは、ほぼ6週間です。
　この期間には、感染症を防ぐために座浴をするとよいでしょう。

消毒作用のある座浴

ブレンド： 真正ラベンダー5滴、ティートリー3滴を沸騰水1ℓに加えます。
- **使用法：** 1日1-2回、座浴します。座浴法はp.66を参照してください。

うつ乳と乳腺炎

　授乳期間中と離乳中には、母乳がうっ滞したり、乳腺が感染して、痛みを伴う乳腺炎が起こることがあります。乳腺炎になると、胸部が赤く硬くなり、たいていは発熱します。
　病因は、身体的な問題だけでなく、精神的な問題でもありえます。乳腺炎になったら、担当の助産婦か産婦人科医師に病因を診断してもらい、治療法を相談することが重要となります。
　最高に清潔な状態を保つことが、感染に対する最善の予防法です。授乳したら必ず乳頭をラベンダーウォーターかローズウォーターで清浄しましょう。
　ラベンダーオイルを使った冷パック(罨法)やカード(凝乳)でパックすれば、症状が非常に楽になる上、治癒することも少なくありません。

ラベンダーオイル入りパック

ブレンド： 真正ラベンダーまたはベルガモットミント5滴、ローズ1滴を冷水（水道水の温度）1ℓに加えます。

● **使用法：** パックに適しているのは、綿の布です。症状がなくなるまで1時間ごとに取り替えてください。毎回新しい水を使います。罨法はp.68を参照してください。

母乳の流れを調節する凝乳パック

ブレンド1： レモン1滴、真正ラベンダー2滴、チャンパカ1滴、コリアンダー1滴。

ブレンド2： オレンジ5滴、アニス2滴、スイートフェンネル1滴、ベンゾイン3滴。

● **使用法：** 上述のいずれか1つのブレンドを冷たい凝乳200gに加えます。凝乳ブレンドを指の厚さほど塗り付けた麻布を胸に当てて、約20分間放置します。1日1-2回パックしましょう。

産褥期の抑うつ症

ホルモンの変化、過大な負担、新しい状況に適応できない不安などが重なると、一種の産褥期精神障害（マタニティブルーと呼ばれることもあります）であるうつ病状態に陥ることがあります。

こういう症状には、精神を強くして気分を爽快にする精油が非常に役に立ちます。

マタニティーブルーに効果のあるブレンド

ブレンド： ベルガモット4滴、マンダリン2滴、ローズ・アブソリュート1滴またはネロリ2滴、アンジェリカルート1滴。

● **ボディオイル：** 上述のブレンドをスイートアーモンドオイル50mℓに加えます。朝晩、時計回りに手を動かして腹部にこのオイルを擦り込みます。

● **アロマランプ：** ブレンドを水に入れます。詳しい使用方法はp.65以降を参照してください。

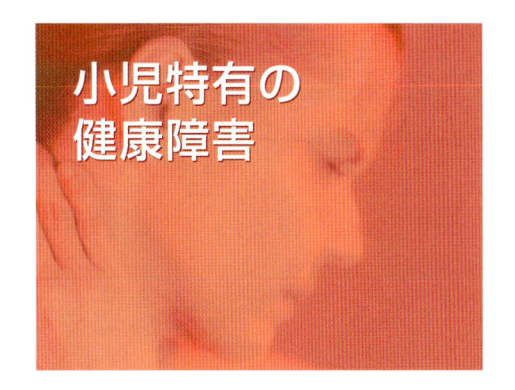

小児特有の健康障害

子供は大人とは違います

小児は、小さな成人ではありません。したがって、用量だけではなく、精油を選ぶ際にもこの点に注意する必要があります。成人の半量を使えばよいと考えられがちですが、小児、特に幼児はある種の精油に対して忍容性がないこともある上、香りに対する感覚も成人とは違います（囲み欄を参照のこと）。

小児の健康障害では、正しい診断が非常に重要です。小児はまだ自分の健康問題をはっきりと言えないことが多いものです。たとえば、中耳炎の初期段階にある幼児は、耳が痛いという代わりにお腹が痛いということも少なくありません（p.279）。したがって、子供の様子をしっかりと観察し、小児科医に診てもらうことが必要となります。

香りに対する子供たちのセンス

たいていの小児や青少年は、香りを使ったり試すのを好みます。大人よりも香りに対するセンスが優れていることも少なくありません。小児や青少年が困った状況にあるときには、救いになるような香りを自分で選ばせてみるとたいていうまくいくようです。

⚠ 小児が精油を使うときには、必ず大人がそばにいるようにします。

小児のからだの病気

風邪とインフルエンザ

風邪と発熱の病状とブレンドは、それぞれp.242以降とp.241を参照してください。小児の用量は各ブレンドに記載してあります。

咽喉痛

咽喉痛は、風邪の初期徴候ですが、ほかの病気の始まりかもしれません。したがって、小児科医の診察が必要となります。
- 風邪による咽喉痛の治療法は、p.243を参照してください。
- 急性扁桃炎は、化膿した扁桃腺の炎症ですから、早急に小児科医の治療を受けましょう。症状は、急な発症、高熱で、悪寒、強い咽喉痛、嚥下困難、含み声、リンパ節の腫脹などを伴うこともあります。
- このような症状は、とりわけ小児の場合は、しょう紅熱をはじめほかの小児疾患の徴候である可能性もあります。

百日咳

百日咳は、重度の小児疾患ですから、早急に医師に診てもらいましょう。乳児が罹ると、命に関わります。

百日咳では、昼間よりも夜間に咳の発作が起こりやすいため、子供にとっても親にとっても大きな負担です。医師の治療と併用して、吸引や塗擦をすれば、こうした苦痛をすぐに且つ長時間緩和できます。乳児や幼児はまだ吸引できませんから、アロマランプを使うとよいでしょう。その際にはランプをベビーベッドから十分に離しておきます。室内の湿度を高くするのも効果があります。

気分を爽快にするブレンド

基本ブレンド： グレープフルーツ10滴、マンダリン10滴、真正ラベンダー20滴、イモーテル10滴、ニアウリ30滴、シダーウッド10滴、ベンゾイン10滴。
- **アロマランプ：** 基本ブレンドを4-6滴入れます。
- **吸引：** 基本ブレンド1-2滴を沸騰水1ℓに入れます。
- **室内加湿：** 湿らせた熱いタオルに基本ブレンドを数滴たらして、子供部屋にこのタオルを掛けておきます。加湿器がある場合は、水に基本ブレンドを数滴加えて、子供部屋に置いておきます。
- **胸部マッサージオイル：** 基本ブレンド10滴をホホバオイルまたはアーモンドオイル50mℓに加えます。胸部と腰背部にこのオイルを擦り込みます。詳しいマッサージ法は、p.65以降を参照してください。

アタマジラミ（頭虱）

残念ながら、幼稚園や学校でアタマジラミがまた増えているようです。自分の子供にアタマジラミが出たということを恥ずかしく思う親が多く、報告しない上、家庭、幼稚園、小学校でも必要な消毒処理が十分になされないため、アタマジラミがますます増えています。

アタマジラミは、直接的な接触によって感染します。シラミは約8日で孵化し、その後3週間で生殖可能となり、その後3週間で増殖します。

精油を使えば、頭皮と髪からシラミの卵を除くことができます。このやっかい者を除去するには、通常よりもいくらか高い用量で精油を使う必要がありますが、副作用などの問題はありません。

小児と成人の髪の手入れ

ブレンド： ティートリー10滴、真正ラベンダー10滴、ゼラニウム・ブルボン10滴、シストローズ1滴。

- **1回目の処置：** ブレンドをスイートアーモンドオイルまたはオリーブオイル100㎖に加えます。
- **シラミ取りシャンプー：** ブレンドを中性ヘアシャンプー100㎖に加えます。
- **そのほかに必要なもの：** 特殊なシラミ用のクシ(薬局で入手可)とラップ。

1. シラミ取りシャンプーで洗髪します。
2. 髪がまだ濡れているうちに、通常のクシで額から首筋までいくつかの房に分けます。見えている頭皮にブレンドを擦り込み、残ったオイルを髪全体に塗ります。
3. 髪全体をラップで包み、1-2時間そのままで過ごします。
4. シラミ取りシャンプーであと2回洗髪します。
5. シラミ取りクシで髪全体を十分にとかして、まだしっかりと頭皮にくっついているシラミの卵を除きます。この時にシラミの卵を完全にクシで取り除いておけば、精油を使ったアタマジラミ除去作業は成功します。
6. 少なくとも8週間は1日1回シラミ取りシャンプーで洗髪します。

頭 痛

ストレスが原因だと思われる緊張型頭痛に悩む青少年が増えています。中には幼児もいるということです。緊張型頭痛があるときには、ストレスを除く治療法について、医師に相談しなければいけません。医師による治療と並行して、精油で腹部をマッサージすればずいぶんと楽になります。精油の中でも、爽やかで穏やかな香りのベルガモットミントとシトラスオイルの組み合わせは、小児にとても人気があります。

充実感を与えるブレンド

ブレンド： マンダリン4滴、ベルガモットミント3滴、好みのフラワーオイル1滴、バニラ2滴。
- **アロマランプ：** ブレンドを水に加えます。
- **マッサージオイル：** ブレンドをスイートアーモンドオイルかホホバオイル50㎖に加えます。これで時計回りに優しく腹部をマッサージします。詳しいマッサージ法は、p.65以降を参照してください。

中耳炎

中耳炎であるかどうかを確認するのは簡単です。耳珠(外耳道の入り口横にある軟骨)を指で軽く押さえてみたときに、中耳炎で耳が痛いと子供は痛みのある方向に肩を上げます。

! 子供が中耳炎に罹ったときには、必ず医師の診察と治療を受けましょう。精油を併用すれば、痛みが和らぐ上、初期段階の炎症であれば進行を抑えたり、治癒してしまうこともあります。

成人の中耳炎については、p.245を参照してください。

応急処置

- **耳用パッド/パック：** 脱脂綿に真正ラベンダーまたはタイム・マストキナ1滴を落として、慎重に耳道に入れます。朝晩、脱脂綿を取り替えます。また耳をずっとパックして温めておきます(p.68)。

! 精油を直接耳の中に滴下しないこと。鼓膜が傷つくと(穿孔)、精油が中耳に達し、中耳の粘膜が刺激を受けて炎症が増悪します。

神経皮膚炎

神経皮膚炎は、遺伝体質に起因する内因性の湿疹で、生後ほぼ4ヵ月で発症し、痒みのあるひどい発赤、落屑、痂皮形成が見られます。
アトピー性湿疹患者では、脂肪の代謝障害が確認されています。一方、神経皮膚炎患者では、リノール酸をγリノレン酸に変換する酵素が欠けており、皮膚は乾燥し、湿疹ができやすい状

態になります。その結果、非常に辛い掻痒が現れ、患者は痒い部位をかきむしるようになり、皮膚が傷ついて、防御機能が作用しなくなり感染症に至ります。

こうしたとき、γ-リノレン酸を含む月見草油(p.233)で手入れをすると、皮膚からこの成分が吸収されます。

これまでの経験から、健康な食事、フィトセラピー製剤とホメオパシー製剤を使った治療、腸内細菌叢の形成、皮膚の手入れなどを行なうと(p.10)、免疫系が強化されて、皮膚があらゆる刺激に対して過剰に反応するのを抑えられるようになることがわかっています。

スキンケアクリーム

ブレンド： ココナッツオイル40ｇ、シアバター40ｇ、カカオバター2ｇを湯煎(37℃を超えないこと)にかけて温めます。完全に溶けたら、少し冷まします。

月見草油20㎖、ヒッポファエオイル5滴、シストローズ3滴、ローズ1滴、パチュリー1滴をこれに加えます。アルコールで消毒した50ｇクリーム瓶2個に入れて、完全に冷まします(保管方法と使用期限はp.67を参照のこと)。

● **使用法：** 1日数回塗布します。

オムツかぶれ

オムツかぶれは、陰部の皮膚に起こる炎症で、病原菌はカンジダアルビカンス(口腔カンジダ症/酵母菌、p.263)、ブドウ球菌、連鎖球菌をはじめとする細菌です。こうした病原菌は、尿の分解過程でビニール製のオムツ内に熱がうっ滞すると増殖します。

オムツを頻繁に交換し、次のスキンケアクリームを使って定期的に皮膚の手入れをすればよいでしょう。

お尻のケア

ブレンド： アーモンドオイル20ｇ、シアバター30ｇ、カカオバター1ｇ、パルマローザ5滴、ローズ1滴、タイム・リナロール5滴。

前述の「スキンケアクリーム」と同じようにクリームを湯煎にかけて作り、清潔なクリーム瓶に詰めます(保管方法と使用期限はp.67を参照のこと)。

● **使用法：** オムツを交換するたびに、かぶれている赤ん坊や幼児のお尻とオムツが当たる部分にクリームを塗ります。

水疱瘡

水疱瘡は非常に感染力の高いウイルス性の感染症で、咳やくしゃみによって(飛沫)感染するほか、接触はもとより、数メートル離れたところでも移ります。ここからドイツ語名Windpocken(風-疱瘡)が生まれました。必ず発熱があり、水泡を伴う痒い湿疹が全身に広がり、ひどい場合は粘膜にも見られるようになります。病原菌は、疱疹ウイルスの1種である水痘-帯状疱疹ウイルスです。

強い痒みのある膿胞には、医師による治療と並行して精油を使えば、とても楽になります。痒みも水泡もすぐに治まり、醜い傷痕が残ることもありません。

痒みを抑えるブレンド

基本ブレンド： ラバンサラ10滴、メリッサ100％2滴、真正ラベンダー10滴、ゼラニウム・ブルボン3滴、ニアウリ5滴。

● **そのまま塗布：** 綿棒を使って基本ブレンドを膿胞に塗ります。

● **スプレー：** 基本ブレンド10滴をメリッサウォーターまたはローズウォーター30㎖に加えます。このブレンド水を患部にスプレーします。

❗ 小児期に水疱瘡に罹らなかった人は、成人になってから感染する可能性がありますが、成人になってからの方が病状が重症になりま

す。妊娠中に感染すると、新生児に障害が出ることもあります。1度感染したことのある人は、体内にウイルスが潜伏しており、免疫系が弱くなるとそのウイルスが再び活性化して、帯状疱疹が現れることもあります（p.262）。

創 傷

小児はよく転び、擦り傷が絶えません。そして傷口はたいてい不衛生です。次に挙げる応急用のブレンドは最適な治療薬で、強い滅菌（消毒）作用があるにもかかわらずしみません。また汚れを落として傷を早く治癒します。

! 擦り傷が汚れているときは、必ず破傷風の予防接種が必要かどうかを確認しましょう。

創傷治療

● **応急処置：** 傷口に応急用ブレンド、ニアウリ、ティートリーのいずれか数滴を薄めずに直接滴下します。処置前に傷口を洗浄する必要はありません。どうしても洗いたければ、傷の周辺を水で洗浄すれば十分です。

小児の心の問題

「泣き叫ぶ赤ん坊」

「泣き叫ぶ赤ん坊」は家族全員にとってストレスの元です。赤ん坊を落ち着かせるのに最善の方法は、特別な優しい腹部マッサージ（後述）で、マッサージにローズ入りボディオイルを使えば、より高い鎮静効果が得られます。

赤ん坊も、入浴後や入眠前に気持ちのよい香りのするボディオイルを頭からつま先まで塗ってもらえれば、この上なく嬉しいはずです。優しくマッサージすれば、愛情を込めて触れて欲しいとか、暖かさや安心感を得たいという乳児が生まれながらに持っている要求も叶えられます。

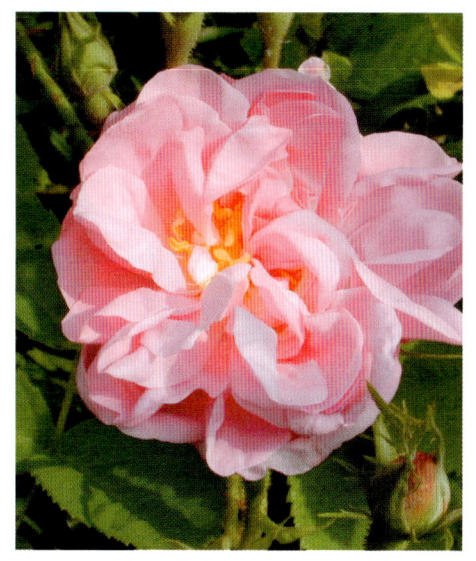

ローズ・アブソリュート（Rosa damascena）は広い作用を持ち、からだと心を調和させます。

優しいマッサージで使える
ローズ入りボディオイル

ブレンド： ローズ1滴、ローズウッド1滴、バニラ2滴をスイートアーモンドオイル100㎖に加えます。
● **腹部マッサージ：** 手を温めておきます。片手にブレンドをとって、横にした8（無限大∞）を描くように赤ん坊のへその周りを優しくマッサージします。
● **全身マッサージ：** 温めておいた両手の平にいくらかブレンドをとり、両手を擦り合せます。その手で足から心臓に向かって全身をマッサージします。

腹 痛

生後数ヵ月間、赤ん坊は特に腸内ガスがたまり、腹痛や腹部の痙攣痛に苦しみます。胃が食事に順応するまで、腸内ガスが溜まり、その結果腹痛が起こることがあります。そのほか、ミルクを飲むときに一緒に空気も飲み込んでしまうため、腹痛が起こることもあります。

こういうときには、フェンネル、アニス、コリアンダー、キャラウェイなどのハーブティー（薬局で入手可）を糖分を加えずに与えたり、効果

が実証済みの「4種の精油のブレンド（Vier-Winde-Öl）」が役に立ちます。

4種の精油のブレンド

赤ん坊と3歳以下の幼児のためのオイル：
ブレンド： フェンネル1滴、カルダモン1滴、コリアンダー1滴、クミン1滴をセントジョンズワートオイル50mlに加えます。

● **腹部マッサージ：** このブレンドを使って、腹部を優しく時計回りにマッサージします。

! 腹痛や腹部痙攣による苦しみが翌日になっても治まらないときは、必ず小児科医に原因を診断してもらわなければいけません。腹痛は、胃の調子が悪いなど、たいていは危険ではありませんが、盲腸炎やウイルス性胃腸炎の場合もあります。また小児が中耳炎の徴候を現すときなど、お腹が痛いと言うことも少なくありませんし（p.277）、精神負担（後述の睡眠障害）があるときにもていていは「腹痛」という形で表現します。

精神問題が原因の「腹痛」

からだに病原が確認されないときでも、小児が腹痛を訴えたときは真剣に受け止めましょう。ここで重要となるのが、腹痛の背景を突き止めることです。たとえば学校で受けるストレスが負担になっていたり、両親に期待されすぎるのが怖い子供も少なくありません（p.281の分離不安の項も参照のこと）。

このような腹痛は決して、「小さな痛み」をおおげさに表現しているだけだと過小評価してはいけません。子供たちは、多くの愛情を求めており、何歳になっても、撫でられたり、マッサージされると喜びます。子供が心配事を抱えているときに、慰めたり落ち着かせたりするのに、腹部、腰背部、足、脚へのアロママッサージほど有効な手段はありません。ちょっと大きくなった落ち着きのない男の子でさえ、マッサージしてやると静かになります。

両親や教育者らが、精油の持つさまざまな効能をもっと知っておけば、多数存在する不安で一杯な子供や神経質な子供を学校で支援できるはずなのですが…。

テディベアオイル

基本ブレンド： マンダリン20滴、ベルガモット20滴、ローズ・アブソリュート（または子供が自ら選んだフラワーオイル1種）5滴、マヌカ10滴、ベンゾイン30滴、リナロールウッド10滴。

● **腹部マッサージ：** 基本ブレンド6滴をバニラ浸出油（p.234）またはスイートアーモンドオイル30mlに加えます。温かい手で優しく時計回りに腹部をマッサージします。

● **家庭でのアロマランプ：** 基本ブレンド5滴を水に加えます。

● **教室でのアロマランプ：** 基本ブレンド10滴を水に加えます。

● **全身浴：** 基本ブレンド5滴をコップ半分の生クリームに加えて、湯をはったバスタブに入れます。詳しい使用法はp.65以降を参照してください。

小児の睡眠障害

小児の睡眠障害は、たいてい精神問題の現われで、具合が悪い、その日に起こったことを自分の中で処理できないといったことを示しています。このときに常に重要となるのが、子供と一緒に原因を突き止めることです。

子供が寝入る前に、ベッドから十分に離れた場所にアロマランプを置いたり、少しの間マッサージを施すなど、たいていはこうした自然な方法で子供を落ち着かせるだけで十分です（方法はp.65ページ以降を参照のこと）。

緊張緩和作用のある「おやすみなさいブレンド」

● **アロマランプ：** ベルガモット4滴、マンダリン2滴、真正ラベンダーまたはベルガモットミント2滴、ローマンカモミール2滴。

- **マッサージオイル：** アロマランプ用ブレンドをホホバオイルまたはスイートアーモンドオイル100㎖に加えます。

分離不安に効くブレンド

子供にとって、転校や引越しで慣れた環境を離れたり、友人と別れるのは、たいていとても辛いものです。そういうとき、感受性の強い子はたいてい、腹痛（p.280）や睡眠障害という形で反応します。こうした別れの痛みという特殊な原因で起こる健康障害には、シダーウッドオイルが特に優れています。

人生で子供が母親から離れる最初で最大のときは幼稚園入園時で、はじめは多くの子供たちが不安一杯です。こういうときにも、入眠や睡眠しやすくするのに役立つのが、アロマランプや軽いマッサージです。

- **アロマランプ：** マンダリン3滴、ネロリ2滴、シダーウッド2滴。
- **マッサージ：** アロマランプ用ブレンドをスイートアーモンドオイル50㎖に加えます。

詳しいマッサージ法は、p.65以降を参照してください。

思春期危機

思春期は、青少年にとっても両親にとっても非常に厄介で神経を消耗する時期で、何もかもを疑い、相手を誤解してしまいます（p.283「異常な感受性と自信不足」の項も参照のこと）。

こういうとき精油を使えば、緊張した状況が緩和され、頑なな心が和らぎ、相手との間に立ちふさがる見えない壁が壊されて、再び会話できるようになるでしょう。

リラックスした状況を作るアロマランプ

ブレンド： グレープフルーツ6滴、真正ラベンダー3滴、イランイランまたは好みのフラワーオイル1滴、シダーウッド2滴。

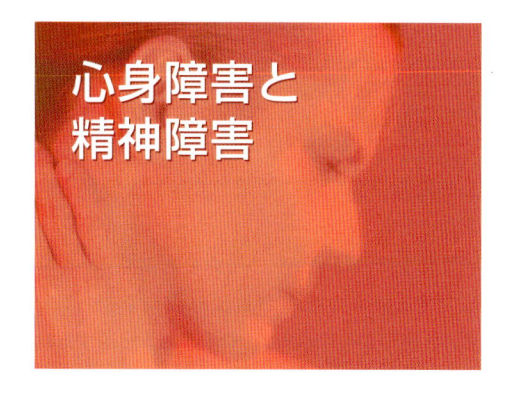

心身障害と精神障害

心身障害とストレス

精神問題がからだに現われるのが心身障害で、時間的余裕のない生活を送る現代人特有の文明病です。人は文明社会の中で「機能」しなければいけないために、問題をテーブルの下に掃いて隠し、負担や怒りを飲み下します。しかし悩める魂は、からだや心の健康障害という信号を送るなど、苦しみを訴える方法を何とかして見つけ出します。ですからこうした信号は決して聞き逃してはいけません。原因を突き止めなければ、軽い傷害が重度の疾患にもなりえます。

緊張緩和、鎮痙、心の構造調整といった作用のある精油は、心の中の静寂と安定を取り戻し、不安や抑うつ性の不機嫌を克服するとともに身体的な充実感を得るのに役立ちます。

燃え尽き症候群の予防

ストレスは、職場でも余暇でも、世界中の問題となっています。常に緊張している状態が長く続くと、臓器の門外がなくても、主に疲労、気力低下、集中力低下、睡眠障害、筋肉緊張をはじめとする多くの健康障害が起こります。複数の健康障害が現れるこうした症状を、今日では燃え尽き症候群と呼んでいますが、ここでも精油が役に立ちます（症状別の項目を参照のこと）。ただしもっとよい方法は、最初の徴候が見えて、「本当に苦痛になる」前に対応し、からだと心の声に相応の

注意と愛情を注ぐことです。するとからだも心も反応して、充実感、エネルギー、抵抗力が高まるほか、からだの中から美と魅力が溢れてきます。

次に挙げる精油にはストレス解消作用があり、どの段階でも非常に効果的で、生活の質を向上させます。

これまでの経験から、精油を選ぶ際に、香りに対する個人の好みが重要な役割を担っていることがわかっています。ですから、使用する時点で最も気分がよくなる香りを選びましょう。

ストレスのあるときに緊張を緩和するブレンド
ブレンド：ライム5滴、グレープフルーツ3滴、ベルガモット4滴、ローズ・アブソリュート1滴（またはジャスミン1滴かイランイラン2滴のいずれか）、サンダルウッド2滴、ベンゾイン5滴。
- **アロマランプ**：ブレンドを水に加えます。
- **ボディオイル**：ブレンドをホホバオイルなどのベースオイル100mlに加えます。
- **入浴剤**：ブレンドをコップ半分の生クリームに混ぜ、湯をはったバスタブに入れます。

詳しい入浴法は、p.65以降を参照してください。

疲労と気力低下

連日の過剰な負担で慢性疲労や気力低下などに苦しむ人には、活力向上作用、血行増進作用、さらに緊張緩和作用のある精油が理想的な助っ人です。興奮作用と緊張緩和作用がうまくミックスされたブレンドをアロマランプで使ったり、ボディオイルや入浴剤として使えば、リラックスして新しいエネルギーが沸いてくるでしょう。

詳しい使用法は、p.65以降を参照してください。

活力を向上させるブレンド
ブレンド：プチグレン・ビターオレンジ3滴、リツェアクベバ2滴、ローズマリー・シネオール2滴、アンデス・マートル3滴、シダーウッド3滴。
- **アロマランプ**：ブレンドを水に加えます。
- **ボディオイル**：ブレンドをスイートアーモンドオイル50mlに加えます。
- **入浴剤**：ブレンドをコップ半分の生クリームに混ぜて、湯をはったバスタブに入れます。

集中困難

精神的に疲れていたり注意が散漫するときに、記憶力と集中力をすばやく高めるのには、精油が非常に優れています。次に挙げるブレンドは、状況や精神状態にもよりますが役に立つはずですから、まずは試してみてください。

職場と家庭で使える健全な精神のためのブレンド
- **アロマランプ1**：ライム6滴、ローズマリー・シネオール2滴、ペパーミント1滴。
- **アロマランプ2**：ベルガモット5滴、レモングラス3滴、ネロリ1滴、タイム・リナロール2滴。

神経性筋肉緊張

精神的な緊張やストレスが原因の筋肉緊張（p.246の頭痛やp.267の腰背痛）には、気分爽快作用と緊張緩和作用のある精油が特に効果的です。長時間の仕事が終わったときに筋肉が緊張している徴候が現れたら、温かいお湯につかりリラックスしてから、ボディオイルで緊張した筋肉をマッサージするとよいでしょう。その後で心地よい音楽を聞いてのんびりすれば、翌日、緊張など消えているはずです。

夜のリラックスプログラム
- **入浴剤**：ベルガモット3滴、ネロリ2滴、ベルガモットミント5滴をコップ半分の生クリームに混ぜて、湯をはったバスタブに入れます。
- **マッサージ**：マンダリン4滴、リツェアクベバ2滴、ローズ1滴またはジャスミン1滴、カシアまたはシナモンバーク1滴、サンダルウッド2滴をホホバオ

イル50mlに加えます。
詳しい入浴法とマッサージ法は、p.65以降を参照してください。

睡眠障害

睡眠障害の原因は多様で、不安、ストレス、ホルモン障害などはその1部です。睡眠障害をできるだけ長く解消したいのであれば、原因を根底から追究することが必須です。

精油を使えばリラックスできて、睡眠しやすくなり、「良い」夢を見られるようになるでしょう。時々、リラックスプログラムを正しく実行することもお勧めです。まずリラックスして入浴し、その後マッサージをしてからアロマランプをつけてベッドに入ります。どれか1つだけ実行しても効果はあります。
小児の睡眠障害についてはp.280を参照してください。

心地よい眠りを得るためのブレンド
● **入浴剤：** ベルガモット4滴、マンダリン3滴、ジャスミン1滴、アミリス2滴、ベチバー1滴をコップ半分の生クリームに混ぜてから、湯をはったバスタブに入れます。
● **マッサージ：** プチグレン・マンダリン2滴、好みのフラワーオイル1種1滴、アンデス・マートル3滴、バニラ4滴をベースオイル50mlに加えます。入眠前に、このブレンドを使って時計回りに優しく腹部と腹腔神経叢（みぞおち）をマッサージします。
● **アロマランプ1：** シダーウッド5滴、真正ラベンダー7滴、ローズ1滴を水に加えます。
● **アロマランプ2：** ベルガモット4滴、ジャスミン1滴、サンダルウッド1滴を水に加えます。
それぞれ詳しい実行方法は、p.65以降を参照してください。

外出時の応急処置
● **枕用：** シダーウッド1滴、真正ラベンダー1滴、ローズ（または好みのオイル1種）1滴を手掌にのせて、その手で枕を擦ります。ホテルの部屋にいても、すぐに自分の部屋にいるような気持ちになれるでしょう。

朝寝坊（朝が弱い人）

朝起き辛い人や目覚めの悪い人は、次のことを実行してみてください。

応急処置
● **ビネグレット：** ローズマリー・シネオールオイルを入れた小瓶をナイトテーブルに載せておき、起床前にオイルの香りを嗅ぎます。その力強い香りを嗅げば、生命力が目覚めて、血液循環が活発になるはずです。

精神障害

異常な感受性と自信不足

ミモザ入りブレンド
過剰に感受性が高く傷つきやすいひとは、不必要に心配したり不安になりがちですが、こういう人は「ミモザのように敏感」と評されます。
そしてまさにこのミモザから採れる精油が、物事をもっと軽く受け止められるようになるのに役立ちます。
ブレンド： グレープフルーツ2滴、マンダリン2滴、ミモザ2滴、サンダルウッド2滴、シストローズ1滴。
● **マッサージオイル：** 上述のブレンドをホホバオイルまたはスイートアーモンドオイル50mlに加えます。
● **入浴剤：** 上述のブレンドに大さじ1杯の蜂蜜かコップ半分の生クリームに混ぜて、湯をはったバスタブに入れます。
詳しい使用法は、p.65以降を参照してください。

アンジェリカ入りブレンド
アンジェリカルートオイルは、「自分の居場所を確

保する」勇気のない人にぴったりのオイルです。このオイルを使えば、自分自身と自分の要求をはっきりと理解できるようになれる上、腕でしっかりと支えられた感じがして、信頼と自信を取り戻せるでしょう。
- **アロマランプ**：レモン5滴、ネロリ2滴、アンジェリカルート2滴。

抑うつ性の不機嫌、冬のうつ病

抑うつ性の不機嫌は、否定的な思考、悲哀、気力喪失など一過性の精神状態で、精油を使えば非常に効果があります。

冬が始まると毎年「冬のうつ病」に罹る人がいます。こうした人たちは、生きる喜びを失い、「冬という暗い季節が始まる」、「暖かさと太陽がなくなる」と考えるだけでぞっとするようです。

❗ このような状態が改善されず、いつまでも生活がひどく脅かされるのであれば、心理療法による治療が適切です。この場合、精油を代わりに使うことはできませんが、補助療法として使えば、非常に効果的です。

心配症（心の苦しみ）に効くブレンド

ブレンド：オレンジ5滴、マジョラム2滴、ネロリ2滴、シストローズ1滴、バニラ2滴。
- **ボディオイル**：上述のブレンドをホホバオイル50mlに加えます。このオイルで時計回りに優しく腹部をマッサージします。
- **入浴剤**：上述のブレンドをコップ半分の生クリームに混ぜて、湯をはったバスタブに入れます。
- **アロマランプ**：上述のブレンドを水に加えます。詳しい使用法は、p.65以降を参照してください。

毎日を明るくするブレンド-冬のうつ病に

- **応急処置**：ベルガモット1-2滴をハンカチに滴下します。
- **アロマランプ**：ベルガモット5滴、ブルームスパニッシュまたはチュベローズ1滴、アンジェリカルート1滴。

不 安

日常で、不安になるような状況は少なくありません。特に、人生が変わってしまうような転帰に見舞われたり、慣れ親しんだものを手放して、新しい未知のものに近づかなければならないときなど必ず不安になります。

こういうとき、多くの精油が困難な状況に打ち勝つのに非常に役に立ちます。

❗ 不安というものは、ある程度は人生の中で普通に生まれる感情です。これが過剰になったり、慢性化すると、心理療法の治療が必要となります。

試験恐怖症

試験前数日間や、試験当日に、次に示すように精油を使えば非常に効果的です。
- **アロマランプ**：ライム6滴、ローレル3滴、キンモクセイ1滴、ベンゾイン4滴、リナロールウッド2滴。
- **ボディオイル**：上述のアロマランプ用ブレンドをベースオイル50mlに加えます。試験の1週間前の朝晩に、腹腔神経叢（みぞおち）にボディオイルを擦り込みます。
- **試験当日の恐怖解消法**：好みのオイルまたはストレス時に緊張を緩和するブレンド（p.282）をハンカチに2-3滴おとして、その香りを嗅ぎます。そうすれば神経系が強くなり、気分が爽快になって、緊張が高まる瞬間に頭の中がすっきりすることが実証されています。

病院や看護施設に対する不安

精油を使えば、不安が解消されて、健康回復が促進されます。その上、看護従事者と患者の両方のストレスが緩和されます。看護に精油を使っている病院や看護施設では、精油を使うと睡眠剤や鎮静剤の使用量が減ることが認められています。ただし、これは精油の作用だけでなく、看護職員が多大な慈愛を持って業務を遂行しているという事実にも起因しています。

患者は、病室で自分の好みの環境を作り上げるために、好きなオイルをいくつか持って行くとよいでしょう。それにはうれしい副作用が付いています。病室にこうした香りを持ち込むと、看護職員、医師、訪問者が長く病室にいるようになります。

自分の意志で老人ホームに行きたがる高齢者はあまりいません。老人ホームに行くことになると、慣れ親しんだ香りの漂うアパートだけではなく、自分の庭のように知り尽くした町の一角を離れることにもなります。また住居にはそれぞれ違う匂いがしみついているように、老人ホームの匂いは独特で、新鮮さと活力が欠けています。こうしたことが重なって不安が生じるようです。精油を使うと、新しい環境に馴染みやすくなるでしょう。

多くの高齢者に特に人気があるのは、ラベンダー、シトラス、バニラです。

● **充実感を得るための応急処置：** 手のひらに精油1-2滴をつけて、その手で枕を撫でるか、オイルを滴下したハンカチを胸の上に置きます。

● **アロマ皿／アロマストーン：** 病院では安全性の理由からろうそくによるアロマランプが使えないため、電気製のアロマストーンを使います。また、小皿に精油数滴と湯を入れて、できればパネルヒーターや暖房器具の上に置いておきます。その際、その香りが同室の患者の邪魔になる可能性があることも考慮に入れて、予め使ってもよいか尋ねておきましょう。香りに対する反応には個人差がありますから、配慮しなければいけません。

分離不安

ほとんどの人にとって、人や物と離れたり別れたりすることは、大きな悲しみを伴うものです。悲しみ、怒り、落胆を味わい、自尊心が傷つけられます。多くの場合、自分が無能だったのではないかという問いにさいなまれるようです。そうなると家族間の信頼は崩れ、この先どうすればよいのかもわからなくなります。こうした存在にかかわる緊急事態に、精油はとても役に立ちます。

小児の分離不安についてはp.281を参照してください。

● **アロマランプ：** プチグレン・ビターオレンジ1滴、ベルガモット4滴、真正ラベンダー2滴、イランイラン・エクストラ1滴、スチラックス2滴、シダーウッド5滴。

● **ボディオイル：** アロマランプ用ブレンドをベースオイル50mlに加えて、心地よい快感を得たいときにこれで優しく腹部をマッサージします（マッサージ法はp.73を参照のこと）。

死に対する不安／ターミナルケア（末期介護）

家庭や病院で死期の近い患者を介護する人は、患者と患者の家族が抱く不安、そして自分自身が抱く死に対する不安と再三再度葛藤することになります。ある種の臆病風に吹かれ、どう対応してよいのかはっきりとわかりません。しかし患者は特別な慈愛を必要としています。

電気式アロマランプやアロマストーンを病室に置いたり、死期に近い患者に時おりボディオイルを擦り込んであげると、驚くほどの効き目が現れて、和気藹々とした雰囲気が広がります。そして多くの場合、これまで会話のなかった場所に、心の問題を解消するような会話が認められるようになります。

● **室内の芳香またはマッサージ：** これまでの経験から、できれば患者と一緒に独自のブレンドを作るのが最善であることがわかっています。
ただし、病院でのターミナルケアでいつも同じブレンドを使っていると、そのうちに看護従事者はその香りを嗅ぐたびに「死」を思い起こすようになります。

トラウマ（心的外傷）

事故や暴力で心的外傷を受けると、大きな不安、無力、恐怖という感情が生じます。早急且つ効果的に対応しないと、人格が変化したり、身体的な疾患にいたることもあります。

精神療法と並行して精油を使って治療すれ

ば、より高い効果が得られるでしょう。その際の基本原則は、治療では、「ゆっくり進むのが近道」、用量については「少量の方が効果的」です。心的外傷の治療は、経験豊かなセラピストに任せます。ここでいう「経験豊か」とは、心的外傷患者を多く見てきた上で、精油にも精通しているという意味です。精油は、各人に合わせて、できれば患者と一緒に選びます。

心臓恐怖症

愛の象徴でもあるローズほど、心に沁みる香りはないと言われています。

調和作用とバランス調整作用のあるローズオイルには、頑なな心の扉を打ち破り、患者が自分自身に対しても他人に対しても心を開くようになる効果があります。精油をブレンドした特殊な軟膏を使っただけで、悲哀で閉ざされた心が再び開かれたことがこれまで何度あったことでしょう。

特定できない軽度の障害にも、この軟膏は効果があります。

● **アロマランプ：** ローズ1滴、ローズウッド2滴、シダーウッド2滴。

「ハートクリーム（心臓のための軟膏）」： セントジョンズワートオイル30㎖、シアバター20ｇ、カカオバター2ｇを（60℃を超えない）湯煎にかけて温めます。完全に溶けたら、少し冷まします。

ローズ1滴、ローズ・アブソリュート2滴、メリッサ100％2滴を加え、できたクリームを、アルコールで消毒した50ｇクリーム容器に詰めます（保管方法と使用期限はp.67を参照のこと）。

● **使用法：** 必要に応じて1日数回、心臓部分にクリームをいくらか擦り込みます。

依存症（中毒症）

依存症はどれも、未解決の問題や処理できない感情を排除しようとした結果生じます。アルコール依存、錠剤嗜癖、薬物中毒、ニコチン中毒、過食症、拒食症、大食症などさまざまな依存症がありますが、どの依存行為にも、根本的な問題を隠して問題や感情に取り組まなくてもいいようにするという「目的」があります。依存の対象は薬物に限らず、依存症の人は、人や物でさえも自分自身の目的のために悪用します。多くの人がそのままの自分を愛することを忘れ、中には依存症との長い戦いの末やっと自分を受け入れられるようになる人も少なくありません。

別の形で依存症に罹っている人は、まず理解を求めています。その場合は、ぎりぎりのところまで放っておくのも1つの救いの手です。セラピストの大切な役割は、患者が1人で進めるようになるまで同行することです。このときに精油は患者の大きな支えとなることが認められています。特に根茎から採れるオイルには心を安定させる作用が強く、患者は精神的な安心感を得るとともに、感情を再び表現できるようになります。

心を安定させるブレンド

ボディオイル1： グレープフルーツ6滴、ネロリ2滴、マートル2滴、ベチバー1滴をベースオイル50㎖に加えます。

ボディオイル2： グレープフルーツ4滴、イランイランまたは好みのフラワーオイル2滴、ナルデ1滴、サンダルウッド4滴をバニラ浸出油（p.234）50㎖に加えます。

● **マッサージ：** 朝晩、腹部（へそと胃の周辺を時計回りに）と足の裏に上述のいずれか1種のボディオイルを優しく擦り込みます。

● **アロマランプ、入浴剤：** アロマランプには上述のブレンドをそのまま使えます。入浴剤として使用するには、コップ半分の生クリームとブレンドを混ぜます。

詳しい使用法は、p.65以降を参照してください。

付録：
役に立つ情報

- 精油の一覧表
- キャリアオイル（油脂）の一覧表
- 患者データ票と病院でのケア計画書のサンプル
- 参考文献
- 索　引

精油の作用と成分の一覧表

精油名(販売名)/学名/科目/本文ページ	からだと精神に対する作用	主 成 分
アイリス Iris pallida var. florentina L., Iris germanica アヤメ科　110	からだに対する作用：喀痰溶解、皮膚再生、スキンケア、創傷治癒。 精神に対する作用：バランス調整、鎮静、催淫。	セスキテルペンケトン：55-75％（主にα-アイロン、γ-アイロン） ミリスチン酸エステル：8％ 香りの基となる数多くの成分：0.5-1％
アニスシード Pimpinella anisum L. セリ科　80	からだに対する作用：抗菌、腸内運動促進、駆風（消化促進）、鎮痙（抗痙攣）、胆汁分泌促進、分泌促進（去痰）、エストロゲン類似作用、母乳分泌促進。 精神に対する作用：気分爽快、緊張緩和、鎮静。	エーテル：93-96％（主にトランスアネトール） 芳香族ケトン：4％以下（主にアニスケトン） + 芳香族アルデヒド：1-2％（アニスアルデヒド） モノテルペノール：3％以下 芳香族アルコール：1％以下（アニスアルコール）
アミリス Amyris balsamifera L. ミカン科　77	からだに対する作用：静脈とリンパ系のうっ滞解消、スキンケア、免疫刺激。 精神に対する作用：心のバランス調整、調和、精神安定、ストレス解消。	セスキテルペノール：60-70％（主にユーデスモール、バレリアノール） セスキテルペン：5-8％ クマリン：微量
アンジェリカルート Angelica archangelica L. セリ科　78	からだに対する作用：強い滅菌（消毒）作用、消炎、抵抗力増強、軽い喀痰溶解作用、血行促進、胃腸強化、駆風（消化促進）、胃腸のガス除去、鎮痙。 精神に対する作用：神経鎮静、心の構造調整、精神安定、不安解消、気分爽快。	モノテルペン：90-95％（主にα-ピネン、リモネン） エステル：1-2％ モノテルペノール：1-3％ セスキテルペン：1-2％ クマリン（主にフロクマリン）：微量 セスキテルペノール + ジテルペノール：微量 そのほかの成分群：ペンタデカノリド（エクサルトリド）を極めて微量含有
イモーテル Helichrysum italicum G. Don. キク科　107	からだに対する作用：血腫（内出血）解消、創傷治癒、細胞再生、リンパ液流の促進、うっ滞解消、消炎、喀痰溶解、鎮痙。 精神に対する作用：バランス調整、鎮静、緊張緩和。	エステル：45-70％（主に酢酸ネリル） セスキテルペンケトン：10-15％（主にイタリジオン） + セスキテルペンオキサイド：1.5％以下 モノテルペノール：5-12％（主にネロール） モノテルペン：5-15％（主にリモネン） セスキテルペン：5-10％ セスキテルペノール：3-5％ オキサイド：3％以下（主に1,8-シネオール）
イランイラン・エクストラ Cananga odorata (Lam.) Hook. F et Thomson バンレイシ科　212	からだに対する作用：免疫調節、緊張緩和、鎮痙、鎮痛、体力増強、スキンケア、強壮。 精神に対する作用：気分爽快、活力向上、心の安定化、バランス調整、鎮静、催淫。	芳香族エステル：40-45％（主に酢酸ベンジル、安息香酸ベンジル） + 芳香族アルコール：微量 セスキテルペン：26％（主にゲルマクレン、β-カリオフィレン） モノテルペノール：10-24％（主にリナロール） エーテル：7-15％（主にp-クレゾール-メチルエーテル） エステル：7-12％（主に酢酸ゲラニル） セスキテルペノール：1-1.5％ モノテルペンフェノール：1％ オイゲノール、イソオイゲノール、モノテルペン：微量

精油名(販売名)/ 学名/科目/本文ページ	からだと精神に対する作用	主 成 分
イランイラン・ コンプリート 《カナンガ油》 Cananga odorata (Lam.) Hook F et Thomson バンレイシ科　212	からだに対する作用：抗アレルギー、鎮掻痒、消炎、細胞再生、創傷治癒、免疫調節。 精神に対する作用：気分爽快、活力向上、心の安定化、バランス調整、鎮静、催淫。	セスキテルペン：55-70% 　（主にゲルマクレン、β-カリオフィレン） 芳香族エステル：15-20% 　（主に安息香酸ベンジル、酢酸ベンジル） ＋芳香族アルコール：微量 モノテルペノール：10-20%（主にリナロール） エーテル：7-15% 　（主にp-クレゾール-メチルエーテル） エステル：12%（主に酢酸ゲラニル） セスキテルペノール：1-1.5% モノテルペンフェノール：1% オイゲノール、イソオイゲノール、モノテルペン：微量
ウィンターグリーン Gaultheria fragran- tissima Wall. ツツジ科　211	からだに対する作用：強い消炎と鎮痛作用、鎮痙。 精神に対する作用：(低用量で使用した場合)緊張緩和、陶酔。	芳香族エステル：99%（サリチル酸メチル） セスキテルペン、モノテルペン、モノテルペノール： 　微量
エレミ Canarium luzonicum (Miq.) A. カンラン科　96	からだに対する作用：強い抗菌作用、抗ウイルス、消炎、免疫刺激、創傷治癒、上皮形成、皮膚再生。 精神に対する作用：精神力強化、集中力向上、気分爽快。	モノテルペン：70-80%（主にメチルカビコール） セスキテルペノール：15-17%（主にエレモール 　16%以下） エーテル：3-6%（主にエレミシン） モノテルペノール：3%以下 セスキテルペン：微量
オレンジ Citrus sinensis ssp. dulcis (L.) Persoon ミカン科　159	からだに対する作用：抗菌、抗ウイルス、免疫刺激、消炎、血行促進、循環系の活発化、リンパ流の促進、鎮痙。 精神に対する作用：活力向上、緊張緩和、気分爽快。	モノテルペン：92-97%（主に (+)-リモネン） モノテルペノール：3%以下 モノテルペンアルデヒド：3%以下 セスキテルペン：0.3%（主にバレンセン） セスキテルペンアルデヒド：0.1% 　（主にシネンサール） ＋セスキテルペンケトン：微量 クマリン（主にフロクマリン）：微量
カシア Cinnamomum cassia (Nees) syn. Cinna- momum aromaticum C. G. Nees クスノキ科　90	からだに対する作用：抗菌（B群およびD群連鎖球菌、大腸菌、黄色ブドウ球菌、表皮ブドウ球菌）、抗真菌（カンジダアルビカンス）、血行促進、強い加温作用、強壮、鎮痙、鎮痛、抗リウマチ。 精神に対する作用：精神力強化、催淫。	シンナミックアルデヒド：75-90% クマリン：5-9% 芳香族アルデヒド、芳香酸：5%以下 モノテルペン、セスキテルペン、エーテル：微量 芳香族エステル、芳香族アルコール：微量
ジャーマンカモミール Matricaria recutita (L.) Rauschert キク科　114	からだに対する作用：強い消炎作用、抗菌（特に黄色ブドウ球菌と連鎖球菌）、細菌毒素抑制（ブドウ球菌、連鎖球菌）、抗真菌、抗ウイルス、鎮痙、静脈強壮、創傷治癒促進、皮膚の代謝促進。 精神に対する作用：鎮静、緊張緩和、バランス調整。	セスキテルペン：45-70% 　（主にファルネセン、カマズレン、ビサボレン） セスキテルペンオキサイド：16-45% 　（主にα-ビサボロールオキシド） ＋セスキテルペンケトン1.5%（アルテミシアケトン） セスキテルペノール：5-30%（主にα-ビサボロール） モノテルペン：5% エーテル：1.5%（主にスピロエーテル）

割合 (%) はどれも複数の情報源から得た数値を統合したものです。

精油の一覧表：アイリス — ジャーマンカモミール

精油名(販売名)/ 学名/科目/本文ページ	からだと精神に対する作用	主成分
ローマンカモミール *Chamaemelum nobile* (L.) Allioni キク科　115	からだに対する作用：抗真菌、消炎、強い鎮痙作用、鎮痛、緊張緩和、スキンケア、睡眠促進。 精神に対する作用：強い鎮静と鎮痙作用、ストレス解消、精神力向上、抗うつ。	エステル：70-80%（主にイソブチルアンゲレート、イソアミルアンゲレート） モノテルペノール：5-10%（主にピノカルベオール） モノテルペンケトン：3-10% モノテルペン：5%以下（主にα-ピネン） セスキテルペン：1-8%（主にβ-カリオフィレン） オキサイド：5%以下 モノテルペンアルデヒド：3%以下
カユプテ *Melaleuca cajeputi* L. syn. *Melaleuca leucadendron* L. フトモモ科　88	からだに対する作用：滅菌（消毒）、抗菌、強い抗ウイルス作用、咳嗽軽減、喀痰溶解、去痰、気道の血行促進、強い抵抗力増強作用、解熱、神経と筋肉の鎮痛。 精神に対する作用：活力向上、神経強壮、集中力向上。	オキサイド：50-65%（主に1,8-シネオール） モノテルペン：25-40%（主にピネン） モノテルペノール：6-15%（主にα-テルピネオール） セスキテルペン：3-5% セスキテルペノール：3%以下
カルダモン *Elettaria cardamomum* L. ショウガ科　117	からだに対する作用：強い抗菌と抗ウイルス作用、抗真菌、滅菌（消毒）、消炎、鎮痙、喀痰溶解、去痰、消化促進、活力向上、強心。 精神に対する作用：刺激、活力向上、鎮静、バランス調整。	オキサイド：35-50%（主に1,8-シネオール） エステル：32-45%（主に酢酸テルピニル） モノテルペン：5-10% モノテルペノール：5-10% モノテルペンアルデヒド：1-2% セスキテルペノール：1%以下
キャロットシード *Daucus carota* L. セリ科　118	からだに対する作用：消炎、皮膚細胞再生、スキンケアと皮膚の保護、静脈強壮、代謝活性化、ホルモン調節。 精神に対する作用：バランス調整、精神力向上。	セスキテルペノール：50-60%（主にカロトール、ダウコール） モノテルペン：15-25%（主にピネン） セスキテルペン：10-20%（主にβ-ビサボレン） モノテルペノール：2-5%（主にリナロール） エステル：3%（主に酢酸ゲラニル）
キンモクセイ *Osmanthus fragrans* モクセイ科　160	からだに対する作用：消炎、鎮痛、喀痰溶解、非常に優れたスキンケア、皮膚再生、皮膚代謝活性化作用、創傷治癒。 精神に対する作用：不安解消、バランス調整、気分高揚、精神安定、精神刺激。	セスキテルペンケトン：25%（主にα-イオノン、β-イオノン） モノテルペン：9-20%（主にオシメン） オキサイド：12-16%（主にリナロールオキサイド） モノテルペノール：2-25%（主にリナロール） そのほか香りを決定付ける多数の成分
クミン *Cuminum cyminum* L. セリ科　121	からだに対する作用：抗真菌、消炎、免疫刺激、代謝活性化、消化促進、駆風、鎮痙、鎮痛、鎮静。 精神に対する作用：気分爽快、活力向上、バランス調整、催淫。	モノテルペン：30-60%（主にγ-テルピネン、β-ピネン） モノテルペンアルデヒド：30-40%（主にp-Mentha dien-7-al） 芳香族アルデヒド：20-30%（主にクミンアルデヒド） モノテルペノール：4%以下（主にカルベオール） クマリン：微量（スコポレチン）
クラリセージ *Salvia sclarea* L. シソ科　144	からだに対する作用：抗菌、抗真菌、ホルモン調節、鎮痙、緊張緩和。 精神に対する作用：緊張緩和、バランス調整、活力向上、精神刺激、催淫。	エステル：65-80%（主に酢酸リナリル） モノテルペノール：10-22%（主にリナロール） セスキテルペン：5-10%（主にゲルマクレン） モノテルペン：2-3% オキサイド：2%以下（リナロールオキサイド） セスキテルペノール、ジテルペノール：1%以下（主にスクラレオール） セスキテルペンオキサイド：0.4%

精油名(販売名)/学名/科目/本文ページ	からだと精神に対する作用	主 成 分
グランドファー Abies grandis L. マツ科　172	からだに対する作用：強い抗菌作用、抗ウイルス、免疫刺激、消炎、コルチゾン様作用、鎮痛、鎮痙。 精神に対する作用：元気回復、気分爽快、不安解消。	モノテルペン：60-70% 　（主にピネン34 %、(-)-リモネン） エステル：20%（主に酢酸ボルニル） セスキテルペン：4%（多種が微量ずつ） モノテルペノール：微量
グレープフルーツ Citrus paradisi Macfayden, J. ミカン科　106	からだに対する作用：滅菌（消毒）、免疫刺激、解熱、鎮痙、活力向上、血行促進、皮膚の代謝促進、空気浄化。 精神に対する作用：興奮、集中力向上、気分爽快。	モノテルペン：90-98%（主に (+)-リモネン、メルカプタン微量） セスキテルペンケトン：0.5-1.8%（ヌートカトン） モノテルペンアルデヒド：1.5%以下 モノテルペノール：1.4%以下 クマリン + フロクマリン、エステル、セスキテルペン（主にバレンセン）：微量
クローブ Syzygium aromaticum (L.) Merr. et L. M. Perry syn. Eugenia caiyophyllus (Sprengel) Bullock et S. Harrison フトモモ科　153	からだに対する作用：幅広い種類に効く強い抗菌作用、抗ウイルス、消炎、加温、血行促進、強い筋肉鎮痙作用と鎮痛作用、麻酔作用、免疫刺激、全身強壮、子宮強壮、消化促進。 精神に対する作用：興奮、精神力向上、気分爽快。	オイゲノール：70-80% 芳香族エステル：10-18% 　（主にオイゲニルアセテート） セスキテルペン：5-15%（主にβ-カリオフィレン） モノテルペン：2% モノテルペノール：1% セスキテルペンオキサイド：1%
コリアンダー Coriandrum sativum L. セリ科　120	からだに対する作用：強い抗菌作用、抗ウイルス、抗真菌、駆風、消化促進、消炎、鎮痛、スキンケア、体力増強、鎮静。 精神に対する作用：活力向上、バランス調整、精神力向上。	モノテルペノール：60-80%（主にリナロール） モノテルペン：10-20%（主にγ-テルピネン） エステル：2-7%（主に酢酸ゲラニル、酢酸リナリル） モノテルペンケトン：3-5% 　（主にボルネオン=カンファー）
サイプレス Cupressus sempervirens L. ヒノキ科　222	からだに対する作用：滅菌（消毒）、消炎、鎮掻痒、抗アレルギー（抗ヒスタミン）、穏やかな収斂作用、血管収縮（毛細気管支領域は拡張させる）、鎮痛、うっ滞解消、鎮痛、穏やかなホルモン調節作用、防臭、防虫。 精神に対する作用：集中力向上、精神構造の健全化、バランス調整、精神力向上、心の問題解消。	モノテルペン：65-85% 　（主にα-ピネン62%以下、δ-3-カレン） セスキテルペノール：10%以下（主にセドロール） + ジテルペノール：0.5%（主にアビエノール） セスキテルペン：5-10%（主にセドレン） エステル：5%以下 モノテルペノール：微量
サンダルウッド Santalum album L. ビャクダン科　186	からだに対する作用：抗菌、弱い抗真菌作用、滅菌（消毒）、消炎、代謝活性化、リンパ流の促進、静脈強壮、ホルモン調節、皮膚再生、バランス調整。 精神に対する作用：精神力向上、元気回復、調和、刺激緩和、催淫。	セスキテルペノール：85-95%（主にサンタロール） セスキテルペン：5-10%（主にサンタレン） セスキテルペンケトン、セスキテルペンアルデヒド：5.5% オイゲノールと誘導体、エステル、モノテルペノール：微量
シストローズ Cistus ladaniferus L. ハンニチバナ科　93	からだに対する作用：消毒、抗真菌、消炎、免疫刺激、鎮痙、うっ滞解消、血行促進、強い止血作用、皮膚再生、瘢痕形成、抗寄生虫。 精神に対する作用：バランス調整、気分爽快、精神力向上。	モノテルペン：40-50%（主にα-ピネン） モノテルペノール：5-15%（主にボルネオール） エステル：5-15%（主に酢酸ボルニル） セスキテルペン：5-10% セスキテルペノール：5% + ジテルペノール：微量（ラブダノール） モノテルペンケトン：4-7% モノテルペンアルデヒド：3-5% オイゲノール：1.5%以下 芳香族エステル、芳香族アルコール、セスキテルペンケトン、セスキテルペンアルデヒド、芳香族アルデヒド：微量

精油名(販売名)/ 学名/科目/本文ページ	からだと精神に対する作用	主 成 分
シダーウッド Cedrus atlantica Manet マツ科　216	からだに対する作用：消炎、鎮掻痒、抗アレルギー(抗ヒスタミン)、鎮痛、喀痰溶解、去痰、抗寄生虫。 精神に対する作用：気分爽快、精神力向上、鎮静、調和、不安解消。	セスキテルペン：75-80%(主にヒマカレン) セスキテルペノール：3-15%(主にヒマカロール) セスキテルペンケトン：3-12%(主にアトラントン) + セスキテルペンオキサイド：1% 　(主にヒマカレンオキサイド)
シナモンバーク Cinnamomum ceylanicum Blume syn. Cinnamomum verum クスノキ科　219	からだに対する作用：強い抗菌作用(B群連鎖球菌、D群連鎖球菌、大腸菌、黄色ブドウ球菌、表皮ブドウ球菌)、抗ウイルス、抗真菌、血行促進、加温、鎮痛。 精神に対する作用：興奮、活力向上、精神力向上。	シンナミックアルデヒド：55-75% + オイゲノール：5-10% 芳香族エステル：5-7% 　(主に酢酸シナミル、安息香酸ベンジル) + 芳香族アルコール：1% モノテルペン：6-8% モノテルペノール：5%以下(主にリナロール) セスキテルペン：2-4% クマリン、エーテル、芳香族アルデヒド：微量
シナモンリーフ Cinnamomum ceylanicum Blume syn. Cinnamomum verum クスノキ科　217	からだに対する作用：広範で強い抗菌作用、強い抗真菌作用、抗ウイルス、消炎、血行促進、加温、強い筋肉鎮痙作用、麻酔(感覚麻痺)作用、強い鎮痛作用、全身強壮(子宮にも働きかけます)、消化促進。 精神に対する作用：活力向上、興奮、精神力向上。	オイゲノール：80-90% + シンナミックアルデヒド：3% 芳香族エステル：10%(主に安息香酸ベンジル) セスキテルペン：6%(主にβ-カリオフィレン) モノテルペン：5% モノテルペノール：5% 芳香族アルデヒド：3%以下 オキサイド：微量
シベリアモミ Abies sibirica L. マツ科　103	からだに対する作用：抗菌、消炎、喀痰の希薄と溶解、分泌促進(去痰)、強い鎮痙作用、神経強壮。 精神に対する作用：ストレス解消、バランス調整。	モノテルペン：45-60%(主にカンフェン、α-ピネン) エステル：32-44%(主に酢酸ボルニル) モノテルペノール：微量 セスキテルペノール：微量
シャクナゲ Rhododendron anthopogon ツツジ科　171	からだに対する作用：消炎、血行促進、鎮痛、コルチゾン様作用、抗リウマチ、免疫刺激。 精神に対する作用：精神力向上、心の構造調整、心の問題解消。	モノテルペン：64%(主にピネン40%以下、リモネン10%) セスキテルペン：12%(主にβ-カリオフィレン、カジネン) セスキテルペノール：2% モノテルペノール：2%
ジャスミン・アブソリュート Jasminum grandiflorum L. モクセイ科　112	からだに対する作用：鎮痙、皮膚再生、ホルモン調節。 精神に対する作用：気分爽快、不安解消、強壮、調和、催淫。	芳香族エステル：40-60%(主に安息香酸ベンジル、酢酸ベンジル、アントラニル酸メチル微量) + 芳香族アルコール：5%(主にベンジルアルコール) ジテルペノール：15-45%(主にフィトール) + セスキテルペノール：2-8%(主にファルネソール) エステル：8-10%(主に酢酸フィチル) モノテルペノール：5-15%(主にリナロール、ゲラニオール) セスキテルペン、オイゲノール：各3%以下 セスキテルペンケトン：1%以下 モノテルペンフェノール：1%以下(p-クレゾール) そのほかの成分群：ジャスモン、インドール、ジャスミンラクトン、メチルジャスモン酸微量

精油名(販売名)/学名/科目/本文ページ	からだと精神に対する作用	主成分
ジュニパー Juniperus communis (L.) ヒノキ科　205	からだに対する作用：抗菌、消炎、代謝活性化、毒素排出、駆水（電解質を失わずに脱水）、穏やかな利尿作用、消化促進、血行促進、鎮痙、鎮痛、コルチゾン様作用。 精神に対する作用：心の問題解消、活力向上、刺激、集中力向上。	モノテルペン：75-80%（主に α-ピネン） モノテルペノール：5-10%（主にテルピネン-4-ol） セスキテルペン：3-10% セスキテルペノール、エステル、 　モノテルペンアルデヒド、 　モノテルペンケトン：微量
バージニアジュニパー Juniperus virginiana L. ヒノキ科　206	からだに対する作用：静脈強壮、リンパ流促進、毒素排出、スキンケア、皮膚再生、ホルモン調節。 精神に対する作用：感情のバランス調整、精神安定。	セスキテルペン：50-65%（主にセドレン） セスキテルペノール：25-40%（主にセドロール）
ジンジャー Zingiber officinalis Roscoe ショウガ科　109	からだに対する作用：穏やかな消炎作用、抗ウイルス、軽度の去痰、鎮痛、神経強壮、スキンケア、活力向上。 精神に対する作用：気分爽快、バランス調整、精神安定、再生、緊張緩和、催淫。	セスキテルペン：60-65%（主にジンギベレン） モノテルペン：15-20%（主にカンフェン、リモネン） セスキテルペノール：2-3%（主にジンギベロール） モノテルペノール：2-3% モノテルペンアルデヒド：1-2%、オキシド：2% モノテルペンケトン：微量
スイートフェンネル Foeniculum vulgare Miller ssp. vulgare Miller var. dulce セリ科　102	からだに対する作用：抗菌、消炎、穏やかな喀痰溶解作用、去痰、鎮痙、鎮痛、消化管運動の促進、胆汁分泌促進、体力増強、活力向上、エストロゲン類似作用、母乳分泌促進。 精神に対する作用：鎮静、緊張緩和。	エーテル：55-85%（主にトランスアネトール） モノテルペン：15-30%（主に α-ピネン、リモネン） モノテルペンケトン：0.5-5%（主にフェンコン） モノテルペノール：1-3%（主にフェンコール） オキシド：4%以下（主に1,8-シネオール） 芳香族アルデヒド、芳香族ケトン、芳香酸：0.5-1.5%
スチラックス Liquidambar orientalis Pococke マンサク科　189	からだに対する作用：滅菌（消毒）、消炎、上皮形成、肉芽形成促進、創傷治癒、去痰、穏やかな喀痰溶解作用、抗寄生虫作用（ヒゼンダニ） 精神に対する作用：緊張緩和、不安解消。	主に芳香族エステル（ベンジルエステル、 　桂皮酸エステル）、芳香族アルコール 　（桂皮アルコール、ベンジルアルコール） 芳香族アルデヒド（バニリン）、芳香酸（安息香酸）
セージ Salvia officinalis L. シソ科　185	からだに対する作用：強い抗ウイルス作用、抗菌、抗真菌、粘液溶解、去痰、解熱、リンパ流促進、胆汁分泌促進、エストロゲン類似作用、駆風、創傷治癒、細胞再生、瘢痕形成促進。 精神に対する作用：緊張緩和、心の問題解消、集中力向上、記憶力強化。	モノテルペンケトン：30-60%（主にツヨン） オキシド：8-15%（主に1,8-シネオール） モノテルペン：5-15%（主にピネン、カンフェン） セスキテルペン：5-15% モノテルペノール：5-10%（主にボルネオール） セスキテルペノール：1-4% ＋ジテルペノール：微量（サルビオール） エステル：2%、セスキテルペンオキシド：2%以下
ゼラニウム・ブルボン Pelargonium x asperum Ehrhart ex Willdenow typ Bourbon フウロソウ科　177	からだに対する作用：強い抗ウイルス作用、抗菌、抗真菌、滅菌（消毒）、免疫調節、リンパ流の促進、ホルモン調節、血圧調整、心臓循環系の調節と強壮、鎮静、鎮痙、鎮痛、スキンケア、創傷治癒、血腫溶解、皮膚と粘膜の微生物叢調整、防虫。 精神に対する作用：精神力向上、調和、バランス調整、「心の慰め」。	モノテルペノール：50-65% 　（主にシトロネロール、ゲラニオール） エステル：15-30%（主に酢酸ゲラニル） モノテルペンケトン：5-10%（主にイソメントン） セスキテルペン：5-8% セスキテルペノール：5-7% モノテルペンアルデヒド：5%（主にシトラール） オキシド：3-5%（主にローズオキシド） 芳香族エステル、オイゲノール：微量

精油の一覧表：シダーウッド ── ゼラニウム・ブルボン

精油名(販売名)/ 学名/科目/本文ページ	からだと精神に対する作用	主 成 分
タイム・チモール *Thymus vulgaris* L. CT Thymol シソ科　195	からだに対する作用：抗菌（大腸菌、B群連鎖球菌）、抗真菌、強い滅菌（消毒）作用、消炎、免疫刺激、喀痰溶解、去痰、気管支痙攣抑制、血行促進、血圧上昇、加温、消化促進、食欲増進、鎮痛、麻酔作用、全身強壮。 精神に対する作用：活力増強、精神力向上。	モノテルペンフェノール：30-55%（主にチモール） モノテルペン：20-40%（主にp-シメン） モノテルペノール：3-10%（主にリナロール） セスキテルペン：2-5% オキシド：2%（1,8-シネオール）
タイム・ツヤノール *Thymus vulgaris* L. CT Thujanol-4 シソ科　194	からだに対する作用：抗菌（クラミジア菌）、強い抗ウイルス作用、抗真菌、消炎、鎮痛、肝細胞刺激、強い免疫強化作用、鎮痙。 精神に対する作用：神経強壮、バランス調整。	モノテルペノール：54-60%（主にツヤノール-4が30%以下、テルピネン-4-ol） モノテルペン：28%（主にテルピネン） エステル：9-11% 　（主にcis-およびtrans-カルビルアセテート） セスキテルペン：2.5-5%（主にβ-カリオフィレン）
タイム・マストキナ *Thymus mastichina* シソ科　197	からだに対する作用：強い抗菌作用、抗ウイルス、滅菌（消毒）、粘液溶解、喀痰溶解、去痰、免疫刺激、スキンケア、皮膚の代謝促進、強壮。 精神に対する作用：精神の強壮、活力向上。	オキシド：50-65%（主に1,8-シネオール） モノテルペノール：30-40%（主にリナロール） モノテルペン：9-14%（主にピネン、テルピネン） エステル：5%以下（主に酢酸テルピニル） モノテルペンケトン：4%以下 　（主にボルネオン=カンファー） モノテルペンフェノール：4%未満 　（カルバクロール） セスキテルペン：1-2% セスキテルペノール：1-2%
タイム・リナロール *Thymus vulgaris* L. CT Linalool (frz.) シソ科　193	からだに対する作用：抗菌、抗ウイルス、抗真菌、免疫刺激、心循環系強化、鎮痙、スキンケア。 精神に対する作用：バランス調整、気分爽快、活力向上、精神力向上、集中力向上。	モノテルペノール：75%（主にリナロール） エステル：6-15%（主に酢酸リナリル） モノテルペン：5%以下 セスキテルペン：5%以下 モノテルペンフェノール：3%（主にチモール）
タラゴン *Artemisia dracunculus* L. キク科　97	からだに対する作用：抗ウイルス、抗菌、抵抗力増強、強い筋肉鎮痙作用、食欲増進、消化促進、胆汁分泌促進。 精神に対する作用：精神の緊張緩和、鎮静。	エーテル：70-80%（主にメチルカビコール） モノテルペン：15-20%（主にオシメン） クマリン、オイゲノール：微量
チャンパカ *Michelia champaca* L. モクレン科　91	からだに対する作用：抗菌、緊張緩和、鎮痙、鎮痛、母乳分泌促進、免疫刺激。 精神に対する作用：抗うつ、気持ちを温める作用、催淫、感性向上。	芳香族エステル：35-40% 　（主に安息香酸ベンジル、アントラニル酸メチル4%、フェニルエチルベンゾアート） ＋芳香族アルコール：8%（主にベンジルアルコール、フェニルエチルアルコール） オイゲノール：10-16% エステル：10%以下（主にリノール酸メチル） モノテルペンアルデヒド：8%以下 セスキテルペンケトン：6%以下 　（主にα-イオノンとβ-イオノン） オキシド：4.5%（主にリナロールオキシド） モノテルペノール：3-5% 芳香族アルデヒド：微量 そのほかの成分群：インドール2-5%

精油名(販売名)/学名/科目/本文ページ	からだと精神に対する作用	主成分
チュベローズ Polianthes tuberosa L. リュウゼツラン科　199	からだに対する作用：鎮痙、鎮痛、緊張緩和、スキンケア。 精神に対する作用：不安解消、精神安定、鎮静、催淫。	エーテル：50％以下（主にイソメチルオイゲノール） 芳香族エステル、芳香族アルコール：20％以下 　（メチルベンゾアート、アントラニル酸メチル、 　サリチル酸メチル、ベンジルアルコール）
ティートリー Melaleuca alternifolia Maiden フトモモ科　190	からだに対する作用：抗菌作用（グラム陽性ブドウ球菌、プロテウス菌などを含む腸内細菌）、抗ウイルス、抗真菌（カンジダアルビカンス、トリコモナド）、滅菌（消毒）、消炎、抵抗力増強、鎮痛、血行促進、駆水、皮膚再生、鎮掻痒（特に虫刺されのとき）、防虫。 精神に対する作用：精神安定、活力向上。	モノテルペン：35-50％（主にテルピネン） モノテルペノール：30-45％（主にテルピネン-4-ol） オキサイド：3-15％（主に1,8-シネオール） セスキテルペン：4.5-8％（主にビリディフロレン） セスキテルペノール：1％以下 　（主にビリジフロロール）
トゥルシー Ocimum sanctum L. シソ科　200	からだに対する作用：抗ウイルス、抗菌、消炎、解熱、血行促進、強心、鎮痛、鎮痙、子宮強壮（高用量で）、強い活力向上作用、免疫力強化。 精神に対する作用：精神力向上、活力向上。	オイゲノール：50-70％ エーテル：20-25％（主にメチルオイゲノール） セスキテルペン：5-15％（主にβ-カリオフィレン） エステル：微量 モノテルペノール：微量 モノテルペンアルデヒド：微量
トンカビーンズ Dipteryx odorata Wild マメ科　198	からだに対する作用：消炎、リンパ流の促進、血行促進、加温、鎮痛、強い鎮痙作用、緊張緩和、睡眠促進、ホルモン調節、皮膚再生。 精神に対する作用：気分爽快、バランスを調整しながら活力向上、穏やかな不安解消作用、催淫。	クマリン：60％（α-ベンゾピロン＝クマリン） 芳香族アルデヒド：微量 そのほかエチルアルコールなど溶剤
ナナミント Mentha viridis var. nanah シソ科　151	からだに対する作用：滅菌、抗菌、抗ウイルス、強い消炎作用、喀痰の希薄と溶解、去痰、血行増進、食欲増進、消化促進、強い皮膚と粘膜の再生作用、上皮形成、創傷治癒促進。 精神に対する作用：精神の強壮、活力向上、心の問題解消、集中力向上。	モノテルペンケトン：50-60％（主に(-)-カルボン） モノテルペン：20-30％（主にリモネン） モノテルペノール：10-25％（主にツヤノール） オキサイド：5％（主に1,8-シネオール） セスキテルペン：4％以下
ナルデ Nardostachys jatamansi DC. オミナエシ科　152	からだに対する作用：抗菌（ブドウ球菌）、消炎、軽い喀痰溶解作用、抗アレルギー、鎮掻痒、皮膚再生、鎮痛、血行促進、静脈強壮、ホルモン調節、緊張緩和。 精神に対する作用：気分爽快、鎮静、精神安定、ストレス解消、睡眠促進。	セスキテルペン：60-66％ 　（主にパチュレン、ガージュネン） セスキテルペンケトン：8-15％ 　（主にバレラノン、β-イオノン） +セスキテルペンアルデヒド：微量 　（主にバレリアナール） セスキテルペノール：6-8％ 　（主にパチュリアルコール、バレリアノール） モノテルペン、モノテルペノール：各3％以下
ニアウリ Melaleuca viridiflora Solander ex Gaertner フトモモ科　157	からだに対する作用：抗菌（グラム陽性球菌、黄色ブドウ球菌、A群とB群連鎖球菌）、滅菌（消毒）、抗ウイルス、抗真菌、消炎、鎮痛、喀痰溶解、去痰、細胞再生、皮膚の保護、皮膚の代謝促進、結合組織の安定、防虫（特に蚊除け）。 精神に対する作用：精神力向上、心の問題解消、活力向上。	オキサイド：40-60％（主に1,8-シネオール） モノテルペン：15-20％（主にα-ピネン） セスキテルペノール：10-15％ 　（主にビリジフロロール） モノテルペノール：7-15％（主にα-テルピネオール） セスキテルペン：1-3％ そのほかの成分群：硫黄化合物が微量

精油名(販売名)/ 学名/科目/本文ページ	からだと精神に対する作用	主 成 分
ネロリ Citrus aurantium L. ssp. amara ミカン科　155	からだに対する作用：強い抗菌作用、抗ウイルス、解熱、鎮痙、鎮掻痒、エネルギーバランスの調整。 精神に対する作用：鎮静、緊張緩和、気分爽快、バランス調整。	モノテルペノール：35-45%(主にリナロール) モノテルペン：20-30%(主に(+)-リモネン、ピネン) エステル：10-18%(主に酢酸リナリル) セスキテルペノール：6-10% モノテルペンアルデヒド：2-5% 　(複数のアルデヒド類) 芳香族アルデヒド：微量 芳香族エステル、芳香族アルコール：微量 　(主にアントラニル酸メチル) セスキテルペンケトン、セスキテルペンアルデヒド：微量 インドール、ジャスモンなど香りを決定付けている窒素含有化合物が微量。
バーベナ Lippia citriodora Kuntze クマツヅラ科　94	からだに対する作用：抗ウイルス、抗菌、消炎、免疫刺激、強心と心拍調整、神経強壮、消化促進。 精神に対する作用：リフレッシュ、集中力向上、精神を刺激、気分爽快(特に「心臓恐怖症」に効果的)。	モノテルペンアルデヒド：35-40%(主にシトラール) モノテルペン：20%(主にリモネン) セスキテルペン：15-20%(主にβ-カリオフィレン) モノテルペノール：8% オキシド：6-10%(主に1,8-シネオール) モノテルペンケトン：4%(主にメチルヘプテノン) セスキテルペンオキシド：2-4% セスキテルペノール：2-3% エステル：1-3%
パイン Pinus silvestris L. マツ科　119	からだに対する作用：コルチゾン様作用、消炎、抗アレルギー、鎮痛、鎮痙、血行増進、神経強壮。 精神に対する作用：精神力向上	モノテルペン：75-85%(主にα-ピネンとβ-ピネン、70%以下) セスキテルペン：10%(主にβ-カリオフィレン) セスキテルペノール：3% エステル：1-5%(主に酢酸ボルニル) モノテルペノール：1%以下
バジル Ocimum basilicum L. CT Linalool シソ科　81	からだに対する作用：抗ウイルス、抗菌、滅菌(消毒)、鎮痙、鎮静、スキンケア、免疫力強化、食欲増進、消化促進、睡眠促進。 精神に対する作用：緊張緩和、元気回復、神経強壮。	モノテルペノール：40-60%(主にリナロール) エーテル：30%(主にメチルカビコール) オイゲノール：10-15% オキシド：2-8%(主に1,8-シネオール) エステル：5%以下(主に酢酸リナリル) セスキテルペン：2-3%
パチュリー Pogostemon cablin (Blanco) Bentham シソ科　163	からだに対する作用：緊張緩和、鎮痙、スキンケア、皮膚再生、静脈強壮、軽度の抗真菌作用、防虫、寄生虫除け。 精神に対する作用：気分爽快、バランス調整、精神力向上、催淫。	セスキテルペン：40-60%(主にブルネッセン) セスキテルペノール：30-60%(主にパチュロール) セスキテルペンオキシド：6% 　(主にブルネッセンオキシド)、 　セスキテルペンケトン：3.5%(主にパチュレノン)
バニラ Vanille fragrans L. syn. Vanille planifolia Andr. ラン科　202	からだに対する作用：抗菌、抗真菌、消炎、鎮痙、鎮痛(特に慢性疼痛)。 精神に対する作用：睡眠促進、鎮静、バランス調整、安心感と暖かさを伝える作用、催淫。	芳香族アルデヒド：80%(主にバニリン) 芳香族エステル、芳香族アルコール：微量 イソオイゲノール：微量 モノテルペンフェノール：微量

精油名(販売名)/ 学名/科目/本文ページ	からだと精神に対する作用	主 成 分
パルマローザ Cymbopogon martinii (Roxb.) Will. Watson var. motia イネ科　161	からだに対する作用：強い抗真菌作用、強い抗菌作用、抗ウイルス、心循環系の保護、神経系の強壮、特に優れたスキンケアと皮膚再生作用、免疫系のバランス調整、防虫。 精神に対する作用：慰安、感情のバランス調整、ストレス解消、刺激。	モノテルペノール：80-85％(主にゲラニオール) エステル：10-15％ 　(主に酢酸ゲラニルと蟻酸ゲラニル) モノテルペンアルデヒド：5％以下 セスキテルペン：2％以下 セスキテルペノール：1.5％
ヒソップ匍匐性 Hyssopus offcinalis L. var. montana (ex decumbens) シソ科　214	からだに対する作用：強い抗ウイルス作用、抗菌、抗真菌、消炎、粘液溶解、去痰、血行促進、血行増加、皮膚の代謝促進。 精神に対する作用：活力向上、精神力向上、集中力向上。	オキサイド：40-60％(主に1,8-シネオール) モノテルペン：20-30％(主にβ-ピネン) モノテルペノール：6％ モノテルペンケトン：6％(主にイソピノカンフォン) セスキテルペン：2％ セスキテルペノール：1％
プチグレン ビターオレンジ Citrus aurantium L. ssp. amara var. pumilia ミカン科　164	からだに対する作用：抗菌、抗真菌、消炎、鎮痛、緊張緩和、鎮痙、バランス調整、血圧調整、睡眠促進。 精神に対する作用：バランス調整、精神力向上、強い気分爽快作用、緊張緩和。	エステル：60％(主に酢酸リナリル) モノテルペノール：25-35％(主にリナロール) モノテルペン：5-10％(主にオシメン、(+)-リモネン) モノテルペンアルデヒド：3％以下 セスキテルペン：3％以下 セスキテルペノール：2％以下(主にスパスレノール) セスキテルペンケトン：1％ 　(主にβ-ダマセノン、β-イオノン) オキサイド、芳香族アルデヒド：微量 そのほか香りを決定付ける成分：微量
プチグレン マンダリン Citrus reticulata Blanco ミカン科　165	からだに対する作用：消炎、調和、緊張緩和、鎮痙、活力向上。 精神に対する作用：精神の働きを調節、興奮と鎮静、ストレス解消、睡眠促進。	芳香族エステル：50％(主にアントラニル酸メチル) モノテルペン：45-50％(主にγ-テルピネン) セスキテルペン：3％以下(主にβ-カリオフィレン) セスキテルペンオキサイド：0.5％以下 エーテル：0.5％以下
ブラックペッパー Piper nigrum L. コショウ科　167	からだに対する作用：消炎、血行促進、加温、鎮痛、鎮痙、活力向上、軽い喀痰溶解作用、皮膚の代謝促進。 精神に対する作用：気分爽快、活力向上、心の安定化、心の構造調整。	モノテルペン：70-80％(主にリモネン、ピネン) セスキテルペン：20-30％ 　(主にβ-カリオフィレン10-25％) モノテルペノール：3％以下 セスキテルペンオキサイド：微量
フランキンセンス・ アラビア アデン/イエメン Boswellia sacra syn. carterii Birdw. カンラン科　208	からだに対する作用：抗ウイルス、抗菌、滅菌、消炎、喀痰溶解、去痰、鎮痙(平滑筋に作用)、鎮痛、血行促進、免疫刺激、副腎皮質類似作用(副腎皮質ホルモンの分泌調節)、瘢痕形成促進、皮膚再生、脂性肌の皮脂分泌調整、収斂。 精神に対する作用：精神刺激、不安解消。	モノテルペン：60-75％(主にα-ピネン) セスキテルペン：5-15％(主にβ-カリオフィレン) モノテルペンケトン：6.5％(主にベルベノン) モノテルペノール：5％ オキサイド：5％以下 エステル：1-2％ セスキテルペノール：1-2％ セスキテルペンオキサイド：1％
フランキンセンス・ アラビア エリトリア/エチオピア Boswellia sacra syn. carterii Birdw. カンラン科　208	からだに対する作用：強い緊張緩和作用と鎮痙作用、ホルモン調節。 精神に対する作用：精神力向上、バランス調整、緊張緩和。	エステル：55％(主に酢酸オクチル) モノテルペンアルデヒド：8％(主にオクタナール) モノテルペン：5％ ジテルペノール：2.5％(主にインセンソール) モノテルペノール：3％

精油名(販売名)/ 学名/科目/本文ページ	からだと精神に対する作用	主　成　分
フランジュパニ Plumeria acutifolia Poir キョウチクトウ科　104	からだに対する作用：緊張緩和 精神に対する作用：バランス調整、精神刺激、陶酔、催淫。	成分の研究は、まだあまり進んでいません。 　主な成分は、安息香酸ベンジル、サリチル酸ベンジル、安息香酸ゲラニルなど芳香族エステル。
ブルームスパニッシュ Spartium junceum L. マメ科　105	からだに対する作用：緊張緩和、スキンケア。 精神に対する作用：強い気分改善作用、陶酔。	芳香族エステル：40％以下（主にアントラニル酸メチ32％） ＋芳香族アルコール：3％以下（主にフェニルエチルアルコール） 芳香族アルデヒド：11％以下 　（主にアミノベンズアルデヒド） モノテルペノール、ジテルペノール、エステル、 　モノテルペンフェノール、セスキテルペン：微量 そのほかの成分群：インドール5％
ベイ Pimenta racemosa (Miller) J. Moore フトモモ科　82	からだに対する作用：強い抗菌および抗ウイルス作用、抗真菌、消炎、消化促進、鎮痙、血行促進、興奮、加温、鎮痛、強い免疫刺激作用。 精神に対する作用：興奮、活力向上。	オイゲノール：40-55％ モノテルペン：30-45％（主にミルセン） モノテルペンフェノール：10-15％（主にチャビコール） セスキテルペン：2％ エーテル：1％
ベチバー Vetiveria zizanoides (L.) Nash イネ科　203	からだに対する作用：抗菌（グラム陽性菌）、抗真菌、消炎、穏やかな喀痰溶解作用、抗アレルギー、鎮掻痒、皮膚再生、ホルモンのバランス調整、免疫刺激、静脈強壮。 精神に対する作用：気分爽快、心の安定化、再生、心の構造調整、バランス調整、神経鎮静。	セスキテルペン：45-50％（主にベチベン） セスキテルペノール：35％ 　（主にベチベロール、クシモール） セスキテルペンケトン：15％ 　（主にベチボン、ベチベロン、クシモン） エステル：微量（ベチベリルアセテート）
ペパーミント Mentha piperita L. シソ科　168	からだに対する作用：抗菌（特に黄色ブドウ球菌）、抗ウイルス、抗真菌、消炎、抵抗力増強、鎮痙、駆風、消化促進、解毒、浄化、細胞再生、上皮形成、肉芽形成促進、鎮痛、血行促進、解熱、発汗、加温、冷却。 精神に対する作用：リフレッシュ、心の問題解消、集中力向上。	モノテルペノール：40-45％（主にメントール） モノテルペンケトン：25％（主にメントン） オキサイド：5-8％（主にメントフラン） エステル：8％以下（主に酢酸メンチル） モノテルペン：3-5％
ベルガモット Citrus bergamia Risse + Poiteau ミカン科　85	からだに対する作用：強い抗菌作用、滅菌（消毒）、抗ウイルス、免疫刺激、解熱、鎮痙。 精神に対する作用：刺激と緊張緩和、不安解消、気分爽快。	エステル：30-45％（主に酢酸リナリル） モノテルペン：30-45％（主に (+)-リモネン） モノテルペノール：10-25％（主にリナロール） モノテルペンアルデヒド：5％以下 クマリン（主にフロクマリン）：5％ セスキテルペノール、セスキテルペン：各1％以下 セスキテルペンケトン、セスキテルペンアルデヒド： 　微量 芳香族エステル：微量（アントラニル酸メチル） ジャスモン、インドール：極めて微量
ベルガモットミント Mentha citrata L. シソ科　87	からだに対する作用：抗菌、抗ウイルス、抗真菌、創傷治癒、消炎、解熱、鎮痛、鎮痙、血行促進、免疫力強化、スキンケア、防虫。 精神に対する作用：バランス調整、鎮静、心の構造調整、不安解消、睡眠促進、疲労時の強壮とリフレッシュ、気分爽快、緊張緩和。	モノテルペノール：40-60％（主にリナロール） エステル：30-50％（主に酢酸リナリル） オキサイド：3-5％（主に1,8-シネオール、メントフラン） モノテルペン：1-5％ セスキテルペン：1％

精油名(販売名)/学名/科目/本文ページ	からだと精神に対する作用	主成分
ベンゾイン・シャム Styrax tonkinensis エゴノキ科 83	からだに対する作用：抗微生物（特に酵母と真菌に対して強く、細菌に対しては低い）、防臭、防腐、酸化防止、鎮痙、バランス調整、消炎、創傷治癒、上皮形成、軽い去痰作用。 精神に対する作用：安心感と暖かさを与える、緊張緩和、不安解消。	芳香族エステル：60-80%（主に安息香酸ベンジル） 芳香酸：10-20%（主に安息香酸） + 芳香族アルデヒド：1-2%（バニリン）
ホワイトファー Abies alba Mill. マツ科 209	からだに対する作用：強い抗ウイルス、抗菌および免疫刺激作用、鎮痛、消炎、血行促進、加温。 精神に対する作用：気分爽快、精神力向上、元気回復、心の問題解消。	モノテルペン：80-90%（主に (-)-リモネン54%以下、α-ピネン） エステル：4.5-10%（主に酢酸ボルニル） セスキテルペン：2-6% モノテルペノール：微量
アンデス・マートル Myrtus communis L. フトモモ科 148	からだに対する作用：鎮痛、コルチゾン様作用、抗リウマチ、血行促進、免疫刺激、軽い喀痰溶解と去痰作用。 精神に対する作用：精神力向上、心の構造調整。	モノテルペン：70-75%（主にα-ピネン64%以下） オキシド：10%（主に1,8-シネオール） モノテルペノール：7%（主にリナロール、ミルテノール） セスキテルペン：1-1.5%
トルコ・マートル Myrtus communis L. CT Cineol フトモモ科 150	からだに対する作用：強い抗ウイルス作用、滅菌（消毒）、喀痰溶解、去痰、咳嗽軽減、強い抵抗力増強作用、解熱、気道の血行促進、神経と筋肉の鎮痛、神経強壮、皮膚の代謝促進。 精神に対する作用：活力向上、集中力向上、睡眠促進。	オキシド：40-50%（主に1,8-シネオール） モノテルペン：25-35%（主にα-ピネン） モノテルペノール：12-16% （主にリナロール、ミルテノール） エステル：6-8%（主にミルテニルアセテート） セスキテルペン：1.5%
モロッコ・マートル Myrtus communis L. CT Myrtenylacetat フトモモ科 148	からだに対する作用：強い抗菌作用、粘液溶解と去痰作用、鎮痙、リンパうっ滞解消、皮膚強壮、皮膚の代謝促進。 精神に対する作用：気分爽快、精神力向上、緊張緩和、バランス調整。	モノテルペン：38-45%（主にα-ピネン、リモネン） エステル：22-28%（主にミルテニルアセテート） オキシド：20-27%（主に1,8-シネオール） モノテルペノール：5-7% （主にリナロール、α-テルピネオール） セスキテルペン：1.5% エーテル：1.5%以下 モノテルペンフェノール：1%以下
マジョラム Origanum majorana L. シソ科 137	からだに対する作用：抗菌、滅菌（消毒）、鎮痛、神経強壮（副交感神経）、鎮静。 精神に対する作用：精神力向上、鎮静、調和、バランス調整。	モノテルペン：40-50%（主にテルピネン） モノテルペノール：38-45%（主にテルピネン-4-ol） エステル：5%（主に酢酸ゲラニル） モノテルペンアルデヒド：5%以下（主にシトラール） セスキテルペン：3.5%以下
マヌカ Leptospermum scoparium フトモモ科 140	からだに対する作用：強い抗菌および抗真菌作用、抗ウイルス、消炎、鎮掻痒、抗アレルギー、強い皮膚と粘膜の再生作用、創傷治癒、肉芽形成促進、上皮形成、血腫溶解。 精神に対する作用：精神安定、ストレス解消、神経の強化と保護。	セスキテルペン：65-68%（主にカジネン） セスキテルペンケトン（トリケトン）：25% （主にレプトスペルモン） セスキテルペノール：5.5% モノテルペン：2-3%
マンダリン Citrus reticulata Blanco ミカン科 139	からだに対する作用：滅菌（消毒）、鎮痙、活力向上、免疫刺激、皮膚の代謝促進、血行促進、リンパ液流の促進。 精神に対する作用：気分爽快、生理的用量で使用すれば睡眠促進、不安解消。	モノテルペン：90-95%（主に (+)-リモネン） モノテルペンアルデヒド：1.5%以下 セスキテルペンアルデヒド：1%以下 セスキテルペン：1%以下 モノテルペノール：0.5-1% 芳香族エステル：0.85%以下（アントラニル酸メチル） クマリン（主にフロクマリン）：微量

精油の一覧表：フランジュパニ ─ マンダリン

精油名(販売名)/ 学名/科目/本文ページ	からだと精神に対する作用	主 成 分
ミモザ Acacia dealbata マメ科　144	からだに対する作用：緊張緩和、スキンケア。 精神に対する作用：気分爽快、バランス調整、鼓舞。	多く含まれる成分：芳香族エステル、 　芳香族アルデヒド、芳香族ケトン。 そのほかの成分群：ジャスモンラクトン、ヘプタデカン 　ヘプタデセン、ノナデカン、パルミチン酸。
ミルラ Commiphora myrrha Nees syn. Commiphora molmol カンラン科　146	からだに対する作用：抗菌、強い抗ウイルス作用、消炎、創傷治癒、細胞再生、収斂、ホルモンのバランス調整。 精神に対する作用：精神安定、心的外傷治癒、穏やかな元気回復作用、精神刺激。	セスキテルペンオキサイド：60%以下 　(主にフラノセスキテルペン) セスキテルペン：20-45%(主にエレメン、コパエン) セスキテルペンケトン(主にクルゼレン)、 　モノテルペノール、モノテルペン、 　シンナミックアルデヒド、オイゲノール：極めて微量
メリッサ Melissa officinalis L. シソ科　142	からだに対する作用：抗ウイルス、抗菌、消炎、疼痛緩和、鎮痛、鎮痙、鎮静、強心、血圧調整、駆風、食欲増進、バランス調整、抗アレルギー。 精神に対する作用：バランス調整、活力向上と鎮静、精神力向上、保護。	セスキテルペン：40-60% 　(主にβ-カリオフィレン30%以下) モノテルペンアルデヒド：25-55%(主にシトラール) モノテルペン：5-7% エステル：2-4% モノテルペンケトン：2-3% モノテルペノール：1-5% セスキテルペノール：1-2%
モンタナマツ Pinus pumilionis syn. Pinus mugo var. mughus マツ科　123	からだに対する作用：コルチゾン様作用、消炎、抗アレルギー、鎮痛、鎮痙、血行増進、神経強壮。 精神に対する作用：精神力向上	モノテルペン：75-85%(主にピネン35%以下、 　δ-3-カレン18%、(-)-リモネン) エステル：4-10%(主に酢酸ボルニル) セスキテルペン：2-5%
ヤロウ Achillea millefolium L. セリ科　188	からだに対する作用：消炎、滅菌(消毒)、創傷治癒、瘢痕形成、鎮痙、緊張緩和。 精神に対する作用：興奮、精神力向上。	セスキテルペン：30-50%(主にカマズレン) モノテルペン：20-30%(主にピネン、サビネン) モノテルペンケトン：10-20% 　(主にボルネオン=カンファー) セスキテルペンケトン：9%以下 　(主にアルテミシアケトン) モノテルペノール：8%(主にテルピネン-4-ol) オキサイド：4-10%(主に1,8-シネオール) セスキテルペノール：5%(主にネロリドール) エステル：3%
ユーカリ・グロブルス Eucalyptus globulus Labillardiere フトモモ科　99	からだに対する作用：抗ウイルス、喀痰溶解、分泌促進(去痰)、解熱、血行促進。 精神に対する作用：リフレッシュ、活力向上。	オキサイド：65-75%(主に1,8-シネオール) モノテルペン：15-20%(主にα-ピネン) モノテルペノール：5%以下(主にα-テルピネオール) セスキテルペノール：4%(主にグロブロール) セスキテルペン：3%以下 モノテルペンケトン：1-2.5%(主にピノカルボン)
ユーカリ・ シトリオドラ Eucalyptus citriodora Hook. フトモモ科　98	からだに対する作用：強い抗ウイルスと抗菌作用、消炎、鎮痛、体力増強、防虫。 精神に対する作用：集中力向上、リフレッシュ、活力向上、精神力向上。	モノテルペンアルデヒド：65-90%(主にシトロネラール) モノテルペノール：15-25%(主にシトロネロール) エステル：3-5%(主に酢酸シトロネリル) セスキテルペン：2-5% セスキテルペノール：1-3%

精油名(販売名)/学名/科目/本文ページ	からだと精神に対する作用	主 成 分
ユーカリ・ラジアータ Eucalyptus radiata Siebold フトモモ科　101	からだに対する作用：強い抗菌および抗ウイルス作用、抗真菌、消炎、喀痰溶解、分泌促進(去痰)、解熱、血行促進、軽い鎮痙作用。 精神に対する作用：リフレッシュ、活力向上、集中力向上。	オキサイド：65-80%(主に1,8-シネオール) モノテルペン：10-18%(主にα-ピネン、リモネン) モノテルペノール：8-15%(主にα-テルピネオール) セスキテルペン：2%以下 モノテルペンアルデヒド：1%
ライム Citrus medica L. ミカン科　133	からだに対する作用：滅菌(消毒)、消炎、解熱、血行促進、皮膚の代謝促進、空気浄化。 精神に対する作用：気分爽快、活性化、集中力向上。	モノテルペン：85%(主に (+)-リモネン65%以下) セスキテルペン：8% モノテルペンアルデヒド：4.5-9%(主にシトラール)
ラバンサラ Cinnamornum camphora CT 1,8-Cineol クスノキ科　170	からだに対する作用：抗ウイルス、抗菌、消炎、粘液溶解、去痰、神経と筋肉の強壮、免疫刺激、皮膚の代謝促進。 精神に対する作用：活力向上、精神力向上。	オキサイド：55-65%(主に1,8-シネオール) モノテルペン：15-25%(主にピネン、サビネン) モノテルペノール：10-15%主にα-テルピネオール) オイゲノール：5% セスキテルペン：3% モノテルペンケトン：1.5%以下 エーテル：1%
ラバンジン・スーパー Lavandula burnati Briquet シソ科　124	からだに対する作用：抗菌、抗ウイルス、消炎、細胞再生、創傷治癒、免疫刺激、活力向上、軽く循環調整、筋肉の緊張緩和と強壮。 精神に対する作用：活力向上、バランス調整、鎮静。	エステル：35-45%(主に酢酸リナリル) モノテルペノール：30-40%(主にリナロール) モノテルペン：5-10%(主にオシメン) モノテルペンケトン：4.5-5.5%(主にボルネオン=カンファー) オキサイド：2.5-3.5%(主に1,8-シネオール) セスキテルペン：2%
真正ラベンダー Lavandula angustifolia P. Miller syn. Lavandula Vera シソ科　125	からだに対する作用：抗菌、抗ウイルス、滅菌(消毒)、抗真菌、解熱、強い免疫刺激作用、細胞再生、創傷治癒、消炎、鎮痛、鎮痙、血行促進、血圧調整、睡眠促進、防虫。 精神に対する作用：バランス調整、鎮静、心の構造調整、不安解消、抗うつ、疲労時の強壮とリフレッシュ。	エステル：40-50%(主に酢酸リナリル) モノテルペノール：30-40%(主にリナロール) モノテルペン：7-13%(主にオシメン) セスキテルペン：8%以下(主にβ-カリオフィレン) オキサイド：1.5%以下(主に1,8-シネオール、リナロールオキサイド) セスキテルペンケトン、セスキテルペンオキサイド、クマリン、オイゲノール、芳香酸、芳香族アルデヒド、芳香族エステル、芳香族アルコール、モノテルペンケトン：微量 セスキテルペノール：極めて微量
ラベンダー：スパイクラベンダー(仏産) Lavandula latifolia L. Medikus syn. Lavandula spica シソ科　129	からだに対する作用：強い抗菌作用、抗ウイルス、抗真菌、粘液の溶解と除去、去痰、鎮痙、鎮痛、血行増進、皮膚の代謝促進、皮膚再生。 精神に対する作用：活力向上、バランス調整、集中力向上。	モノテルペノール：35-40%(主にリナロール) オキサイド：25-35%(主に1,8-シネオール) モノテルペンケトン：10-20%(主にボルネオン=カンファー) モノテルペン：5-8%(主にピネン) セスキテルペン：1-2% エステル：2%以下
ラベンダー：フレンチラベンダー Lavandula stoechas L. シソ科　128	からだに対する作用：抗菌(シュードモナス属)、消炎、粘液の溶解と排出、細胞再生。 精神に対する作用：刺激、精神の強壮。	モノテルペンケトン：70-80%(主にフェンコン) モノテルペン：10%(主にカンフェン) オキサイド：5%以下(主に1,8-シネオール) モノテルペノール：2-3% エステル：2-3% セスキテルペン：1%

精油名(販売名)/ 学名/科目/本文ページ	からだと精神に対する作用	主 成 分
リツェアクベバ *Litsea cubeba* Persoon クスノキ科　135	からだに対する作用：抗菌、抗ウイルス、抗真菌、消炎、免疫調節、血行促進、鎮痙、鎮静、スキンケア、皮膚の代謝促進、消化促進。 精神に対する作用：リフレッシュ、活力向上、集中力向上。	モノテルペンアルデヒド：70-80%（主にシトラール） モノテルペン：10-15%（主にリモネン） モノテルペノール：5-10% 　（主にリナロール、ゲラニオール、ネロール） モノテルペンケトン：4.5%以下（主にメチルヘプテノン） セスキテルペン、エステル：微量
リナロールウッド *Bursera delpechiana* カンラン科　134	からだに対する作用：強い抗菌/抗ウイルス/抗真菌作用、鎮痙、強い免疫調節作用、皮膚のケアと強化、皮膚の微生物叢の調整。 精神に対する作用：緊張緩和、鎮痙、バランス調整、精神力向上。	モノテルペノール：80-90%（主にリナロール） エステル：10-20%（主に酢酸リナリル） オキサイド：3%（主にリナロールオキサイド） モノテルペン：1% セスキテルペン：微量 モノテルペンケトン：極めて微量
レモン *Citrus limon* (L.) Burm. f. ミカン科　220	からだに対する作用：滅菌（消毒）、消炎、解熱。 精神に対する作用：気分爽快、心の活性化、集中力向上。	モノテルペン：90-95% 　（主に (+)-リモネン60-80%） モノテルペンアルデヒド：3-10% 　（主にシトラール） モノテルペノール：3%以下 クマリン（主にフロクマリン）：1.5% セスキテルペン：1-3% セスキテルペンケトン、エステル：極めて微量
レモングラス *Cymbopogon flexuosus* (Nees) Stapf イネ科　131	からだに対する作用：抗菌、抗ウイルス、滅菌、消炎、強い免疫強化作用、消化促進、活性化、防虫。 精神に対する作用：リフレッシュ、活力向上、集中力向上。	モノテルペンアルデヒド：70-85%（主にシトラール） モノテルペン：5-10%（主にリモネン） セスキテルペノール：10%以下（主にファルネソール） モノテルペノール：6%以下（主にゲラニオール） セスキテルペンアルデヒド：3%（主にファルネサール） セスキテルペン、エステル：微量
ローズ・ アブソリュート *Rosa damascena* P. Miller バラ科　176	からだに対する作用：鎮痛、鎮痙、強壮。 精神に対する作用：強い気分爽快作用、調和、バランス調整、陶酔。	芳香族アルコール：60-75% 　（主にフェニルエチルアルコール） ＋芳香族エステル：5%（主に酢酸フェニルエチル） モノテルペノール：8-10%（主にシトロネロール） エーテル：0.4-3%（メチルオイゲノール） オイゲノール：2%以下 セスキテルペン：0.5-1.5% セスキテルペノール、エステル：各1.5%以下 オキサイド：（主にローズオキサイド）、 　セスキテルペンケトン（主にローズケトン）、芳香酸 モノテルペン、モノテルペンアルデヒド：微量
ローズ・オットー *Rosa damascena* P. Miller バラ科　174	からだに対する作用：強い抗菌作用、抗ウイルス、抗真菌、滅菌（消毒）、免疫刺激、消炎、リンパ流の促進、創傷治癒、皮膚再生、鎮痙、鎮静、神経と強心、ホルモン調節。 精神に対する作用：精神力向上、バランス調整、調和、ストレス低減、開放、催淫。	モノテルペノール：65-75% 　（主にシトロネロール、ゲラニオール） エステル：4%以下 　（主に酢酸シトロネリル、酢酸ゲラニル） 芳香族アルコール：2-3% 　（主にフェニルエチルアルコール） エーテル：2-3%（メチルオイゲノール） セスキテルペン：1.5-3% セスキテルペノール：1.5% オキサイド：1%以下（ローズオキサイド） セスキテルペンケトン：1%以下（ローズケトン） オイゲノール、モノテルペンアルデヒド、モノテルペン、 　芳香酸をはじめとする成分群：微量

精油名(販売名)/ 学名/科目/本文ページ	からだと精神に対する作用	主 成 分
ローズウッド Aniba parviflora (Meissner) Mez. syn. Aniba rosaeodora クスノキ科　179	からだに対する作用：抗ウイルス、抗菌、抗真菌、解熱、免疫調節、神経系と心臓の強壮、スキンケア。 精神に対する作用：緊張緩和、バランス調整、穏やかな元気回復作用。	モノテルペノール：85-95％（主にリナロール） オキサイド：2-8％ 　（主にリナロールオキサイド、1,8-シネオール） モノテルペン：2％以下 モノテルペンアルデヒド：1％ セスキテルペン：1％ 芳香族ケトン：0.2％
ローズマリー・カンファー Rosmarinus officinalis L. CT Kampfer シソ科　182	からだに対する作用：低用量では、刺激、興奮作用。高用量では、消炎、鎮痙、鎮痛作用。 精神に対する作用：低用量では、興奮、集中力向上作用。	モノテルペンケトン：30％ 　（主にボルネオン＝カンファー） モノテルペン：25-40％（主にピネン、カンフェン） オキサイド：15-20％（主に1,8-シネオール） モノテルペノール：5-7％（主にボルネオール） エステル：2％（主に酢酸ボルニル）
ローズマリー・シネオール Rosmarinus offcinalis L. CT 1,8-Cineol シソ科　181	からだに対する作用：抗菌（黄色ブドウ球菌と表皮ブドウ球菌）、抗ウイルス、強い滅菌（消毒）作用、抗真菌、消炎、喀痰溶解、去痰、鎮痛、血行促進、循環系と代謝系の活性化、皮膚の代謝促進。 精神に対する作用：興奮、記憶力強化、集中力向上。	オキサイド：45-50％（主に1,8-シネオール） モノテルペン：23-35％（主にピネン、カンフェン） モノテルペンケトン：10-15％ 　（主にボルネオン＝カンファー） モノテルペノール：5-8％（主にボルネオール） セスキテルペン：5％ エステル：1-2％（主に酢酸ボルニル）
ローズマリー・ベルベノン Rosmarinus officinalis L. CT Verbenon シソ科　184	からだに対する作用：抗菌、抗ウイルス、喀痰溶解、去痰、胆汁の分泌促進、消化促進、解毒、鎮痙。 精神に対する作用：気分爽快、活力向上。	モノテルペン：45-54％（主にピネン、カンフェン） モノテルペンケトン：10-18％ 　（主にベルベノン、ボルネオン＝カンファー） オキサイド：10-15％（主に1,8-シネオール） エステル：10-13％（主に酢酸ボルニル） モノテルペノール：5-10％（主にボルネオール） セスキテルペン：1％以下
ローレル Laurus nobilis L. クスノキ科　136	からだに対する作用：抗菌（ブドウ球菌、連鎖球菌、腸球菌、淋菌、大腸菌、クレブシエラ菌）、抗ウイルス、抗真菌（カンジダアルビカンス、カンジダトロピカリス、C. pseudotropicalis）、喀痰溶解、強い去痰作用、鎮痙、バランス調整、鎮痛、消炎、皮膚再生、皮膚細胞の修復。 精神に対する作用：精神力向上、活力向上、バランス調整、気分爽快。	オキサイド：35-50％（主に1,8-シネオール） モノテルペン：15-20％（主にピネン、サビネン） モノテルペノール：15-20％（主にリナロール） エステル：8-15％（主に酢酸テルピニル） エーテル：2-5％（主にメチルオイゲノール） オイゲノール：3％以下 セスキテルペン：3％

精油の表と同じく次ページのキャリアオイルの表でも、割合（％）はいずれも複数の情報源を統合した数値です。

キャリアオイル名 学名	科目 本文ページ	原産地	抽出法	色
アボカド Persea americana	クスノキ科 228	中央アメリカ	果肉をコールドプレス	やや黄色からやや緑色
オリーブ Olea europaea	モクセイ科 233	地中海諸国	果肉をコールドプレス	緑色
カロフィラム Colophyllum inophyllum	オトギリソウ科 228	東南アジア	果実の種子(核)を コールドプレス	ミルク色からやや緑色
グレープシード Vitis vinifera	ブドウ科 236	ヨーロッパ	ブドウの種子を コールドプレス	やや緑色
ココナッツ油脂 Cocos nucifera	ヤシ科 230	熱帯地方、東南アジア	ナッツをコールドプレス 精製されたものもあります	白色
シアバター Butyrospermum parkii	アカテツ科 235	中央アフリカ	ナッツをコールドプレス 精製されたものもあります	白色
スイートアーモンド Prunus amygdalus var. dulcis	バラ科 231	地中海諸国、北アフリカ、カリフォルニア	アーモンドをコールドプレス	薄黄色
セサミ Sesamum indicum	ゴマ科 235	中国、ベネズエラ、スーダン、インド	種子をコールドプレス	薄黄色
月見草 Oenothera biennis	アカバナ科 233	北アメリカ、中央アメリカ、ヨーロッパ	種子をコールドプレス 精製されたものもあります	黄色からやや緑色
菜種 Brassica napus	アブラナ科 234	中部ヨーロッパ、カナダ	種子をコールドプレス	琥珀色
ヒッポファエ Hippophae rhamnoides	グミ科 234	ヨーロッパ、ロシア	果肉をコールドプレス	強いオレンジ色
ヘンプシード Cannahis sativa	クワ科 229	ヨーロッパ	種子をコールドプレス 精製されたものもあります	やや緑色からやや茶色
ホホバ Simmondsia chinensis	ツゲ科 230	イスラエル、メキシコ、カリフォルニア	種子(ナッツ)を コールドプレス	黄金色
マカダミアナッツ Macadamia integrifolia	ヤマモガシ科 231	ハワイ、アメリカ合衆国、ニュージーランド、ケニア	ナッツを使用した コールドプレス法	やや黄色
ローズヒップ Rosa rubiginosa, Rosa mosqueta	バラ科 229	チリ	種子をコールドプレス 精製されたものもあります	淡いオレンジ色

匂 い	作 用	主成分
マイルド	忍容性が高く非常に優れたマッサージオイル。皮膚再生、軽い鎮掻痒、消炎、保湿作用。	オレイン酸70％、パルミトレイン酸6％、飽和脂肪酸15％、リノール酸10％、脂肪微量成分2.6-8％。
フルーティなオリーブの香り。栽培法と栽培地によって変わります	血行促進、加温、鎮痛、スキンケア、治癒。	オレイン酸75％、飽和脂肪酸15％、リノール酸10％、脂肪微量成分0.5-1.5％（フェノール化合物、α-トコフェロール、ビタミンE）。
ラベージをいくらか思い起こさせる香り	強い消炎、鎮痛作用、免疫調節、創傷治癒、静脈安定、抗凝固。	オレイン酸30-35％、リノール酸17-39％、飽和脂肪酸30％、脂肪微量成分14-20％（主に樹脂）
ワインから出る酒かすに似た香り	強い酸化防止作用、皮膚の早期老化防止、優れたスキンケア作用、あまりべたつかない心地よいマッサージオイル。	リノール酸70％、オレイン酸23％、飽和脂肪酸7％、脂肪微量成分0.5-1.3％（主にフラボノイド［プロシアニジン］）。
わずかにココナッツの香り	冷却、鎮静、保護、治癒、優れた皮膚深部への浸透力。	飽和脂肪酸90％（主にラウリン酸50％、メリスチン酸17％）、オレイン酸8％、脂肪微量成分1％。
くせのない香り	特に優れたスキンケア、細胞再生、治癒作用。角質化プロセスを調整、高い保湿作用。	オレイン酸50％、飽和脂肪酸47％、脂肪微量成分6-10％（うちトリテルペンアルコール75％、そのほかビタミンE、プロビタミンA、アラントイン）。
繊細なナッツの香り	刺激緩和、スキンケア、保護、浸透力の高い優れたマッサージオイル。	オレイン酸80％、リノール酸15％、飽和脂肪酸6％、脂肪微量成分1-2％。
ややナッツにも似たゴマの香り。非常にマイルド	加温、浄化促進、皮膚の抵抗力強化、皮膚を遊離基から保護。非常に優れたマッサージオイル。	オレイン酸42％、リノール酸44％、飽和脂肪酸14％、脂肪微量成分1-1.8％（フェノール［セサモールなど］、フィトステロール、リグナン［セサミン、セサモリン］）。
強いナッツの香り	免疫力強化、消炎、すばやい鎮掻痒、細胞再生。	リノール酸67％、γ-リノレン酸14％、オレイン酸11％、飽和脂肪酸8％、脂肪微量成分1.5-2.5％。
印象深いナッツの香り	優れたスキンケア作用、皮膚鎮静、消炎。マッサージオイルに最適。	オレイン酸60％、リノール酸20％、α-リノレン酸6％、飽和脂肪酸13％、脂肪微量成分1.5％以下（主にビタミンE、プロビタミンA）。
フルーティで新鮮な香り	特に優れた酸化防止作用、強い創傷治癒と細胞再生作用。皮膚の早期老化防止。	リノール酸30％、α-リノレン酸30％、パルミトレイン酸34％、脂肪微量成分4％（ビタミンE,、プロビタミンA［カロチノイド］、ビタミンB群、ビタミンC、ビタミンK、フラボノイド、フィトステロール）。
スパイシーでナッツや草にも似た香り	強い消炎作用、免疫力強化、皮膚鎮静、細胞再生。	リノール酸54％、α-リノレン酸17％、γ-リノレン酸4％、オレイン酸13％、飽和脂肪酸10％、脂肪微量成分1％。
くせのない香り	強いスキンケア作用、保湿、優れた浸透力。	ほぼワックスのみ。ほかに脂肪微量成分（主にビタミン、カロチノイド）含有。
強いナッツの香り	優れた忍容性、スキンケアと皮膚再生作用、角質化プロセスの調整。	オレイン酸60％、パルミトレイン酸25％、飽和脂肪酸15％、脂肪微量成分（ビタミンA、B、E、ミネラル）1％以下。
強いハーブの香り	細胞再生、保湿、強い消炎、創傷治癒作用。	リノール酸40％、α-リノレン酸40％、脂肪微量成分1％。

患者データ票

氏　名
患者のシール

アレルギーテスト				
実施日	担当	オイル	陽性	陰性

略　語

E = 塗擦　　　D = アロマランプ
M = マッサージ　K = 湿布
W = 洗浄　　　A = (下腹部用)パッド
B = 入浴　　　Wi = パック

オイル/ブレンド、効能

1 = スキンケア　　5 = （以下患者に応じて記入）
2 = リラックス　　6 =
3 = 刺激　　　　　7 =
4 = 真正ラベンダー　8 =

必ず医師の指示に従うもの：
10 = 間擦疹の予防
11 = 鎮痛ブレンド
12 = 4種の精油のブレンド

専用ブレンド：

ケア		診　断	治療方法	評　価 備　考	医　師 署　名
実施日	担当				

アロマケア計画書

オイル/ブレンド　　　　番号：*＿＿＿＿

略　語
E ＝ 塗擦　　　　D ＝ アロマランプ
M ＝ マッサージ　K ＝ 湿布
W ＝ 洗浄　　　　A ＝ (下腹部用)パッド
B ＝ 入浴　　　　Wi ＝ パック

処　方

重要事項：

実施日	担当	氏　名 年齢／原疾患	障　害	治療方法 期間	評　価 1）患者からの報告 2）担当者の評価

＊ p.306のオイル／ブレンド、効能の番号を記入

参考文献

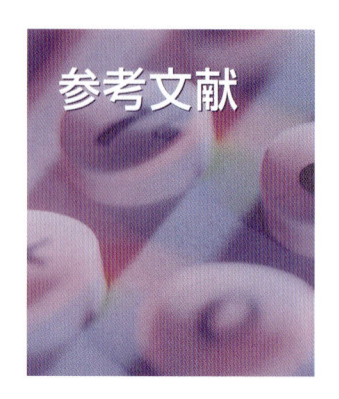

Agosta W: Dialog der Düfte – chemische Kommunikation. Heidelberg-Berlin-Oxford: Spektrum Akademischer Verlag; 1992.

v. Arnsberg H: Natürliche Heilung mit Sanddorn-Fruchtfleisch-Öl. Altomünster: Edition H. Wagner; Oleum Heilsam; 2000.

Aschner B: Paracelsus – sämtliche Werke. Jena: Gustav Fischer; 1930.

Ballabani V, Tagnolini M, Chiavarini M, Impicciatore M, Bruni R, Bianchi A, Barocelli E: Novel Antiplatelet and Antithrombotic Activities of Essential Oil from Lavandula hybrida Reverchon »Grosso«. Phytomedicine. 2004; 11.

Battaglia S: The Complete Guide to Aromatherapy. 2. Aufl. Virginia: The Perfect Potion (Aust) Pty Ltd; 1997.

Beuscher N: Vom Wohlgeruch zur Wirkung. Wie wirken ätherische Öle im Bronchialbereich? München: FORUM für Aromatherapie und Aromapflege. 1999; 16: 41–45.

Bierbach E (Hrsg.): Naturheilpraxis heute. 1. Aufl. München-Jena: Urban & Fischer; 2000.

v. Braunschweig R: Teebaum-Öle. 1. Aufl. München: Gräfe und Unzer; 1996.

v. Braunschweig R: Pflanzenöle. 1. Aufl. München: Gräfe und Unzer; 1998.

v. Braunschweig R: Lavendel, Teebaum und Manuka. 1. Aufl. München: Gräfe und Unzer; 1998.

v. Braunschweig R: Ätherische Öle – Stimmungsaufheller für die Seele. Co'Med. 2001; 7: 36–37.

v. Braunschweig R, Werner M: Ein starkes Trio: Lavendel fein, Speiklavendel und Lavandin. München: FORUM für Aromatherapie und Aromapflege. 2004; 25: 3–7.

v. Braunschweig R: Ylang-Ylang: Lust statt Frust. München: FORUM für Aromatherapie und Aromapflege. 1994; 6: 1–3.

v. Braunschweig R: Allergie: Zedernholzöl und Zypressenöl. München: FORUM für Aromatherapie und Aromapflege. 1995; 8: 15–17.

v. Braunschweig R: Das Geheimnis der Ester. München: FORUM für Aromatherapie und Aromapflege. 1996; 9: 6–7.

v. Braunschweig R: Psychoaromatherapie: Sinn der Sinnlichkeit. München: FORUM für Aromatherapie und Aromapflege. 1999; 16: 56–60.

v. Braunschweig R: Allergische Reaktionen – warum genuine Öle in der Aromatherapie so wertvoll sind. München: FORUM für Aromatherapie und Aromapflege. 2003; 23: 24–25.

Brunswig H: Liber de arte destillandi. Band 2; Strassburg; 1507.

Chevallier A: Die BLV Enzyklopädie der Heilpflanzen. 2.Aufl. München: BLV; 2000.

Collin P: Den Venen zuliebe – Calophyllum Inophyllum. München: FORUM für Aromatherapie und Aromapflege. 1996; 9: 22–23.

Collin P: Das Aromatogramm. München: FORUM für Aromatherapie und Aromapflege. 1996; 10: 24–29.

Collin P, Werner M: Solubol 196 R. München: FORUM für Aromatherapie und Aromapflege. 1997; 11: 29–30.

Crowell P: Prevention and therapy of cancer by dietary monoterpenes. J. Nutr. 1999; 129: 775–778.

Damasius A: Decartes' Irrtum. Fühlen, Denken, und das menschliche Gehirn. München: List; 1994.

Deininger R: Kultur und Kult in der Medizin. 1. Aufl. Stuttgart-Jena-Lübeck-Ulm: Gustav Fischer; 1998.

Ebberfeld I: Botenstoffe der Liebe. Über das innige Verhältnis von Geruch und Sexualität. 1.Aufl. Frankfurt/Main New York: Campus; 1998.

Franchomme P, Pénoël D: L'Aromathérapie exactement. 4. Aufl. Chatillon-sur-Seine: Editions Roger Jollois; 2001.

Gattefosse R: Gattefosses Aromatherapie. Aarau: AT; 1994.

Gatti G, Cayola R: Therapeutic action of essential oils. Riv. Ital. essenze Profumi 1922; 4: 16–23.

Gershon M: Der kluge Bauch. Die Entdeckung des zweiten Gehirns. 1. Aufl. München: Goldmann; 2001.

Gildemeister E, Hoffmann F: Die ätherischen Öle, Bde. 4 bis 7, Berlin: Akademie-Verlag; 1956–1961.

Gschwind J: Repräsentation von Düften. Augsburg: Bernd Wißner; 1998.

H & R Buch Parfüm: Aspekte des Duftes. Geschichte, Herkunft, Entwicklung, Bedeutung. Hamburg: Glöss; 1984.

Hänsel R et al. (Hrsg.): Hagers Handbuch der Pharmazeutischen Praxis. Drogen A-Z. 5. Aufl. Berlin, Heidelberg, New York: Springer; 1992.

Häringer E: Balance von Physis und Psyche. Historisches, Pharmakologisches, Medizinisches zu Lavendel. München: FORUM für Aromatherapie und Aromapflege. 1996; 9: 16–18.

Hatt H: Immer der Nase nach: Wie Riechzellen Düfte erkennen. München: FORUM für Aromatherapie und Aromapflege. 2002; 22: 6–16.

Hunnius Pharmazeutisches Wörterbuch. 8. Aufl. Berlin, New York: Walter de Gruyter; 1998.

[Anonym]: Centella Asiatica Triterpenoide fördern die Collagen-Synthese. IMPAG News 2000;5.

Jellinek P: Die psychologischen Grundlagen der Parfümerie. 4. Aufl. Heidelberg: Hüthig Buch; 1994.

Jellinek J S: Körpereigene und körperähnliche Duftstoffe. Holzminden: Dragoco Report 1978; 35: S.44–57.

Juergens U R: Steoridartige Hemmung des monocytären Arachidonsäuremetabolismus und der IL-1-beta-Produktion durch 1,8-Cineol. München-Deisenhofen: Sonderdruck aus Atemwegs- und Lungenkrankheiten, Zeitschrift für Diagnostik und Therapie. 1998; 24: 1.

Juergens U R et al: Antiinflammatorische Wirkung von 1,8-Cineol (Eukalyptol) bei Asthma bronchiale. München-Deisenhofen: Sonderdruck aus Atemwegs- und Lungenkrankheiten, Zeitschrift für Diagnostik und Therapie. 2003; 29: 11.

Juliani H et al.: Searching for the Real Ravensara Essential Oil; Perfumer & Flavorist. 2005; 30.

Junius M: Praktisches Handbuch der Pflanzen-Alchemie. Interlaken: Ansata; 1982.

Kehrl W et al: Therapy for Acute Nonpurulent Rhinosinitis With Cineol. Results of a Double-blind, Randomized, Placebo-Controlled Trial. UK: The Laryngoscope. 2004; 114: 4.

Kettenring M: Aromaküche im Rhythmus der Jahreszeiten. Aarau: AT; 1997.

Lemke A, Deininger R: Wirkung von Terpenen auf mikroskopische Pilze, Bakterien und Viren. Phytotherapie, Grundlage – Klinik – Praxis. 1987.

Luzak H: Signale aus dem Reich der Mitte. GEO Heft Nr. 11 Hamburg: Gruner und Jahr; 2000.

Madaus G: Lehrbuch der biologischen Heilmittel. Ravensburg: Nachdruck Mediamed; 1987.

Mailhebiau P: La Nouvelle Aromathérapie. 2. Aufl. Editions Jakin; 1994.

Maiworm R E: Menschliche Geruchskommunikation. Internationale Hochschulschriften. 1. Aufl. Münster-New York: Waxmann; 1993

Meyers Großes Konversationslexikon. Band 15. 6. Aufl. Leipzig-Wien: Bibliographisches Institut; 1907.

Miketta G: Netzwerk Mensch. Psychoneuroimmunologie: Den Verbindungen von Körper und Seele auf der Spur. Stuttgart: Georg Thieme; 1992.

Moore Keith L: Embryologie. 1. Aufl. Stuttgart-New York: F. K. Schattauer; 1980.

Moyers B: Die Kunst des Heilens. Vom Einfluss der Psyche auf die Gesundheit. Düsseldorf und Zürich: Artemis & Winkler; 1994.

Nowak G: Die kosmetischen Präparate. 4. Aufl. Augsburg, Verlag für chem. Industrie H. Ziolkowsky; 1990.

Ohloff G: Irdische Düfte – himmlische Lust. 1. Aufl. Basel: Birkhäuser; 1992.

Ohloff G: Riechstoffe und Geruchssinn. 1. Aufl. Berlin, Heidelberg, New-York: Springer; 1990.

Ohloff G: Düfte. Signale aus der Gefühlswelt. 1. Aufl. Zürich: Helvetia Chimica Acta; 2004.

Pellecuer J, Allegrini J, Simeon de Buochberg M: Huiles Essentielles bactéricides et fongicides. Lyon 1976: Revue de l'Institut Pasteur.

Pohl S: Das Ölbuch. Pflanzenöle kompakt erklärt. 2. Aufl. Kempten: Selbstverlag; 2001.

Pschyrembel. Wörterbuch Naturheilkunde. 1. Aufl. Berlin: Walter de Gruyter; 1996.

Pschyrembel. Klinisches Wörterbuch. 258. Aufl. Berlin: Walter de Gruyter; 1998.

Römmelt H. et al: Zur Resorption von Terpenen aus Badezusätzen. Münchner Medizinische Wochenschriften 1974: 11.

Römpp Chemie Lexikon. 9. Aufl. Stuttgart, New York: Georg Thieme; 1995.

Rose A: Sonnengold – von der Herstellung eines guten Helichrysum-Öls. München: FORUM für Aromatherapie und Aromapflege. 2002; 21: 9–11.

Roth L et al: Duftpflanzen, Pflanzendüfte ätherische Öle und Riechstoffe. Landsberg: ecomed; 1996.

Roth, Kornmann: Ölpflanzen. Pflanzenöle, Fette Wachse, Fettsäuren, Botanik, Inhaltsstoffe, Analytik. Landsberg: ecomed; 2000.

Sandritter W, Beneke G: Allgemeine Pathologie. 4. Aufl. Stuttgart-New York: F. K. Schattauer; 1981.

Schilcher H, Kammerer S: Leitfaden Phytotherapie. 1. Aufl. München, Jena: Urban & Fischer; 2000.

Schneider E: Nachtkerzenöl; Herkunft – Zusammensetzung – biologische Wirkung. 2. Aufl. Bruckmühl/Obb: Natur und Gesundheit; 1990.

Schönfelder I und P: Das neue Handbuch der Heilpflanzen. Stuttgart: Wissenschaftliche Verlagsgesellschaft mbH; 2004.

Seitz R: Rosen – einmal pharmazeutisch betrachtet. Deutsche Apothekerzeitung. 2000; 140: 79.

Seybold S: Die wissenschaftlichen Namen der Pflanzen und was sie bedeuten. 2. Aufl. Stuttgart: Ulmer; 2002.

Snyder S: Chemie der Psyche. 3. Aufl. Heidelberg: Spektrum der Wissenschaft Verlagsgesellschaft mbH & Co; 1990.

Stadelmann I: Die Hebammen-Sprechstunde. Ermengerst: Stadelmann-Eigenverlag; 1994

Stahl-Biskup E: die chemische Extravaganz der Zitrusfrüchte. Zitrusfrüchte im Fokus von Chemie, Pharmazie und Toxikologie. München: FORUM für Aromatherapie und Aromapflege. 2004; 26: 3–5.

Storch M: Das Geheimnis kluger Entscheidungen. Von somatischen Markern, Bauchgefühl und Überzeugungskraft. 4. Aufl. Zürich: Pendo Verlag; 2004.

Teuscher E: Biogene Arzneimittel. 5. Aufl. Stuttgart: Wissenschaftliche Verlagsgesellschaft mbH; 1997.

Teuscher E: Gewürzdrogen. 1. Aufl. Stuttgart: Wissenschaftliche Verlagsgesellschaft mbH; 2003.

Teuscher E et al: Wirkungsmechanismus ätherischer Öle. Zeitschrift für Phytotherapie. 1990; 11: 87–92.

Teuscher E: Untersuchungen zum Wirkmechanismus ätherischer Öle. München: FORUM für Aromatherapie und Aromapflege. 1999; 16: 49–56.

Ulmer G A: Heilende Öle. Pflanzenöle als Nahrungs- und Heilmittel. Tuningen: Günther Albert Ulmer; 1994.

Valnet J: Aromatherapie. 8. Aufl. München: Heyne Verlag; 1991.

Vigushin et al: Phase I and pharmacokinetic study of D-limonene in patients with advanced cancer. Cancer Chemother. Pharmacol. 1999; 42: 111–117.

Wagner F: Akupressur. Energiefluss anregen und harmonisieren. 1. Aufl. München: Gräfe und Unzer; 1994

Wagner H: Arzneidrogen und ihre Inhaltsstoffe. Pharmazeutische Biologie Band 2. 6. Aufl. Stuttgart: Wissenschaftliche Verlagsgesellschaft mbH; 1999.

Wagner H, Wiesenauer M: Phytotherapie. Phytopharmaka und pflanzliche Homöopathika. 2. Aufl. Stuttgart: Wissenschaftliche Verlagsgesellschaft; 2003.

Weiß F: Lehrbuch der Phytotherapie. 7. Aufl. Stuttgart: Hippokrates; 1990.

Werner M: Ätherische Öle. 4. Aufl. München: Gräfe und Unzer; 1997.

Werner M: Ätherische Öle für Wohlbefinden, Schönheit und Gesundheit. 6. Aufl. München: Gräfe und Unzer; 2001.

Werner M: Sanfte Massagen mit ätherischen Ölen. 5. Aufl. München: Gräfe und Unzer; 1999. Lizenzausgabe für Gondrom; Bindlach; 2004.

Werner M: Kochen mit ätherischen Ölen. München: Gräfe und Unzer; 1996

Werner M: Phyto-Aromatherapie – Anwendungen in der naturheilkundlichen Praxis. Co'Med. 2001; 7: 32–34.

Werner M: Holistische Aromatherapie – Ansätze und Erfahrungen aus der Praxis. WELEDA Pflege Forum. 2002; 6: 5–7.

Werner M: : Angelikawurzelöl bei »Schaufensterkrankheit«. München: FORUM für Aromatherapie und Aromapflege. 1997; 16: 16–17.

Werner M: Teufelskreis Akne. München: FORUM für Aromatherapie und Aromapflege. 2000; 18: 12–13.

Werner M: Meine Hausapotheke. München: FORUM für Aromatherapie und Aromapflege. 2003; 24: 18–19.

Werner M: Natürliche Antibiotika – Ätherische Öle mit antibakteriellen und antiseptischen Eigenschaften. München: FORUM für Aromatherapie und Aromapflege. 2005; 27: 5–8.

Zehentbauer J: Körpereigene Drogen. 7. Aufl. Düsseldorf und Zürich: Artemis & Winkler; 1997.

Zimmermann E: Aromatherapie für Pflege- und Heilberufe. 2. Aufl. Stuttgart: Sonntag; 2001.

写真クレジット

グラフィック：

Ruth von Braunschweig: 精油の作用分布図デザイン, 表紙
Hanns Hatt, Bochum: p.15, p.17
ep-line Ruth Hammelehle, Kirchheim:
　p.29, p.38, p.39, p.224

写真：

Patrick Collin, Esperaza:
　p.20, p.40, p.57, p.229, p.255, p.279
Dorothea Hamm, Karlsruhe:
　p.1, p.31, p.59, p.233, p.247
Franz Hübner, München: p.71
Fotostudio Lengemann, Kassel: p.321右下
PhotoDisc, Inc.: p.9, p.49, p.55, p.62, p.69, p.72, p.225, p.239, p.287
Primavera life, Sulzberg: p.66
Eberhard Werner, Montjoi: p.321左上, p.252, p.272
Monika Werner, Montjoi: p.32, p.36, p.234, p.244, p.261

索引

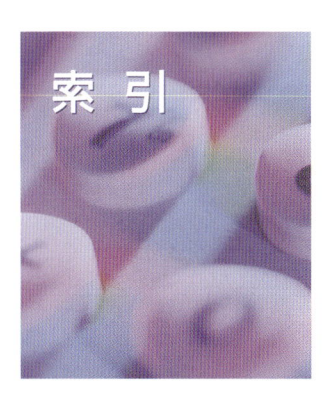

太字の数字は症状と治療法、
斜体の数字は写真の掲載ページを
示しています。

A
Abies alba（ホワイトファー） 209
Abies grandis
　（グランドファー） 173
Abies sibirica（シベリアモミ） 103
Acacia dealbata（ミモザ） 144
Achillea millefolium（ヤロウ） 188
Aloe barbadensis
　（アロエベラ） 232
Amyris balsamifera（アミリス） 77
Angelica archangelica
　（アンジェリカルート） 78
Aniba parviflora
Aniba rosaeodora
　（ローズウッド） 179
Arnica montana（アルニカオイル）
　232
Artemisia dracunculus
　（タラゴン） 97

B
Boswellia sacra syn. carterii
　（フランキンセンス・アラビア）
　207
Brassica napus（菜種油） 234
Bursera delpechiana
　（リナロールウッド） 134
Butyrospermum parkii
　（シアバター）235

C
C（炭素） 48
cAMP 15, 16
CT（ケモタイプ） 25, 55, 192
Calendula officinalis（カレンデュラ）
　232
Calophyllum inophyllum
　（カロフィラム） 228, 229
Cananga odorata
　（イランイラン） 212
Canarium luzonicum（エレミ） 96
Cannabis sativa
　（ヘンプシード） 229
Carum carvi（キャラウェイ） 122
Catrus bergamia
　（ベルガモット） 85
Cedrus atlantica
　（シダーウッド） 26, 216
Centella asiatica（センテラ） 232
Chamaemelum nobile
　（ローマンカモミール） 115
Cinnamomum aromaticum
　（カシア） 90
Cinnamomum camphora
　（ラバンサラ） 171
　―CT 1, 8-シネオール 170
　―CT カンファー 171
　―CT サフロール 171
　―CT リナロール 171
Cinnamomum cassia（カシア） 90
Cinnamomum ceylanicum
Cinnamomum verum
　（シナモンリーフ） 217, 219
Cistus laclaniferus
　（シトラスオイル） 93, 252
Citrus aurantium ssp. amara
　（ネロリ） 155, 159
Citrus limon（レモン） 220
Citrus medica（ライム） 133
Citrus paradisi
　（グレープフルーツ） 106
Citrus reticulata
　（マンダリン） 139, 165
Citrus sinensis ssp. dulcis
　（オレンジ） 159
Cocos nucifera（ココナッツ） 230
Commiphora molmol
Commiphora myrrha
　（ミルラ） 146
Coriandrum sativum
　（コリアンダー） 120
Cuminum cyminum（クミン） 121
Cupressus sempervirens
　（サイプレス） 222
Cymbopogon citratus
　（西インド種レモングラス） 132
Cymbopogon flexuosus
　（東インド種レモングラス）131
Cymbopogon martinii var. motia
　（パルマローザ） 161

D
Daucus carota
　（キャロットシード） 118
Dipteryx odorata
　（トンカビーンズ） 198

E
Elettaria cardamomum
　（カルダモン） 117
Eucalyptus citriodora
　（ユーカリシトリオドラ） 98, 99
Eucalyptus globulus
　（ユーカリグロブルス） 98, 99,
　100, 101
Eucalyptus radiara
　（ユーカリラジアータ） 98, 101,
　102
Eugenia caryophyllus
　（クローブ） 153

F
Foeniculum vulgare var. dulce
　（スイートフェンネル） 102

G
GABA 32
Gaultheria fragrantissima
　（ウィンターグリーン） 211

H
H-原子 28
Helichrysum italicum
　（イモーテル） 12, 107
Hippophae rhamnoides
　（ヒッポファエ） 234
Hypericum perforatum
　（セントジョンズワート） 232
Hyssopus officinalis
　（ヒソップ匍匐性） 214, 215
H（水素） 48

I
In-vitro試験 57

J
Jasminum grandiflorum
Jasminum officinalis
　（ジャスミン） 112
Jasminum sambac
　（ジャスミン，インド産） 113
Juniperus communis
　（ジュニパー） 205
Juniperus virginiana
　（バージニア・ジュニパー） 206

K
kbA（調整有機栽培） 159
konv.（従来の栽培法） 59

L
Laurus nobilis（ローレル） 136
lavande aspic
　（スパイクラベンダー） 130
Lavandula
　―angustifolia
　　（真正ラベンダー） 125
　―burnati
　　（ラバンジン・スーパー） 124
　―latifolia
　―spica
　　（スパイクラベンダー） 129
　―stoechas（フレンチラベンダー）
　　26, *36*, 128

索引 311

Leptospermum scoparium
　（マヌカ）　12, 140
Lippia citriodora（バーベナ）　94
Liquidambar orientalis
　（スチラックス）　189

M

Macadamia integrifolia
　（マカダミアナッツ）　231
Matricaria recutita
　（ジャーマンカモミール）　114
Melaleuca
　—alternifolia（ティートリー）　190
　—cajeputi
　—leucadendron
　　（カユプテ）　88
　—viridiflora（ニアウリ）　157
Melissa officinalis
　（メリッサ）　59, 142
Mentha
　—aquatica
　　（ウォーターミント）　87
　—cablin（パチュリー）　163
　—citrata
　　（ベルガモットミント）　87
　—piperita
　　（ペパーミント）　26, 168, 247
　—spicata（スペアミント）　87
　—viridis var. nanah
　　（ナナミント）　151
Michelia champaca
　（チャンパカ）　91
　—CT Cineol
　　（トルコ・マートル）　150
　—CT Myrtenylacetat
　　（モロッコ・マートル）　148
Myrtus communis
　（マートル）　147, 148

N

Nardostachys jatamansi
　（ナルデ）　152

O

O（酸素）　48
OPC　236
Ocimum basilicum CT Linalool（バジル）　81
Ocimum sanctum
　（トゥルシー）　200
Oenothera biennis（月見草）　233
Olea europaea（オリーブ）　233
Oleum Wittnebianum
　（カユプテ）　89
Oleum melissae indicum
　（レモングラス）　143
Origanum majorana
　（マジョラム）　137
　—fragrans（キンモクセイ）　160
Osmanthus（キンモクセイ）　160, 161

P

Pelargonium
　（ゼラニウム・ブルボン）　177
　—asperum Typ Bourbon
　　（ゼラニウム・ブルボン）
　　177, 261
　—graveolens　177
　—odoratissimunl　177
　—roseum　177
Persea americana
　（アボカド）　228
ph値　238
Pimenta racemosa（ベイ）　82
Pimpinella anisum
　（アニスシード）　80
Pinus mugo var. mughus
Pinus pumilionis
　（モンタナマツ）　123
Pinus silvestris（パイン）　119
Piper nigrum
　（ブラックペッパー）　167
Plumeria acutifolia
　（フランジュパニ）　104
Pogostemon cablin
　（パチュリー）　163
Polianthes tuberosa
　（チュベローズ）　199
ppb　107, 159
Prunus amygdalus var. amara
　（ビターアーモンド）　231
Prunus amygdalus var. dulcis
　（スイートアーモンド）　231

R

Ravensara anisata
　（ラベンサラ）　171
　—anthopogon
　　（シャクナゲ）　171
Rhododendron
　（シャクナゲ）　171, 172
　—centifolia
　　（キャベッジローズ）176
　—damascena（ローズ・オットー）
　　32, 174, 176, 279
　—gallica（レッドローズ）　176
　—mosqueta
　　（ローズヒップ）　229
　—rubiginosa（ローズヒップ）
　　174, 226, 229
Rosa（ローズ）
　—CT 1, 8-シネオール　181
　—CT カンファー　182
　—CT ベルベノン　184
Rosmarinus officinalis
　（ローズマリー）　180

S

Salvia officinalis（コモンセージ）
　144, 145, 185, 186
Salvia sclarea
　（クラリセージ）　144
Santalum album
　（サンダルウッド）　186

Sesamum indicum
　（セサミオイル）　235
Simmondsia chinensis
　（ホホバ）　230
Spartium junceum
　（ブルームスパニッシュ）　105
　—tonkinensis
　　（ベンゾイン・シャム）　83
Styrax（スチラックス）　189, 190
Syzygium aromaticum
　（クローブ）　153
Thymus mastichina
　（タイム・マストキナ）
　27, 139, 197

T

Thyrnus vulgaris
　（タイム属ブルガリス種）
　25, 192, 244
　—CT Linalool
　　（リナロール）　193
　—CT Thujanol
　　（ツヤノール）　194
　—CT Thymol（チモール）　195

V

Vanilla fragrans（バニラ）　202
Vanilla planifolia（バニラ）
　202, 232
Vetiveria zizanoides
　（ベチバー）　203
Vitis vinifera
　（グレープシードオイル）　236

W

Ws（野生採取）　59

X

X線照射からの保護と手当
　84, 88, 125, 127, 129, 131, 158, 179, 235, **259**

Y

Ysop decumbens
　（ヒソップ匍匐性）　214, 215
Ysop officinalis（ヒソップ）
　36, 214, 215

Z

Zingiber officinalis
　（ジンジャー）　109

α-ベンゾピロン　41, 42
β-カリオフィレン　32, 142
δ-3-カレン　123

あ

アーシェ, ミッシェール 5
アーモンドオイル 226, 231
アーモンドの花 23
アイリス 110, 111, 112, 160
アイリスバター 111
アイロン 36
青リンゴ 23
アカザ 60
赤ん坊のケア 163, 227, 231
赤ん坊のマッサージ 176
朝寝坊 **283**
足の異常発汗
　127, 186, 223, **261**
足の真菌症 83, 163, 179, 192, 196, 218, 220, **260**
脚マッサージ 73
アセチルコリン 35, 37, 185
汗の臭い 84
圧迫潰瘍 **259**
アトラントン 26, 36
アニスケトン 43
アニスシード 80, 81
アネトール 41, 103
アビエノール 33
アヴィケンナ 4, 143, 174
アフタ 137, 186, 192, **253**
アブソリュート 21, 176
アブルカシス 4
アプリコットカーネルオイル 231
アボカドオイル 226, 228
アミグダリン 231
アミリス 77
アルコール添加 22
アルデヒド 26, 30, 33
　アルコール
　　19, 30, 32, 33, 34, 67
　芳香族 43
アルニカオイル 228, 232
アレルギー 5, 11, 56, **245**, **246**
　性鼻炎(花粉症) 11, 120, 123, 141, 143, 216, 223, **245**
　テスト 306
　反応 7, 11, 22, 27, 40, 46, 54, 56, 65, 86, 116, 192
アロエベラオイル 228, 232
アロマケア 6, 50, 51, 52
アロマストーン 66, 285
アロマセラピスト 50, 52
アロマセラピーのはじまり
　2, 3, 4, 6, 50, 52
アロマデンドレン 101
アロマトグラム 57, 58
アロママッサージ→マッサージ
アロマランプ 65, 66
　―病室で 51, 52
アンジェリカシード 79
アンジェリカルート
　6, 18, 41, 78, 79
アンジェリシン 42
安全キャップ 26
安息香酸 43
　―ベンジル 42

アントラニル酸メチル
　42, 86, 91, 113, 139, 156, 166
アンフルラージュ(冷浸法) 20
胃 6, 82
イオン 36, 160
イオンチャネル 8
イオンの流れ 7
イギリスのアロマセラピー 5
医師 3, 5, 50, 51, 52
異性体 48
イソアミルアンゲレート 38
イソピノカンフォン 36, 215
イソブチルアンゲレート 38
イソプレノイド生合成 29, 30, 48
イソプレン 29, 48
イソプレンの法則 29
依存症 107, 153, 157, 164, 176, 204, 214, 217, **286**
イタリジオン 36, 108
胃腸障害 79, 233, **254**, **255**→腸内ガス, 腸痙攣, 胃痛, 便秘, 膨満感
胃痛 88, 127, 165, 169, 214, **254**
イモーテル 12, 94, 107, 108, 109
意欲消失 96
イライラ 106, 116, 141, 147, 166
イランイラン 212, 213, 214
　―エクストラ 212
　―コンプリート 214
イリドイド配糖体 96
咽喉痛 86, **243**
　―小児の **276** →風邪
インセンソール 33, 208
咽頭炎 58
喉頭炎 198
インドール 18, 86, 91, 113, 156
インドショウブ 60
院内感染 11
インフルエンザの予防 **242**
陰部のケア 65, 110, 188, **270**, **271**
陰部疱疹 90, 143, 150, 171, **262**, **270**
ウィンターグリーン 211, 212
ウイルス 10, 11
ウェルネス 50, 73
ウォーターミント 87
うがい 7
うつ乳 **274**
運動器官 **267**, **268**
エーテル 19, 41
エアゾールスプレー 84
会陰マッサージ **273**
エステル 30, 37, 38, 103, 115
エストロゲン様作用 103
エチルアルコール 60
エレミ 96, 97
炎症作用 31
エンドルフィン 71, 76, 106
オーデコロン 4, 155, 164
オイゲノール 39, 40, 41, 217
オイルの規格化 21, 22, 23
オイルの調合 61, 62
オイルパック 69

応急処置 65
欧州連合表示ガイドライン 25, 26
悪寒 220
オキサイド 30, 36, 37
屋外での蒸留 20
お香 3
帯状疱疹 88, 90, 127, 141, 143, 150, 152, 171, 175, 179, 186, 228, **262**
オピエート 13
オリーブオイル 226, 233
オルシーニ, フラヴィア 155
オレアンダー 136
オレイン酸 225, 231, 234
オレンジ 76, 159, 160
オレンジピールスキン→セルライト
悪露 88, 128, 192, **274**

か

海塩 67
界面活性物質 37
潰瘍 115, 137, 208, 232, **250**, **259**
　→下腿潰瘍
海狸香 21
香りのテスト 56
かかとの亀裂 **260**
化学製剤 10
化学性肺炎 25
化学専門用語 48
化学的特徴 19
拡散作用 7
角質 226, 231, 236
かさぶた 137
過酸化 22
カシア 90, 91
下肢パック 69
カジネン 32
下垂体 10, 12
風邪 64, 79, 81, 82, 88, 90, 91, 99, 100, 102, 103, 104, 109, 125, 127, 129, 132, 133, 135, 136, 137, 140, 149, 150, 152, 155, 157, 160, 169, 171, 173, 180, 182, 190, 194, 195, 196, 198, 210, 215, 218, 220, 222, **242**, **243**, **244**
　―小児の 88, 90, 102, 135, 149, 150, 157, 180, **276**
下腿うっ血 **250**
下腿潰瘍 94, 97, 125, 127, 141, 158, 190, 192, **250**
肩の緊張 **246**, **247**, **267**
カテコールアミン 38, 178, 180
過敏 106
過敏性胃腸症候群 **254**
下腹部用パッド 69
花粉症 11, 120, 123, 141, 143, 216, 223, **245**
カプセル 9
カマズレン 30, 32, 114, 189
カユプテ 88, 89, 90, 150
カヨーラ, レナート 5
空咳 81→咳
辛味成分 109, 110

カラント（スグリ）オイル　233
カリテ　235
カルダモン　117, 118
カルバクロール　39
カルペパー，ニコラス　144
カルボン，(+)─と(-)　36
カルボン酸　238
カルメルの精　4, 142
カレンデュラオイル　228, 232
カロチノイド　226
カロトール　33
カロフィラムオイル　226, 228
感覚過敏　54
感覚細胞の静止膜電位　15
感覚繊毛　15
間欠性跛行　79, 228, **251**
間擦疹　77, 84, 94, 97, 119, 121, 141, 147, 158, 163, 178, 180, **258**
カンジダアルビカンス→真菌症
感情　12, 13, 14
乾性オイル　225
関節炎　**64**, 90, 91, 109, 120, 123, 128, 137, 150, 155, 183, 195, 199, 208, 210, 218, **268**
関節症　121, 138, 195, 196, 210, 220, **268**
関節痛　83, 131, 148, 155, 172, 196, 218, 234, **268**
乾癬　94, 119, 141, 153, **258**
感染症　57, 58, 201　→各疾患の項
肝臓　9
　虚弱　143, 185, 195, 206, **255**
　パック　68, **255**
肝毒性　26, 27
官能基　28, 30.48
カンファー　36, 136, 181, 182
カンファーオイル　171
カンフェン　101
外果皮　76
外胚葉　9
学名　24, 25
ガスクロマトグラフィー　23
ガッティ，ジョヴァンニ　5
ガットフォセ，ルネ＝モーリス　5, 126
ガルバヌムオイル　18
ガルバノーレン　18
癌→X線照射からの保護，乳癌摘出術
記憶　12, **282**
気管支炎　11, 90, 100, 102, 104, 106, 111, 115, 117, 120, 121, 123, 127, 129, 131, 133, 138, 149, 150, 155, 158, 162, 169, 171, 173, 182, 185, 186, 190, 195, 196, 198, 208, 215, 216, 218, 220, 222, **61, 244**
　─小児の　104, 190
気管支粘膜　11, 12
期外収縮　**249**
危険物質規制　25, 26
気象感受性　**247**
キダチヨモギ　60
基底細胞　14

気道疾患　**242, 243, 244**　→風邪
揮発性　19
気分爽快　9, 13, 18
気分の変動　161, 165, 188, 223→抑うつ性の不機嫌
基本構造　48
基本ブレンド　62, 240
脚部の体液うっ滞　128, 149, 206, **252, 273**
キャラウェイ　122
キャリア物質（キャリアオイル）　19, 20, 67, 236
キャロットシード　18, 118, 119
吸引　7, 9, 64, 66
嗅覚　7, 12, 13, 14, 15, 16, 17
嗅球　15
吸収　227
嗅上皮　14, 15
嗅繊毛　15
吸着　227
嗅脳　14, 15, 16
強壮　32
胸部塗擦　73
胸部パック　68, 69
局所麻酔　8
虚弱状態（無力症）　121, 155, 192, 195, 196, 210, 218
去痰　12
気力低下　132, 133, 168, 169, 222, **282, 284**
記録　12, 56
筋硬化　155, 183, 218, 220
筋繊維亀裂　109
キンセンカ　232
緊張緩和（リラックス）　70, 73
緊張型頭痛　88, **246, 247, 282**→頭痛
筋肉緊張　83, 98, 104, 117, 122, 125, 128, 135, 145, 148, 168, 172, 173, 177, 183, 196, 200, 201, 209, 210, 211, 232, 233, **267, 282, 283**
　─神経性　86, 88, 91, 128, 176
筋肉痛　90, 120, 123, 150, 183, 206, **267**
筋肉の虚弱　183
筋肉リウマチ　138
偽アレルギー　27
義歯　**253**
ぎっくり腰（坐骨神経痛症候群）　168, 183, 199, 211, 228, **267**
逆作用　139, 140, 182
駆水作用　192
駆風作用　12
クマリン　41, 42, 76, 90, 198
苦味素　188
クミン　18, 121, 122
クミンアルデヒド　43, 121
クモ状静脈　94, 207, **250**
クラミジア菌感染症　95
クラリセージ　24, 26, 144, 145
クリームの使用期限　67
クローブ　153, 154
クローブリーフ　155, 218

クロロフォルム　19
グラース　4
グランドファー　173
グリーンペッパー　168
グリセリン　224
グレープシードオイル　226, 236
グレープフルーツ　76, 106, 107
グロブロール　101
経口　8, 65, 236
頸椎症候群　99→腰背痛
頸部と肩の緊張　**246, 247, 267**
経絡系　70
痙攣発作　128
結核　130
血行障害　127, **248, 249, 250**
血行促進　8, 71
結膜炎　256
ケトン　26, 27, 30, 35, 36, 56
ケモタイプ　25, 55, 192
ケルン水　4, 155
腱炎　183, 189, 195
鯨蝋　230
月経困難　**71**, 81, 82, 86, 88, 94, 98, 103, 107, 113, 128, 146, 149, 153, 155, 182, 188, 204, 209, 214, **269**→月経前症候群（PMS）
月経前症候群（PMS）　91, 98, 110, 116, 118, 122, 146, 168, 175, 180, 188, 214, 220, **64, 269**→月経困難
解毒　10, 71
解熱作用　11
ゲラニアール　33, 34
ゲラニオール　24, 32, 33, 177
ゲルマクレン　32
原産地　25
コールドプレス法　21
抗アレルギー作用　11
抗ウイルス作用　11
抗感染　11
抗菌作用　10, 11, 57
高血圧　88, 127, 145, 165, 166, 216, 249
口腔カンジダ症　163, 194, **263**
口腔疾患　**253**
抗酸化作用　10, 134, 235, 236
口臭　**253**
抗真菌作用　11, 57
口唇ヘルペス　86, 90, 143, 150, 171, 175, 186, **262**
香水　4, 5
香水時代　4
抗生剤　11, 57
酵素　8
酵素活性　7
構造式　39, 48
口内炎　137, 141, 155, 158, 195, **253**
口内ケア　65, 88, 127, 147, 158, 169, 175, 192, **253**
　─病院での　**253**
口内洗浄液　65, 236, **253**
口内粘膜　8, 9
購入　59, 60, 241
更年期症候群　64, **71**, 86, 88, 91,

110, 113, 116, 118, 122, 128, 136, 143, 145, 153, 168, 175, 177, 179, 180, 186, 188, 204, 209, 214, 217, 220, **271**, **272**
抗ヒスタミン作用　11
抗微生物　11
幸福感を与えるブレンド　85, 105, 111, 118, 144
興奮　77, 164
鉱物油　7, 25, 227
鉱油　7, 25, 227
高齢者　53, 54, 71, 285
　—アロマランプ　66
　—スキンケア　54, 227, 234
ココナッツオイル　230
心の不均衡　77, 104, 141, 207
骨端　12
コモンセージ　144, 145, 185, 186
コリアンダー　120, 121
コルチゾン様作用　119, 123
コンクリート　21, 176
昏睡状態　52
コンドーム　270
誤飲　25
合成オイル　5, 23
合成成分　22, 23
合成芳香剤　5, 22, 23

さ

催淫作用　18
細菌　10, 11
栽培条件　20, 21, 22, 59
サイプレス　216, 222, 223
細胞の記憶力　8
細胞のリン脂質層　8
細胞防御膜　226, 227, 236
細胞膜　7
細胞膜安定作用　10
細胞膜安定作用　8
サウナ　74
酢酸ゲラニル　37
酢酸テルピニル　38
酢酸ボルニル　38
酢酸リナリル　37, 38, 86
サッサフラス　60, 136, 171
殺ウイルス　11
殺細菌　11
殺真菌作用　11
サビナジャクシン　60
サフロール　171
サリチル酸メチル　42, 211
酸化　60, 226
酸化生成物　29, 30
酸外套　238, 257
三叉神経　8, 18
産褥期のうつ病　177, 275
サンタラール　33
サンタロール　32, 33, 187
サンダルウッド　18, 20, 186, 187, 188
　—西インドの　77
　—東インドの　77, 186
サンフラワーオイル　232, 234
坐薬　9, 65

座浴　7, 66
残留物検査済み　59
シアバター　19, 235
幸せホルモン　9, 13
歯科疾患　**253**, **254**
紫外線防止　119, 228, 230, 231, 234
色素　29, 226
色素沈着　28, 86
糸球体　15, 16
止血栓(タンポン)　7
試験恐怖症　135, 137, 161, 173, **284**
脂質親和体　7, 8
思春期危機　**71**, 107, 128, 214, 217, **281**
視床下部　12, 14
シストローズ　93, 94, 252
自然療法医　3, 5, 50, 51
シダーウッド　26, 216, 217, 223
シダーウッド・アトラス　216
湿布　68
歯痛　137, 155, **253**, **254**
室内空気の殺菌　83, 106, 132, 133, 171, 173, 198, 210, 220, 222
室内の芳香　7, 65, 66
　—病院で　51, 52, 284, 285
湿パック　68, 69
質量分析計　23
シトラール　33, 34, 96, 131, 132, 135, 221
シトラスオイル　41, →シトラスフルーツオイル
シトラスフルーツオイル　76, 86, 164
シトロネラール　33, 34, 98
シトロネロール　32, 33, 177
シナモン　5, 136
　—セイロン　90, 217
　—バーク　24, 40, 219, 220
　—リーフ　217, 218
歯肉炎　188, 192, **253**
歯肉出血　**253**
歯肉退縮(歯周病)　**253**
シネオール　37, 100, 101, 181, 182, 190
シネンサール　33, 34, 46, 159
シベリアモミ　103, 104
脂肪　224, 225, 226
脂肪酸　224, 225
脂肪微量成分　226, 235
シャルトリューズ　78, 87
収穫時期　22, 25
集中困難　86, 97, 99, 102, 131, 132, 133, 169, 186, 194, 204, 210, 215, 222, 223, **282**
酒さ　94
腫脹　**268**
出産　**71**, 88, 107, 113, 128, 176, 180, 217, **274**
出産準備　88, 113, 128, 146, 155, 157, 176, 180, 217
消炎　11
消炎作用　11, 31
消化管　8, 9, 12, 13
消化器系　13, **253**, **254**, **255**

消化障害(消化不良)　81, 82, 83, 86, 88, 96, 122, 152, 155, 194, 218, **254**, **255**→胃腸障害
消化促進作用　12
障害者のためのマッサージ　71
症状　53, 54, 240
消毒作用　11
小児のインフルエンザ　**276**
小児の疾患　**275**, **276**, **277**
小児の擦り傷　**279**
小児の精神的腹痛　**280**
小児の治療　35, 46, 53, 54, 275
　—アロマランプ　66
　—スキンケア　54, 227
　—注意事項　26, 27
　—パック　69
　—マッサージ　71
　—用量　26
職場　65
植物性ワックス　230
植物療法　50
食欲増進作用　12
食欲不振　79, **254**
使用期限　60, 227
　—芳香蒸留水の　238
　—油脂の　60, 225, 230
使用上の注意　25, 26
シラミ(アタマジラミ)　94, 179, 192, 216, **276**
歯列矯正ブラケット　**253**
真菌　10, 11
真菌症(カンジダアルビカンス感染症)　84, 85, 91, 94, 121, 22, 128, 131, 137, 141, 152, 158, 165, 175, 180, 182, 188, 195, 203, 204, 215, **261**, **263**, **264**, **270**, **278**
神経炎(神経痛)　90, 127, 138, 143, 150, 175, 189, **248**, **262**
神経過敏　116, 125, 141, 143, 164, 165, 204
神経系　**246**, **247**, **248**
　—自律神経　8, 9, 10, 11, 12, 13, 14
　—腸壁　13
神経質　54
神経消化器病学　13
神経性緊張　147, 232
神経伝達物質　13
神経毒性　26, 27, 35
神経皮膚炎　94, 115, 164, 230, 231, 233, 234, 235, **277**
信号物質　15, 18
浸出油　232
心身障害　**281**, **282**, **283**
心循環器障害　131, 175, 178, 183, 233, **248**, **249**, **250**
心循環器の衰弱　125, 131, 183
親水性　237
心臓虚弱　201
心臓障害　64, 96, 117, 143, 152, 162, 166, 175, **249**, **285**
心臓恐怖症　143, **285**
診断　51
心的外傷　94, 109, 116, 157, 161, 200, **285**

索引　315

シンナミックアルデヒド　39, 40, 41, 91, 219
心配　161, 163, 190, **284**
心頻拍　**249**
心房細動　**249**
親油性　8
痔　77, 115, 125, 127, 145, 149, 152, 158, 164, 165, 178, 192, 206, 207, 223, 228, **250**
ジケトン　36
自己治癒力　2, 51
自信不足　79, 94, 106, 140, 144, 173, **283**
耳痛　127, **245, 277**　→中耳炎
ジテルペノール　32, 33
ジテルペン　29
ジテルペンアルコール　32
ジャーマンカモミール　114, 115, 189
麝香　21
ジャスミン　18, 112, 113
ジャスミンラクトン　113
ジャスモン　18, 86, 156
熟成　60
樹脂　29
ジュニパー　205, 206
　—オイル　206
　—バージニア　206, 207
授乳期　**274**
受容体蛋白質　10
循環系　7
静脈炎　108, 158, 206
静脈疾患　**249, 250**
静脈瘤　77, 106, 127, 152, 158, 164, 206, 207, 223, 228, **249, 250**
蒸留　3, 4, 20, 174
蒸留水　237
女性器の真菌症　145, 163, 179, 192, 194, **264**
除草剤　76
鋤鼻器　17
自律神経系　8, 9, 10, 12, 13, 14, 71
自律神経失調　110, 137, 138, 153, 157, 164
腎盂炎　270
ジンギベレン　30, 32
ジンゲロール　109
人工肛門（ストーマケア）　85, 119, 125, 127, 158, 179, **259, 260**
ジンジャー　109, 110, *255*
スーパーアルニカ　108
スイートアーモンドオイル　231
スイートフェンネル　102, 103
スイカズラ　23
水蒸気蒸留法　3, 4, 20, 237
水素原子　28
睡眠障害　**71, 72**, 77, 86, 88, 96, 98, 113, 116, 128, 143, 149, 150, 153, 165, 166, 176, 188, 199, 203, 204, 209, 217, **283**
　—小児の　79, 82, 86, 88, 128, 140, 143, 176, 217, **280**
水溶性　19

スキンケア　74, 77, 96, 97, 104, 106, 110, 111, 117, 125, 131, 135, 136, 144, 147, 149, 157, 161, 175, 188, 190, 194, 198, 200, 207, 208, 214, 228, 229, 230
スキンビタミン　225
スクラレオール　32, 33
すすぎ　7
スズラン　23
ステアリドン酸　230
ステロイド　29
ストーマケア　85, 119, 125, 127, 158, 179, **259, 260**
ストレス　**64**, 85, 88, 91, 103, 104, 106, 110, 113, 116, 146, 157, 161, 164, 166, 176, 177, 179, 180, 183, 188, 190, 199, 201, 203, 204, 209, 214, 220, 280, **281, 282**
　—学校での　**280**
スペインマジョラム　27, 139, 197
スペインワイルドマジョラム　27, 139, 197, 198
スペルミジン　18
スポーツによる外傷　169, 183, 189, **267, 268**
スミレ　23, 111, 160
頭痛　64, 79, 82, 85, 86, 88, 106, 127, 157, 169, 175, 185, 188, **246, 247, 255**
　—小児の　**277**
セージ　185, 186
　—ウォーター　238
　—コモンセージ　144, 145, 185, 186
　—ティー　185
セーボリー　39
聖アンドレ十字　25, 26
静菌　11
精子　16, 17
生殖　17
精神　6
精神障害　**281, 282, 283**
精神神経免疫学（PNI）　13
精神的疲労　152, 198, 206, 210
精神に対する作用　6, 9, 10, 13, 18
製造者情報　25, 59, 60
声帯痙攣　26
性フェロモン　17, 18
成分　4, 5, 24, 25, 26, 28, 30, 31, 32
　—含有率　21, 22, 24, 25
　—含有率の記載法　24, 25, 46
　—相互作用　22, 24
成分群　28, 29, 30
成分の芳香性　24
生命の水　4
声門痙攣　170
精油　1, 2, 3, 19, 75, 76, 77, 78, 表288
　—特徴　6, 7, 8, 19, 20, 21
　—動物由来　21
精油の色　19
性欲減退　92, 105, 110, 113, 168,

188, 214
精留油　22, 23
精霊の根　78
世界大戦　5
咳　84, 104, 106, 108, 115, 120, 123, 186, 190, 194, 216, **242, 244**　→風邪, 気管支炎, 百日咳, 肺炎
　—小児の　190
石炭酸　39
石油エーテル　19
石油系脂肪　227
石油の誘導体　227
施光性　48
セサミオイル　226, 235
セスキテルペノール　30, 32, 33
セスキテルペン　29, 30, 31, 32
　—アルコール　32
　—アルデヒド　30, 33, 34
　—エステル　30, 37, 38
　—オキサイド　30, 37
　—ケトン　26, 30, 36
セドレン　32
セドロール　33, 206
セラピスト　2, 3, 50, 51
セルフトリートメント　3, 53, 73, 74
　—限界　51
セルライト　107, 109, 133, 136, 140, 149, 160, 182, 199, 206, 207, 223, **269**
セロトニン　9, 13, 35, 38, 41, 199, 202
洗浄　68, 236
疝痛　218
センテナオイル　229, 232
セントジョンズワートオイル　28, 230, 232, 234
ゼラニウム・ブルボン　177, 178, *261*
ゼラニウムオイル　177
全身浴　67
喘息　117, 208, 215, 216, **246**
前頭洞炎と副鼻腔炎　64, 90, 100, 137, 138, 158, 162, 180, 198, **244**
創傷　88, 94, 108, 115, 125, 127, 152, 169, 186, 192, 229, 232, 235, **266**
　—小児の　**279**
　—治りにくい　97, 129, 141, 189, 190, 235
創傷（外傷）　12, 94, 125, 127, 169, **264, 265, 266**
爪床の炎症と化膿　158, **260**
相乗効果　61, 232
僧帽状細胞　15
組織うっ滞解消　10, 71
阻止帯　57
素質　54
疎水性　237
ソラリウム　28
ソルボール　19, 67, 236

た

ターミナルケア（末期介護） 176, 177, 179, **285**
体質のタイプ 54, 55
代謝 9
代謝産物 19
体臭 12, 18
耐性記録 57
耐性病原細菌 11, 57
タイム 24, 25, 27, 192, 193, 194, *244*
　─ウォーター 238
　─チモール 156, 195, 196
　─ツヤノール 194, 195
　─マストキナ 197, 198
　─リナロール 193, 194
多血質 55
多動 143, 188, **280**
タラゴン 97, 98
単位 58
炭化水素化合物 25, 26, 30, 32, 33
胆汁質 55
単純疱疹ウイルス 262
胆石疝痛 185
担体 8
担体機能 7, 76, 227
胆嚢疾患 **255**
大環状ラクトン 79
第五元素 4, 19
大脳辺縁系 7, 10, 12, 13, 14
ダウコール 33
脱白 189→スポーツによる外傷
ダニ 164
膣炎 58, 65, 176, **270**
膣坐剤 9, 65
膣粘膜 65, **271**
チミン酸 39
チモール 39, 195
茶色のガラス小瓶 60
チャンパカ 91, 92
抽出 20, 21
抽出法 19, 20, 21, 22
中耳炎 100, 102, 127, 129, 137, 138, 162, 180, 182, 194, 195, 198, **245**
　─小児の 280, **277**
チュベローズ 199, 200
腸痙攣 103, 110, 117, 169, **254**, →腹痛
腸内ガス 81, 103, 121, 122, **254**
　─小児の **279, 280**→腹痛
腸壁神経系（ENS） 13
治療 50, 51, 52
　─からだと心を総合的に治療 6, 7, 8, 9
　─外用 64, 65, 66
　─記録 52, 56
　─限界 50, 51, 53
　─症状別治療法 239, 240, 241
　─使用法の選択 64, 65
　─精油の選択 55, 56, 57, 61, **239, 240, 241**
　─内用（内服） 65
　─病院 51, 52
　─病歴 53, 54, 55
　─ブレンド 61, 62
　─用量 58, 59
鎮痙作用 12
鎮静剤 285
鎮痛 11, 71, 72
鎮痛作用 11
痛風 79, 90, 128, 150, 228, **268**
使い方
　─外用と内用 5, 64, 65, 66
　─全身と局部 8
　─そのまま（薄めずに） 46
　─適切なオイルを見つける 241
　─便利な使い方 63, 64, 65
月見草油 226, 233, *233*
ツヤノール 194
ツヨン 27, 36, 238
つわり 107, 133, 140, 157, 160, 169, 182, **255, 272**
ティートリー 190, 191, 192
低血圧 131, 133, 182, 183, **248, 255**
虚弱 198, 201
抵抗力 10, 71, 227　→免疫系
テトラテルペン 29
テルピネン-4-ol 33, 192
テルペン 22, 28, 29, 30, 48
　─エステル 37, 38
　─オキシド 36, 37
　─ケトン 35, 36
　─体 28
　─誘導体（表） 30
　─を含む物質（表） 29
癲癇 26, 146, 181
点字表示 26
天然オイル 20, 21, 22
点鼻用オイル 67
ディオスコリデス, ペダニウス 188
伝統療法 50
トゥルシー 200, 201
凍結分離 111
凍傷 190, 211
疼痛 90, 148, 172, 189, 228, 232, 234, 235→関節痛, 月経困難, 筋肉緊張, 筋肉痛, 腰背痛
糖尿病 261
糖尿病患者のフットケア 163, 179, **260, 261**
糖尿病性足病変 163, 179, **261**
頭皮湿疹 **258**
頭皮の痒み 141
床ずれ 77, 85, 94, 97, 119, 121, 125, 127, 135, 141, 147, 158, 163, 178, 180, 190, 192, 194, 235, **259**
トコフェロール 226
塗擦 7, 64, 73
トップノート 61, 62
トリグリセリド 224
トリケトン 36
トリコモナド感染症 270
トリテルペン 29
　アルコール 226, 235
トンカビーンズ 41, 198, 199
ドーパミン 13, 34, 40, 132

な

ドイツ薬局方（DAB） 23
動物実験 27
動脈血行障害 79, 228, **251**
動脈疾患 79, 228, **251**

内出血 12, 94, 108, 141, 179, **266**
内分泌学 13
内用 65, 236
泣き叫ぶ赤ん坊 **279**
菜種油 226, 234
ナナミント 87, 151, 152
ナルデ 152, 153
匂い 19
　─からだの 12, 18
　─認知閾値 15, 107, 159
ニオイヒバ 27, 60
匂い分子 7, 15
苦味薬 189
にきび 58, 84, 96, 97, 109, 115, 127, 131, 137, 147, 163, 164, 165, 168, 169, 178, 190, 192, 208, 235, **257**
肉離れ **267**
二酸化炭素 21
二次蒸留 22
日光過敏性 28, 41, 42, 79, 86
乳化剤 67, 236
乳癌摘出術→X線照射からの保護と手当
　─瘢痕ケア 179, **266**
　─リンパうっ滞 86, 94, 108, 127, 175, **252**
乳脂（生クリーム） 19, 67
乳児と小児のケア 53, 54, 119
乳腺炎 88, 128, 176, **274**
乳房切除術→リンパうっ滞
入浴 7, 66, 67
入浴剤 67
尿路炎症 192　→膀胱炎
尿路感染症 58
妊娠
　─線 88, 128, 157, 176, 217, **273**
　─注意事項 26, 27, 35
　─パック 69
　─マッサージ 71, **272, 273**
忍容性テスト 56, **65**
ネイチャーアイデンティカル 22, 23
ネラール 33, 34
ネロリ 155, 156, 157, 164, *272*
ネロリウォーター 238
粘液質 55
粘液溶解 12
捻挫 189→スポーツによる外傷
粘膜
　─炎症 115, **256**
　─刺激 **256**
粘膜を介した作用 7, 8, 9
脳 7, 9, 12, 13, 14
脳関門 53
濃度と作用 8
農薬 20, 22, 76
喉の痛み **242**

喉パック 68
乗り物酔い **255**
ノルアドレナリン 40

は

ハーゼルナッツオイル 231
肺炎 131, 198, **244**, →咳
肺障害 25
ハイドロゾル 237
吐き気 169, **254**, **255**→胃腸障害
　─術後の 169
　─妊娠中の 107, 133, 140, 157, 160, 169, 182, **255**, **272**→つわり
蜂刺され **257**
蜂蜜(乳化剤) 19, 67
ハット，ハンス X, 14
発癌作用 27
発熱 65, 86, 88, 90, 100, 102, 127, 133, 150, 157, 169, 222, **241**
　─小児の 157
鼻 14, 17
半乾性 226
ハンガリー水 4
瘢痕ケア 88, 108, 111, 115, 127, 129, 152, 228, 229, 232, **266**
　─乳房切除術後の 179
　─火傷の後 119
反射作用 8, 64, 70
反射帯 8
反対刺激作用 8, 27, 30, 31
ハンドケア **260**, **261**
バージニアジュニパー 206, 207
バーベナ 94, 95
バーベナグラス 96
バーベナリン 96
バジル 6, 81, 82, 97
バスソルト 67
バニラ 5, 202, 203
　─オイル 232, 236
　─浸出油 232
バニリン 18, 43, 202
バルサム 29
パートナーとのマッサージ 74
パイン *31*, 119, 120, 173
パチュリー 163, 164
パチュレン 32
パチュロール 33
パラケルスス 4, 27, 58, 143
パラフィン 227
パルマローザ 161, 162
パルミトレイン酸 231, 235
バレラノン 36
バレレナール 33, 34
悲哀 **284**
皮脂腺の生成 8
皮脂膜 227, 230
火酒 4, 237
ヒスタミン 11, 31
皮癬ダニ 164, 190, 216
悲嘆 161, 163, 165, 190, 199, 203, 217
ヒッポファエオイル 226, 234, *234*

泌尿生殖系の炎症 99→膀胱炎，膣炎
皮膚 7, 8, 9
　─アロマトグラム 58
　─炎 28, 115, 119, 175, 195, 228, 229, 232, 233, 234, 235, **256**, **257**, **258**
　─過敏 106, 121, 162, 164, 230, 231, 232, 235, **256**, **257**, **258**
　　─神経性 94, 143, 180, 204, **256**
　─乾燥した 119, 227, 228, 231, 234
　─高齢者の 54, 227, 234
　─細胞修復機能 10
　─刺激作用 8, 27, 30, 31, 46
　─脂性 168
　─疾患 **256**, **257**, **258**
　　─小児の 54, 227
　　─ストレスを受けた 178
　　─の痒み 88, 127, 141, 152, 157, 214, 216, 223, 228, 230, 231, 233
　　─の寄生虫 164, 190, 216
　　─の微生物叢 163
　　─の鱗屑 227
　　─敏感 46, 106, 116, 121, 162, 231
　　─不潔な 169→にきび
　　─免疫系 10
　　─老化 134, 229, 235, 236
皮膚炎 163, 180, 194, **263**
　─小児の **278**
皮膚細胞の修復機能 10
皮膚内臓反射 8, 11
皮膚の発赤 8
皮膚への刺激作用 8, 11, 27, 30, 31, 46, 64
ヒペリシン 28
ヒポクラテス 214
ヒマカレン 32
肥満細胞 11
百日咳 106, 108, 127, 158, 216, 223, **276**
日焼け 127, **265**
日焼け予防 28, 41, 42, 79, 86, 119, 228, 230, 231, 234
疲労 120, 121, 123, 131, 132, 135, 148, 149, 152, 169, 171, 172, 182, 183, 185, 192, 201, 204, 206, 210, 215, 218, **281**, **282**
鼻炎 6, 104, 108, 131, 138, 189, **242**, **243**　→風邪
ビガラード 164
ビサボロール 32, 33
　─オキシド 37
微生物の殺滅 11
ビターアーモンドオイル 60, 231
ビターオレンジ 155, 159, 272
　─プチグレン 164, 165
ビターフェンネル 60, 102
ビターフェンネルオイル 101
ビタミン 226
　─E 226
　─F(「スキンビタミン」) 225

病院 11, 51, 65, 72, **284**, **285**
　─ケア 2, 3, 51, 52, 72
　─不安 284, 285
病気の回復期 99, 120, 123, 132, 133, 136, 172, 182, 210, 222
病原細菌 10, 11, 57
病室の匂い 51, 52, 284, 285
病歴 6, 53, 54, 55
微量成分 226
敏感症 79, 94, 140, **283**
ピーチカーネルオイル 231
ピネン 30, 31, 101, 123, 172, 210
ピノカルボン 100
ファルネサール 34
ファルネセン 32
不安 64, 79, 82, 85, 86, 88, 97, 107, 116, 128, 137, 143, 157, 161, 165, 176, 177, 199, 200, 203, 204, 207, 208, 214, 217, **284**
　─小児の 140, **280**, **281**
フィトール 32, 33
フィトアロマケア(病院での) 51, 52, 72, 284, 285
フィトアロマセラピー 2, 3, 5, 50, 51, 52
フィトステロール 226
フィトセラピー 2, 3, 50
フェイシャルサウナ 66
フェイスケア 161
フェニル 38
　─エーテル 41
　─エチルアルコール 42
　─プロパン誘導体 28, 40, 41, 42
フェノール 24, 26, 27, 30, 39
　─無機質 39
フェロモン 17, 18, 29, 79, 121
フェンコン 36, 102
不活性 224
不乾性オイル 226
腹痛 81, 98, 121, 122, 127, 137, 155, 165, 177, 185, 199, 201, 203, **254**
　─小児の 110, 116, 157, **279**, **280**
　　─小児の精神性腹痛 82, 143, 217, **280**
腹脳 13
副鼻腔炎 →前頭洞炎，副鼻腔炎
腹部痙攣→腹痛，腸内ガス，腸痙攣，胃腸障害
腹部パック 69
腹部マッサージ 64, 73
服用 65, 236
　─芳香蒸留水の 238
浮腫 223
婦人科疾患 71, **269**, **270**, **271**
不整脈 96, 152
不耐性反応 22→アレルギー反応
フットマッサージ 73
二日酔い **247**
船酔い 255
不飽和脂肪酸 225, 226
冬のうつ病 79, 86, 96, 106, **284**

フラノセスキテルペン　37
フラボノイド　76, 226, 235, 236
フランキンセンス・アラビア　207, 208
　―アデン／イエメン　207, 208
　―エリトリア／エチオピア　207, 208, 209
フランジュパニ　104, 105
フランス＝ブランデー　123
フランスのアロマセラピー　5
フリージア　23
フレンチラベンダー　26, 36, 128, 129
フローラルウォーター　237
フロクマリン　28, 41, 42, 76, 79, 86
ヴァイス, R. F.　3
ヴァセリン　227
ヴァルネ, ジャン　5
ヴェニス　4
ブテナント, アドルフ　17
ブラックペッパー　167, 168
ブルームスパニッシュ　105, 106
ブルボン・バニラ　202
ブルンシュヴィヒ, ヒエロニムス　4
ブレンド, 1%　58
ブレンドの調整　56
分子式　48
分泌　9
　―促進作用　11
　―分解作用　11, 12
分布図　43, 44, 45
分離不安　217, **285**
　―小児の　**281**
分留　212
プチグレン　164
　―ビガラード　164
　―ビターオレンジ　164, 165
　―マンダリン　165, 166
プラテアリウス, マテウス　129
プレゴン　27
プロスタグランジン　34, 40, 211
プロスタグランジン合成酵素　11
プロビタミンA　226
ヘアケア　207, 214
ヘアシャンプー　83
ヘアトニック　83
ヘキサン　21
ヘッド帯　8, 64
変質　22, 23
片頭痛　64, 157, 169, 185, **255**
　→頭痛
扁桃炎　100, 102, 121, 131, 135, 137, 155, 180, 196, 198, 220, **243**
　―小児の　**276**
ヘンプシードオイル　226, 229
ヘンルーダ　60
ベースノート　61, 62
ベイ　82, 83
ベチバー　203, 204
ベチベロン　36
ベチベン　32
ベルガプテン　42
ベルガモット　28, 41, 76, 85, 86, 95

ベルガモットミント　87, 88
ベンジル化合物　38
ベンゼン　48
ベンゼン化合物　38, 39, 40
ベンゼン環　28, 38, 48
ベンゾイン・シャム　83, 84, 85, 202
ベンゾジアゼピン　13
便秘　64, 81, 83, 103, 121, **254**→胃腸障害
ペスト　78, 125, 21
ペノエル, ダニエル　108
ペパーミント　22, 26, 87, 168, 169, *247*
ペパーミントウォーター　237, 238
ペパリン　167
ペルーバルサム　22
ペンタデカノリド　79
ホースラディッシュ　60
ホーリーブオイル　171
芳香　2, 7, 19, 24
　―人工　23
　―調合　61, 62
芳香環　38
芳香酸　43
芳香蒸留水　236, 237, 238
　―作用（表）　238
　―抽出法　20
芳香水　237
芳香族
　―アルコール　39
　―アルデヒド　43
　―エステル　42
　―化合物　28, 38, 39, 40, 48
　―ケトン　43
芳香物質　14, 15, 16, 19
　―合成　5, 22, 23
芳香物質（定義）　48
飽和脂肪酸　224, 225
飽和度　224, 225
保管温度　60
保管方法　60
補完療法　2, 3
ホホバオイル　230
ホメオパシー　50, 170
ホリスティック　6
ホルモン　12, 13, 29
　―調節　13, 178
　―のアンバランス　179
ホワイトファー　209, 210
膀胱炎　86, 88, 98, 99, 115, 128, 140, 143, 149, 158, 160, 194, 195, 196, 206, **270**
　―男性の　**271**
防虫　88, 125, 127, 132, 158, 163, 164, 179, 192, 196, 204, 217, 223, **257**
膨満感　103, 155, **254**→胃腸障害
ボディオイル　67
ボディケア　74
母乳分泌不良　81, 92, 103
ボラージオイル　233
ボルド　60
ボルネオン　36
ボレイハッカ　27, 60
ポリテルペン　29

ま

マートル　147, 148, 149
　―アンデス　148
　―トルコ　150
　―モロッコ　148, 149
マカダミアナッツオイル　226, 231
魔女狩り　4
マジョラム　137, 138
マタニティブルー　**275**
マッコウクジラ　21, 230
マッサージ　**69, 70, 71**
　―オイル　225, 231
　―作用　7, 10, 64, 69, 70, 71
　―病院でのケア　5, 72
末梢　72
マニラエレミ　96, 97
マヌカ　12, 140, 141
マラリア　157
慢性疼痛　92, 199, 203, 214
マンダリン　76, 139, 140
　―プチグレン　165, 166
水疱瘡　88, 128, 143, 158, 171, 175, 179, 262, **278**
ミセル形成　236
ミドルノート　61, 62
耳鳴　166, **247**
耳パック　69
ミモザ　144
ミルラ　146, 147
無感情　92, 106, 122, 203
無気力　165, 194, 203, **281, 282, 283**
無月経　146
虫刺され　**257**
虫菌　253
蚊除け　99, 179→防虫
ムスク　18, 21
無力質　54
メイローズ　176
メチルオイゲノール　27
メチルカビコール　41, 97
メチルジャスモン酸　18, 113
滅菌作用　10
メッセンジャー　9, 12, 13, 15
メラトニン　42
メリッサ　59, 142, 143
メリッサ精　78
メルカプタン　107
免疫
　―系　10, 11
　　―異常　162
　　―虚弱　77, 133, 162, 173, 178, 194, 198, 208, 222
　―刺激物質　10
　―調節作用　10
メントール　168
メントフラン　87
メントン　36
燃え尽き症候群　79, 92, 99, 116, 137, 140, 153, 160, 166, 203, 214, **281, 282**
モノテルペノール　30, 32, 33
モノテルペン　29, 30, 31, 238
　―アルコール　32

索引　319

―アルデヒド　30, 33
　　―エステル　30, 37, 38
　　―オキサイド　30, 37
　　―ケトン　26, 27, 30, 35, 36
　　―フェノール　27, 30, 39
モモ　23
モリー, マルグリート　5
モンタナマツ　123

や

薬剤師　3
薬用軟膏　7, 27, 54, 227
火傷　108, 125, 127, 131, 169, 235, 240, **264**
　　―瘢痕ケア　119
ヤロウ　188, 189
ユーカリプトール　37
ユーデスモール　33
憂鬱質　54
有機化合物　28
有機溶剤　19
誘導体　28, 30, 48
油脂　19, 20, 224, 225, 226, 表304
　　―酸化状態　表226
　　―使用期限　60
　　―品質　59
油腺　19
ユリ　23
溶血促進作用　12
溶剤抽出法　21
腰背痛　148, 172, **267, 282**→筋肉緊張
腰背部のマッサージ　73
用量　26, 28, 54, 58, 241
　　―生理的　28, 58
　　―注意事項　27
抑うつ性の不機嫌　79, 86, 92, 88, 106, 107, 113, 128, 133, 140, 149, 157, 160, 163, 176, 180, 199, 200, 203, 204, 208, 209, 211, 214, 217, **284**
ヨモギ　60
夜のリラックスプログラム　183

ら

ライム　76, 133, 134
ライラック　23
ラジカル(遊離基)捕捉　10, 134, 235, 236
ラダナム　93
ラテン語の学名　24, 25, 55
ラバンサラ　170, 171
ラバンジン　124, 125
　　―abrialis(アブリアル)　124
　　―grosso(グロッソ)　124
　　―super(スーパー)　124, 125
ラブダノール　94
ラベル　25, 26, 59, 60
ラベンサラ(アロマティカ)　171
ラベンダー　18, 24, 86, 94, 240
　　―ウォーター　238
　　―エクストラ　126
　　―オイル　23
　　―嫌い　87
　　―真正　125, 126, 127, 143, 164
　　―スパイク　129, 130
　　―抽出法　20
　　―フレンチ　26, *36*, 128, 129
卵細胞　16, 17
ランプオイル　25
リウマチ性疾患　90, 91, 99, 138, 140, 148, 150, 155, 160, 168, 172, 182, 199, 208, 211, 220, 223, 228, 232, **268**
リツェアクベバ　135, 136, 221
リナロール　32, 33, 82, 86, 193
リナロールウッド　134, 135
利尿剤　192
リノール酸　225, 229
リノレン酸　225, 229, 233
リモネン, (+)―と(-)-　30, 31, 76, 210
流産　27, 28
流産誘発作用　27, 28, 35
竜延香　21
療養水　4, 237
旅行前の興奮　79
リンゴの花　23
リンパうっ滞　108, 140, 160, 178, 188, 199, 206
　　―乳房切除術後の　86, 94, 108, 127, 175, **252**
リンパ系　7, 10, 70, **252**
リンパ質　55
ルクレール, ヘンリー　3
冷罨法　68
レシチン　226
レジノイド　21
レッドオイル　232
レプトスペルモン　36
レモン　20, 24, 76, 133, 220, 221, 222
　　―バーベナ　94, 95
　　―ミント　87
レモングラス　96, 98, 131, 132, 135, 143, 221
錬金術　4, 19
ローズ　20, 24, 27, *32*, 174, 175, 176, *279*
　　―アブソリュート　176, 177
　　―オットー　174, 175, 177
ローズウォーター　174, 237, 238
ローズウッド　134, 179, 180
ローズヒップ　175, 226
ローズヒップオイル　175, 226, 229
ローズマリー　180, 181, 182
　　―カンファー　182, 183
　　―シネオール　181, 182
　　―ベルベノン　184, 185
ローマンカモミール　24, 95, 115, 116
ローレル　136, 137
老人ホーム　**285**
ロヴェスティ, パオロ　5, 85

わ

ワイルドローズオイル　229

著者について

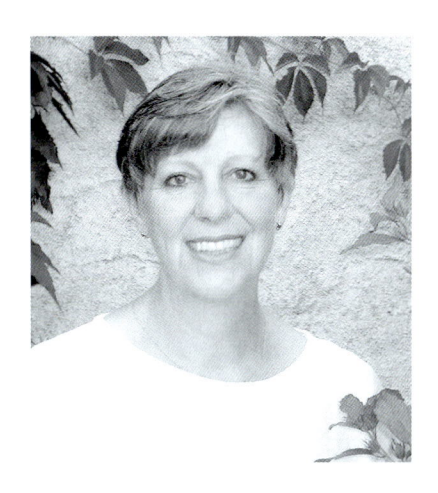

モニカ・ヴェルナー(Monika Werner)

　1948年生まれ。ミュンヘンの専門病院で認定小児科看護師として従事。治療師養成専門教育を受講中に、精油に出会い、その後の活動に決定的な影響を受ける。1984年から2003年まで、ミュンヘンでホメオパシー、アロマセラピー、話し合い療法を中心とした診療所を開業。

　1990年、同じように精油に興味を持つ同志らとともに、アロマセラピーとアロマケアの推進、保護、普及を目的とした公益団体「Forum Essenzia」を設立。初代代表として、団体のプロジェクトを多数発案、支援する。代表的な活動は、ミュンヘンで実施した3つのシンポジウム「香りとの対話」の開催で、このシンポジウムは海外でも注目を集めることとなる。さらに、日本と台湾でのForum Essenziaの設立、その教育プログラムの開発拡充とともに国内外での行事開催、アロマセラピーとアロマケアの専門雑誌『F・O・R・U・M』の刊行などがある。就任中、Forum Essenziaは活動範囲を広げ、国内外に1000人以上の会員を持つようになる。

　ここ数年来は、アロマセラピストのための教育の一環としてドイツ国内、ヨーロッパ、アジアなどで開催されている専門シンポジウムにて講演するかたわら、書籍の執筆や、「精油」をテーマとした論文を寄稿し、テレビラジオ番組にも出演。書籍は数ヵ国語に翻訳されている。

　1999年3月、ドイツ治療師協会が「自然療法分野での特別な功績」を称えて贈るクレメンス・フォン・ベニングハウゼン賞を受賞。

ルート・フォン・ブラウンシュヴァイク
(Ruth von Braunschweig)

　1943年生まれ。大学で化学と生物学を専攻し、高等科目(化学、生物学)の第2次国家試験に合格するとともに、認定生物学者の資格を得る。

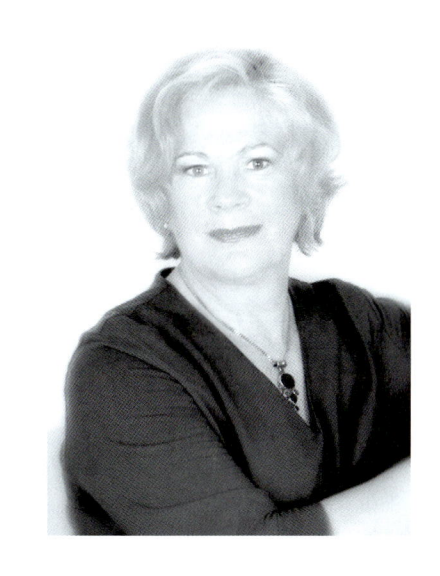

卒業論文執筆のために、ジュルト島とヘルゴラント島のヘルゴラント海洋生物学研究所で研究。海底の微小動物相に関する寄稿は、国際的な評価を得る。

カッセル大学のスポーツ＆スポーツ医学研究所での研究アシスタントであったときに、「競技選手のストレス克服法」というプロジェクトに従事。そのプロジェクトでストレスを克服する手段を探索中に精油を知り、精油の研究に集中するようになる。1987年、治療師養成訓練を開始し、その後、アロマセラピー、フィトセラピー、皮膚疾患、ストレス克服を主に扱う個人診療所を開業。また、治療師養成学校と国家認定コスメティック専門学校で講師として教鞭をとる。

Forum Essenziaが設立されるとすぐに会員となり、長年にわたり「精油の純度と品質管理局」の理事を務める。国際シンポジウム「香りとの対話」での講演、専門雑誌『F・O・R・U・M』へも寄稿。コスメティック・インターナショナルなどほかの雑誌にも、定期的にアロマセラピーに関する記事を執筆。民族伝統医学研究団体の一員でもある。

現在は、「精油の化学」、「皮膚疾患とストレス克服」、「植物オイル」などのセミナーを開催するとともに、多数の専門書を執筆、中国語や日本語に翻訳されているものもある。

Dr. ハンス・ハット (Dr. Hanns Hatt)

p14-p17のコラムを担当した。ミュンヘンのルートヴィヒ・マクシミリアン大学で化学と生物学を専攻。1975年から1981年まで医学を専攻、1981年に開業免許、1976年に生物学にて博士号、1983年には医学博士号、1984年にはミュンヘン工業大学の大学教授資格を取得。1993年よりボーフム市のルール大学で細胞生理学講座を開き、嗅覚系と中枢神経系の受容体の基本的な分子プロセスを研究している。

味覚と嗅覚を研究する団体である欧州化学感覚連合（ECRO）と嗅覚味覚国際委員会（ICOT）の長を務め、2005年にはフィリップ・モリス財団の研究賞を受賞。

Original German edition:
Monika Werner/Ruth von Braunschweig, Praxis Aromatherapie
©2006 Karl F. Haug Verlag in MVS Medizinverlage
Stuttgart GmbH & KG, Germany

ガイアブックスは
地球(ガイア)の自然環境を守ると同時に
心と体内の自然を保つべく
"ナチュラルライフ"を提唱していきます。

翻訳者：
バンヘギ 裕美子（ばんへぎ ゆみこ）
医薬翻訳者。1991年よりスイス在。家族全員のアレルギー体質改善のために、アロマセラピーなど各種代替療法を実践し、造詣が深い。訳書に『漢方生薬実用事典』(産調出版)がある。

Praxis Aromatherapie
アロマ療法大全

発　　　行　2009年11月1日
発 行 者　平野　陽三
発 行 元　ガイアブックス
　　　　　〒169-0074 東京都新宿区北新宿3-14-8
　　　　　TEL.03(3366)1411　FAX.03(3366)3503
　　　　　http://www.gaiajapan.co.jp
発 売 元　産調出版株式会社

Copyright SUNCHOH SHUPPAN INC. JAPAN2009
ISBN978-4-88282-721-4 C2047

落丁本・乱丁本はお取り替えいたします。
本書を許可なく複製することは、かたくお断わりします。
Printed in China

ガイアブックスの関連書籍

実用540アロマセラピーブレンド事典

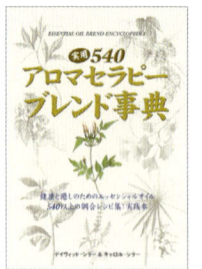

デイヴィッド・シラー／
キャロル・シラー 著

エッセンシャルオイルを調合し、生活のあらゆる場面で効果的で役に立つ、540種類のアロマセラピーのレシピ集。

本体価格：1,800円

アロマセラピー活用百科

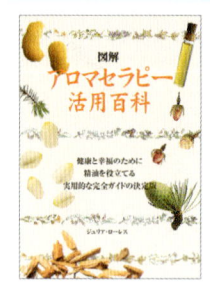

ジュリア・ローレス 著
小林 直美 監修

歴史と原理、実践方法を網羅した完全ガイド決定版。健康と活力を増進させるナチュラルな治療手段として精油を活用する方法満載。

本体価格：4,300円

ハーブ活用百科事典

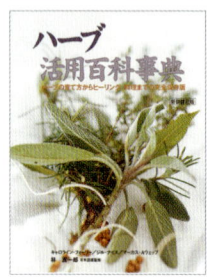

キャロライン・フォーリー 著
林 真一郎 監修

よく知られた人気の高いハーブを網羅し、料理や化粧品、ヒーリングや家庭薬として利用するための総合的な知識を解説。すべてのハーブ愛好家に。

本体価格：2,900円

ホリスティック ハーブ療法事典

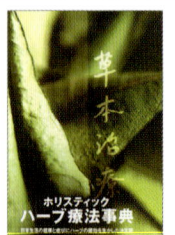

ペネラピ・オディ 著

日常生活の健康と症状にハーブの薬効を生かした決定版。西洋、中国、アーユルヴェーダの伝統医学におけるハーブ治療の概念と利用法の違いを解説。

本体価格：2,200円